U0349216

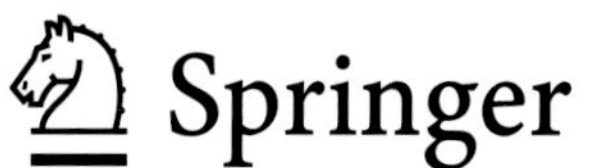

Liver Elastography:
Clinical Use and Interpretation

肝脏弹性成像的临床应用与解读

主　编　[德] 塞巴斯蒂安·穆勒（Sebastian Mueller）
主　审　姜玉新
主　译　张　波 杨　筱

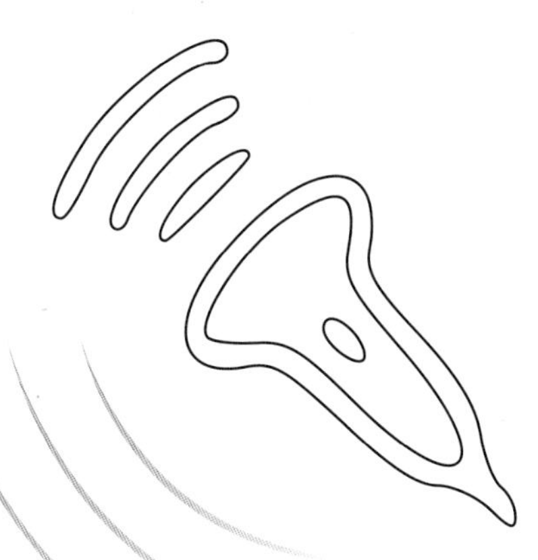

科学技术文献出版社
SCIENTIFIC AND TECHNICAL DOCUMENTATION PRESS
·北京·

图书在版编目（CIP）数据

肝脏弹性成像的临床应用与解读 / （德）塞巴斯蒂安·穆勒主编；张波，杨筱主译. -- 北京：科学技术文献出版社，2024. 10. -- ISBN 978-7-5235-1576-1

Ⅰ. R322.4

中国国家版本馆 CIP 数据核字第 2024M2A979 号

著作权合同登记号 图字：01-2024-0777

肝脏弹性成像的临床应用与解读

策划编辑：张　蓉　责任编辑：崔凌蕊　郑　鹏　责任校对：张　微　责任出版：张志平

出 版 者　科学技术文献出版社
地　　址　北京市复兴路15号　邮编 100038
编 务 部　（010）58882938，58882087（传真）
发 行 部　（010）58882868，58882870（传真）
邮 购 部　（010）58882873
官方网址　www.stdp.com.cn
发 行 者　科学技术文献出版社发行　全国各地新华书店经销
印 刷 者　北京地大彩印有限公司
版　　次　2024年10月第1版　2024年10月第1次印刷
开　　本　889 × 1194　1/16
字　　数　729千
印　　张　26　彩插28面
书　　号　ISBN 978-7-5235-1576-1
定　　价　268.00元

主审简介

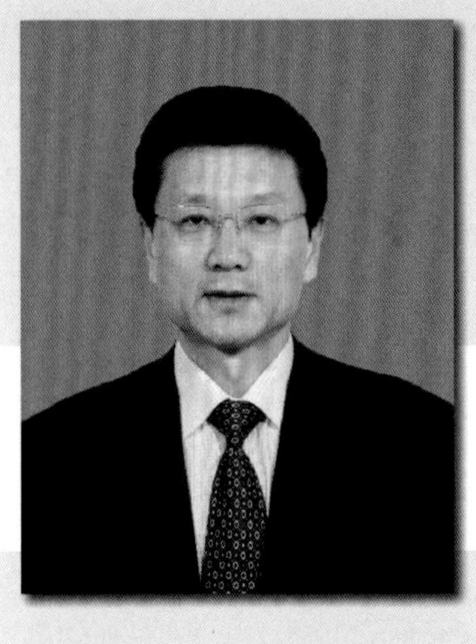

姜玉新 主任医师，教授，博士研究生导师，北京协和医院超声医学科。

社会任职

中国人民政治协商会议第十二、第十三届全国委员会委员，国家超声医学质量控制中心主任，中国医师协会副会长，北京医学会副会长，中华医学会超声医学分会第五、第六、第九届主任委员，担任《中华医学超声杂志》（电子版）、《中华超声影像学杂志》总编辑，担任《中国医学影像技术》杂志第六、第七、第八届主编。

学术成果

获中华医学科技奖 4 项、教育部科学技术进步奖 3 项、华夏医学科技奖 2 项；获卫生部有突出贡献中青年专家、北京市优秀教师、全国医德标兵、中国医师奖等荣誉；主编多部超声医学专著及教材。

主译简介

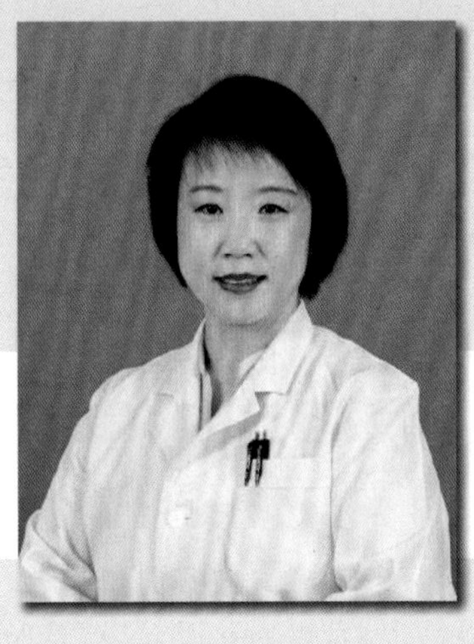

张　波　主任医师，博士研究生导师，中日友好医院超声医学科主任。

社会任职

中日医学科技交流协会常务理事，中日医学科技交流协会超声医学分会会长，北京市朝阳区医学会第十一届超声委员会主任委员，北京超声医学学会第四届理事会副理事长，北京医学会超声医学分会常务委员、浅表器官与外周血管超声学组委员，北京抗癌协会第一届甲状腺专业委员会副主任委员，第三届海峡两岸医药卫生交流协会超声医学分会委员，北京健康科普专家，中国临床肿瘤学会甲状腺专业委员会副主任委员，中国医学装备协会超声装备技术分会智能超声与临床应用专业委员会副主任委员，中国医师协会超声医师分会委员，中国女医师协会超声专业委员会常务委员。

学术成果

主持国家自然科学基金项目等 20 余项；发表中英文论著共 100 余篇，执笔指南及共识 15 篇，作为主编、主译、副主编及参编出版专著 24 部；获全国科普工作先进工作者荣誉称号。

主译简介

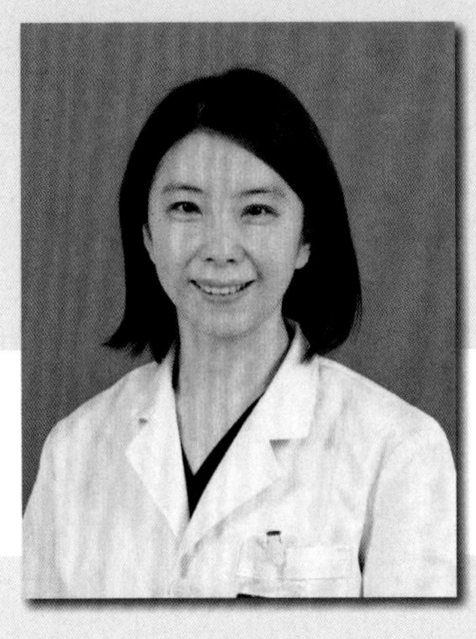

杨　筱　副主任医师，北京协和医院超声医学科副主任。

社会任职

中国超声医学工程学会分子影像专业委员会常务委员，海峡两岸医药卫生交流协会超声医学分会委员，中国研究型医院学会肌骨与浅表超声专业委员会委员，国家住院医师规范化培训结业临床实践能力考核方案研究超声医学专家组成员，担任《中国继续医学教育》等杂志编委。

工作经历

2018 年担任斯坦福大学医学院分子影像中心访问副教授。

专业特长

擅长血管、肌骨、腹部及妇产超声。

译者名单

主 审

姜玉新

主 译

张 波 杨 筱

秘 书

汤珈嘉

译者名单

（按姓氏笔画排序）

马姣姣 王亮凯 卢 潇 刘 健

刘如玉 汤珈嘉 孙 脉 孙 哲

李广涵 李惠霖 杨 筱 张 波

陆薇丹 陈 洁 周彤彤 郑宇觐

赵瑞娜 贾欣颖 郭丹丹 席雪华

康睿君 商济桓

原书前言

当 Springer 的编辑提出出版第一本关于肝脏硬度及其临床注解的书时，我从一开始就充满热情。利用弹性成像技术（瞬时弹性成像）测量肝脏硬度的床旁诊断方法自 2003 年首次提出以来，其发展历程振奋人心。当时，没有人能够预见这种快速发展的无创技术不仅能大大提高医师筛查肝纤维化患者的能力，而且会持续改变临床肝脏疾病患者的日常管理。毫不夸张地说，它已成为肝脏病学领域中一场引人注目的革命，并被认为该技术是今天医师诊断和管理肝脏疾病的必要手段。此外，它还促使人们重新思考迄今为止仍然较难理解的肝脏疾病基础知识，即肝硬化的病理生理和压力相关机制的作用。

本书堪称第一部综合性书籍，为广大读者呈现了肝脏弹性成像的主要进展。本书不仅是对目前所有肝脏弹性成像知识的一次总结，还提出了未解决的问题并为其提供了未来的研究方向。同时，我们特别希望能为临床医师提供日常实用的实践方法和知识。

在此，感谢为编写各章内容积极准备的同行们，还要感谢瞬时弹性成像的发明者——Laurent Sandrin 博士，同时感谢他这十多年间在物理学与医学边缘的探索，这段旅程让我们缔结下真挚的友谊。感谢 Heidelberg 团队，特别是 Vanessa Rausch、Tessa Peccerella、Felix Piecha、Christian Dietrich、Gunda Millonig 和 Johannes Mueller，感谢他们多年来对我的支持。特别感谢 Omar Elshaarawy，通过多次关键的讨论、交叉阅读和建议给予我很大的帮助。感谢 Dietmar Hopp 基金会和 Salem 医疗中心的员工长期以来对我的临床研究和基础研究项目的支持，这些项目为本书的撰写奠定了基础。

最后，要感谢 Springer 的 Evgenia Koutsouki 女士和 Anand Shanmugam 先生在过去 2 年中不断的鼓励和支持，还有我的妻子 Ana，感谢她在这个长期、任务艰巨的项目中给予我支持、理解和包容。谨以此书献给她和我的孩子 Julian 及 Ainhoa。

Heidelberg, Germany

Sebastian Mueller

November 13, 2019

致　谢

献给我的妻子 Ana、孩子 Julian 和 Ainhoa：

发现就是看到人们看到的，并思考人们想不到的事情。

Albert Szent-Györgyi

中文版前言

在全球范围内，肝脏疾病严重威胁人类健康。随着肝脏疾病的病程进展和肝功能损害程度的加重，肝脏的硬度会逐渐增加，例如肝纤维化和肝硬化。肝脏弹性成像是用于评估肝脏组织硬度的无创影像技术。该技术的发展历史可以追溯到 20 世纪 80 年代，最初使用超声波（超声弹性成像）或磁共振（磁共振弹性成像）来测量肝脏的弹性。随着科技的进步，该技术还发展出了基于光学原理的光弹性成像和基于推力刺激原理的推力弹性成像。这些弹性成像技术能够定量评估肝脏纤维化程度，并对肝硬化、肝纤维化等疾病的诊断和病程进展监测具有重要临床意义。但是，肝脏弹性成像技术仍存在以下几方面的问题：首先，不同弹性成像技术之间的结果不一致，缺乏统一的标准；其次，肝脏弹性成像在肥胖、合并胸腔积液等情况下的可靠性受到明显限制；最后，应用弹性成像对肝炎、肝癌等病变的早期诊断仍然有待进一步探索。

该书以图文并茂的方式呈现了肝脏弹性成像领域的主要进展，不仅总结了目前的理论知识，还着眼于未解决的问题，为未来的发展提供了方向。该书包含了病毒性肝炎、酒精性肝病、自身免疫性肝炎等多种肝脏疾病，从病理生理基础出发，深入浅出地讲解了不同疾病阶段的肝脏硬度变化，并说明了如何在临床实践中应用弹性成像技术评估肝脏硬度。希望本书能将该领域的知识和最新进展传递给更广大的读者群体，让读者能够深入了解肝脏弹性成像的原理、技术和临床应用。同时，也希望通过本书促进跨国之间的学术交流与合作，使肝脏弹性成像在全球范围内得到更广泛的推广。另外，我们也期待本书能够成为临床医师、科研人员和研究生的重要参考文献，为他们在肝脏疾病的诊断和治疗决策制定中提供有力支持。

本书的译者大部分是年轻的超声医师，翻译过程中编辑人员做了大量细致的工作。译者团队通过微信、视频会议多次交流沟通，对书稿进行反复的讨论和修改。感谢所有编译人员的辛勤工作，由于受到经验和知识的限制，本书定有很多不足之处，恳请斧正，再版时修订为盼。

目　录

第一部分

前　言

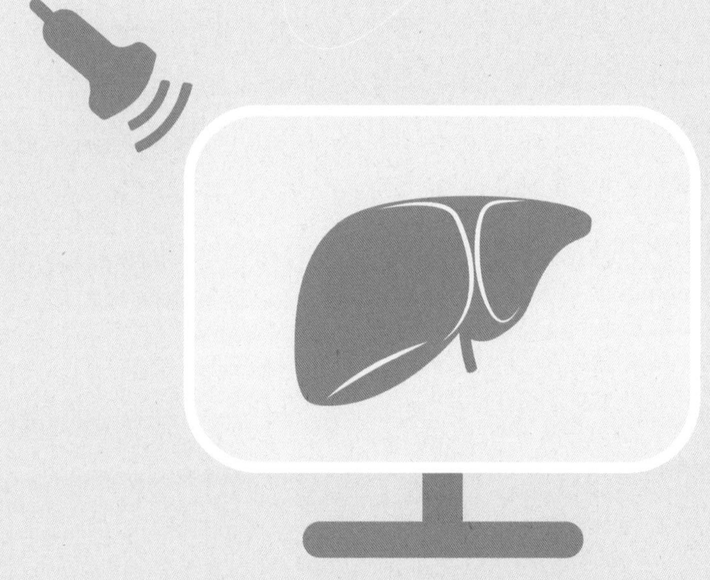

第一章

肝脏硬度导论：一种诊断肝脏疾病的新型参数

Sebastian Mueller

前言

这是世界上第一本关于肝脏硬度（liver stiffness，LS）的临床应用与实践的综合性书籍。本书汇集了近15年世界范围内相关领域广泛深入的应用经验，令人鼓舞，适于初学者和经验丰富的专业人士，同样，对不同的技术领域，以及生物、医学和临床领域专家而言也有一定的教育意义。本书介绍了目前的研究发现，同时提出了存在争议的问题，并尽可能提供潜在的解决方案。本书不仅可为日常临床实践提供巨大帮助，还可为未来研究的发展铺平道路。

在世界范围内，肝硬化是威胁人类健康的常见疾病，即使是在发达地区，肝硬化作为一种致死性疾病，其诊断仍然存在困难。事实上，慢性肝病患者通常无明显症状，实验室检查和超声检查结果也基本正常，多年后才缓慢进展为肝硬化，此时患者常发生失代偿的相关症状（如腹腔积液、肝性脑病、出血、黄疸），或者行常规实验室检查或超声检查后发现异常，肝硬化才被检出并确诊。部分肝硬化患者的影像表现正常，导致诊断更加困难。因此，在医疗卫生统计和临床工作中，肝硬化的实际患病率被严重低估。

在这种背景下，基于超声的瞬时弹性成像技术（transient elastography，TE）Fibroscan®于2003年首次推出，该项技术彻底改变了包括肝硬化在内的肝脏疾病的诊断[1]。同时，许多替代技术，如声辐射力脉冲成像（acoustic radiation force impulse，ARFI）、二维剪切波弹性成像（two-dimensional shear wave elastography，2D-SWE）和磁共振弹性成像（magnetic resonance elastography，MRE）也都被研发出来。

如图1.1所示，有关肝脏硬度的研究文献在科学数据库中的发表数量逐年增加，目前已达1500多篇。尽管在探索LS测量的过程中取得了许多激动人心的进展，但令人奇怪的是，技术上实现LS测量竟然花费了如此长的时间。仔细回顾文献后我们可以发现，肝脏触诊至少可以追溯到公元前1500年，古埃及Egyptian Ebers Papyrus和Edwin Smith Papyrus都详细记载了触诊诊断（表1.1）。在古希腊，Hippocrates已经在多种疾病中运用触诊给出诊断指导建议，包括伤口、肠道梗阻、溃疡、子宫增大、皮肤病变和肿瘤等。到20世纪30年代的西方国家，触诊已经成为一种非常重要的诊断方法。在19世纪，随着现代实验生理学的发展演变，人们首次发现许多基本的生理参数，如Carl Ludwig[8]的连续血压记录，Riva Rocci[9]的无创评估动脉血压。测量组织硬度的其他典型例子包括：动脉粥样硬化进展过程中动脉壁硬度与脉搏波速度[10]的关系、肺顺应性和肺功能的关系[11]，当然还包括自古以来体格检查中的肝脏触诊。大约100年前，在测量皮肤硬度时，有学者首次报道了评估组织硬度的电学方法[12]。复杂的超声技术和实时剪切波速度测量依赖于电子学的发展，技术瓶颈阻碍了早期肝脏硬度测量的引入。虽然MRE在21世纪初已经投入使用，但因其费用高昂、技术复杂和图像解读困难而限制了它的广泛应用[13]。

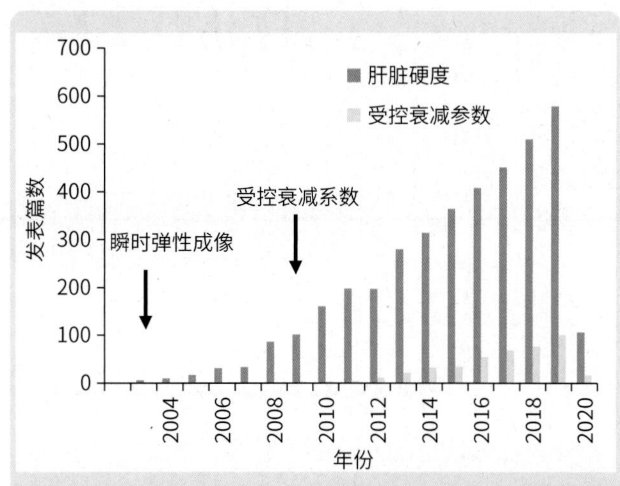

图1.1 截至2020年2月，关于LS和受控衰减参数的首篇研究文献发表以来年发表文章数目（PUBMED）（箭头）

表1.1 弹性成像的历史

年份	内容	参考材料
公元前1500	触诊	埃及的Ebers和Edwin Smith纸草文献
公元前800—前146	触诊乳房、伤口、肠道、溃疡、子宫、皮肤和肿瘤	Hippocrates
1970s	应变力成像被命名为弹性成像	[2]
1970s	超声评估组织弹性	[3]
1987	非均质软组织中的超声传播	[4]

续表

年份	内容	参考材料
2000	磁共振弹性成像	[5]
2003	瞬时弹性成像	[1]
2004	剪切波弹性成像	[6]
2008	声辐射力脉冲成像	[7]

2003年，Sandrin首次提出瞬时弹性成像这一概念[1]，并迅速成为第一个真正无创、用于LS测量和纤维化筛查的床旁超声检查技术。很显然，弹性成像技术可提供即时医疗信息和提高诊断水平，为超声检查增加了一个新的维度，可以用于监测妊娠并发症、内科疾病和许多其他疾病。弹性成像技术的出现（图1.2），使得超声不仅可以提供解剖结构和血流（多普勒超声）的信息，还可以反映组织或器官病理生理活动，如压力、炎症反应，甚至代谢等情况。目前，人们已充分掌握弹性成像与组织硬度的关系，图1.3详细展示了其与灌注、组织结构和压力之间的关系。肝脏硬度测量容易实施，所以肝脏是硬度测量的第一个代表性器官，一些重要的研究发现也逐渐应用于其他器官。

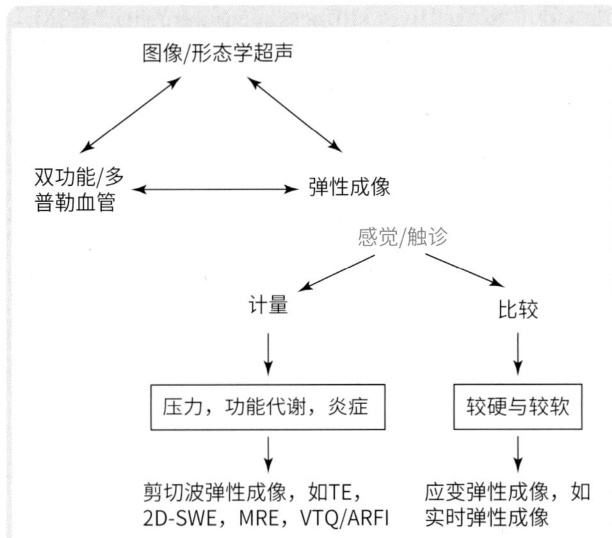

图1.2　基于超声的弹性成像技术除了能获取传统的超声成像与双功能成像（duplex）信息，还可额外获取功能和压力的临床信息。硬度测量不仅可以在肝硬化发生前检测到肝纤维化，而且是反映肝组织生理（病理）活动（包括功能、压力、代谢和炎症）的高度敏感替代指标。有关弹性成像技术的更多详细信息，请参见附表2

“器官硬度”听起来非常简单明了，但背后却涉及相当广泛的物理学领域，真正理解这个概念需要跨学科的知识积累。肝脏硬度测量（liver stiffness measurements）的研究已经进行了15年，结果判读需要了解LS及剪切波测量LS背后的基础物理学知识。长期以来，材料的硬度一直是材料物理学和工程学的重要基石。表1.2展示了生物界和非生物界的各种物体的硬度值，数值跨度巨大，令人难以置信。从这些数据来看，肝脏质地相当软。

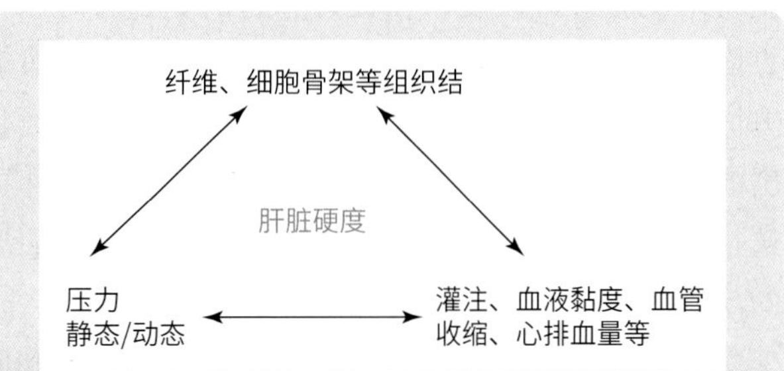

图1.3　肝脏硬度取决于灌注状态、组织结构和压力这三个基本方面

表1.2　各种材料和活体组织的硬度

组织 / 材料	硬度
脂肪组织	0.7 kPa
脑，灰质	1.4 kPa
脑，白质	1.9 kPa
肝脏	4 kPa
0.3%明胶水凝胶	6 kPa
肾脏	6 ~ 20 kPa
脾脏	13 ~ 20 kPa
弹性蛋白	500 ~ 600 kPa
皮肤	600 kPa
橡胶	1000 ~ 1400 kPa
胶原蛋白	1 GPa
木头	10 GPa
骨头	18 GPa
混凝土	47 GPa
铝	70 GPa
碳酸磷灰石	70 GPa
钢铁	210 GPa
钻石	1200 GPa

本书重点在于瞬时弹性成像，但是不仅限于瞬时弹性成像，原因只有一个，即瞬时弹性成像是第一个真正意义上的床旁技术，且肝纤维化的筛查结果可重复。由于瞬时弹性成像检查有观察者间差异和取样误差小、重复性高的优点，使得不同国家和不同研究中心均可验证瞬时弹性成像检查结果，

并在肝脏硬度测量的诸多混杂因素的辨别过程中积累第一手经验。事实上，在验证新的硬度测量方法时，可以毫不夸张地说瞬时弹性成像已经成为新的潜在诊断“金标准”。在世界各地的许多医疗机构中，消化科医师并不会亲自为患者做腹部超声检查，而是将他们转诊给放射医师（或超声医师）。然而，瞬时弹性成像技术可以使非超声医师也能较容易地测量肝脏硬度，在提升患者的综合管理水平方面迈出了重要一步。在肝纤维化的全球筛查策略方面，技术发展将引领我们走向何方，以及需要付出的代价，目前尚无定论。附表1列出了筛查工作中选择不同检查方法时需要考虑的因素，并做了简要的部分概述。

有研究证明，LS是肝脏重度纤维化（F3）和肝硬化（F4）的良好替代检查，优于以往所有诊断肝硬化的非侵入性检查。LS值低于6 kPa视为肝脏硬度正常，可排除肝病进展。LS值为8 kPa和12.5 kPa分别是诊断肝纤维化F3和F4的公认临界值。此外，LS与门静脉压力密切相关，可预测食管静脉曲张、肝细胞癌等并发症或生存率。这些既定的临界值有助于指导肝纤维化筛查和治疗后随访。重要的是，基于LS值，可以为患者提供有效的决策和建议，并且有望为医疗系统的管理提供重要信息。

（1）在极早的无症状期，可以用于筛查食管静脉曲张或肝细胞癌，后者是目前中欧最常见和最严重的并发症。

（2）有迹象表明，LS所测数值可以直接影响患者的依从性，如控制饮酒、减轻体重和遵循其他治疗建议。

（3）有望首次获得真实世界普通人群的肝硬化患病率数据。

（4）研究证据清晰表明，LS本身就是一个重要参数，不一定需要转化为其他指标，如组织学评分等。生存研究的初步结果可能已证实了这一点。

（5）LS测量也有望优化其他疾病累及肝脏时的管理策略，如心脏病（右心衰竭）、重症监护医学、妇科疾病（先兆子痫）、血液疾病（肝脏表现）和外科疾病（术前评估）。

瞬时弹性成像获得认可的四大原因如下。

（1）快速获得测量结果（≤5分钟）。

（2）无创。

（3）采样误差小，便于随访监测。

（4）技术伪影或纤维化以外的临床混杂因素常常导致LS值升高，而不会导致LS值降低。因此，正常的LS值可以排除肝病进展，阴性预测价值较高。

另外，过去十年的研究使人们很快认识到，不应将LS值升高视为肝硬化的表现[14]。除了肝硬化，许多其他混杂因素也可导致LS值升高，如炎症或压力变化。甚至专家也深受这些混杂因素的困扰，但现在看来，LS值升高无论如何都是一个不良的预后信号。这表明，对全科医师或护士而言，LS测量将发挥越来越重要的作用，甚至有望用于筛查的自我诊断。目前，因瞬时弹性成像检查成本较高而制约了其应用，但随着广泛使用和商业竞争，瞬时弹性成像的可及性必将迅速提高。

本书力图详尽涉猎所有有关内容，主要内容为1～9部分（技术、病因学、混杂因素、算法、未来发展方向等）。为了强调不同的观点，有意在各章之间安排部分重复的内容。本书第七部分专门介绍肝脏硬度测量（liver stiffness measurements，LSM）在日常临床实践中的使用，其中一章为患者案例，将为我们展示即使在以前未预见的临床情况下肝脏硬度测量的实用性。

我个人特别高兴能够在第八部分讨论“肝脏硬度的分子基础和细胞生物学”，这部分不仅探讨了肝脏临床参数背后的分子机制，而且对未来的发展方向进行了预测。另外，该部分还探讨了一个激动人心的首次发现：肝脏硬度及其生理相关的“肝窦压力”可能是肝纤维化进展的主要驱动因素之一[15]。

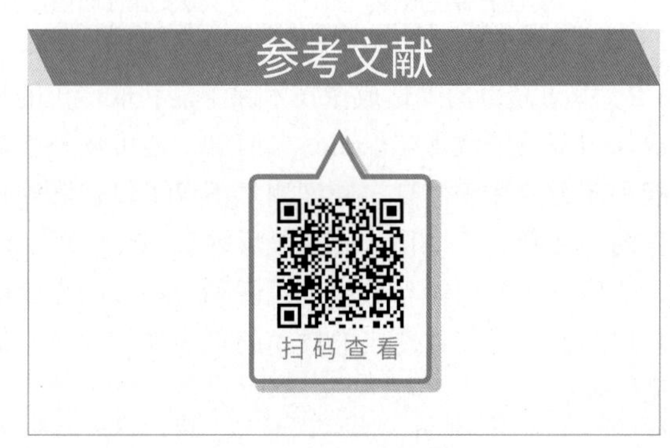

第二部分

肝脏硬度测量的技术

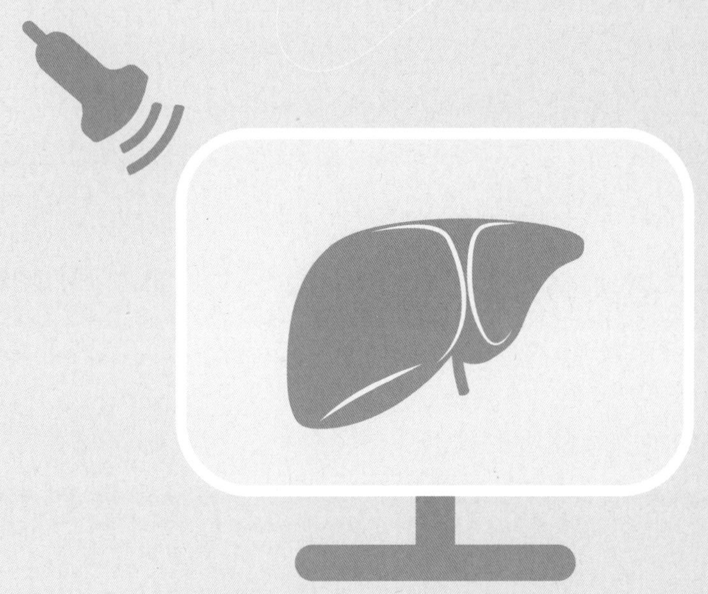

第二章

肝脏硬度和硬度测量

Sebastian Mueller

一、什么是硬度？

硬度是施加外力后物体抵抗弹性形变的能力，以帕斯卡（Pascal，Pa）为单位。延展性或顺应性以硬度的倒数来表示，如肺顺应性，以1/Pa表示。硬度和顺应性的关系可以通过以下简单方程表示：硬度=1/顺应性。表2.1给出了一些重要生物力学参数的定义。组织硬度越高，顺应性越差。对于具有单自由度的弹性体（如金属弹簧，图2.1），拉伸该弹簧时，应力（单位为牛）定义为：应力=劲度系数×形变量（$F=kx$），其中形变量x是由沿着相同自由度的力（如图示的拉伸弹簧的长度变化）产生的形变量（以米为单位），而劲度系数是弹簧伸长（或缩短）单位长度时的弹力，通常以牛/米为单位。附图1列出了更常见的方程和符号。应注意，位移可以沿着多个自由度发生，如x、y和z坐标。图2.2显示了由拉伸（杨氏模量E）、剪切应力（剪切模量G或μ）或压缩（体积模量K或λ）产生的模量。文献中有时使用不同的符号。模量一词来源于拉丁语“modus”，意思是测量。两个最重要的弹性模量是杨氏模量和剪切模量，这两个模量只能用于固体。相比之下，体积模量可以用于所有物质状态：固体、液体和气体。剪切模量也称为刚性模量。根据均质、各向同性的单一弹性组织假设，软组织如肝组织的杨氏模量和剪切模量呈简单的关系：$E=3G$。附录中提供了更多的计算细节，但无须了解肝脏硬度测量的基本原理。

表2.1　重要生物力学参数

参数	描述
弹性	物体抵抗外力形变并在外力去除后恢复原来大小和形状的能力。单位是Pa
硬度	硬度是物体在受力时抵抗形变的能力。单位是Pa
顺应性	顺应性是硬度的倒数。单位是1/Pa
应变	应变是用物体中粒子的相对位移来描述形变的，不包括刚体运动
弹性形变	应力场消除后可恢复的形变
塑性形变	在应力消除后仍保持形变的状态。在应力达到一定的阈值（称为弹性极限或屈服应力）后，材料内部原子水平发生滑移或错位的结果
黏性形变	另一种不可逆的形变，即黏弹性形变的不可逆部分
黏度	流体黏度用于衡量特定速率下抵抗形变的能力。动力黏度的国际单位是帕斯卡·秒（pascal-second，Pa·s）；动力黏度的倒数是流度。不可逆能量损失

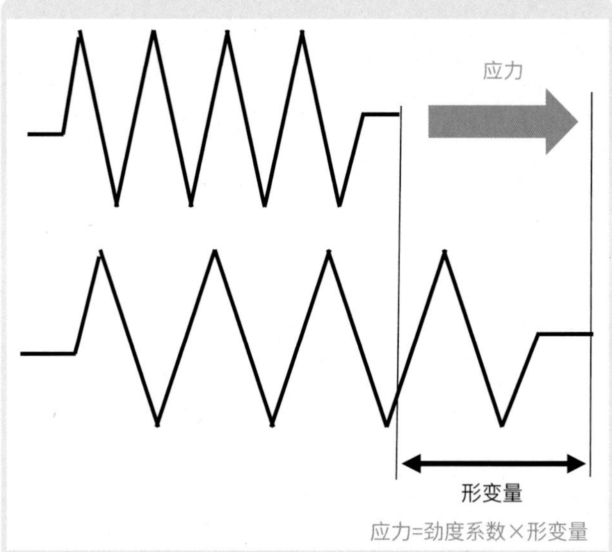

图2.1　金属弹簧的劲度系数

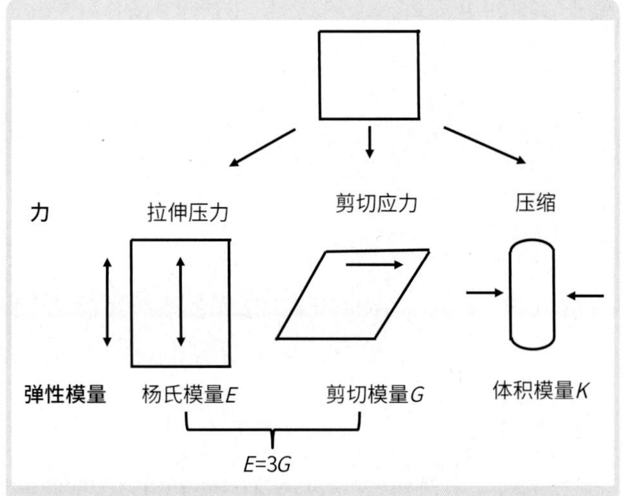

图2.2　硬度测量时，不同的受力情况下模量的比较

二、有关硬度和其他生物力学参数的总则

结构的硬度在许多工程应用中至关重要，通常是材料选择的主要属性。在生物学中，细胞外基质的硬度对细胞趋硬性即抵抗压力等外力或引导细胞迁移等方面至关重要。硬度的另一个应用是皮肤生物学。皮肤结构的维持是依靠其具有的内在张力，这主要归因于胶原蛋白这种细胞外蛋白，约占皮肤干重的75%[1]。皮肤的柔韧性也简称为柔软度，是一个描述皮肤硬度和延展性的参数，包括弹性、硬度和黏附性等特征。在皮肤创伤性损伤中，由于病理性瘢痕形成并替代健康皮肤组织，导致皮肤柔韧性降低，可以通过皮肤弹性测试仪（cutometer等）

对皮肤的柔韧性进行评估，该设备通过在皮肤表面产生负压以测量其垂直拉伸的程度，从而评估硬度[2]。

弹性仅描述了物体在外力移除后恢复其原始尺寸和形状的能力，而硬度包括了实现物体弹性形变所需力的信息。相比之下，流体黏度是在特定速率下抵抗形变的量度，对液体而言，它对应“厚度”这一非正式概念，如糖浆的黏度高于水。黏度可以衡量相对运动的相邻流体层之间产生的摩擦力。对剪切应力没有阻力的流体被称为理想流体或无黏流体。零黏度仅见于极低温度下的超流体。超流动性是零黏度流体的特性，因此其流动时不会损失动能。

由于肝的组织结构成分复杂，包含液体成分，其黏度增加了生物力学特性，这将在第八部分“肝脏硬度的分子基础和细胞生物学”中简要讨论。此外，劲度系数还受到许多其他因素的影响。图2.1所示的弹簧的劲度系数受五个主要因素的影响：弹簧的材料、长度、厚度，线圈的直径和弹簧的排列方式。相比之下，生物器官中的组织硬度更为复杂，组织存在多种结构、纤维、膜样边界和其他结构如水相和脂肪相等，这些都能影响组织硬度。此外，硬度特性在细胞、细胞内和超细胞水平上受到黏性和其他弹性层面的影响，而这些方面在很大程度上属于未知领域（见第八部分）。黏度和其他组织特性也会影响硬度测量的最终结果（图2.3）。

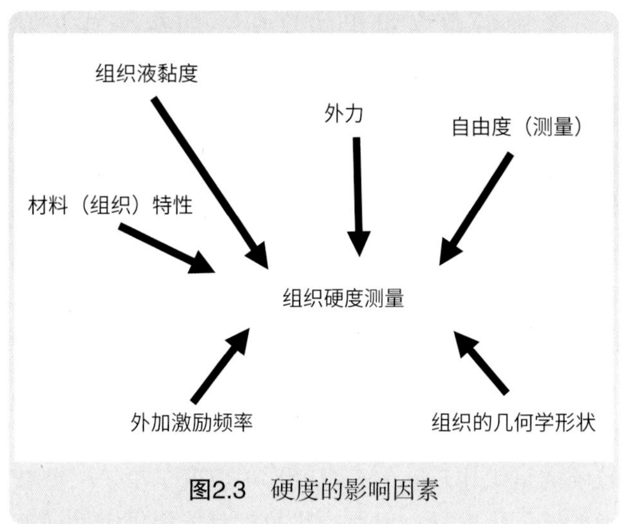

图2.3　硬度的影响因素

三、测量组织硬度的常规策略

为了测量或成像组织硬度，需要分析组织因扭曲或机械应力变形时的行为，就像我们用手指触摸未知物体时那样。有几种方法可以诱导机械应力（图2.4），施加应力激励的方式主要有两种，即静态或动态。静态应力通过挤压产生变形，而动态应力可使用探头振动肝脏表面。这些变形也可以由正常的生理过程产生，如脉搏、呼吸运动或心跳。动态激励可以在短时间内进行，称为瞬时激励，也可以是连续振动，通常被称为谐波激励。此外，聚焦超声的辐射力可以在组织内部远程产生机械应力，机械应力可以沿正常方向传播或者聚集于单个或多个聚焦区（分别为点剪切波弹性成像和2D-SWE）。

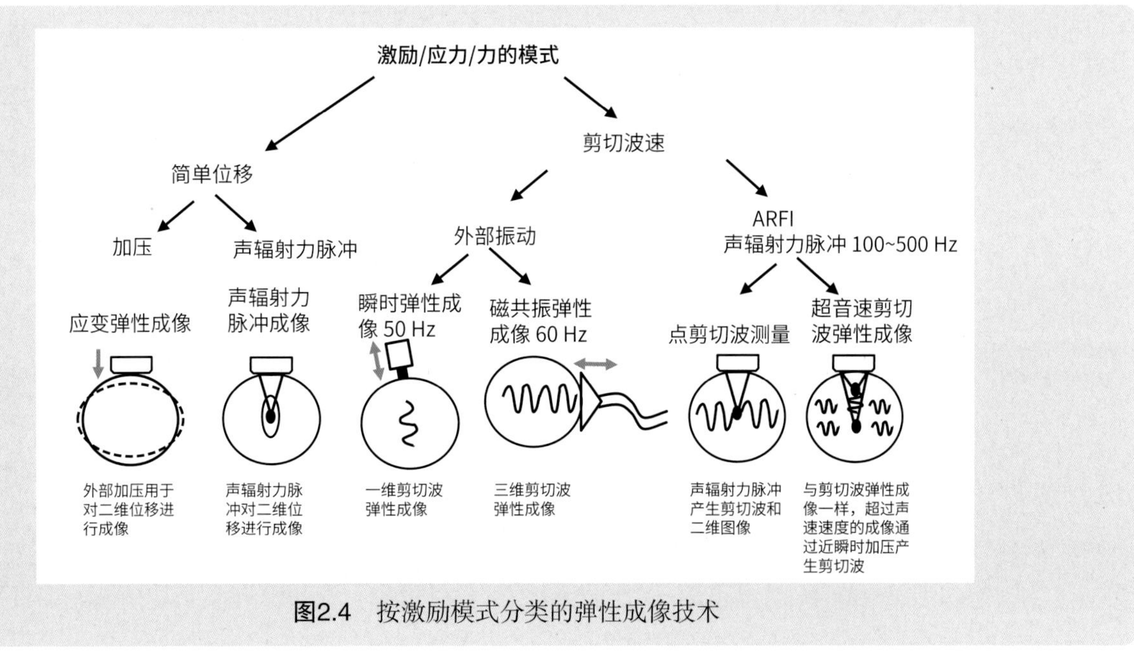

图2.4　按激励模式分类的弹性成像技术

激励后观察组织的反应，如应变或位移（图2.5）。弹性成像技术的分类主要基于记录组织反应的成像方式，即超声波、磁共振成像，或是在触觉成像中使用触觉传感器的压力/应力传感器。此外，可以在各种维度上观察组织反应，如单纯的点（0D）、线（1D）、平面（2D）或整个体积（3D）。检查者很容易同时看到组织的弹性成像结果与常规图像，最终呈现的结果就是在解剖图像上覆加一层硬度图。大多数弹性成像技术发现组织硬度基于两个主要原理：给定的作用力（应力），较硬的组织比较软的组织变形（应变）小。一些技术能够量化模量，而另一些技术只能提供定性或相对定量的结果。各种产生机械剪切波并确定其速度的技术已经被引入。图2.4显示了通过手动加压、B型超声纵波的应变成像或剪切波速测量硬度的常用超声技术的原理。此外，触觉成像涉及将数字“触摸”的结果转化为图像。为了实现触觉传感器，我们已经探索了许多其他的物理原理：在各种配置中的电阻、电感、电容、光电、磁、压电和电声原理[3]。原子力显微镜是当今分析微观微环境中硬度的标准设备[4]。表2.2概述了弹性成像的类型、使用的激励模式、维度和生产商。

四、应变弹性成像测量肝脏硬度

应变弹性成像或准静态弹性成像，由于历史原因有时也被称为“弹性成像”，是最早的弹性成像技术之一[5]。在该技术中，对组织进行外部加压，并比较加压前后的超声图像（表2.2，图2.4～图2.6）。图像中变形最少的区域是最硬的区域，而变形最多的区域是硬度最低的区域。通常，向操作者显示的是相对变形（应变）的图像，这通常具有临床实用价值。然而，根据相对变形图像，通常需要制作定量硬度图。要做到这一点，需要对被成像的软组织的性质及图像外部的组织进行假设。此外，在加压下，对象可能会移入或移出图像，或在图像中移动，从而导致图像解读问题。这种技术的另一个局限性是，像临床触诊一样，它很难测量不靠近表面或不容易被加压的器官或组织。

此外，手动或生理施加的应力是不可量化的，但通过假设均匀的正向应力，所测得的正向应变提供了杨氏模量E的定性测量，从而测量组织弹性（图2.2）。应变测量可以显示为半透明的彩色图，称为弹性图，覆盖在B型超声图像上。通常，低应变（硬组织）显示为蓝色，高应变（软组织）显示为红色。可以使用一种称为应变比的半定量测量，它是在相邻（通常是正常）参考组织感兴趣区域（region of interest，ROI）中测量的应变，与在目标病变感兴趣区域中测量的应变的比值。目前，日立公司首次推出的定性应变弹性成像技术主要用于检测较大组织（如肝脏、甲状腺、前列腺或乳房）中的硬结，但在试图量化硬度时表现不佳。

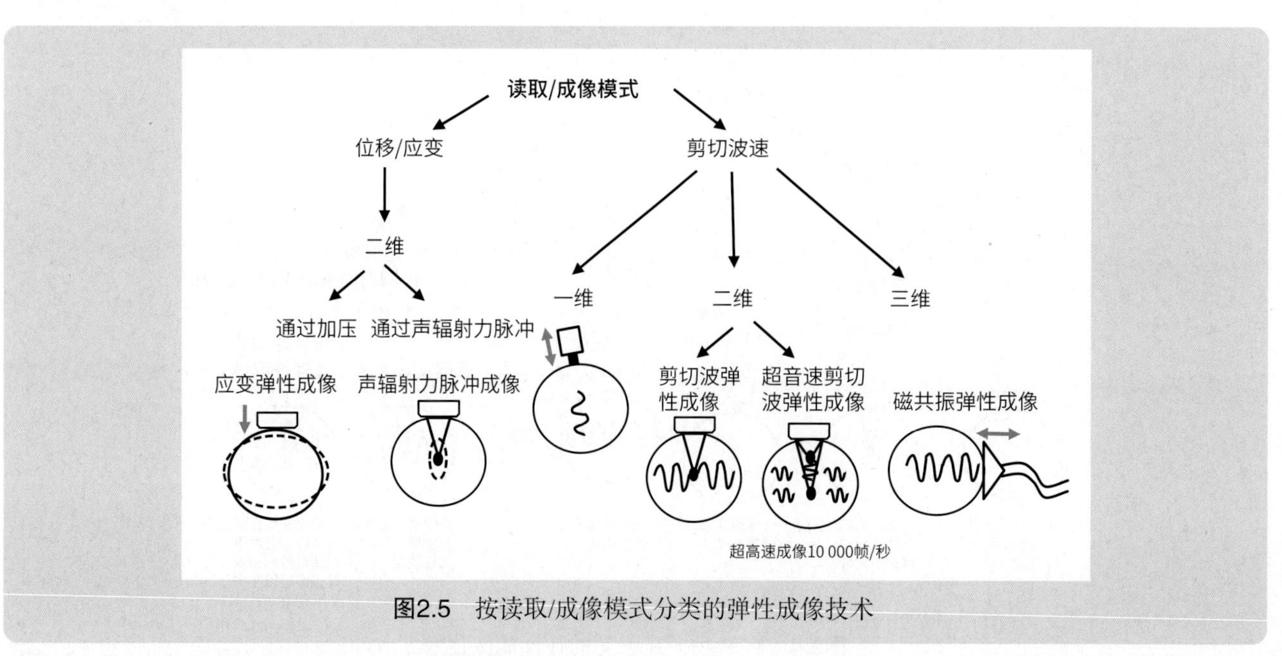

图2.5　按读取/成像模式分类的弹性成像技术

表2.2　弹性成像类型、激励模式、维度和生产商

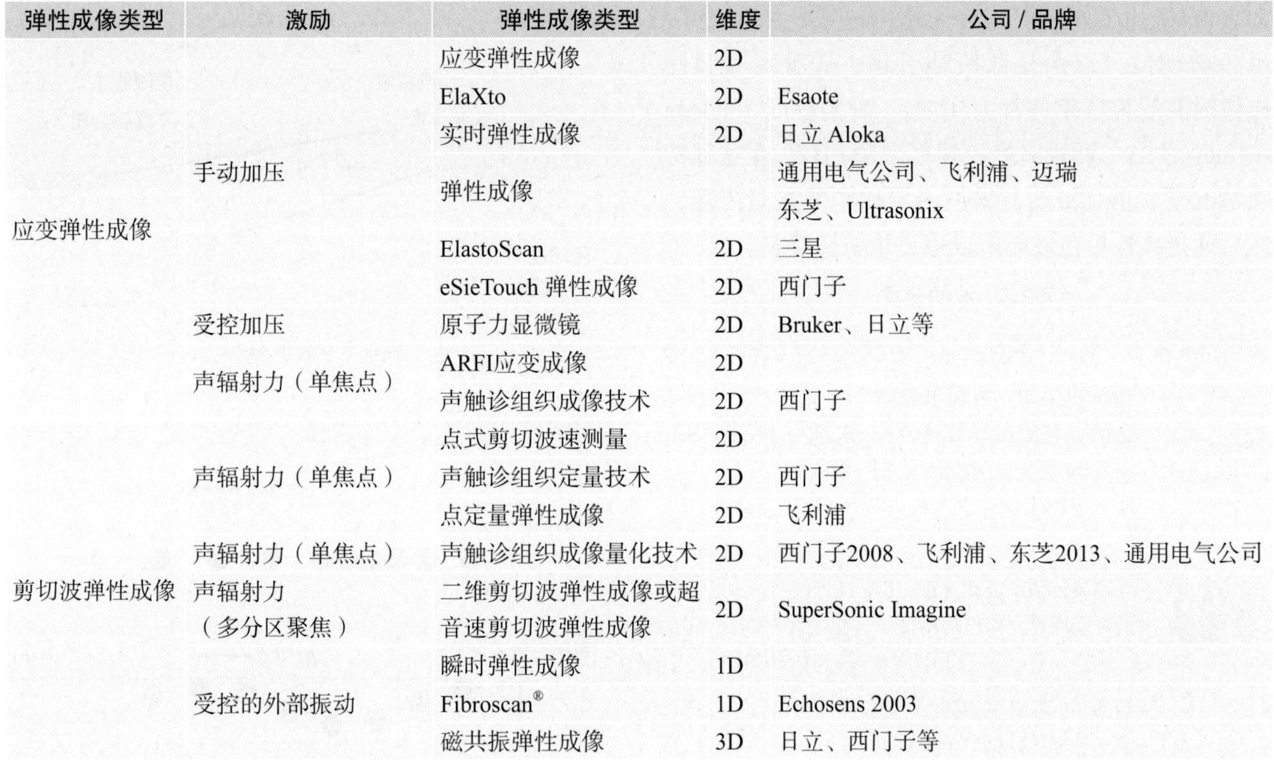

弹性成像类型	激励	弹性成像类型	维度	公司 / 品牌
		应变弹性成像	2D	
		ElaXto	2D	Esaote
		实时弹性成像	2D	日立 Aloka
	手动加压	弹性成像		通用电气公司、飞利浦、迈瑞 东芝、Ultrasonix
应变弹性成像		ElastoScan	2D	三星
		eSieTouch 弹性成像	2D	西门子
	受控加压	原子力显微镜	2D	Bruker、日立等
	声辐射力（单焦点）	ARFI应变成像	2D	
		声触诊组织成像技术	2D	西门子
		点式剪切波速测量	2D	
	声辐射力（单焦点）	声触诊组织定量技术	2D	西门子
		点定量弹性成像	2D	飞利浦
	声辐射力（单焦点）	声触诊组织成像量化技术	2D	西门子2008、飞利浦、东芝2013、通用电气公司
剪切波弹性成像	声辐射力 （多分区聚焦）	二维剪切波弹性成像或超音速剪切波弹性成像	2D	SuperSonic Imagine
		瞬时弹性成像	1D	
	受控的外部振动	Fibroscan®	1D	Echosens 2003
		磁共振弹性成像	3D	日立、西门子等

注：Fibroscan® 肝硬度测量的可靠性标准如附表 5 所示。

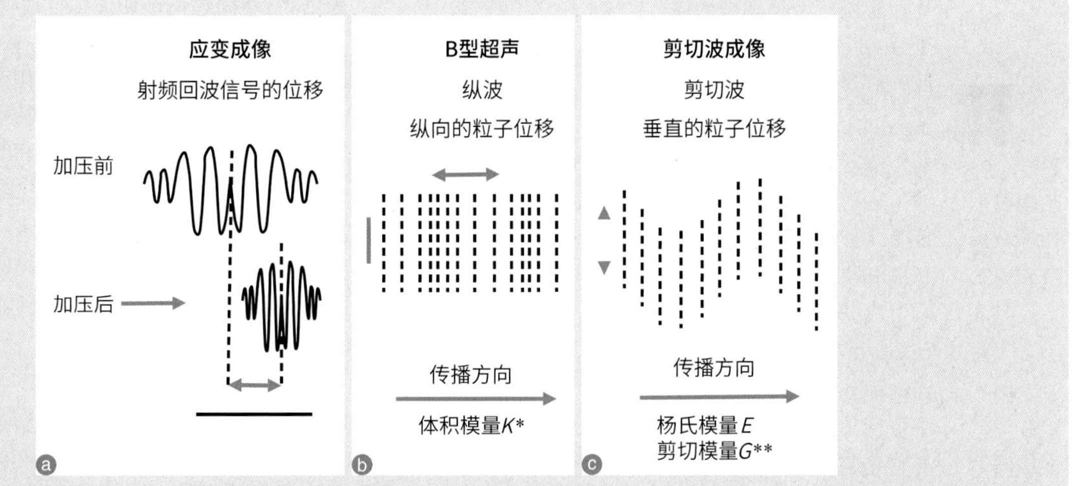

图2.6　硬度的超声波测量方法。a.在应变成像中，通过加压前后射频（radiofrequency，RF）回波信号的相关性来测量组织位移；b.在B型超声中，粒子运动与波传播方向平行，纵波速度与体积模量K相关（*有时也称为λ）；c.在剪切波成像中，粒子运动垂直于波在远场中的传播方向，剪切波速与剪切模量G有关（**有时也称为μ）

五、应用剪切波测量肝脏硬度

目前，大多数技术（超声和MRI）会在肝脏中产生剪切波并测量其传播速度。剪切波是垂直于波传播方向的机械波（表2.3，附表6，图2.7、图2.8）。在压缩波（也被称为压力波、压缩波或密度波）如声波中，介质沿传播方向发生位移（图2.8）。需要注意的是，这些理论仅适用于所谓的远场。在近场中，压缩波和剪切波之间可能发生耦合[6]。与压缩波不同，较慢的剪切波只在固体介质中传播，在软组织中其速度取决于组织的弹性特征，即组织硬度。剪切模量取决于剪切波速：G=密度×（剪切波速）^{2}。由于肝脏组织密度可以假设为接近1，因此在纯弹性、均匀和各向同性软组织的假设下，肝脏硬度

（杨氏模量）如下：$E=3G=3$（剪切波速）^{2}。表2.2和表2.4概述了使用剪切波的超声技术。如图2.9所示，剪切波可以由外部振动引起，肝脏瞬时弹性成像时其受控频率通常为50 Hz，脾脏硬度（spleen stiffness，SS）测量时受控频率为100 Hz。在这种特殊情况下，剪切波与压缩波沿着相同的方向传播，然后通过线性单色波超声成像记录剪切波速。

表2.3　波的分类

波 / 同义词	定义	示例
机械波	物质的振动。机械波输送能量。只能在具有弹性和惯性的介质（与电磁波相反）中产生	水波、声波、地震波
电磁波	电磁波传播不需要介质，但仍可以通过介质进行传播	无线电波、微波、红外线、（可见）光、紫外线、X射线、伽马射线
体波	沿着由密度和模量（硬度）方面的材料特性控制的路径穿过物体内部。密度和模量受温度、成分和物相影响。两种类型的粒子运动产生两种类型体波：初级波和次级波	
P波 初级波 压缩波 压力波	P波纵向速度比其他波快约1.7倍，因此得名“初级波”。在空气中，P波以音速传播，速度一般为330 m/s，在水中为1450 m/s，在花岗岩中约为5000 m/s	声波
S波 次级波 横波	S波是垂直于传播方向、向地面移动的剪切波。由于流体（液体和气体）没有剪切应力，故S波只能通过固体传播。在任何特定材料中，S波的速度通常约为P波的60%	
表面波	表面波沿着物体表面（如地球或水）传播。它们是机械表面波的一种形式，离表面越远，传播越弱。波速慢于P波和S波	

请注意，实际上，波可以是混合波（如压缩波和剪切波），这取决于距激发/激发的距离（近场与远场）。

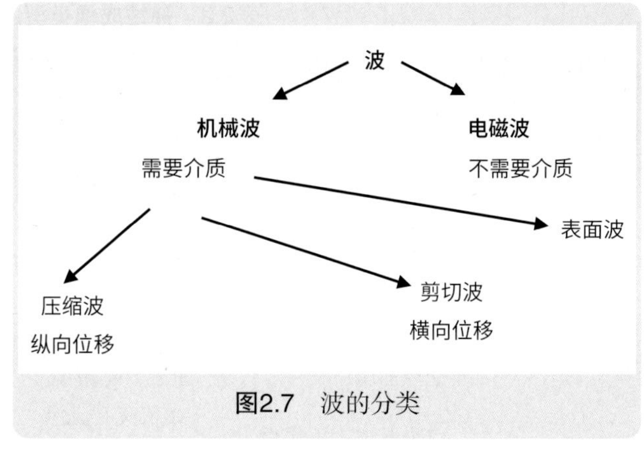

图2.7　波的分类

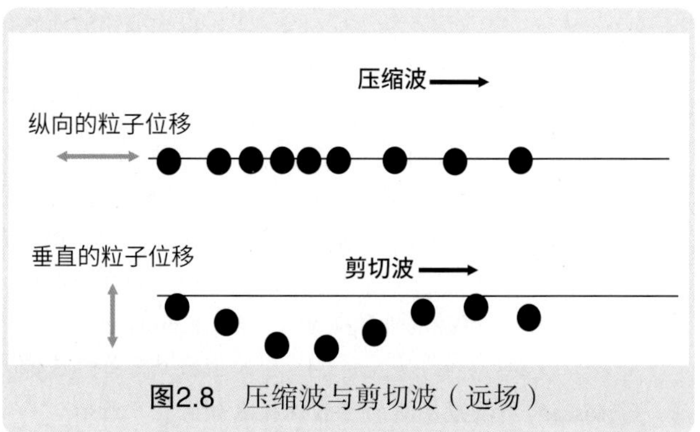

图2.8　压缩波与剪切波（远场）

表2.4　不同超声剪切波弹性成像技术的比较

	一维瞬时弹性成像	点式剪切波弹性成像	二维剪切波弹性成像
激励	机械振动装置产生的动态应力	声辐射力脉冲在法线方向和单焦点位置产生的动态应力	在法线方向和多焦点区域声辐射力脉冲产生的动态应力
剪切波测量	平行于激励平面的剪切波测量	垂直于激励平面的剪切波测量	垂直于激励平面的剪切波测量
模量	剪切波速转换为杨氏模量	剪切波速转换为杨氏模量，但通常给出剪切波速	向多个聚焦区连续快速发射比剪切波速更快的脉冲，以保证在二维图像上实时检测剪切波，剪切波速转换为杨氏模量
定位	检查者使用时间运动超声选择区域	检查者可以使用B型超声观察感兴趣区域	检查者可以使用B型超声观察感兴趣区域
是否有图像	无图像	无图像	定量剪切波图像
引导	在固定区域中沿超声A线评估硬度，无图像引导，但一维B型超声可引导	使用标准探头在常规超声仪器上操作	检查者同时获得解剖学和组织硬度信息

续表

	一维瞬时弹性成像	点式剪切波弹性成像	二维剪切波弹性成像
历史	自2005年开始投入使用的首个商用系统，评估肝纤维化的最常用检查，结果较准确	自2008年开始使用，可用于多个器官	最新的剪切波弹性成像方法，可用于多个器官

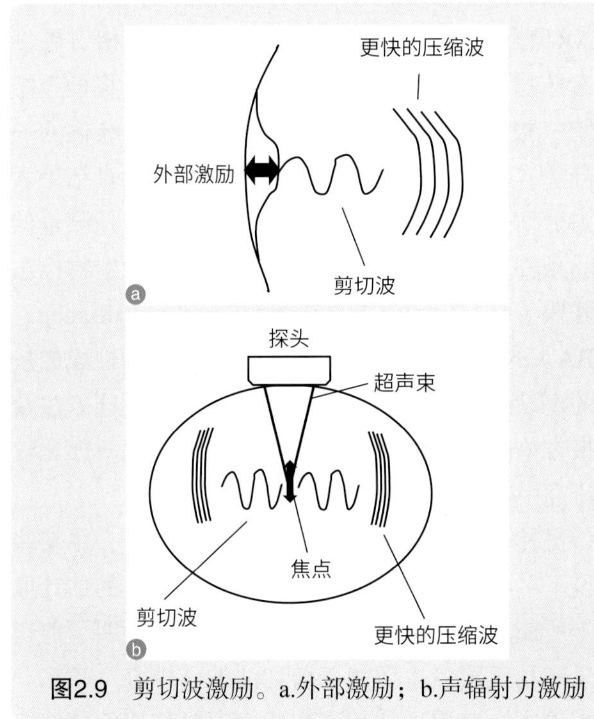

图2.9　剪切波激励。a.外部激励；b.声辐射力激励

六、瞬时弹性成像

瞬时弹性成像在20世纪90年代末出现，最初被称为时间分辨脉冲弹性成像[7]。瞬时弹性成像是首个测量肝脏硬度的商业化技术，也是目前应用最广的诊断肝纤维化的检查方法，结果准确。瞬时弹性成像由法国巴黎Echosens公司以Fibroscan®品牌推出，许多临床医师简单地将瞬时弹性成像称为“Fibroscan®”。该技术依赖于瞬时机械振动在组织内产生剪切波，使用超声波追踪剪切波的传播，以评估剪切波速，在均匀性、各向同性和纯弹性的假设下，从而推导出杨氏模量。瞬时弹性成像是显示组织硬度的定量一维（一条线）图像。剪切波在体内的传播使用一维超声束成像。然后，每次的超声图像显示在二维图中，该二维图被称为剪切波传播图或弹性图。在弹性图中，通过基于软件的算法自动计算剪切波速并转换为杨氏模量。与谐波弹性成像技术相比，瞬时弹性成像的一个重要优点是剪切波和压缩波的分离。被特定技术振动控制的一维瞬时弹性成像（vibration controlled transient elastography，VCTE）被开发用来评估肝脏平均硬度，该指标与肝活检诊断的肝纤维化相关[8]。Fibroscan®可以实施VCTE，同时可以检测受控衰减参数这一肝脏脂肪变性的良好替代指标（见第六部分）。

七、声辐射力脉冲成像

ARFI[9]使用超声生成组织硬度的定性二维图像，通过使用聚焦超声束的声辐射力在组织内部产生“推力”来实现。以沿着声束轴线被向下推移的组织的量来反映组织硬度；较软的组织更容易被推动。ARFI显示了沿声束轴线的定性硬度值。通过不同部位的组织推动，形成组织硬度图。ARFI既可用于应变弹性成像，也可用于生成剪切波（表2.2）。

1. 剪切波弹性成像

剪切波弹性成像（shear wave elasticity imaging，SWEI）类似于ARFI，并由声辐射力在组织深处诱发“推力”。这一推力产生的形变以剪切波形式在组织内横向传播。通过使用超声或MRI等影像学方法来测量波到达不同横向位置的速度，可以推断出组织的硬度。由于“弹性成像”（elasticity imaging）和“弹性成像技术”（elastography）是同义词，最初的术语“SWEI”表示利用剪切波进行弹性成像的技术，经常由SWE取代。SWEI和ARFI的主要区别在于，SWEI使用从声束轴横向传播的剪切波，并通过测量剪切波来创建弹性图，而ARFI是从声辐射力轴向获得弹性信息，并采用多次激发创建二维硬度图。ARFI中不涉及剪切波，SWEI中不涉及轴向弹性评估。西门子（声触诊组织量化）、飞利浦（点定量弹性成像）或GE公司（2D SWI GE）等生产商所使用的SWEI技术也被称为点剪切波弹性成像（point shear wave elastography，PSWE），这种技术通过ARFI在一个单一的焦点位置沿法线方向诱导产生动态应力，然后定量绘制侧向剪切波。

2. 超高速剪切波弹性成像或二维剪切波弹性成像

相比之下，超高速剪切波弹性成像（supersonic shear imaging，SSI）或二维剪切波弹性成像（2D-shear wave elastography，2D-SWE）[10]的最新进展是，使用声辐射力脉冲对组织产生应力并在不同深度连续聚焦，速度远超剪切波，并同时实施二维实时检测剪切波。二维剪切波弹性成像可以定量、实时绘制组织硬度二维图。用常规的斑点追踪技术可获得局部组织速度图，并提供剪切波在组织传播的完整动态图像。超高速剪切波弹性成像通过在不同部位同时产生推力从而形成一个以超音速穿过介质的剪切波源。使用超高速成像技术对生成的剪切波进行可视化处理。使用反演算法，通过波的传播动态图像定量评估介质的剪切弹性。超高速剪切波弹性成像在深部器官中达到每秒10 000帧以上。尽管比较研究刚刚开始，但超高速剪切波弹性成像提供了一组描述组织力学性能的定量指标和体内参数，如杨氏模量、黏度、各向异性。

八、磁共振弹性成像

20世纪90年代中期，磁共振弹性成像开始被引入，随后被广泛应用于临床[11]。MRE通过在患者身体表面使用机械振动器产生剪切波，传播进入患者的深部组织，使用成像采集序列测量波速，进而推断组织硬度，以往通常用剪切模量来表示。MRE扫描的结果包括组织硬度的定量三维图及传统的三维MRI图像。MRE的一个优势是生成的三维弹性图可以涵盖整个器官。由于MRI不受空气或骨骼的影响，可以用于无法使用超声检查的一些组织，尤其是大脑。与大多数超声弹性成像方法相比，MRE的另一优势在于检查者间一致性较高，对检查者的技术依赖性低。MRE在过去几年中取得了重大进展，检查时间可降至一分钟或更短，已用于多种医学领域，包括人类活体的心脏病学研究。MRE检查时间短也使其比其他弹性成像技术更有竞争力。

九、标准化需求

迄今为止，除了极少数个例，各种弹性成像设备的生产商几乎没有严格规定LS的测量条件。此外，各厂商使用的模量或单位也不同，这在用户中引起了巨大的混乱，包括临床医师和专家评审文章。例如，广泛使用的瞬时弹性成像通过计算杨氏模量来表示硬度，结果以kPa为单位，MRE评估硬度也能以kPa为单位，但通常以剪切模量G表示，因此，MRE数据大约比瞬时弹性成像数据低3倍。剪切波弹性成像报告的值通常为剪切波速，单位为m/s，而ARFI和应变成像是定性诊断，显示的相对硬度随参照物不同而发生变化。一些学者主张将检查结果统一报告为剪切波速（m/s），作为标准化的一部分[12]。然而，从临床实践角度来看，检查结果表示为剪切波速还是模量并不重要，重要的是测量的实际条件和使用的设备或技术。定量成像生物标志物联盟（quantitative imaging biomarkers alliance，QIBA）的一项倡议试图使用模型对不同弹性成像技术的定量测量进行标准化。附表3列出了不同方法及其报告单位的概述。此外，附表4列出了面对面比较性研究中获得的可比较的阈值和估算公式。

虽然在技术上很容易通过方程E=3G（在某些假设下）在E和G之间进行转换，但这些值的估计取决于所使用的激励频率。图2.10a进一步证明了剪切模量和杨氏模量也依赖于剪切波的（中心）频率。在本例中，使用了在超声实验中通常使用的模拟组织，即所谓的黏弹性Voigt组织[13]。在图2.10b中，显示了获得的LS对激励频率的依赖性。这些发现很重要，因为ARFI等技术应用的频谱可被组织过滤从而产生不受控制的激励。相反，剪切波的外部机械应力生成（MRE、VCTE）可将剪切波频率控制在50～60 Hz。这也解释了为什么从瞬时弹性成像到SWE的转换方程和PSWE与二维剪切波弹性成像之间的转换方程不同。附表7列出了不同弹性成像技术测量的不同器官的法向硬度值。

肝脏硬度和其他软组织的硬度一样，取决于许多因素。第一个因素也是主要因素，即器官的细胞外基质。细胞外基质是一种能在肝脏内传递外力的可变形结构，可以比作为建筑物的地基。第二个因素是施加于器官的外力。在肝脏边界处施加的压力越大，肝脏的硬度就越大。第三个因素是器官内部的压力，由于器官内部有血液或其他液体进出，所以硬度也取决于器官内部血流的阻力。第四个重要因素是影响硬度测量时间常数的黏性效应。这种影响与频率有关，也就是说硬度取决于频率。肝脏在非常低的频率（大约几赫兹）下是柔软的，这对应于手动触诊时的频率，而在高频（超过几万赫兹）下硬度往往大得多（图2.10）。

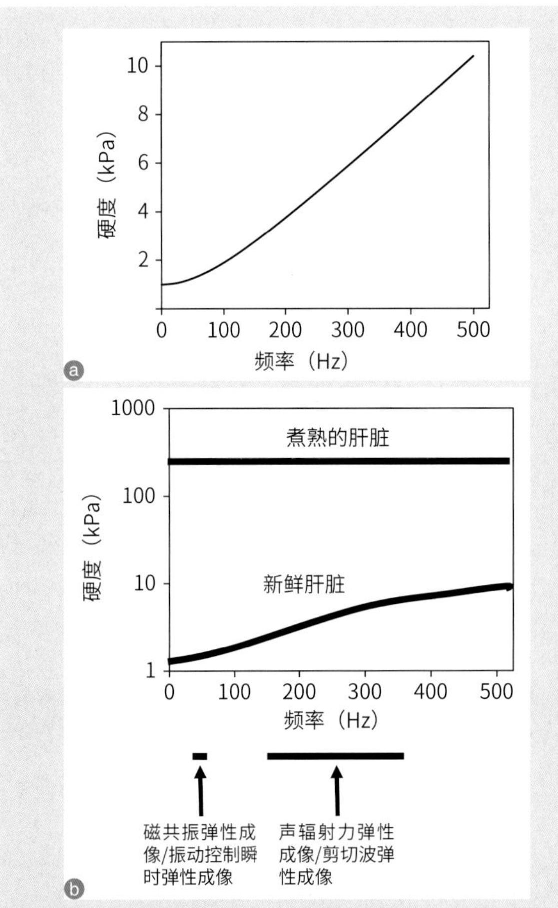

图2.10　黏弹性实验模型（Voigt组织）和肝脏的硬度对激励频率的依赖性。a.模型硬度取决于剪切模量为3 kPa的Voigt组织的频率；b.在活体生物组织（如新鲜肝脏）中，硬度随所用激发探头的频率而变化。磁共振弹性成像/振动控制瞬时弹性成像所使用的频率可严格控制，而声辐射力弹性成像/剪切波弹性成像使用的频率可被组织过滤从而产生不受控制的激励

最后，对于大多数弹性成像技术，重要的假设条件并不总是能实现的。因此，假设组织是以下几种情况。

（1）线性：产生的应变随应力递增而呈线性增加。

（2）有弹性：组织变形不依赖于应力速率，同时组织会恢复到初始未变形的平衡状态。

（3）各向同性：组织是对称/均匀的，并且对来自各个方向的应力都有相同的反应。

（4）不可压缩：组织的总体积在施加的应力下保持不变。

这些假设有助于肝纤维化的诊断。然而，组织或其周围的脂肪含量可能会对其产生强烈干扰。此外，肝脏的力学特性非常复杂，结构呈异质性，同时具有黏性和弹性力学响应。

表2.5概述了弹性成像若要实现更好的标准化和可比性而需要解决的具有挑战性的问题。目前，LS测量应在标准化检查条件下进行（第七章），并提供设备品牌和软件版本。

表2.5　弹性成像进一步标准化需要解决的问题

问题	说明 / 潜在干扰
检测平台使用不同的单位和模量	MRE检测剪切模量，而瞬时弹性成像、2D/PSWE检测杨氏模量。剪切波定位和产生的实际方法如何影响最终的硬度
控制外部和内部激励，如频率和能量	组织可以过滤频率，从而导致不受控制的激励。这种频率过滤如何影响测量结果
探头压力（如ARFI）或热能在PSWE中对剪切波速度的作用	目前尚不清楚ARFI引起的组织压缩或热能变化如何影响剪切波的传播
黏弹性特性	肝脏组织不仅具有弹性，而且具有黏弹性。目前尚不清楚细胞结构的纤丝稳定性、脂滴及其大小、细胞间质液如何影响LS
肝包膜或血管等解剖结构的作用	肝包膜可能压迫邻近表面的组织并改变剪切波的传播。血管结构可能更硬（动脉）并影响周围组织。这也适用于测量LS表面最佳距离的问题[14]
脂肪的作用	脂肪不仅具有引起机械波衰减的重要特性，而且具有流动性
肝脏中的空间硬度分布	由于每种方法的客观验证都存在困难，因此关于空间硬度分布仍存在较大争议。这适用于是否应测量右/左叶或应测量哪个深度

参考文献

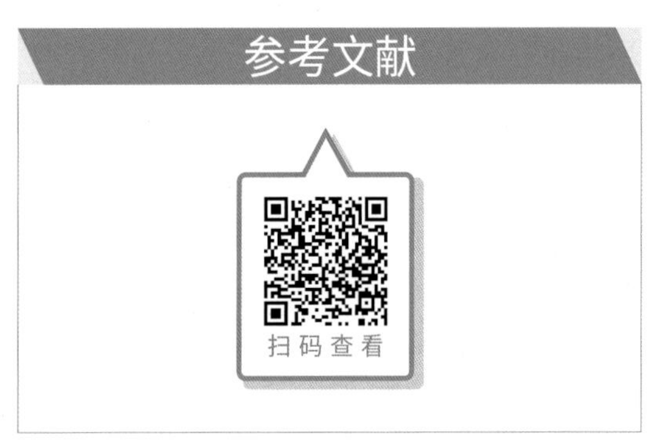

第三章

使用振动控制瞬时弹性成像测量肝脏硬度

Laurent Sandrin

一、前言

瞬时弹性成像的初步发展始于20世纪90年代末[1-3]。在当时的弹性成像研究领域中，超声弹性成像和磁共振弹性成像占主导地位[2, 4]。超声弹性成像和MRE均使用谐波激励产生弹性波进入组织，从而导致剪切波和压缩波的叠加。但正是这种叠加导致谐波技术应用受限——很难直接计算剪切波速度。引入瞬时弹性成像是为了克服谐波弹性成像技术的局限性[5-7]。瞬时弹性成像通过瞬时机械振动实现弹性波的剪切波成分和压缩波成分在时间上的分离。事实上，剪切波在软组织中的传播速度远低于压缩波，只要机械振动是瞬时发生且超声波模态以非常高的帧率工作，就可以实现时间上的分离。高帧率的超声波模态开发与瞬时弹性成像的开发同时实现[8-10]。

二、历史

TE的早期研究与弹性成像的主流应用相去甚远。TE研究最初于1998年和1999年用于酸奶测试，当时Onde et Acoustique实验室与牛奶行业的一个大厂商之间签订了研究合同，目的是开发一种可以在生产现场实时评估酸奶黏弹性特性的设备。尽管在实验室里对杂货店购买的酸奶进行的实验非常成功，但该研究项目最终失败，原因很简单：新鲜待测酸奶中没有超声反向散射信号。另一个仍处于设想阶段的可能应用场景是直接在杂货店评估“卡蒙贝尔”（Camembert）奶酪的硬度，作为一种定量检测方法替代拇指按压奶酪表面评估“卡蒙贝尔”奶酪硬度这一著名的法国方式。这就是FibroScan开发过程中的“奶酪故事”。

Echosens公司于2001年在巴黎成立，其首要目标是继续寻找弹性成像技术的潜在应用，当时该技术仍处于非常早期的阶段，大多数研究项目集中于乳腺癌和前列腺癌，这两种癌症分别是女性和男性中最致命的癌症。经过市场调查，2001年6月在法国巴黎Mutualiste Montsouris研究所举行了一次会议，参加会议的几位内科医师建议该技术可以用于肝脏慢性疾病。几个月后，IMM研究所开始了这项试点研究。与此同时，电子平台和核心算法也开发出来了，这是第一个可商购的弹性成像设备FibroScan的技术发展的真正开始。该试点研究比较了组织学结果和肝脏硬度[10]。该技术诊断显著肝纤维化（$F \geqslant 2$）和肝硬化（$F=4$）的受试者工作特征曲线下面积（the area under the ROC，AUROC）分别为0.88和0.99。这些初步研究结果为2002年法国一项大规模多中心研究打下了基础，该研究纳入法国多家医院（法国Bondy区的Jean V erdier医院、Clichy区Beaujon医院、Créteil区的Henri Mondor医院和Pessac区的Haut LéVêque医院）。关于慢性丙型肝炎的首篇临床研究发表于2005年[11]。最后，2010年的一篇综述认为纤维化阶段不是影响LS的重要临床混杂因素，并提出肝内压力或肝窦压力可能与纤维化本身相关[12]。

三、剪切波故事

无论是何种成像方式（超声、光学和磁共振），定量弹性成像技术都依赖于剪切波。实际上，剪切波速度在软组织中有一个非常有趣的特性：它可以表示为两个独立参数的函数，即使用Lame系数（λ和μ）或杨氏模量和泊松比（E和 ν ）。假设软组织几乎不可压缩，则泊松比非常接近1/2。在这种情况下，剪切波速、以kPa为单位的杨氏模量E和大致恒定的软组织密度ρ（ρ=1000 kg/m^3）之间的关系为：

$$E=3\rho V_S^2 \qquad (3.1)$$

理论上，只有在假设组织是均质、线性、纯弹性的情况下，这个方程式才成立，这对生物复合介质（如肝组织）来说是非常不现实的。然而，瞬时弹性成像在肝脏硬度测量中确实非常实用。这可能是由于慢性肝病是累及整个器官的弥漫性疾病，因此为瞬时弹性成像的应用创造了相对有利的条件。对像FibroScan这样的测量肝脏平均硬度的设备来说，这显然是一个非常好的条件。

FibroScan使用超声作为成像模式来追踪剪切波。单阵元圆形超声换能器安装在电动力传感器（振动器）的轴心。当振动器触发轻微振幅的瞬时运动时，剪切波以机械方式产生。换言之，超声探头不仅能发射和接收超声，它还能低频振动以产生剪切波传播。在FibroScan中，超声波和剪切波传播都是完全轴对称的。因此，对称轴上的所有位移都呈纵向（平行于传播方向）。对许多物理学家而言，由于FibroScan仅追踪剪切波的纵向分量，故FibroScan背后的物理学原理可能会显得奇怪，甚至被认为是错误的。如何测量剪切波的纵向分量？这个常见的问题之所以存在是因为剪切波通常被称为横波，但剪切波只有在远场中是单纯横向传播。由于这个问题的答案远远超出了本文的范围，有兴趣的读者可以参阅现有文献[13]。

四、振动控制瞬时弹性成像技术

FibroScan背后的技术被称为振动控制瞬时弹性成像。振动控制瞬时弹性成像采用了特殊控制技术，对瞬时弹性成像进行改进，以确保测量结果可重复。振动控制瞬时弹性成像控制技术包括检查者对受检皮肤表面施加压力的控制、对施加压力的整个区域形成瞬时激励时间控制、声输出功率的控制以及测量准确性的控制。

1. 检查者施加的压力

检查者在皮肤表面施加的压力必须保持在既定范围内，激发装置才能开始进行硬度测量。实际测量中，压力过大可能导致振动变形，而压力不足将导致探头尖端和组织之间的机械耦合程度不够，从而影响振动的准确传递。理想的压力范围因所用探头而异。显然，肝脏位置越深，机械耦合就越困难。因此，成年人探头的最小作用力高于儿童探头（附表13）。

2. 瞬时激励的形态和频率

考虑到生物组织的特性与其频率相关，故控制剪切波激励的中心频率非常重要。如图3.1所示，肝脏硬度随着剪切波频率的增加而增加。振动控制瞬时弹性成像需要控制瞬时激励的形态，以确保无论施加的作用力及探头-皮肤接触的特性如何，激励的中心频率都是恒定的，这是肝脏硬度定量检测时确定阈值的先决条件，从而用于临床实践中患者的诊断。在FibroScan中，通过位置传感器实时追踪探头尖端位置可以很好地进行控制。位置信息被反馈到伺服控制器，而伺服控制器可以发出指令来调整探头内部的致动器，以便精确地再现预期的激励。实际上，检查设备如果无法精确控制激励，则作用力增加可能会导致激励失真及降低中心频率。正如肝脏硬度随检测频率增加而增加，频率降低将导致肝脏硬度测量值降低。

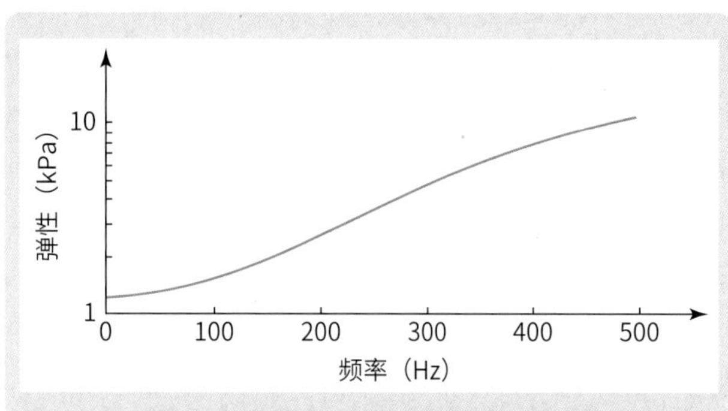

图3.1 正常肝脏硬度与频率的关系
（由加拿大 Courtesy of Rheolution 公司提供）

3. 声输出功率

超声扫描仪基于高声学输出功率生成辐射力从而产生剪切波来进行检查[14]，而基于振动控制瞬时弹性成像的FibroScan与此相反，需要非常低的声输出功率。FibroScan设备的声输出暴露水平低于FDA修正案规定的下限值：$I_{SPTA.3}<720\ mW/cm^2$和$I_{SPPA.3}<190\ W/cm^2$。这意味着即使在长时间的检查中，也完全没有使用FibroScan设备的禁忌证，并且还可用于敏感的医疗情况，如妊娠[15]。

4. 测量有效性

在振动控制瞬时弹性成像中，每个剪切波传播图都与一个质点相关，当剪切波传播质量不佳时，该质点自动拒绝测量。在这种情况下，测量则被认为是无效的，并且无效测量的计数器增加1。

五、受控衰减参数技术

2011年，Echosens公司在FibroScan仪上增加了一项重要的新功能：通过一种名为受控衰减参数(controlled attenuation parameter，CAP）的新技术来评估肝脏脂肪变性（另见本书第六部分）。CAP在3.5 MHz时评估超声衰减。CAP的开发是为了提供肝脏脂肪变性的替代指标。事实上，众所周知，超声衰减与脂肪含量有关[16]。然而，当时还没有可商用的超声衰减测量设备。FibroScan仪进行硬度测量时可同时进行CAP测量，检查结束时可提供两个检测结果：LSM（单位：kPa）和CAP（单位：dB/m）。超声系统追踪剪切波的同时可以进行CAP测量，两者使用的超声数据相同，因此纤维化和脂肪变性的评估均来自肝脏的同一部位。第一个CAP研究[17]使用肝活检作为“金标准”，结果发现CAP评估肝脏脂肪变性的诊断价值较高甚至极高。同时，CAP技术可用于肥胖患者[18]。现有大量证据表明CAP是诊断脂肪变性的良好替代指标[19]，优于常规超声[20]。

六、操作

FibroScan设备（图3.2，文后彩图3.2）由1个主要单元和3个探头组成（成年人用M探头，儿童用S探头，肥胖患者用XL探头），每个探头均有相应的超声中心频率和测量深度，适于不同的患者体形。探头的特性详见附表13。如表所示，儿童、成年人和肥胖患者所使用探头尖端的直径分别为7 mm、9 mm和13 mm。探头尖端直径的大小不仅对于超声聚焦特性非常重要，同时可以更好地适应肋间隙——儿童肋间隙明显小于成年人以及肥胖患者。附表13提供了三种FibroScan探头的更多详细信息。

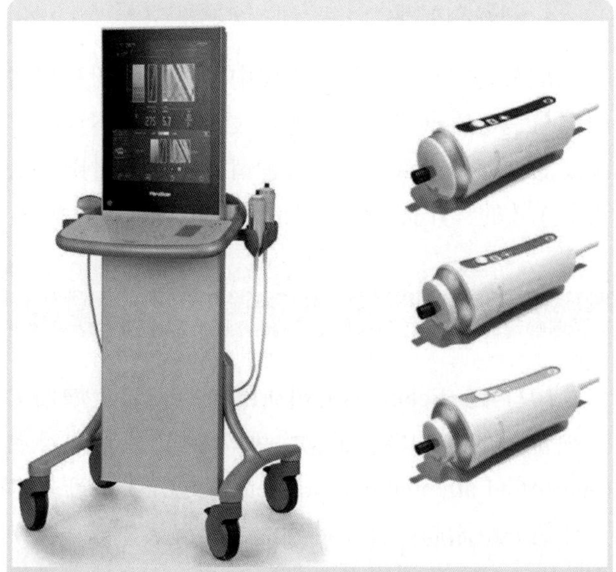

图3.2　设备及探头。左图：FibroScan 630 Expert设备；右图：XL探头、M探头和S探头

1. 肝脏定位和探头选择

振动控制瞬时弹性成像检查时，患者取仰卧位，右臂最大外展，以扩大肋间间隙（图3.3）。在开始进行硬度测量之前，检查者需要使用设备的超声成像模式定位肝脏。FibroScan上显示了两个图像：A模式（振幅模式）和TM模式（时间-运动模式）（图3.4），这两个图像每50 ms刷新一次。检查者需要根据图像来寻找均匀、不受血管界面影响的测量点，即超声信号随深度增加而呈线性减弱。在TM模式图像上，检查者还可观察到肝脏随呼吸运动而运动。选择探头工具（图3.4）可以根据探头-包膜距离（probe-to-capsula distance，PCD）的测量结果向检查者推荐使用的探头。检查者需监控探头尖端施加的作用力（图3.4）。

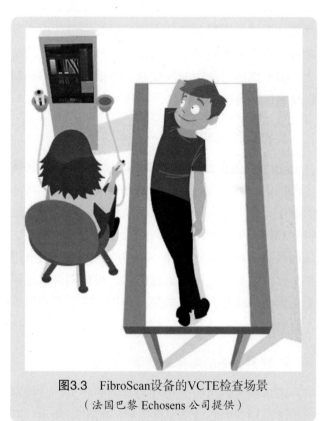

图3.3　FibroScan设备的VCTE检查场景
（法国巴黎 Echosens 公司提供）

2. 硬度测量和 CAP 测量的顺序

当检查者按下探头按钮且施加的作用力在既定范围内时，将启动测量。如图3.5所示，测量顺序包括在探头尖端施加瞬时振动（图3.5a）。尖端位移的形状是50 Hz的正弦波周期。S探头、M探头和XL探头瞬时振动的峰间振幅分别为1 mm、2 mm和3 mm。从振动开始，以6000 Hz的频率采集超声线

（图3.5b），持续80 ms，相应的周期为167 μs，总共采集480条超声线。然后处理这些超声线以计算硬度和CAP参数。使用超声线的相关技术获得剪切波在肝脏中产生的位移，这一位移是深度和时间的函数。使用飞行时间算法对剪切波传播图（图3.4）进行处理，以估计剪切波速度VS，根据该速度，使用方程$E=3\rho V_S^2$推导出硬度或杨氏模量E（以kPa为单位）。剪切波传播图在本书中也称为弹性图。如前所述，算法可检测正确的剪切波传播，以此自动排除无效测量。CAP参数源自与硬度相同的超声数据。CAP是3.5 MHz时总超声衰减（往返路径）的估计值，单位为dB/m。CAP测量由硬度测量引导——由于CAP值与硬度值均来自相同的超声数据集，如果相关的硬度测量被认定为无效，则CAP值也无效。检测结果是有效硬度测量值和CAP测量值的中位数（图3.4，文后彩图3.4）。

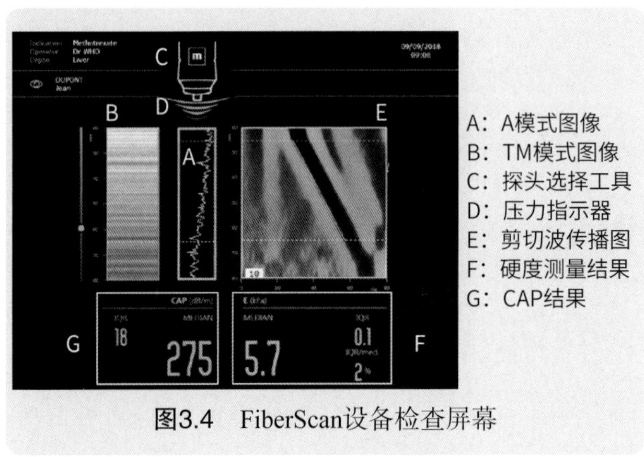

图3.4 FiberScan设备检查屏幕

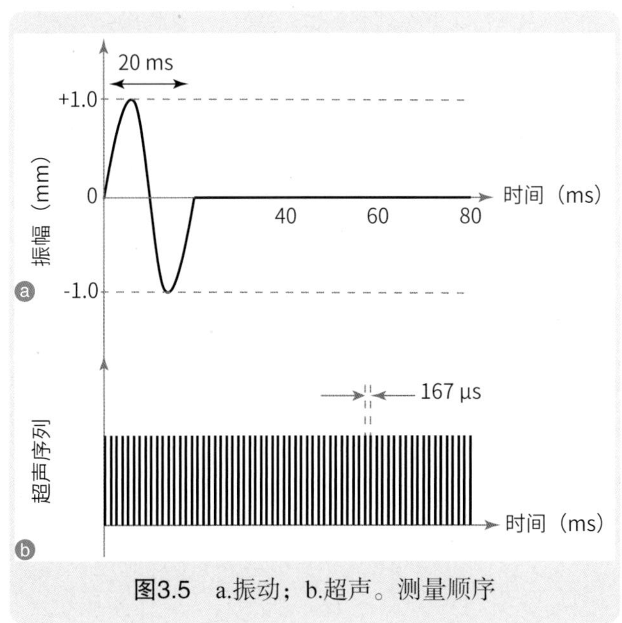

图3.5 a.振动；b.超声。测量顺序

3. 最终结果

Echosens公司建议检查者进行10次有效的硬度测量才能结束检查。肝脏在呼吸过程中移动到探头前端时，这10次测量结果将代表大部分肝脏。10个有效硬度测量值的中位数为硬度测量的最终结果，即硬度值是平均硬度的估计值。使用最新的FibroScan设备进行一次完整的检查通常耗时约1分钟。

七、用VCTE在100 Hz下测量脾脏硬度

几项临床研究均使用FibroScan设备评估了脾脏硬度[21-23]。然而，这些研究显示了针对肝脏硬度评估的VCTE设置在脾脏应用中的一些局限性。实际上，由于脾脏通常与肝脏相比更硬，肝脏硬度测量范围（1.5～75.0 kPa）并不适于脾脏，故一种专用的检查模式被开发出来以进行脾脏硬度测量（spleen stiffness measurements，SSM）[24]。脾脏检查用M探头进行，使用100.0 Hz的较高剪切波频率来提高脾脏硬度测量的准确度。最大硬度值增加到100.0 kPa，测量深度设置为25～55 mm。在脾脏专用设置模式下，振动控制瞬时弹性成像的整体效能显著提高，并支持SSM可以作为门静脉高压的替代指标，用于管理食管静脉曲张风险的患者。

八、基于FibroScan的评分

肝活检的另一种非侵入性替代检查方法是血液检测，包括一些诊断纤维化的生物标志物（常来自循环系统）的评分。血液检测与LSM的一个重要区别在于前者旨在反映肝纤维化，也正是为此目的而开发。然而，LSM诊断价值常优于血液检测。血液检测由于使用循环生物标志物，更容易受肝外条件影响。为进一步提高诊断准确性，2014年有研究联合使用循环生物标志物与LSM[25]，并命名为FiberMeter VCTE［另见本书第四部分“肝脏硬度的重要（病理）生理混杂因素”］。

最近，有学者提出了NASH评分并命名为FAST™。FAST™评分旨在确定纤维化阶段（F≥2和NAS≥4）来甄别高危非酒精性脂肪性肝炎患者。

FAST™联合使用了VCTE-LSM、CAP和AST反映肝脏硬度值，这三个参数分别反映纤维化、脂肪变性和炎症。直接在肝脏中测量的两种特异性生物学指标（E值和CAP值）与一种敏感的循环生物标志物（AST）的联合使用展现出优异的诊断价值，AUROC的范围从训练队列中的83%到验证队列中的92%（待发表）。有关AST水平的作用和纤维化阶段被高估的更多信息，请参阅本书第四部分“肝脏硬度的重要（病理）生理混杂因素”。

九、结论

VCTE™最初于2003年上市，是迄今为止经临床验证的肝脏弹性成像领域中最准确的技术。FibroScan因其便于床边操作、训练周期短和可重复性高，已成为肝病领域的标准检查。VCTE™在50 Hz下测量的LSM最初被认为是诊断肝纤维化的良好替代指标，而常规生物学指标作为肝脏健康状态的代表也发挥着越来越大的作用。随着技术的进步，FibroScan®设备现在引入了新的替代指标：肝脏脂肪变性和门静脉高压的测量，以改善慢性肝病患者的管理。基于FibroScan的生物指标与简单的血液生物学指标联合使用是一种诊断价值高、易于使用和广泛可用的检查手段。

参考文献

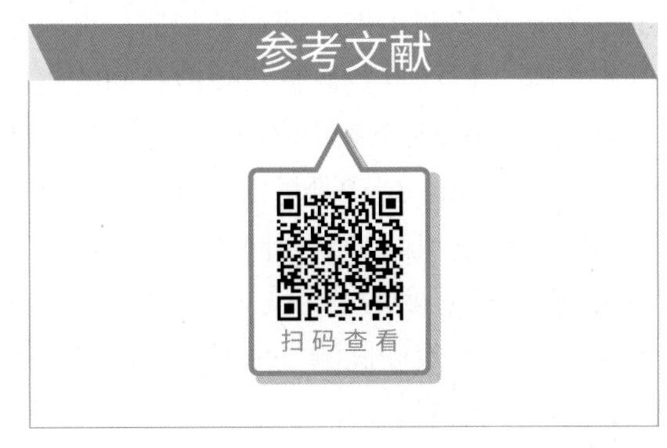

第四章

使用声辐射力测量肝脏硬度

Mark L. Palmeri

一、前言

通过机械振动进入肝脏来确定肝脏弹性特征的方法通常有两种：①外部振动，如瞬态弹性成像和MRE；②内部施加的声辐射力，然后监测肝脏的反应，以估计其硬度。更多详细信息请参阅本书第二部分的其他章“测量肝脏硬度的技术”。虽然外部振动源通过外部振动器而很好地控制固定频率，并将相对较强的波传入身体，但这些波必须从皮肤表面通过浅表组织（皮肤、皮下脂肪、肌肉）进入到肝脏中。这些外部来源的波在传播过程中可能与肝脏周围组织相互作用而发生变形，而且在某些特殊情况下，如腹腔积液，波无法通过液体传入到肝脏中。为了解决外部振动源在测量肝脏时可能面临的困难，在20世纪90年代和21世纪初均取得了相应进展，并开发了声辐射力方法，该方法将感兴趣区域内的超声激励在局部区域中产生机械振动源，而不依赖于将外部机械能传入到患者体内。这些声辐射力方法已经开发并以软件的形式安装在普通的超声诊断扫描仪上，使临床医师在无须任何额外硬件的情况下实现对肝脏的评估。

二、什么是声辐射力？

1965年Nyborg在声学文献中首次描述声辐射力，认为其是声流背景下的一种现象[1]，1985年Apfel和Chu对该现象进行了进一步描述[2]。声辐射力在有损耗（衰减）介质中的声波传播方向上产生，其中传播波的动量损失产生脉冲传递到组织。声辐射力的方向和大小（F）可以表示为：

$$\bar{F}=\frac{2a\bar{I}}{c}, \qquad (4.1)$$

其中a是组织的声衰减，$\bar{I}$是声强度矢量，c是组织的声速[1, 3-4]。

向组织施加声辐射力导致组织的瞬时位移，其中该位移的大小与施加到组织的声辐射力的大小以及组织的硬度相关。相对质地较柔软的组织而言，较硬的组织抵抗变形的能力强，因此产生的位移也更小。声辐射力作用于组织时，施加的瞬时脉冲同时发出剪切波，剪切波的传播速度也与组织硬度有关[5-7]。虽然声辐射力与组织的所有超声透射（如B型和多普勒超声图像）相关，但基于声辐射力的弹性成像的超声脉冲必须足够强和（或）足够长，产生的组织位移（微米量级）才能被超声捕获评估[8]。本章中描述的商用声辐射力成像方法传统上遵循FDA诊断超声输出限制[9-10]，但新的研究工作正在探索使用更高的声输出以实现更稳定的成像性能，尤其是在成像困难的人群中，如身体质量指数（body mass index，BMI）较高者[11]。

三、声辐射力脉冲成像

声辐射力脉冲成像（acoustic radiation force impulse，ARFI）是指应用声辐射力脉冲激励组织并记录组织位移（或与组织位移相关的指标，如峰值位移时间或最大位移）的图像[3, 12]。激励的“脉冲”性质是指声作用时间小于组织的机械响应时间，而响应时间与组织硬度有关，较硬的组织响应更快[12]。对肝组织而言，这种特有的脉冲激励持续时间小于1 ms[12]。

ARFI的单个A线通常包括以下序列：①单个B型追踪脉冲，以确定与ARFI诱导前组织变形相关的RF数据；②在单个焦深处或在一个焦深范围内的脉冲ARFI激发，以扩展激发能量的有效景深[13]；③相对较高的脉冲重复频率（通常为5～10 kHz）的一系列B型追踪脉冲，使用相关、相移或更复杂的位移估计方法，追踪ARFI激励产生的组织位移与恢复[8, 14-19]。

为了形成二维ARFI图像，在彼此横向偏移的位置重复A线序列以形成图像。位移评估可能受到运动（和其他）伪像的影响，包括与呼吸和心脏运动相关的伪影。虽然临床成像方案可能会推荐暂停呼吸等技术使影响最小化[20-21]，但大多数扫描仪后处理包括通过时间轮廓形状拟合[22]或频域滤波的方法进行运动滤波。ARFI图像可以提供B模式图像中不显示的相对弹性，而且ARFI图像通常不用于估计组织的绝对硬度（将位移幅度与弹性模量相关），因为声辐射力的大小是声衰减的函数[23]，而不同的成像目标或组织的声衰减是不易估计的。此外，声辐射力大小不是作为深度的函数而恒定，而是作为焦深的函数而变化，需要应用一些与深度相关的标准化方法来补偿这些力梯度[3]。

四、剪切波弹性成像

Saravazyan等[24]在文献中首次描述了剪切波弹性成像这一新方法，SWEI使用声辐射力产生剪切波并测量剪切波传播和速度以计算弹性模量。与可以生成相对组织硬度差异图像的ARFI不同，SWEI实现了组织的绝对硬度测量。根据剪切波速（cT）计算弹性模量（E，杨氏模量或μ，剪切模量）的经典假设包括组织是线性的、各向同性的、不可压缩的，并且具有水的密度（ρ=1.0 g/cm^3），在此假设条件下关系可以成立[25]：

$$E=3\mu=3\rho c_T^2 \tag{4.2}$$

不可压缩性的假设使得杨氏模量与剪切模量简单相关，即前者为后者的3倍。更多详情，请参阅本书第二部分“肝脏硬度测量的技术”。应当注意，弹性模量和剪切波速之间是二次函数的关系，因此，使用不同度量的系统所采集的数据进行统计分析时，不应使用简单的线性变换对诊断报告的阈值进行回顾性转换。相反，有显著性意义的阈值和置信区间应重新计算，因为它们可能会随着这种非线性关系而改变。与ARFI成像一样，SWEI的声辐射力激励也可以涉及单个或多个焦区，这取决于剪切波传播所表征的深度。多个焦区激励的快速发射，从而产生一个虚拟的延伸于波前的剪切波，称为“超音速”剪切激励，以SuperSonic Shear Wave™弹性成像广为人知[26]。

SWEI面临的一个难题是超出一定距离时，无法准确追踪剪切波传播的位移。通过更强的辐射力激励[27-28]，更先进的位移估计方法[29-30]，或声辐射力分散激励、追踪和定向滤波等创造性方法，消除交叉传播波场的复杂性，可以实现更远的距离[31-32]。

MRE可以测量三维位移分量，根据这些数据并使用Helmholtz方程[33]可以重建合成（复合）剪切模量。超声剪切波弹性成像与MRE不同，在与探头表面正交的单方向上具有更高的位移分辨率，同时利用飞行时间方法来评估剪切波速度[26，34-39]。这些应用于二维感兴趣区域的剪切波速度评估方法可用于生成两种类型的定量图像。

（1）点剪切波弹性成像利用二维感兴趣区域中的所有传播数据来估计该区域的一致剪切波速度[3，21]。通常，每一次测量报告一个剪切波速度，临床研究支持使用12次重复测量的中位数代替诊断的测量结果[20，21]。测量剪切波速度同时提供质量指标，以提高诊断可信度。

（2）二维剪切波弹性成像将感兴趣区域分割成更小的剪切波重建区域，以生成剪切波速度的二维图像，展示弹性的局部变化[21，40]。

随着使用剪切波速度精确重建弹性模量的混杂因素（如黏度、非线性、各向异性、结构边界）变得越来越清楚，SWEI的许多报道已经直接报告剪切波速，而不是报告需要额外假设条件的弹性模量。因此，必须提供弹性模量的计算条件这些额外的详细信息（如瞬时弹性成像或MRE中使用的激励频率）[41-42]。考虑到SWEI评估肝脏时不同商用设备检查的复杂性和细微差别，世界医学和生物学超声联合会[20]和超声放射科医师协会[21]已制定了临床应用指南。

黏度 组织黏度是一种使剪切波速度取决于剪切波频率的物质特征，假设肝组织是纯弹性（剪切波速度与剪切波频率无关）时，它是一个混杂因素[43]。众所周知，不同的弹性成像方法所产生的剪切波频率不同[21]（表4.1）。在黏弹性介质中，频率差异可能导致不同的重建剪切波群速度[44]，这可能是比较不同弹性成像模式的测量结果时的差异来源[41]。此外，每个制造商使用的处理方法不同，特别是处理位移与速度数据时，黏度也会影响速度的估计值。速度能反映高通滤波的位移，这种较高频率所产生的偏差会高估剪切波速。

表4.1 不同剪切波弹性成像方法的频率

方法	剪切波频率
瞬时弹性成像	50 ~ 60 Hz
点剪切波弹性成像	100 ~ 500 Hz
二维剪切波弹性成像	100 ~ 500 Hz
磁共振弹性成像	60 Hz

一些研究人员试图将肝组织的黏度作为评估肝脏脂肪变性或炎症的指标[45-47]，但迄今为止尚无定论。

除已经发表的弹性成像指南和共识外，北美放射学会（Radiological Society of North America，RSNA）定量成像生物标志物联盟于2012年成立了超声剪切波速（ultrasonic shear wave speed，US SWS）工作组，旨在研究不同制造商系统中横波速度重建一致性的影响因素[41，48-49]。该工作组由国际研究人员、制造商和监管成员组成，并提供了一份指导制造商在不同系统中实现测量一致性的最佳实践指南，以供查阅。

通过RSNA QIBA US SWS的努力，另一个成果也诞生了：基于弹性和黏弹性材料中剪切波传播的有限元模型完成剪切波重建开发认证系统，由此产生的数字影像数据并公开发布[50]。此外，还发布了使用Verasonics超声研究平台产生和处理剪切波的标准化序列，供公众使用[51]。表4.2提供了该信息的网络链接。

QIBA小组在校准弹性和黏弹性影像研究中发现了一个混淆因素：当使用曲线阵列时，剪切波速度是渐增的焦深的函数，存在负偏差。对3～7 cm的焦深而言，这些偏差的相对大小＜4%（https://github.com/RSNA-QIBA-US-SWS/）。

表4.2　公开发布的数字影像数据及剪切波发生和处理的标准化序列

序号	网页
1	https://github.com/RSNA-QIBA-US-SWS/QIBA-Digital Phantoms
2	https://doi.org/10.7924/r4sj1f98c
3	https://github.com/RSNA-QIBA-US-SWS/Verasonics PhantomSequences

RSNA QIBA US SWS努力的另一个成果：在弹性和黏弹性材料中由剪切波传播的有限元模型进行剪切波重建，由此产生的数字影像数据并公开发布。此外，还发布了使用Verasonics超声研究平台的剪切波发生和重建的标准化序列，供公众使用。

五、结论

声辐射力弹性成像方法已成为肝脏硬度无创评估的一种可行的临床选择。与基于外部振动的方法不同，声辐射力激励可以直接聚焦在感兴趣的组织中，同时可以提供实时超声B模式成像指导和临床评估。声辐射力方法也可用于肝脏肿块的筛查和诊断。共识和指南正在努力实现不同制造商系统之间的标准化并提供更一致的测量结果，RSNA QIBA US SWS超声剪切波速工作组正在致力表征这些系统在校准弹性和黏弹性介质中的性能。

第五章

二维剪切波弹性成像 / 超声剪切波成像

Jeremy Bercoff

一、前言

在过去的20年里，弹性成像一直是超声学界研究成果最丰富的领域之一。弹性成像旨在将最传统的医疗行为之一“手动触诊”进行数字化和标准化，通过组织的异常硬度来发现病理改变。即便世界各地的研究人员已经发明了多种弹性成像技术，但只有少数进入了医疗器械行业和常规临床应用。第一个是21世纪初（2003年）的应变弹性成像，此时距其原理的学术证明已过去将近20年[1]。应变弹性成像依赖于检查者对器官施加的手动压力，并且计算显示图像区域内施压后的感应应变。假设感应应力在空间上分布均匀，并且组织硬度的非均匀性相当简单（如较硬的结节）的情况下，应变图与组织硬度间接相关。随着应变弹性成像在乳腺癌诊断研究中获得较好结果[2]，研究者试图将其应用于肝脏，但发现几乎不可行——因为检查者很难控制施于内脏器官的压力。2004年，法国Echosens公司推出了FibroScan这一专门用于定量评估肝脏硬度的工具。FibroScan依靠瞬时弹性成像技术，这项技术于20世纪90年代中期由巴黎Langevin研究所开发[3]。该技术与应变成像有很大区别，瞬时弹性成像的振动由一个外部振动器自动产生，在人体表面施加瞬时脉冲，诱导产生的机械波可在肝脏中传播。使用单个圆形超声换能器追踪机械波，并在感兴趣的圆柱形区域内测量其速度，对肝脏硬度进行总体评估，最终结果以kPa为单位。目前肝病学家广泛使用FibroScan来评估肝脏硬度并指导纤维化分期，显著减少了肝脏活检的使用。2008年，法国声科医疗（SuperSonic Imagine，SSI）在Aixplorer超声系统上引入了二维剪切波弹性成像。二维剪切波弹性成像依靠声辐射力产生剪切波并利用极速超声成像来追踪其传播，其是第一种能够应用于不同器官并提供组织硬度实时成像的超声技术，可用于乳房、肝脏、前列腺、甲状腺、阴囊、肌肉和肌腱。

二、剪切波弹性成像基础

在引入剪切波弹性成像之前，临床医师或放射科医师可以使用两种临床方法来评估肝脏硬度：

应变弹性成像，作为传统超声系统的补充成像方式。

FibroScan的瞬时弹性成像，专门用于评估总体肝脏硬度。

应变弹性成像无法定量评估组织硬度，但优势在于能提供组织硬度分布图像。然而，肝脏检查很难使用应变弹性成像——因为外部超声探头无法在肝脏中诱导产生均匀且足够的应变力。

瞬时弹性成像能够定量检测整体肝脏硬度，但无法处理肝脏硬度的变异和潜在伪影（搏动血管、混响、运动）。剪切波弹性成像旨在通过提供肝脏硬度的高分辨率图像和定量测量来克服这些方法的局限性。

二维剪切波弹性成像基于Langevin研究所的超声剪切成像技术[4]，联合使用剪切波发生和成像的两个创新概念，目的是为检查者提供最大的方便和可靠性：自动发生超声剪切波和极速超声成像。

三、自动超声剪切波产生

不同于应变或瞬时弹性成像技术中需要使用外部刺激来产生机械波，人体中剪切波的产生是利用超声波在人体组织中传播的物理特性来诱导发生的。超声波在体内就像风一样，沿传播方向推动组织。风力与中等超声衰减和超声束强度相关（$F=2\alpha I/c$，其中I为超声束强度，α为超声衰减，c为超声声速）。这种现象称为辐射力，在波动物理学中非常有名，但迄今为止从未在超声医学中使用过。为了获得明确结果（通常是几微米的位移），超声束必须在既定位置进行空间聚焦，并且与传统超声成像束相比，其强度必须提高。通常情况下，超声激励脉冲与成像脉冲具有相同的振幅，但波长是成像脉冲的100倍。

使用这样的声束，超声波在焦点处就像虚拟的手指一样将组织推向其传播的方向，并产生如图5.1a所示的剪切波。这项技术的出现使得剪切波可以在任何部位的组织中自动生成，无须检查者的任何额外操作，也不需要改变其工作流程（检查者就如在所有其他超声成像模式中使用探头即可）。该系统通过编程和发送适当的聚焦激励束在肝脏自动产生剪切波。

该方法的一大缺点是发生剪切波的振幅小，

因此衰减快，这使得只能在焦点处（如基于ARFI的方法[5]）或在焦点附近的几毫米处检测到位移。为了弥补剪切波的不足，一种解决方案是增加超声束的强度，但由于所有商用医疗设备的医疗声功率和强度存在限制，这种解决方案的价值不高。另一种解决方案是使用基于波传播特性的二维剪切波弹性成像。聚焦光束（或虚拟触诊手指）在介质中以极速（比感应剪切波更快）移动，并产生剪切波爆（就像超音速飞机的音爆），然后将剪切波限制在马赫锥上，波的相干增强效应使得振幅相加，从而产生更高振幅的剪切波，且不会增加光束强度。图5.1a、图5.1c说明了典型的单聚焦“激励”光束产生的剪切波（文后彩图5.1a、彩图5.1c）。在声束附近，诱发剪切波的位移为几微米振幅。图5.1b、图5.1d显示了使用超声波源的同一图像（文后彩图5.1b、彩图5.1d）。诱发剪切波的振幅明显更高，传播面积更大（蓝色点状方框）。超音速诱导产生的波幅足以在软组织中传播几厘米，即感兴趣的区域可以扩大12～16倍。极速剪切波的发生是二维剪切波弹性成像鲁棒性和可靠性的关键因素。

四、剪切波的极速超声成像

人体内的剪切波频率在20 Hz与2000 Hz之间变化。为了正确分析剪切波传播并计算其速度（无偏差或伪影），应以比其最大频率（奈奎斯特采样规则）高至少两倍的帧速率（通常为4000～5000帧/秒）对其进行成像，然而，这远远超出了目前超声系统的处理能力（能够达到50～100帧/秒）。为了达到这样的帧速率，需要重新考虑构建超声图像的方式。采用聚焦波束进行发射并连续重建超声线，身体的声照区用倾斜界面的平面波处理，并使用特定算法从多平面波处理方案中重建超声图像（图5.2e）。

一个高质量的图像可以用1～5个倾斜界面的超声成像来构建，而不是用200个聚焦波超声图像，最大帧速率即可增加到原来50倍[6]。极速成像能力用于捕获剪切波并测量其传播速度。根据适用深度和感兴趣的深度，可实现的超快帧速率从肝脏的5000帧/秒到乳腺的20 000帧/秒或MSK的40 000帧/秒不等。从剪切波传播的图片中，系统可计算出每个像素处的剪切波速度并显示弹性图，如图5.2d所示。

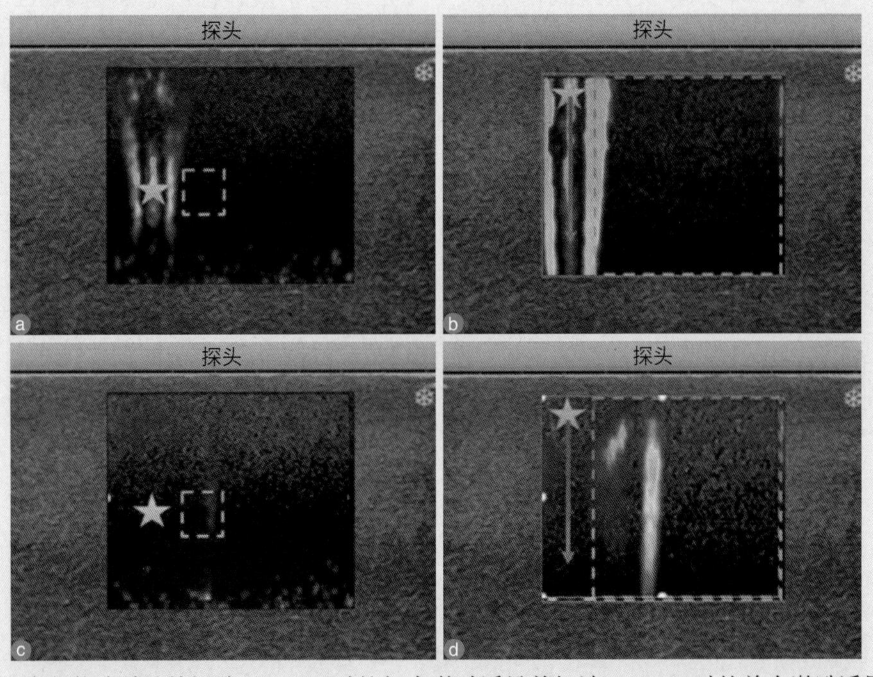

图5.1　a.2 ms时的单次激励诱导剪切波；b.2 ms时的超声激励诱导剪切波；c.6 ms时的单次激励诱导剪切波；d.6 ms时的超声激励诱导剪切波。星号：聚焦光束；箭头：振幅；蓝色虚线方框：传播面积

弹性图的计算基于纯弹性介质的假设，即硬度和剪切波速度直接相关，公式如下所示。

$$E=3G=\rho V^2 \tag{5.1}$$

E是杨氏模量，传统上用来衡量组织硬度。G是剪切模量，V是剪切波群速度，ρ是假设恒定的组织密度。有关更多详细信息，请参见本书第二部分——“肝脏硬度测量的技术”。图5.2a～图5.2c显示了在含有较硬物质的介质中Aixplorer®极速成像设备捕获的剪切波传播，可以看出平面剪切波的马赫锥侧向传播。图5.2（文后彩图5.2）可以清晰地看到二维剪切波弹性成像图像中的硬物。联合使用极速剪切波生成和极速成像是对组织硬度进行可靠的实时成像的最有效、最稳健的方法。考虑到剪切波诱导的缺陷，单次激励策略在体内几乎不可用，并且传统的帧速率不足以跟踪剪切波传播。图5.2f显示帧速率降低到1000 Hz时，硬度成像中出现的偏差，导致检查结果不可靠和临床应用价值较低。

五、重塑超声波技术

商用超声有效实施二维剪切波弹性成像检查需要重新思考超声系统的架构和设计。传统的超声系统不能产生超声激励序列，也不能达到超快的帧速率。必须重新考虑两个关键组件：能够提供更高强度的超声激励波束的电源，以及与波束形成（或图像形成）相匹配的处理能力。Aixplorer系列（Aiexplorer、Aixploer Ultimate）及其新一代（Aixplor Mach 20和Aixplor Mach 30）是唯一一款旨在实现超快成像和二维剪切波弹性成像的商用超声系统。它们利用现代CPU和GPU极高的处理能力，在软件中执行图像波束形成，而不是依靠电子板的单线处理。超声系统从硬件设计转为完全基于软件处理是一个重大的技术变革，保证了二维剪切波弹性成像的临床可及性和性能，同时为超声的主要临床演变开辟了更多的新视角。

六、二维剪切波弹性成像用于肝脏硬度评估

建议临床医师使用剪切波弹性成像作为Aixplorer系列设备的实时超声成像模式。图像使用定量彩色编码并显示在宽框中，覆盖于B模式图像上。实时B模式也以双视图显示，如图5.3a和图5.4a所示。在Aixplor Mach 30上，根据扫描条件的不同，典型的二维剪切波弹性成像帧速率从1 Hz到3 Hz不等，而B模式帧速率与独立B模式相同（20～30 Hz）。为了解决肝脏应用的具体问题，有3个凸阵列换能器可供选择，以适应不同体态特征。C6-1X探头

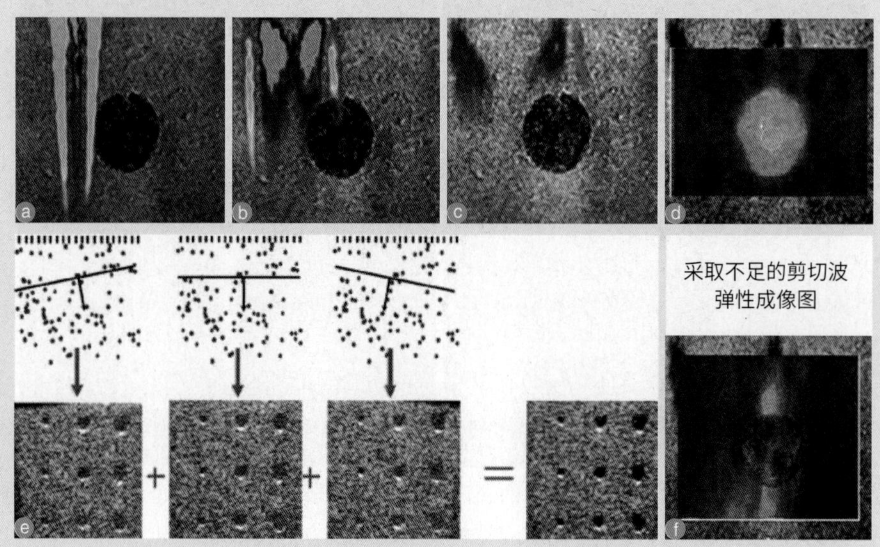

图5.2 a.超声激励2 ms时在含有较硬物质的介质中诱导的剪切波以6000 Hz跟踪并进行超快成像；b.6 ms时的超声激励诱导剪切波，剪切波在较硬的物质中加速；c.10 ms时的超声激励诱导剪切波；d.从传播图像中推导出的二维剪切波弹性成像图，较硬的物质显示为绿色；e.极速采集序列；f.如果成像帧速率降低到1000 Hz，可获得二维剪切波弹性成像图。较硬的物质无法显示

（3 MHz中心频率）专为正常或高身体质量指数患者设计，C9-2X探头专为肋间隙小的瘦弱患者设计，微凸MC12-3探头可用于儿童。如图5.3a所示，可以在较大的感兴趣区域内以高分辨率（取决于探头，分辨率为1～3 mm）检测肝脏硬度。使用Q-box工具进行肝脏硬度测量，圆形感兴趣区域可以定位在二维剪切波弹性成像框中的任何位置，其大小可以由用户设置，然后在Q-box工具区域显示硬度测量的结果：所有像素的平均值、最大硬度、最小硬度（kPa）和标准差（SD）。每个Q-box还以百分比形式提供稳定性指数（stability index，SI），可据此判断二维剪切波弹性成像的检测质量。如果稳定性指数低于90%，则测量值不可用。用户还可以获得多个Q-box的平均硬度和比率。

1. 肝脏二维剪切波弹性成像的经典指南

使用二维剪切波弹性成像进行正确的肝脏硬度测量需要遵循一些检查指南。

（1）患者应禁食至少2小时，休息至少10分钟，然后再进行肝脏硬度测量。

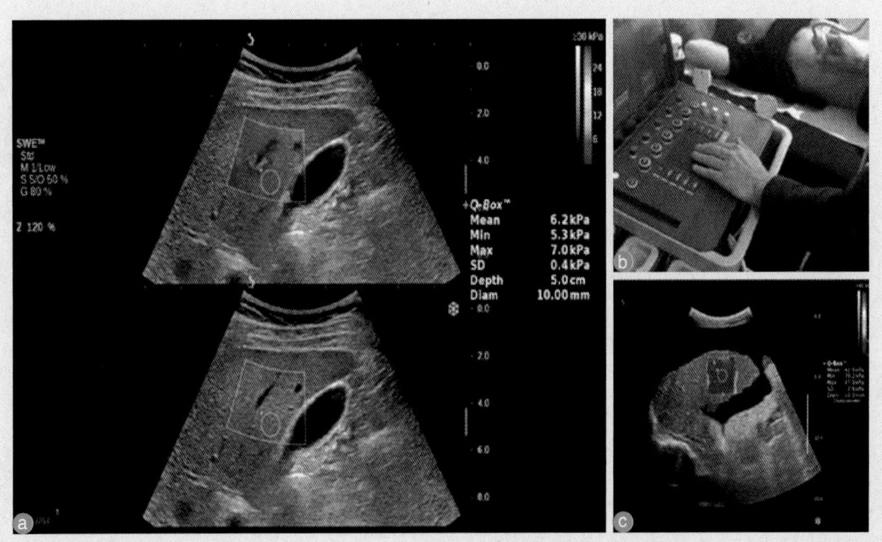

图5.3　Aixplorer系列设备的二维剪切波弹性成像。a.Aixplor Mach 30上的二维剪切波弹性成像模式；b.使用Aixplor Mach 30的采集协议；c.肝硬化腹腔积液的二维剪切波弹性成像示例

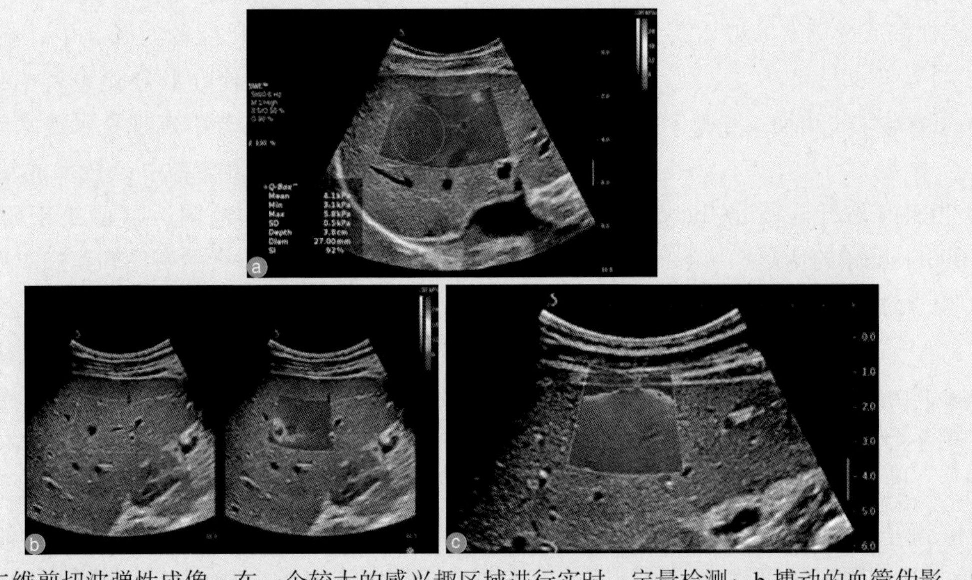

图5.4　a.肝脏二维剪切波弹性成像，在一个较大的感兴趣区域进行实时、定量检测；b.搏动的血管伪影：血管附近显示为红色区域；c.包膜的红色伪影，为了避免这种伪影，指南建议将取样框置于包膜下几毫米处

（2）患者取仰卧位，右臂处于最大外展状态。

（3）探头需要置于肋间并平行于肋间隙（第七至第九右侧肋间间隙）。

（4）使用实时B型模式找到最佳检查窗口。图像质量应高，探头表面应与肋骨平行，图像应避开大的肝脏血管。

（5）需要对探头施加足够的压力，避免声影。

（6）在启动二维剪切波弹性成像模式之前，患者必须暂停呼吸。

（7）二维剪切波弹性成像取样框的定位必须纳入一个均匀的肝实质区域。测量的目标定为肝右叶的第6和第8节段。

（8）真实的二维剪切波弹性成像图像需稳定3秒以上，然后冻结图像。

然后使用Q-box工具进行测量。用户可以使用专用的肝脏报告解决系统，包括专用的标记测量、对测量的多个统计数据进行自动计算、根据病因检索特定的纤维化文献及诊断的临界值。

2. 伪影及其解决方法

肝脏硬度测量可能受到多种伪影的影响[7]。其中最重要的有以下几点。

（1）扫描窗口设置不当会影响有效振动的产生，从而导致二维剪切波弹性成像实时图像的不稳定性。

（2）患者心率过高时会产生自然剪切波，干扰二维剪切波弹性成像诱发的剪切波。这也会导致不稳定。

（3）患者运动（运动、呼吸）可能导致硬度测量不稳定。

（4）当SWE取样框靠近Glisson鞘（肝被膜）时，会出现Glisson鞘的伪影。

（5）检查时未避开搏动的血管，这也会干扰弹性成像。

最后两个伪影如图5.4b、图5.4c所示。上述指南要求显著减少与不稳定性相关的伪影（图5.4，文后彩图5.4）。此外，二维剪切波弹性成像提供了一整套工具和指南，以确保硬度测量无伪影，准确可靠。首先，B模式可以精确检查扫描区域，以优化扫描窗口并避免图像中心存在搏动血管或病变。其次，二维剪切波弹性成像实时检测功能可以帮助用户确保硬度测量准确（随时间推移图像稳定）且无伪影（观察图像可以轻松避免血管或肝包膜相关的伪影）。为每次测量提供稳定性指数，弃用质量低（SI低于90%）的图像采集。最后，可以使用Q-box工具在二维剪切波弹性成像框内的任何位置进行硬度测量，测量区域可调。典型的Q-box测量区域为2 cm^2，依赖于二维剪切波弹性成像图像中500多个质点的平均值（与FibroScan每次采集进行一次测量相比）。为了保证测量完全有效，必须将这些伪影解决方法纳入上文所述的检查指南中（图5.3，文后彩图5.3）。

七、肝脏二维剪切波弹性成像的临床意义

二维剪切波弹性成像自2008年推出并商业化以来，已广泛用于肝脏疾病评估，发表了160多篇同行评审的临床论文，报告了数千例病例。二维剪切波弹性成像的临床表现和临床价值已经有文献记载，下面对发表的主要结果进行回顾。

1. 二维剪切波弹性成像提供可靠和可重复的测量

二维剪切波弹性成像检查各种肝脏病理情况的技术成功率（technical success rate，TSR）较高。Hudson等发现健康患者[8]的技术成功率为98%，纳入乙肝或丙肝患者的研究中，技术成功率高于97.5%[9-12]。即使在肝硬化患者中，Cassinotto也在超过401名患者中发现技术成功率达93.8%[13]。在各种慢性肝病患者中，技术成功率一直保持在90%～100%的范围，这取决于研究和招募的患者[14]。根据检查者的资质和疾病类型的不同，检查者之间的重复性也很高，组内相关系数（intraclass correlation coefficients，ICC）从0.93到0.96不等[9, 13, 15]。Ferraioli[10]研究发现，在既定的扫描过程中，测量间的平均差异为0.01 kPa，显著低于纤维化程度分级所需的精度。据报道，检查者间重复性组内相关系数高于0.83[8]，可达0.94[13]。Cassinotto还证明肝脏组内相关系数（0.94）也高于脾脏（0.87）[13]。

有趣的是，二维剪切波弹性成像在病毒性丙型肝炎患者中的阈值与前述相似，技术成功率和重复

性均高于FibroScan。2017年，Piscaglia等[16]的研究证实了这一点，研究报告了在肋间隙使用二维剪切波弹性成像和FibroScan（0.90精度系数和0.99准确度系数）测量的精度和准确性方面的良好一致性。其他制造商提供的基于剪切波的超声弹性成像技术的一致性更低（通常为0.7精度系数和0.5准确度系数）。

2. 快速检查方案

除了二维剪切波弹性成像，进行肝脏硬度测量时制造商均建议连续测量10次，这影响了扫描工作流程的速度，也使检查工作变得复杂。Huang等证明二维剪切波弹性成像测量1次与测量10次具有相同的诊断性能[17]。对于BMI＞27 kg/m^{2}的患者，建议进行3次测量。二维剪切波弹性成像可在60秒内完成1次完整的肝脏检查（扫描、执行二维剪切波弹性成像、量化、报告）。

有研究表明，二维剪切波弹性成像（极速剪切波产生和极速成像）的技术优势可以减少检查时间，提高测量的准确性和鲁棒性，对临床医师有重要的价值。

正如我们将在下面展示的，二维剪切波弹性成像检查也转化为高价值的临床成果。

3. 二维剪切波弹性成像评估肝脏硬度与纤维化分期相关

多项研究已经证实二维剪切波弹性成像诊断的肝脏硬度与纤维化严重程度相关[14，18-20]。具有混合病因的不同比较研究中二维剪切波弹性成像的诊断价值概述如图5.5a所示。目前已证实，AUROC高于0.86可诊断显著纤维化（F≥2）；AUROC高于0.91表示严重纤维化（F≥3）；AUROC高于0.92表示肝硬化。特定病理情况下，如HCV、HBV或NASH/ASH，诊断价值非常相似（略高）。2016年发表的几篇荟萃分析[21-23]也证实了这些研究结果。例如，Jiang等在2303名患者中发现二维剪切波弹性成像诊断显著纤维化的AUROC为0.87，肝硬化AUROC为0.94。图5.5b列出了文献中使用二维剪切波弹性成像诊断肝纤维化严重程度的临界值范围。对于纳入乙肝和丙肝疾病为主的研究，每个纤维化阶段的诊断范围显然没有重叠。图5.5c显示了敏感性和特异性的临界值。

最近，Wang等[24]研究纳入398名患者，结果发现使用深度学习放射组学处理二维剪切波弹性成像图像可以提高二维剪切波弹性成像对纤维化的诊断价值。诊断重度纤维化的AUROC为0.98，肝硬化AUROC为0.97。这项初步研究展示了高质量二维剪切波弹性成像图像与人工智能相结合的巨大潜力，但需要进一步确认。儿童研究也有类似发现。Franchi等[25]发现二维剪切波弹性成像对纤维化的诊断价值优于FibroScan（AUROC 0.8 *vs.* 0.75）。

4. 肝纤维化以外的其他疾病评估

有学者认为，二维剪切波弹性成像除了诊断纤维化外，也是其他适应证的有效临床工具，特别是在肝硬化患者中。已有文献表明，使用二维剪切波弹性成像检测肝脾硬度可提示预后。Jansen等[26]研究表明，肝脏和脾脏硬度高于某些阈值可预测临床显著性门静脉高压（clinically significant portal hypertension，CSPH）。Kim等[27]表明，二维剪切波弹性成像可以无创预测食管静脉曲张的存在，较血小板计数/脾脏直径比值更准确。二维剪切波弹性成像也可用于肝脏治疗监测，如抗门静脉高压治疗[28]或肝移植的计划制定与监测[29]。最近一项基于FibroScan的研究[30]发现，脾脏硬度（或脾脏大小）与肝脏硬度的比值有助于定位炎症的组织学改变，并预测疾病特异性并发症，但目前尚无二维剪切波弹性成像的相关研究。

八、二维剪切波弹性成像检查以外的考量

二维剪切波弹性成像检查应考虑许多混杂因素，如纤维化发生之前的肝脏病理演变、血压、充血、身体质量指数和心功能不全[31-37]。有关更多详细信息，请参见第四部分“肝脏硬度的重要（病理）生理混杂因素”。因此，假如二维剪切波弹性成像除了诊断纤维化，还可以评估脂肪变性和坏死性炎症活动，这将是非常理想的结果。对肝脏疾病进行无创诊断时，与FibroScan平台上运行的受控衰减参数相比，二维剪切波弹性成像还需要更好的定量检测补充工具。有关更多详细信息，请参见第六部分“使用受控衰减参数评估肝脂肪变性”。在

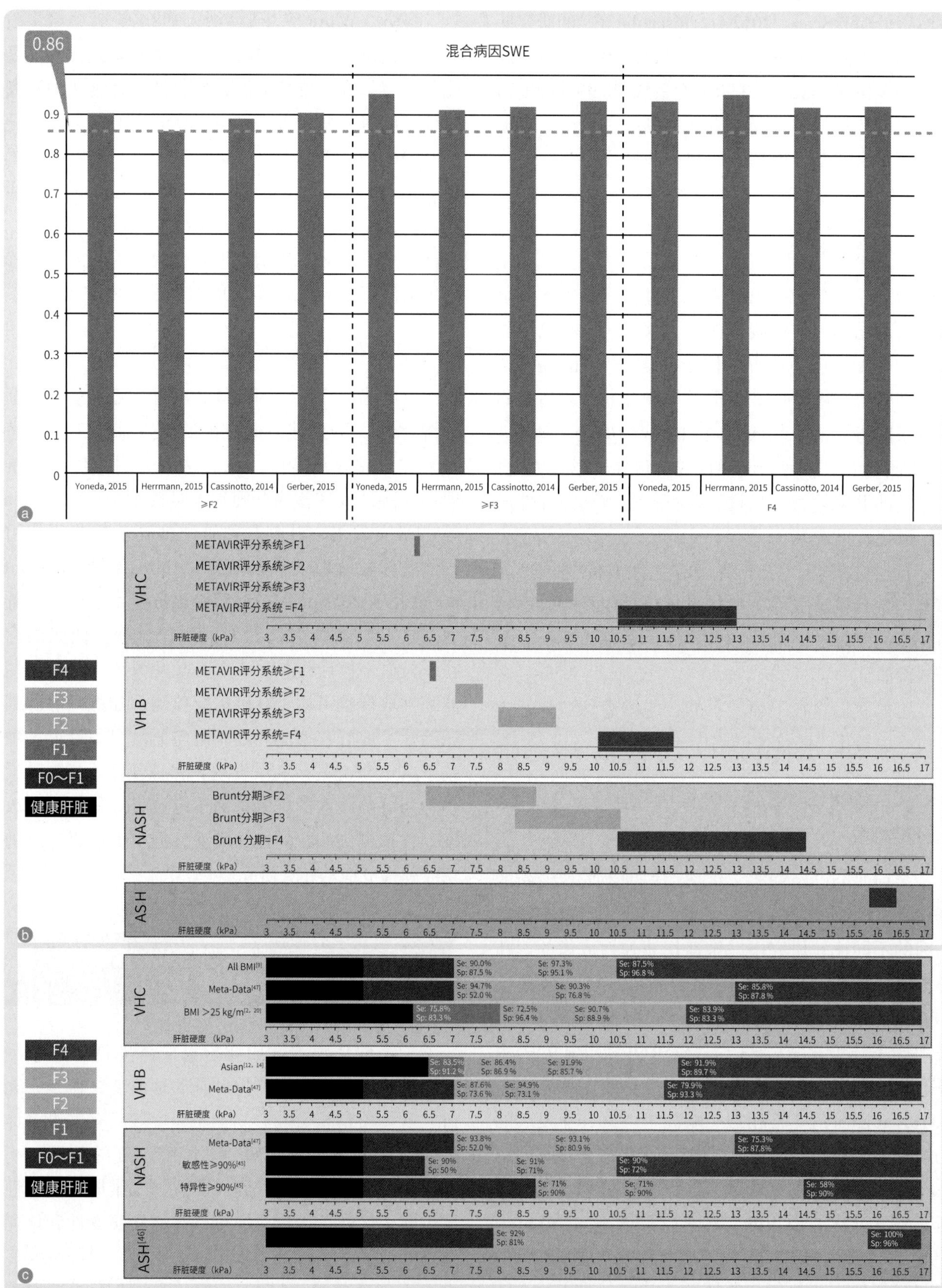

图5.5 a.具有混合病因的不同比较研究中二维剪切波弹性成像的诊断价值；b.文献中使用二维剪切波弹性成像诊断肝纤维化严重程度的临界值范围；c.不同研究中敏感性和特异性方面的临界值表现。为了清楚显示，附图中直接插入了参考文献，文后彩图5.5。METAVIR：病毒性肝炎组织学数据荟萃分析系统；Meta-Data：荟萃分析

Aixplor Mach 30上，二维剪切波弹性成像与许多其他超声标志物相补充，以全面评估肝脏疾病。

1. 黏度

人体组织可以认为是黏弹性材料。黏度指的是组织衰减或吸收振动的能力。如果二维剪切波弹性成像测量的是组织的弹性特征（弹性或硬度可以视为相同的信息），那么黏度仍然未知。当组织具有黏性时，不同频率的剪切波以不同的速度传播（所谓的色散效应）。这在下面的等式中说明。

$$v_\phi(\omega)=\sqrt{\frac{\mu}{\rho}} \quad v_\phi(\omega)=\sqrt{\frac{2\left(\mu^2+\eta^2\omega^2\right)}{\rho\left(\mu+\sqrt{\mu^2+\eta^2\omega^2}\right)}} \qquad (5.2)$$

公式5.1适用于纯弹性介质，公式5.2适用于黏弹性介质，其中μ为剪切模量，η为黏度，ρ为介质密度。当介质是纯弹性时，波速与组织弹性直接相关。当介质为黏弹性（Voigt模型）时，波速取决于介质的弹性、黏度和波的频率。

二维剪切波弹性成像诱导的剪切波包含多个频率（肝脏中通常为20～400 Hz），不同于应变弹性成像（静态压缩相当于零频率波）或FibroScan（频率50 Hz时产生振动）。二维剪切波弹性成像数据处理中添加新的算法可以评估多个频率的剪切波速，并且可以在不改变任何方案的情况下向用户提供定量的黏度图像。图5.6a显示了Aixplor Mach 30设备上新的二维剪切波弹性成像模式，其中黏度成像作为弹性成像的补充信息。

2. 超声衰减与超声声速

几十年来，超声图像量化的研究一直非常活跃，但医疗行业从未真正采用。原因可能在于其难以提供一个准确且无偏倚的超声体特征。最近，乳腺和肝脏的成像再次得到关注。在肝脏中，有学者认为[38] Fibroscan仪的受控衰减参数是评估肝脏整体超声衰减的首批工具之一。Aixplor Mach 30设备利用其极速架构，除提供二维剪切波弹性成像模式（包括定量检测弹性和黏度）之外，还开发了一种能够精确量化肝脏超声衰减和声速的工具。初步研究表明，这两个参数均与肝脏脂肪变性相关[39-40]。图5.6b显示了新的超声定量检测模式。

3. 血管

作为完整超声解决方案的一部分，实时多普勒成像和Angio PL.U.S（超敏感多普勒成像）可在Aixplor Mach 30上使用。Angio PL.U.S是一种基于极速技术[41]的新型多普勒成像模式，可检测和描

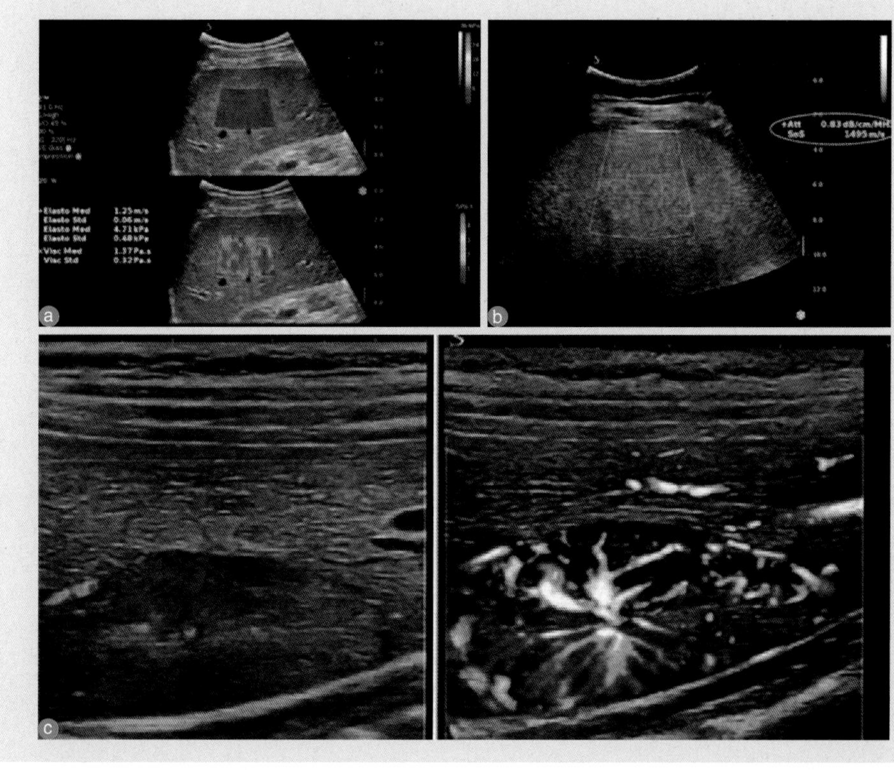

图5.6　a.具有定量硬度（顶部）和黏度成像（底部）的二维剪切波弹性成像模式；b.肝脏超声定量（衰减和声速），所有特征来自Aixplor Mach 30；c.经典多普勒与Angio PL.U.S成像中FHN的表现。文后彩图5.6

绘肝脏内的小血管。图5.6c分别显示了传统多普勒和Angio PL.U.S检测局灶性结节性增生上的情况。Angio PL.U.S.图像清楚显示了轮辐状的血管结构，有助于发现肝脏病变并定性。Angio PL.U.S还可使用超声造影（contrast-enhanced ultrasound，CEUS）进行血管分析，并据此判断肝结节特征。二维剪切波弹性成像硬度评估、血管成像和3种新的超声定量标志物等检查技术的出现可能有助于提升弥漫性肝脏病变的无创诊断。这种成像模式和标志物与机器学习或深度学习技术的结合，有望准确诊断脂肪变性和坏死炎症活动。相关的临床研究正在进行，以评估这些新的参数在肝病管理中的作用。

九、结论

二维剪切波弹性成像是一种准确、简便、可靠的肝纤维化诊断工具，诊断价值与其他检查方法相当甚至更好。FDA已批准作为肝脏疾病患者管理的临床工具。二维剪切波弹性成像将超声成像从单纯的形态学成像转变为多种组织和血流的完全定量成像，可以认为是定量超声成像的第一步。

参考文献

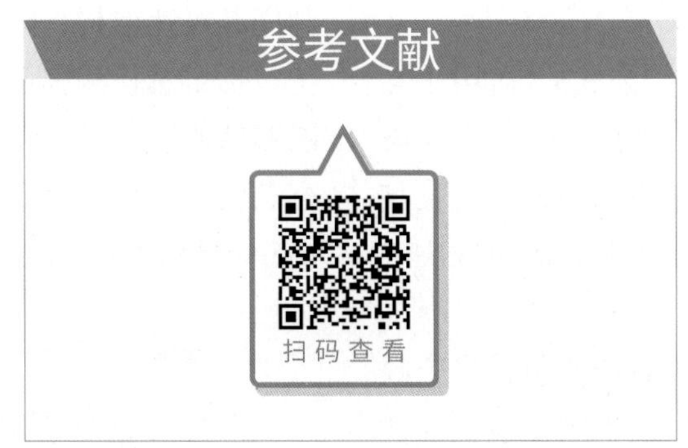

第六章

肝脏磁共振弹性成像：临床应用与解读

Jing Guo，Ingolf Sack，and Stephan Rodrigo Marticorena Garcia

一、技术简介

磁共振弹性成像是一种基于相位对比的MRI技术，它可以测量机械波传播引起的位移，由此计算出材料的剪切模量等特性[1]。由于触诊在临床上的重要性，几个世纪以来一直用此检查病变组织，MRE相当于“影像触诊”。MRE的临床意义日益见长，特别是在肝纤维化的诊断和分期方面[2-4]。然而，许多研究团队报道MRE结果时所使用的参数不同，且目前使用的采集和处理技术也多种多样[1]，技术和术语的多样性可能导致混淆：如何定义某些术语的含义、如何判读或比较MRE结果。因此，MRE的标准化和指南制定，包括最近的技术进步，如多频MRE、断层弹性成像和稳定的驱动方法，有助于进一步提高MRE在临床检查中的适用性和一致性，特别是肝脏MRE[5]。由于肝脏MRE的文章数量远远超出了本教科书的概述内容，建议参考阅读这些综述和荟萃分析[3-4, 6-20]。

1. 驱动程序、序列和后处理

MRE有三个主要技术组成部分：①机械波的产生并传递到身体的相关部位；②用于获取数据的MR脉冲序列；③根据位移数据[1]求解一个或多个机械参数的反演拟合算法。

MRE机械波的诱导产生有下列几种方法。肝脏MRE通常使用气动驱动器，或者与商用扬声器系统（明尼苏达州罗切斯特市Resourceant Inc公司）[4]耦合，或者由压缩空气驱动器操作[1, 21]。其他研究使用压电驱动器[22]、刚性活塞驱动器[23]或电磁感应线圈[24]在肝脏中产生驱动。无论以何种方式将剪切波引入肝脏，MRE都依赖于时间谐波振动[1]在肝脏和腹腔的充分传播。必须注意避免波在肝脏的传播不足，从而导致参数图（弹性图）中的伪影和噪声[25]。因此，建议在腹部周围放置多个驱动器，以进一步提高临床检查中MRE的重现性[26]。振动的频率通常为30～60 Hz[1]。商用Resoundant系统使用60 Hz[3]，而其他几项研究通过引入多个频率来分析肝脏组织的黏弹性弥散[23, 27]或用于高分辨率参数映射[15, 22]，证明了使用多频率MRE方案的益处。

MRE脉冲序列通常基于梯度回波（gradient-echo，GRE-MRE）或自旋回波序列（spin-echo sequences，SE-MRE），具有笛卡尔读数，腹部横切面的矩形视窗可支持该读数的读取[1]。运动由振荡梯度（oscillating gradients，MEG）编码，振荡梯度与诱导的机械振动同步，或具有比激发的谐波振动更短的周期[28]。为了保持回波时间短和尽量减少T2信号弛豫，通常需要使用短MEG编码。比振动周期短的运动编码梯度称为分数编码方案，已越来越多地应用于肝脏MRE中[29]。目前，自旋回波平面成像（spin-echo echo-planar imaging，SE-EPI）MRE已成为1.5T和3T核磁进行肝脏成像的常规临床方案[30]。MRE在几秒内捕获二维剪切波图像，在几分钟内捕获三维剪切波图像，其中包括全场采集。扫描时间超过20秒则通常需要分割以适应屏气窗口，这显著延长了检查时间。一项较大的队列研究使用自由呼吸方案，结果发现所有患者和疾病的检测数值具有良好的稳定性[31]。MRE受呼吸伪影干扰相对较小的原因可能与MRE中后期处理策略有关，即只选择谐波运动，抑制不需要的随机运动。在这里，基于特定MRE后处理之前的图像配准自动运动校正程序可能有助于缩短扫描时间内并进一步提高肝脏MRE结果的一致性，类似于大脑[32]的运动校正。

MRE后处理的一个核心部分是解决时间谐波[33]的逆变问题。波动方程控制剪切分量和压缩分量重叠部分的波场传播。通常根据Helmholtz分解定理将剪切和压缩分量分离，然后代入剪切波公式，所得结果相当于复合剪切模量[34]。这一过程称为直接反演（direct inversion，DI），常用于肝脏[1] MRE检查。然而，由于二阶或三阶[34]的有限差分算子，直接反演联合Helmholtz分解定理的算法对噪声非常敏感，因此，常用带通滤波器代替二元差分算子。局部频率估计（local frequency estimation，LFE）依赖于滤波器组的稳定输出，但解剖细节的空间分辨率有限[34]。最近提出了一种较好的方法，即断层弹性成像法，该方法使用时空滤波结合单阶导数算子来求解波数的平面波方程[15]。因此，断层弹性成像提供了逆波数乘以驱动频率（剪切波速，以m/s为单位）的图像，来替代硬度图像[21]。直接反演和断层弹性成像都可以扩展到多频重建方法[21-22]。已有研究表明，在反演之前结合多频波场可以减少单频波的空洞和幅值空值，从而提高参数图的整体质量[35]。

2. 弹性和黏度

MRE测量的复合剪切模量G^*基本描述了组织的力学性能。硬度通常指的是模量绝对值（$|G^*|$），而弹性和黏度则由存储模量（G^*的实部）和损耗模量（G^*的虚部）来量化。黏度是材料将机械能转化为热能的能力。黏度的另一种描述基于复模量的相位角φ（也称为损耗角），它表示流动性。从概念上讲，流动性表示固体在0到π/2的连续值范围内转化为流体的能力。$\varphi<\pi/4$的材料主要表现为固体性质，而$\varphi>\pi/4$的材料则主要表现为流体性质。肝脏MRE的一些研究也报告了体积应变。与通常在MRE中计算的剪切应变不同，体积应变与压缩有关。如后所述，肝组织的压力可随着门静脉高压和肝内压力梯度的增加而改变。除了剪切模量，MRE在未来的应用中具有很大的前景，目标是生理和病理性变化的压力。有关MRE参数的更多信息，可参见参考文献[1]。

总之，目前肝脏MRE技术已在临床常规开展，可以提供剪切模量等力学参数，用于检测肝纤维化引起的肝脏硬度异常。技术的进步解决了剪切波在腹部组织的穿透深度、快速成像序列消除运动伪影，以及更好地描绘解剖细节的抗噪声反演程序。最近研究已证实，腹部器官（包括肝脏）使用基于空气压缩波驱动器的多频段断层弹性成像是解决这些困难的可行方法[15，21，31，36]。

二、MRE在肝纤维化中的应用

肝纤维化是一个动态过程，其特征是在慢性炎症反应中细胞外基质（extra-cellular matrix，ECM）成分累积，如胶原蛋白、纤维连接蛋白、蛋白多糖和糖胺聚糖。肝纤维化的主要病因包括酗酒、代谢紊乱和病毒感染。在健康肝脏中，肝ECM的体积占比约为3%，但晚期纤维化可升高10倍[37]。纤维化进展非常缓慢，病程通常为5～50年，常无症状[38]。然而，纤维化早期阶段即可完成显著的肝脏重组[39]。晚期纤维化以终末期纤维瘢痕组织形成伴肝细胞功能障碍为特征，称为肝硬化。肝硬化常引起肝内血流阻力升高、静脉曲张、门静脉高压和肝功能不全。

肝硬化分为两大类：代偿性和失代偿性肝硬化。在代偿性肝硬化中，肝脏仍然具有重要功能，没有严重并发症和临床症状。出现腹腔积液、静脉曲张出血、肝性脑病和肝衰竭等症状时，则标志着从代偿性肝硬化进展为失代偿性肝硬化。此外，肝纤维化与肝细胞癌发生风险升高有关[40-41]。

肝纤维化分期对慢性肝病的预后和治疗计划至关重要。肝活检尽管存在有创性和相关风险，但依然是公认的纤维化分期的“金标准”。临床已常规使用不同的组织病理学分期评分。最常用的评分系统是病毒性肝炎组织学数据荟萃分析系统（meta-analysis of histological data in viral hepatitis，METAVIR）[42]、国际肝脏研究协会分级（international association for the study of the liver，IASL）[43]和Lshak评分[44]，均联合使用纤维化和炎症程度指标。然而，由于活检只包含了整个肝实质的1/15万，是极小部分，容易产生采样误差[45-46]，故肝活检的诊断准确性一直存有争议。此外，组织病理学分析往往存在主观性，容易受到观察者之间和观察者内部变异的限制。最后，随访检查中患者对活检的接受度较低[46]。

临床已常规使用先进的成像方法来诊断纤维化，如超声、细胞外–肝胆对比剂动态增强MRI、MRI灌注和弥散成像定量检测，以及T1-成像和T2-成像[48-49]。

在这方面，MRE是独一无二的检查，因为它提供了软组织结构和组成的定量、生物物理参数，且不受系统影响。肝脏的MRE尤其成功，从大量发表的文章中可见一斑。肝纤维化患者的临床MRE研究已通过牛肝[50]、人体组织[51]和动物模型的组织研究得到证实[52-54]，MRE对肝脏疾病发生过程中的结构变化具有高度敏感性。

多项研究证实了MRE在无创诊断肝纤维化方面的价值，以及MRE在区分不同纤维化阶段方面的潜力[16-19]。为简单起见，我们将根据METAVIR评分[42]来表示纤维化分期。1期：任何纤维化；2期：显著纤维化；3期：晚期纤维化；4期：肝硬化。图6.1显示了一个使用多频率MRE和断层弹性成像后处理的例子[15]。

最近一项荟萃分析报告了MRE诊断纤维化的较高价值，共纳入26项研究、3200名患者，当诊断纤维化≥F1、≥F2、≥F3和≥F4时，GRE-MRE的受试者操作曲线下面积值分别为0.93、0.95、0.94

和0.92，SE-EPI MRE分别为0.94、0.94、0.95和0.93[17]。L.N.Su等报道了类似结果[19]，AUC值分别为0.95、0.97、0.96和0.99（纳入13项研究，共989例患者），而Y.Guo等[16]报道的曲线下面积分别为0.94、0.97、0.96和0.97（纳入11项研究，共982例患者）。另一项荟萃分析报告了较低的曲线下面积值，分别为0.84、0.88、0.93和0.92[18]。此外，肝脏硬度也会受到一些生理因素的影响，如水摄入量[21]和肝脏脂肪沉积[21, 31]。不同的MRE方法和研究协议禁止计算一般临界值，推荐使用系统特定阈值[16-19]。

与MRE相比，超声弹性成像（ultrasound elastography，USE）使用更广泛，且指南推荐使用。USE获得的肝脏硬度可以可靠地诊断慢性肝病的纤维化[55-56]。USE的主要优点在于可及性广、低成本和实时性。然而，MRE（诊断肝纤维化≥F1、≥F2、≥F3和≥F4的曲线下面积分别为0.96、0.99、0.99和1.00）的诊断价值优于超声瞬时弹性成像（Fibroscan）（曲线下面积分别为0.80、0.84、0.91和0.93），也优于基于实验室指标的评分系统，包括天冬氨酸转氨酶（aspartate aminotransferase，AST）和天冬氨酸转氨酶-血小板比值指数（aspartate aminotransferase-to-platelet ratio index，APRI）（AUC=0.68、0.71、0.82和0.82）[57]，如图6.2所示。

G. Xiao等对非酒精性脂肪肝病中晚期纤维化的诊断进行了荟萃分析，纳入64项研究共15 515名患者，研究者认为MRE和基于超声的剪切波弹性成像的诊断价值较高（AUC值分别为0.96、0.95），其次是TE（M探头或XL探头的AUC值分别为0.85和0.88）、基于实验室指标的FIB-4指数（fibrosis-4 index）[58]（0.84）、APRI（0.77）、非酒精性脂肪肝

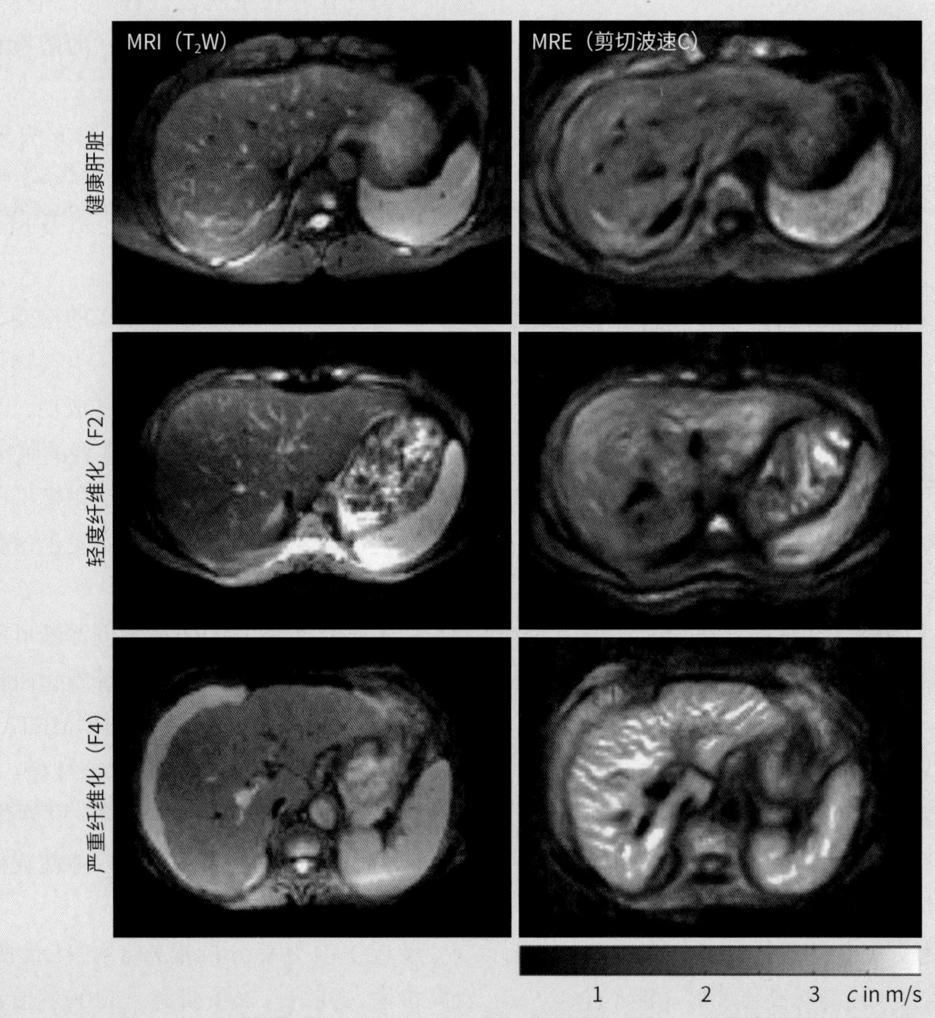

图6.1　健康肝脏、2期和4期纤维化患者的T_2W图像和剪切波速图。纤维化程度越高，剪切波速值越高（经许可转载自 H.TzschäTzsch 等[15]）

病评分[59]（0.84）和BARD评分[60]（0.76）[20]（图6.3，文后彩图6.3）。另一项荟萃分析表明，鉴别诊断[（F0～F1）*vs.*（F2～F4）]与[（F0～F2）*vs.*（F3～F4）]时，MRE（AUC分别为0.98和0.98）优于弥散加权成像（diffusion weighted imaging，DWI）（AUC分别0.83和0.86）[61]。最近一篇文章也发现了同样的结果，该文比较了MRE和弥散加权成像诊断肝纤维化分期≥F2、≥F3和≥F4的价值，结果发现

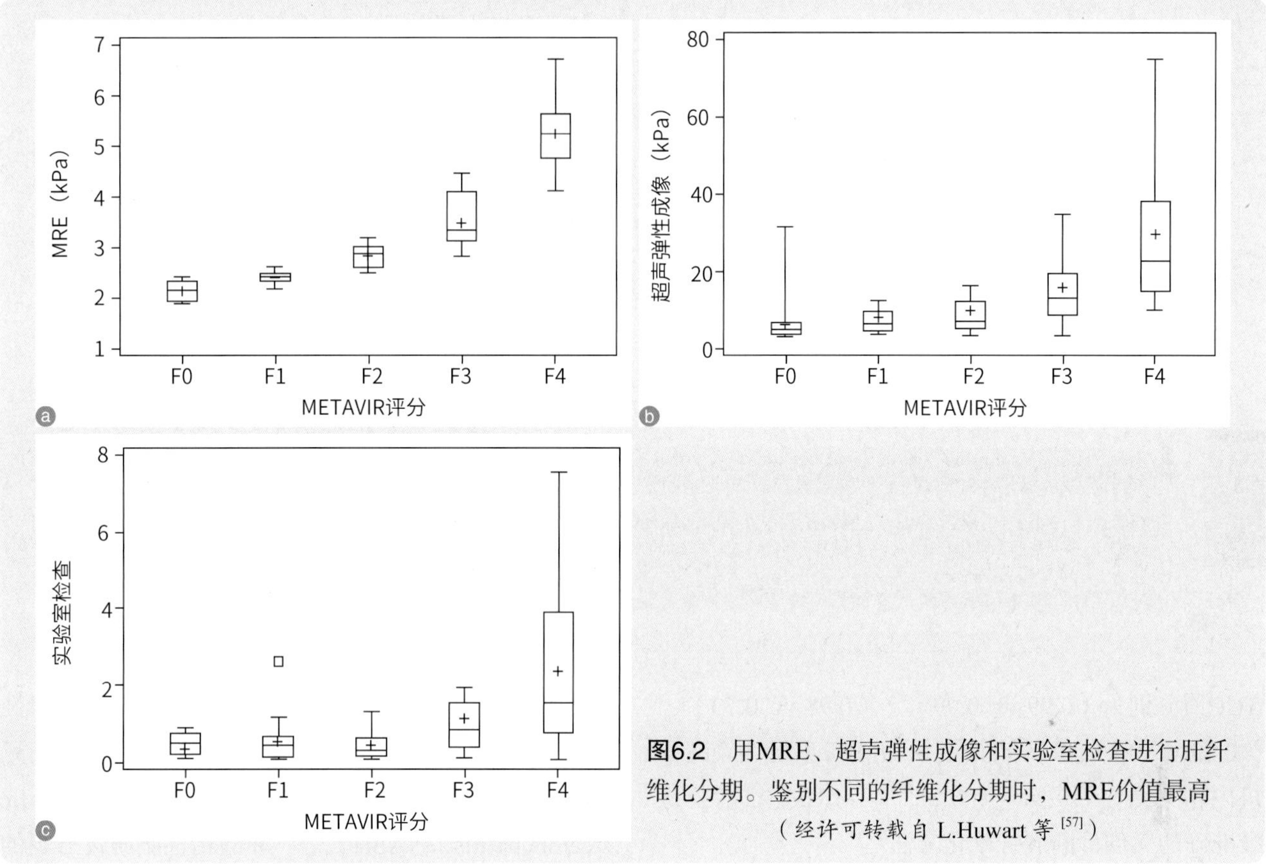

图6.2　用MRE、超声弹性成像和实验室检查进行肝纤维化分期。鉴别不同的纤维化分期时，MRE价值最高

（经许可转载自 L.Huwart 等[57]）

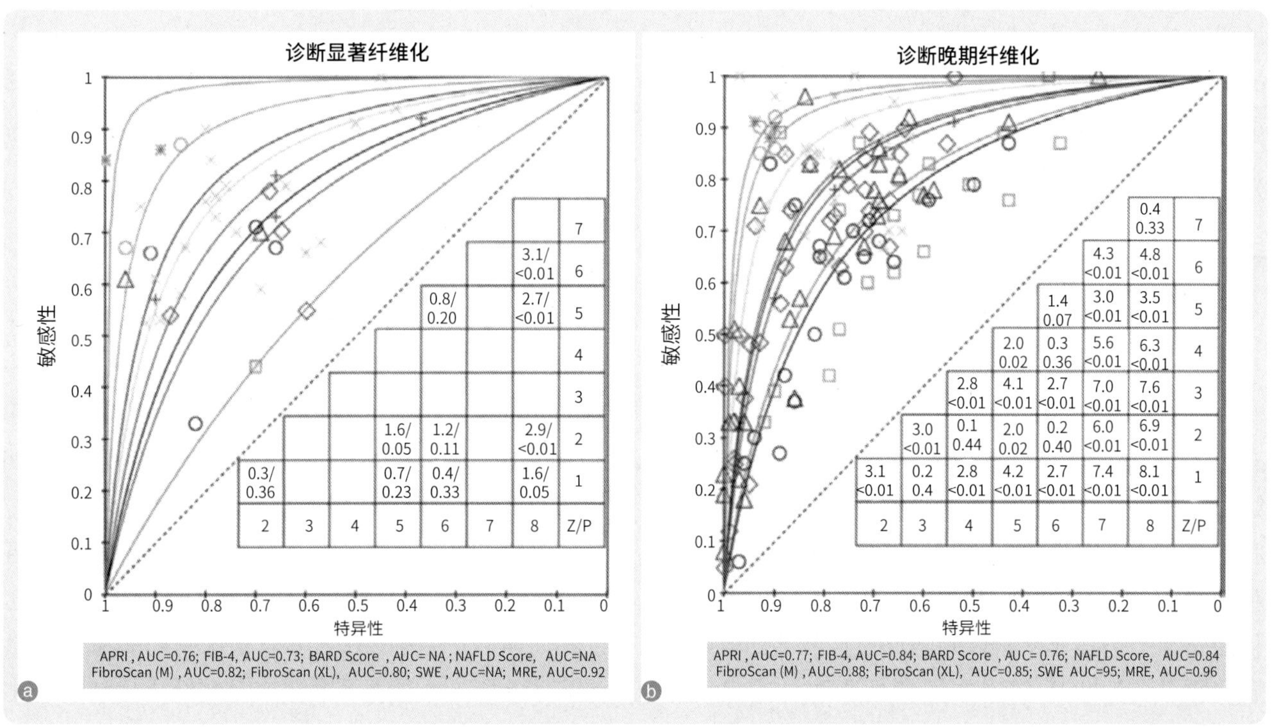

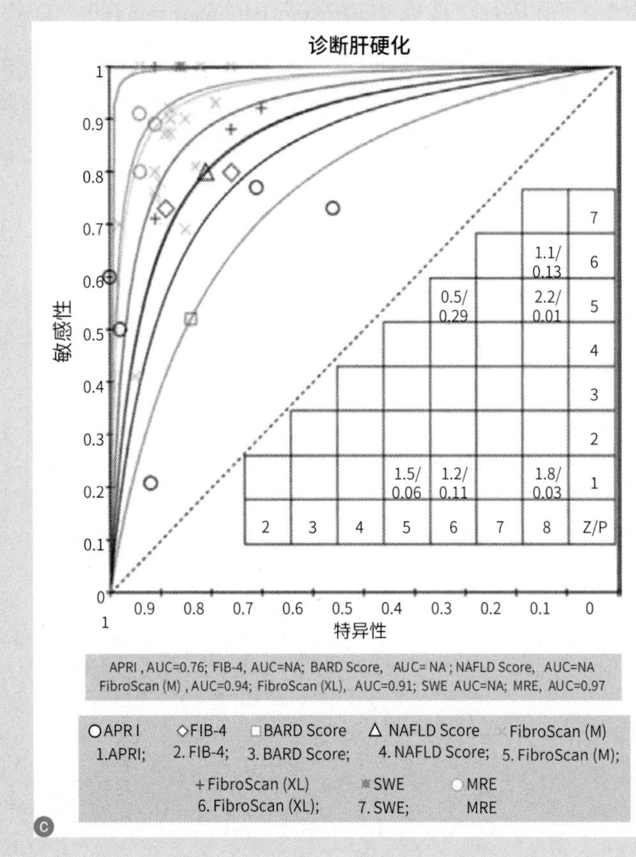

图6.3 检测显著纤维化、晚期纤维化和肝硬化的ROC图。SWE和MRE显示出最高的汇总AUC。APRI：天冬氨酸转氨酶和天冬氨酸转氨酶-血小板比值；FIB-4：纤维化-4指数；BARD Score：BARD评分；NAFLD Score：非酒精性脂肪肝病评分；FibroScan：超声瞬时弹性成像

（经许可转载自 G.Xiao 等[20]）

AUC值分别为（0.99 *vs.* 0.99）、（0.98 *vs.* 0.72）、（0.83 *vs.* 0.79）[62]。有研究认为MRE重现性较高，组内相关系数为0.84[63]和0.85[64]。MRE是目前公认最准确的无创诊断肝纤维化方法[8]。

总之，MRE作为一种无创标志物，前景广大，可用于诊断不同病因的纤维化，从而准确预测不同的纤维化阶段。然而，为了使不同的MRE系统具有更好的可比性，并进一步了解肝脏中微观结构对宏观硬度变化的影响，还需进一步的研究[65]。

三、MRE在非酒精性脂肪肝病及非酒精性脂肪性肝炎中的应用

非酒精性脂肪肝病（nonalcoholic fatty liver disease，NAFLD）[66]与肥胖、胰岛素抵抗和代谢综合征相关[67]。在非酒精性脂肪肝的发展过程中，肝脏通过增加脂肪酸负荷及甘油三酯合成、减少脂肪降解和输出导致肝细胞中脂肪堆积（主要是甘油三酯）[68]。非酒精性脂肪肝是最常见的慢性肝病。据估计，西方国家非酒精性脂肪肝的发病率为20%～30%，亚洲为5%～18%[69]。尽管非酒精性脂肪肝的进展呈良性并且可逆，但20%的非酒精性脂肪肝患者可能发生严重情况，包括肝细胞坏死和炎症，称为非酒精性脂肪性肝炎（non-alcoholic steatohepatitis，NASH）[70]。非酒精性脂肪性肝炎的快速进展是肝衰竭、肝硬化和肝细胞癌，以及肝功能失代偿的主要危险因素[71, 72]。

肝活检和组织学检查是诊断非酒精性脂肪肝的“金标准”[73]。然而，由于肝活检的有创性，应仅限于更易进展为非酒精性脂肪性肝炎的患者[74]。有一些非侵入性成像方法可用于初步筛查、诊断，甚至量化肝脏的脂肪含量，如超声、CT和MRI。MRE已广泛用于肝纤维化的无创定量诊断，而肝纤维化与非酒精性脂肪肝病的进展密切相关[75]。一项前瞻性研究[76]纳入117名经活检证实的非酒精性脂肪肝患者，评估MRE的诊断性能。结果发现，MRE在区分晚期/严重纤维化（F3～F4）与不显著/早期纤维化（F0～F2）方面具有非常高的诊断价值（AUC=0.0924）。最近一篇系统综述纳入9项独立的MRE研究，共有232名非酒精性脂肪肝患者，诊断任何纤维化、显著纤维化或晚期纤维化和肝硬化的AUC值分别为0.86、0.87、0.90和0.91[18]。

脂肪变性和炎症作为非酒精性脂肪肝病的另外两种主要病理改变，也通过MRE进行了相应研究。一项早期研究分析了58名非酒精性脂肪肝患者的数据，结果发现MRE测量的肝脏硬度在炎症患者中高于单纯性脂肪变性患者，研究认为鉴别非酒精性脂肪性肝炎和单纯性脂肪变性患者时，MRE的诊断准确性较高（AUC=0.93）[77]。

近年来，由于儿童和青少年中肥胖症的增加和脂肪肝的高患病率，儿童非酒精性脂肪肝的诊断越来越受到关注[78]。考虑到儿童非酒精性脂肪肝患者的组织病理学模式不同于成年人患者[79]，有学者进行了一些研究，以评估MRE在诊断非酒精性脂肪肝儿童纤维化和脂肪变性方面的价值。一项纳入99名非酒精性脂肪肝患儿的双中心研究发现MRE诊断肝纤维化的价值较高[80]。然而，这项研究也表明，与成年人相比，儿童的MRE检查价值有限，可能是由于儿童检查不配合，存在运动伪影和呼吸不均匀等影响。Hudert等最近开展了一项研究[31]，使用断层弹性成像来评估儿童非酒精性脂肪肝的纤维化和脂肪变性，作者推导出剪切波速度*c*和穿透率*a*，分别作为肝脏硬度和黏度的替代指标[31]，图6.4a、图6.4b（文后彩图6.4a，6.4b）显示了两名不同程度纤维化和脂肪变性患者的剪切波速度*c*和穿透率*a*的图像。研究认为[31]，*c*和*a*可独立预测纤维化和脂肪变性，从而区分这些疾病的不同阶段（图6.4c，图6.4d，文后彩图6.4c，6.4d）。此外，研究还认为这两个参数对中度纤维化（≥F2，AUC=0.91）和晚期纤维化（≥F3，AUC=0.90），以及中度脂肪变性（≥S2，

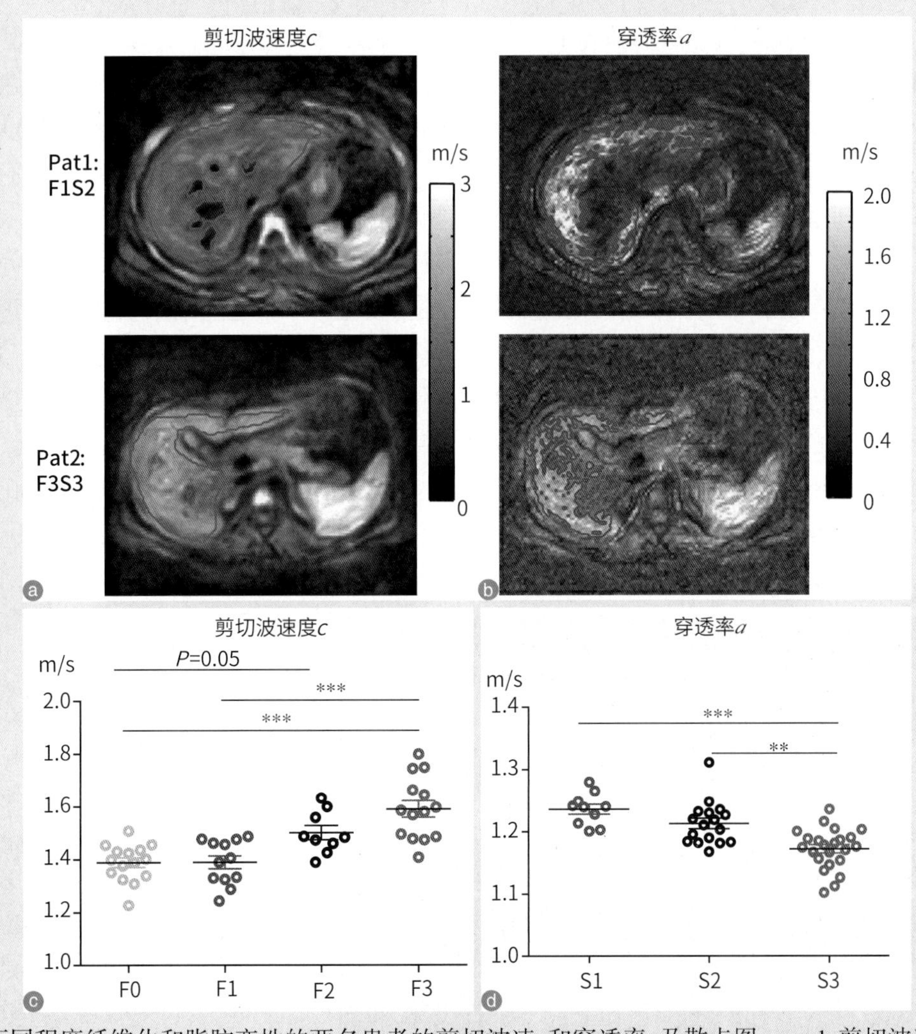

图6.4 具有不同程度纤维化和脂肪变性的两名患者的剪切波速*c*和穿透率*a*及散点图。a、b.剪切波速*c*和穿透率*a*的图示：患者1具有1级纤维化和2级脂肪变性（F1S2），患者2具有3级纤维化和3级脂肪变性（F3S3）；c、d.剪切波速*c*和穿透率*a*的散点图分别按纤维化分期和脂肪变性分级分组。**：$P<0.01$；***：$P<0.001$

（图改编自参考文献[31]，并经许可重新排列）

AUC=0.87）和重度脂肪变性（≥S3，AUC=0.87）的诊断准确性很高[31]。MRE测量穿透率*a*联用其他MRI成像标志物如肝脂肪分数（hepatic fat fraction，HFF）可提高严重脂肪变性的诊断准确性[31]。值得注意的是，在同一研究中，48例患者也接受了超声时间谐波弹性成像（time-harmonic elastography，THE）检查[81]，结果发现MRE的诊断价值略低于间谐波弹性成像。同样地，这种差异可能是由检查时长所致，间谐波弹性成像检查时间超短（以秒为单位），而MRE扫描时间更长，检查结果更易受到患儿运动和呼吸伪影的限制。

正如之前所示，MRE对成年人慢性肝病的诊断价值较高，而在儿童非酒精性脂肪肝中价值有限，并且年轻队列的研究数据也很少。因此，这两项儿童非酒精性脂肪肝的研究结果还需要进行更大规模的研究来验证，并确立以儿童为基础的临界值。此外，MRE技术和方案需要进行优化，例如，使用运动校正的导航器，或者如Ebersole C等[82]提出的缩短检查时间，或在后处理中使用图像配准进行运动校正。这些策略可能会进一步提高儿童患者肝脏MRE的诊断准确性。

综上所述，MRE是诊断非酒精性脂肪肝患者纤维化的一种很有前景的影像学检查方式，可以提供有价值的炎症和脂肪变性信息。MRE鉴别非酒精性脂肪性肝炎和非酒精性脂肪肝的准确性很高。然而，MRE在儿童非酒精性脂肪肝患者中需要进一步的开发、验证和前瞻性评估。

四、MRE在病毒性肝炎中的应用

慢性肝炎与肝纤维化风险增加相关[83]，而肝纤维化又增加了肝细胞癌的患病率[84-85]。具体而言，慢性乙型肝炎病毒（hepatitis B virus，HBV）和丙型肝炎病毒（hepatitis C virus，HCV）[86]感染是肝细胞癌的主要危险因素[87]。

肝纤维化的分期对病毒性肝炎[10]的预后至关重要，而诊断显著纤维化（METAVIR评分，F2）对于制订抗病毒治疗计划尤为重要[88]，因此，大多数针对HBV和HCV感染患者的MRE研究都集中于肝纤维化分期。一项纳入63例HBV患者的研究发现，MRE可区分≥F1、≥F2、≥F3和≥F4纤维化分期，其诊断准确性（AUC分别为0.99、0.99、0.99和0.98）优于血清纤维化标志物[89]。一项纳入85例肝炎患者（65例HBV，19例HCV）的研究发现，区分F0～F1与F2～F4期时，MRE与超声瞬时弹性成像具有相似的诊断准确性[90]，AUC值分别为0.909和0.914。

在慢性HCV感染患者中开发的直接抗病毒药物彻底改变了HCV的治疗方案[91-92]。基于超声弹性成像的多项研究显示，应用直接抗病毒药物后，肝脏会软化[93-97]。这些结果表明炎症可促进肝组织硬化，纵向设计的MRE研究也证实了这一发现[26]。图6.5（文后彩图6.5）显示了HCV患者因抗病毒治疗导致肝脏软化的例子。

综上所述，MRE可用于病毒性肝炎相关肝纤维化的无创诊断和分期，还可诊断和量化可能的纤维

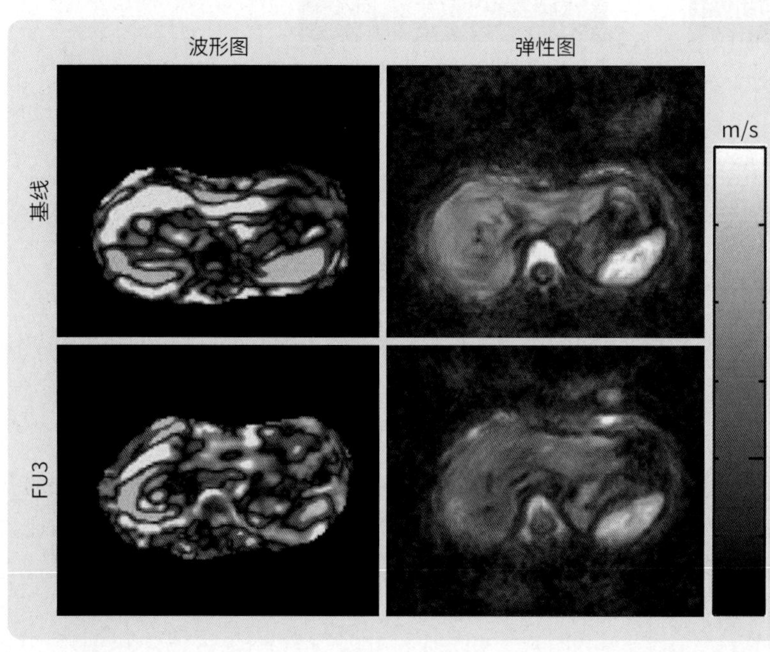

图6.5 肝炎病毒感染患者的50 Hz波形图和弹性图。一名丙型肝炎病毒感染患者使用直接抗病毒药物治疗，在基线（治疗前）和治疗结束后3个月（FU3）时的50 Hz波形图和弹性图。直接抗病毒药物代替抗炎疗效指标后，肝脏整体硬度明显降低

（图改编自参考文献[26]，并经许可重新排列）

化和炎症活动消退，并用于监测肝脏硬度以评估抗病毒治疗效果。

五、MRE在肝脏肿瘤中的应用

肝癌是世界上第六大常见癌症[98]，其中肝细胞癌最为常见[84]。肝癌的主要危险因素有酗酒、慢性乙肝或丙肝感染、非酒精性脂肪肝病和黄曲霉素摄入[84, 98]。慢性肝病导致组织瘢痕形成和肝硬化，进而促进肝癌的发生[84-85]。

肝癌的无创成像技术包括使用和不使用造影剂的超声、动态造影剂增强计算机断层扫描、钆造影剂动态增强MRI和使用氟脱氧葡萄糖正电子发射的CT/MRI[49, 99-101]。然而，临床中肝转移的诊断仍需活检和病理组织学确诊。最近一项荟萃分析显示，钆增强MRI诊断结直肠癌肝转移的敏感性最高（93.1%，CT为82.1%，PET/CT为74.1%），特异性与PET-CT相似（87.3% *vs.* 93.9%），但高于CT（73.5%）[102]。肝癌的诊断以钆增强MRI为"金标准"，无须活检。MRI使用最佳的肝胆造影剂可早期诊断肝细胞癌，敏感性为91%～93%[49, 103]。美国放射学会开发了一套标准化的报告和数据收集系统，即肝脏报告和数据系统（liver reporting and data system，Li-RADS）[104]。

在定量MRI技术中，令人特别感兴趣的是肝脏肿瘤在MRE上的特征性表现。一般来说，肿瘤生长与组织结构的广泛改变有关，涉及许多过程，如新生血管形成、细胞堆积和细胞外基质重塑[105-106]，此外，还有肿瘤血管渗漏和淋巴引流受损导致组织液积聚和静水压升高。MRE测量的有效剪切模量的显著变化反映了结构和液体流转的改变[1]。肝细胞癌的发病率随着肝纤维化的进展而增加，这表明生物物理组织特性与肿瘤发展相关。肝硬度每增加1 kPa，肝癌的发病率就会升高4%[107]，肿瘤的复发风险也会增加16.3%[108]。尽管这些数字令人印象深刻，但肝脏恶性肿瘤的MRE研究数据却很少。迄今为止，弹性成像诊断肝脏肿瘤的研究主要集中在超声技术和鉴别良恶性肿瘤方面，超声弹性成像的敏感性和特异性分别为82%和80%[109]。外科医师通过触诊常可发现肝脏肿瘤质地较硬，MRE也反映了这一点：MRE发现恶性病变的质地比周围的肝组织更硬（表6.1）[36, 110-112]。与良性病变相比，肝脏恶性肿瘤质地更硬[110-112]。质硬的胆管癌和质软的良性肝腺瘤如图6.6所示。表6.1和表6.2总结了MRE测量肝脏病变硬度、诊断价值和临界值的更多详细信息。最近一项研究发现血管侵犯和肿瘤包膜缺失是硬度升高的独立因素[108]。Thompson等［（6.5 kPa ± 1.2 kPa）*vs.*（4.9 kPa ± 1.2 kPa）；P=0.01）］[113]和Wang等［4.91（4.01～6.48）kPa *vs.* 7.28（5.68～9.80）kPa］[108]研究发现，随着肿瘤分级升高（肝细胞癌，高/中分化*vs.*低分化），肝细胞癌硬度也随之增加。

既往认为MRE诊断肝脏病变仅限于病变直径不小于10 mm[108, 110-111]。最近，断层弹性成像术发现更高分辨率和基于MRE的技术改进可以诊断较小病变（＜10 mm）[36]。MRE还可能有助于提高诊断肝脏肿瘤的客观性。文献[112, 110]显示MRE在诊断肝脏肿瘤中具有良好的观察者间一致性，组内相关系数为0.93～0.99，这提高了MRE在肝脏肿瘤治疗监测中的价值。初步研究表明，可以通过MRE监测肝细胞癌治疗，局部组织从治疗前的6.9 kPa ± 3.4 kPa软化至治疗后的3.9 kPa ± 1.8 kPa（P=0.006）[114]。

MRE除检测硬度之外，还可以测量黏度，这在肿瘤中很有意义——因为肿瘤经常发生细胞外液积聚，并建立肿瘤自身的血管系统，导致黏度异常。事实上，据文献[110]报道，肝细胞癌的损失模量比周围组织或良性组织更大［（2.25 kPa ± 0.26 kPa）*vs.*（1.05 kPa ± 0.13 kPa），P＜0.001）］。同一研究发现肝细胞癌与良性肿瘤的储存模量无显著差异［（2.37 kPa ± 0.15 kPa）*vs.*（2.11 kPa ± 0.11 kPa），P=0.16）］，早期研究[36]也有同样的发现，肝脏恶性肿瘤中复合剪切模量损失角异常而硬度在肿瘤发生过程中无明显变化。如上所述，损耗角可以度量组织流动性，在纯固体中为零，在纯液体中为pi/2。MRE可能有助于检测恶性肿瘤发展过程中组织性质从偏固体状态向液体状态的转变[36]。

总之，MRE有望作为一种定量的、生物物理成像标志物，用于肝肿瘤的无创定性诊断。MRE测量的黏度和流动性联合硬度值可以判断组织的机械一致性，并为肿瘤进展中的异常变化提供有价值的信息。在多参数成像方案中，MRE有助于诊断决策和治疗监测。

表6.1　肝脏恶性病灶与良性病灶、正常肝脏的比较

参数	良性病灶	恶性病灶	正常肝脏	肝纤维化	P 值			参考文献
					恶性 vs. 良性	恶性 vs. 正常肝脏	恶性 vs. 肝纤维化	
G'（kPa）	2.41 ± 0.15	3.38 ± 0.26	–	–	<0.01			[110]
$\|G^*\|$（kPa）	2.7 ± 0.4	10.1 ± 3.6	2.3 ± 0.3	5.9 ± 2.5	<0.001	<0.001	<0.001	[111]
$\|G^*\|$（kPa）	3.1 kPa[a]	7.9 kPa[a]	–	–	<0.001			[112]
c（m/s）	1.41 ~ 2.08	（2.34 ± 0.48）~（2.57 ± 0.90）	（1.37 ± 0.13）~（1.72 ± 0.29）	1.97 ± 0.49	<0.001	<0.001		[36]

[a] 未报告标准差。

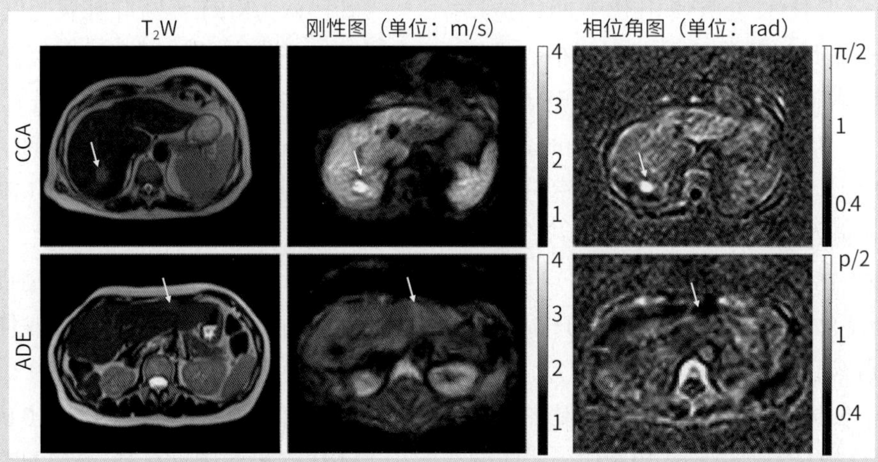

图6.6　恶性胆管癌和良性肝腺瘤的T_2W图像和重建的波速图（剪切波速）。恶性肿瘤可见病变明显变硬，甚至周围的肝组织也发生纤维化且硬度升高。相比之下，良性病变看起来很软，无法与周围的肝组织区分开来。病变用箭头表示

（图改编自参考文献 [36]，并经许可重新排列）

表6.2　肝脏恶性与良性病灶的鉴别诊断价值

AUC 值	临界值	敏感度 / 特异度	参考文献
0.72	–	–	[110]
–	5.0 kPa	100% accuracy[a]	[111]
0.98	4.54 kPa	96%/96%	[112]
0.85	1.75 m/s	94%/78%	[36]

注：AUC，受试者特征曲线下面积。

[a] 未报告敏感性和特异性。

六、MRE在门静脉高压中的应用

在肝硬化患者中，肝血管系统变得紊乱和扭曲[115]。扭曲的血管结构增加了血流阻力，导致门静脉系统压力升高，定义为门静脉高压[116]。肝静脉压力梯度（hepatic venous pressure gradient，HVPG）是定量诊断门静脉高压的“金标准”，门静脉高压可能导致静脉曲张出血、腹腔积液或肝性脑病等严重并发症，故肝静脉压力梯度具有重要的预后价值[117]。在临床实践中，通常在局部麻醉下通过颈内静脉、股静脉或肘静脉入路的导管测量肝静脉压力梯度[118]。由于肝静脉压力梯度测量的有创性和潜在风险，临床需要开发无创成像检查来替代或减少对肝静脉压力梯度测量的需求。

在过去，MRE参数如剪切模量、剪切波速和体积应变等用于无创诊断门静静脉高压症[119-122]。所有这些力学参数已证实与门静脉高压症患者的肝纤维化和肝静脉压力梯度相关。最近一项前瞻性研究纳入33例慢性肝病患者进行MRE检查[122]，结果发现，即使患者纤维化及肝静脉压力梯度分期不同，肝脏硬度与肝静脉压力梯度仍呈正相关。作者还提出了一个新的指标，即肝脏硬度与肝脏上斜率比值（ratio of liver stiffness and liver upslope，LSLU），该指标受肝脏灌注影响，可由动态对比增强（dynamic contrast-enhanced，DCE）MRI测量。这一新指标提高了门静脉高压症的诊断水平（敏感性为78%，特异性为100%）[122]。另一项对36例肝硬化患者的MRE研究报告了肝脏损失模量与肝静脉压力梯度相关[121]。

血管系统改变可显著影响门静脉高压症患者的血流，血流改变可能导致高动力循环综合征[123]，这也影响MRE机械参数的测量。肝组织中液相和固相之间的机械耦合可以增加MRE对组织压力的敏感性，这在经颈静脉肝内门体分流术（transjugular intrahepatic portosystemic shunt，TIPS）治疗前后门静脉高压患者的MRE研究中得到证实，研究发现血流相关指标能影响MRE测量的肝脏硬度值[119]。在TIPS植入过程中，肝脏经历了瞬时门静脉减压，导致肝静脉压力梯度降低，同时动脉灌注和肝脏总灌注增加[124]。作者观察到TIPS治疗后肝脏硬度显著降低[119]，与瞬时弹性成像研究一致[125-126]。在图6.7a的MRE弹性图中可以清楚地看到TIPS植入后肝脏硬度的显著变化。TIPS植入后48～72小时的肝组织软化提示肝脏硬度和门静脉压力有关，可能由固液双相相互作用所致。在此背景下，肝脏的剪切模量应视为一种综合了基质固体力学特征、血池流体力学特征以及血管-基质相互作用的有效力学特性[127]。体积应变是一个与压缩相关的参数，受流体压力直接影响，可以用MRE测量。一项初步研究调查了13例门静脉高压症患者TIPS植入前后的体积应变敏感性[120]。研究者发现，TIPS术后体积应变增加，

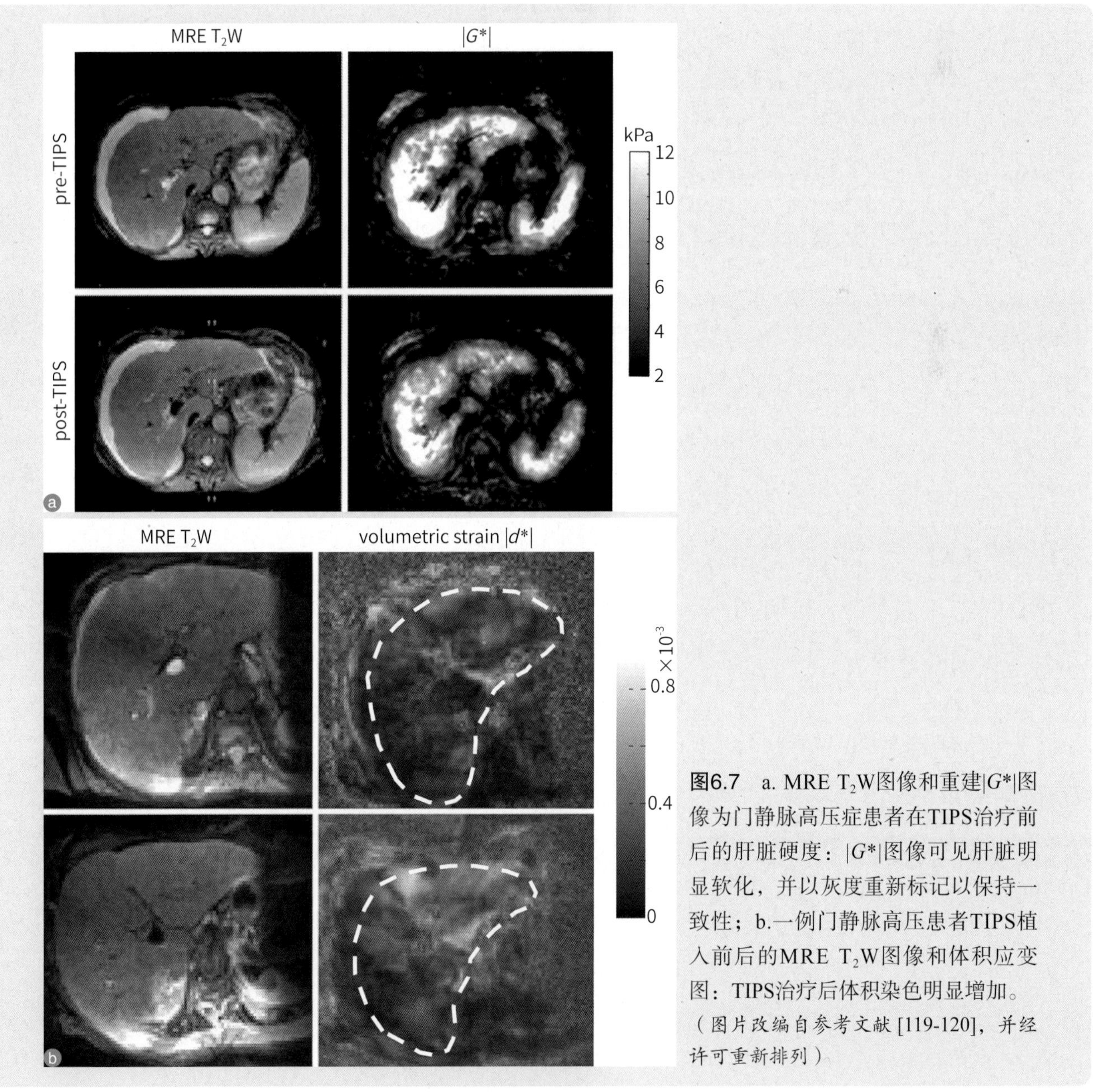

图6.7　a. MRE T_2W图像和重建|G*|图像为门静脉高压症患者在TIPS治疗前后的肝脏硬度：|G*|图像可见肝脏明显软化，并以灰度重新标记以保持一致性；b.一例门静脉高压患者TIPS植入前后的MRE T_2W图像和体积应变图：TIPS治疗后体积染色明显增加。（图片改编自参考文献[119-120]，并经许可重新排列）

表明组织压力下降（$P<0.001$，图6.7b）。此外，TIPS术后体积应变的相对变化与术前肝静脉压力梯度（$R^2=0.726$，$P<0.001$）和门静脉压（$R^2=0.503$，$P<0.01$）密切相关[120]。

需要注意的是，肝脏和脾脏的循环属于内脏循环，导致肝脏血流发生改变的病理情况也影响脾静脉血流[128]。脾脏常在慢性病晚期受累，纤维化程度低于肝脏。因此，在肝硬化患者中，脾脏硬度对门静脉降压和疾病进展比肝脏硬度更敏感[119, 121]。

综上所述，MRE测量肝脏的机械参数，如剪切硬度和体积应变，对疾病进展和治疗引起的肝静脉压力梯度变化很敏感。MRE是诊断门静脉高压症的有效无创影像学检查。

参考文献

第七章

小动物肝脏硬度测量

Omar Elshaarawy，Shami Alquzi，Felix Piecha，
Laurent Sandrin，Cecil Bastard，
and Sebastian Mueller

一、瞬时微弹性成像导论

瞬时弹性成像通过测量传感器产生的剪切波速度来确定肝脏硬度[-2]。将直径9 mm的超声波传感器用作振荡器，产生50 Hz的低频振动。然而，由于近场区的衍射效应，LS被高估（如50 Hz激励、低于25 mm）[3]。由于小动物模型的体型较小，测量必须在离振动源非常近的地方进行，此时可能产生衍射效应。法国Echosens公司开发了一种瞬时微弹性成像（ransient microlaestography，TME）设备，可以在探头的毫米范围内测量LSM[4]。此外，在产品商业化之前的雏形中，探头可以直接接触肝脏表面，而无须施加任何正压。TME包括一个微型探头（图7.1，文后彩图7.1）和一个用于数据分析的控制单元（图7.2，文后彩图7.2）。微型探头包含一个超声波传感器（法国贝桑松市，Imasonic公司），用作接收器和发射器，安装在机械振动器上以产生低频剪切波。该电子系统完全依赖编程，可以在高达200 MHz的频率下以12 bit精度对射频数据进行采样。将振动频率增加到300 Hz并减小活塞直径（2 mm），可以减少衍射效应[4]。

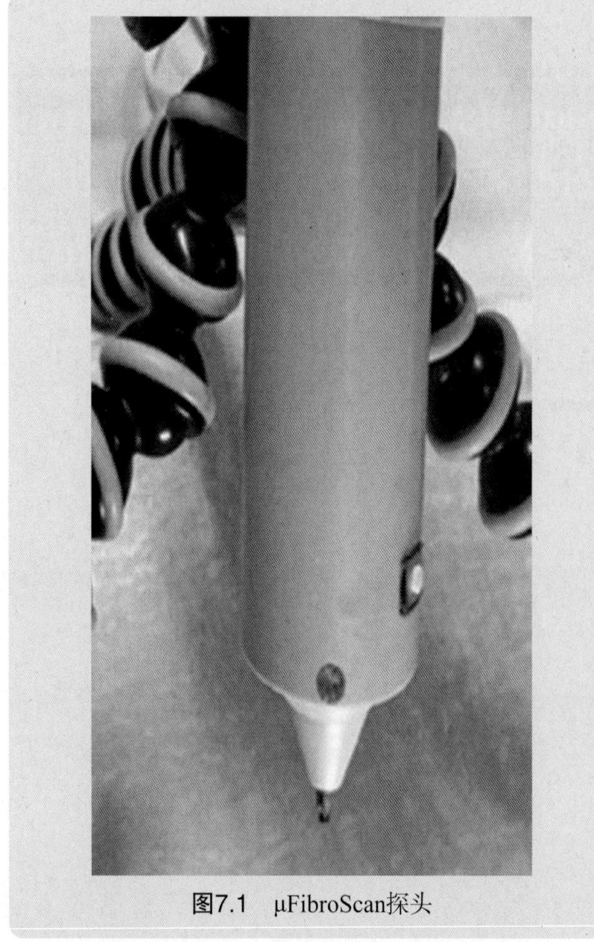

图7.1　μFibroScan探头

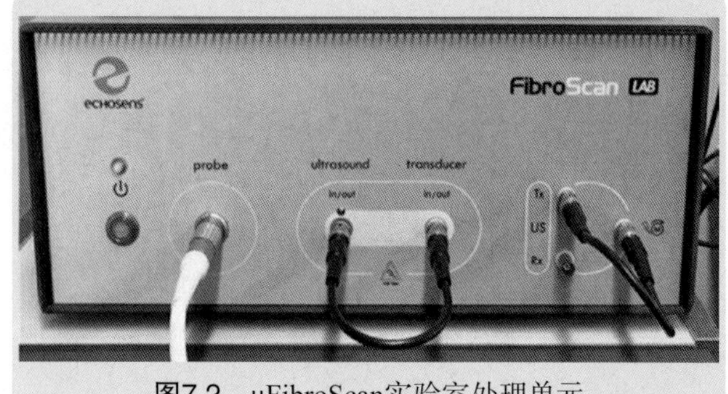

图7.2　μFibroScan实验室处理单元

TME将超声波频率增加至12 MHz来提高位移计算的分辨率[4]。在低频剪切波的传播过程中，射频（radiofrequency，RF）数据采集的重复频率为15 000 Hz。TE中使用了类似的自相关方法和飞行时间算法，根据剪切波速计算LS[5]。LS或杨氏模量E的计算公式：$E=3\rho Vs^2$，其中E、ρ（1 kg/dm^3）和Vs分别代表杨氏模量、质量密度和剪切波速[4]。图7.3（文后彩图7.3）显示了用TME获得的典型弹性图。TME所能检测的LSM范围为0.5～170 kPa。然而，对于LS极高者（＞100 kPa），计算步骤复杂，测量精度也较低[4]。

二、小动物模型中肝脾硬度的测量

TME已用于小鼠和大鼠的肝脏硬度测量[4，6-8]，最近也用于大鼠的脾脏硬度测量[9]。已有研究证实，小动物的LS与人类和猪的LS相当（附表12）。TME的基本设置由制造商规定，不能更改，用户只能调整测量肝脏硬度时的深度。早期研究发现，确定测量深度为2～4 mm时，大鼠肝脏和脾脏的IQR最小。与人类LS测量的标准类似，连续十次成功测量且中位数范围IQR＜30%才能视为有效测量[10]。TME也可以在所谓的连续模式下使用，允许每3 s测量一次LSM。TME探头也连接到三脚架上，以确保超声探头并对肝脏和脾脏施加同样的压力，并尽量减少可能的干扰，如手动测量时不可避免的运动。探头尖端对压力非常敏感，应与组织接触而不要施加任何压力。

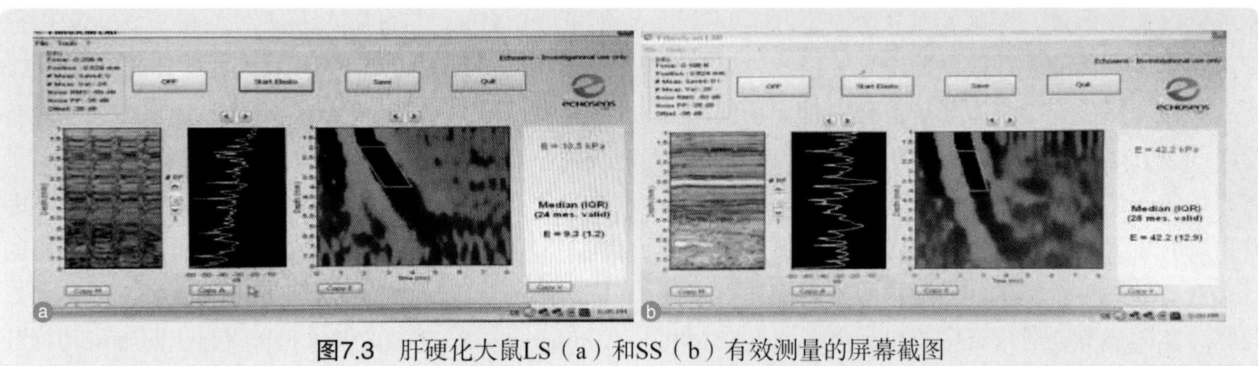

图7.3 肝硬化大鼠LS（a）和SS（b）有效测量的屏幕截图

三、大鼠TME测量

检查时应将探头垂直于肝脏左外叶中心的表面，左外叶是大鼠肝脏中体积最大的肝叶。TAA诱导肝硬化的大鼠模型中有时可见部分肝脏表面出现结节。测量LSM时应注意将探头避开此类结节，否则LS测值会升高，而无法代表肝脏的实际纤维化阶段。

四、大鼠脾脏硬度测量

脾脏位于上腹部，胃和小肠后方。测量脾脏硬度时应将探头垂直于脾脏表面，置于上下极之间，以及脾门和前极之间。这个检查位置经过几次实验后才精确选定，并且是整个脾组织中最具代表性的部位，若选择脾脏边缘和脾门处，则测量结果可能会非常极端。此外，该部位的测量结果可重复性高，没有观察者之间的差异，且可以降低脾脏边缘厚度和脾门部高血流量的影响。脾脏表面应使用盐水保持湿润，以防脾脏干燥，否则将导致SSM结果不准确。LS和SS测量部位如图7.4所示（文后彩图7.4）。

五、药理调制实验

TME已成功用于研究压力调节药物对LS和SS的影响，并将其与门静脉、中心静脉和动脉压力的有创检测进行比较[6-7, 9]。实验开始前，将大鼠从笼子里取出并称重，然后将其置于与异氟烷吸入装置相连的麻醉箱中（德国Dräger）。麻醉剂量调整为2.5%异氟烷和1%氧气，麻醉维持剂量调整为1.7%异氟烷和0.5%氧气。然后，将动物仰卧位置于加热垫上，腹部备皮。由于大鼠屈曲反射已消失，故在第一次切开之前需再次检查深反射是否消失。腹部切口采用扩大的剖腹探查正中切口。打开腹部后，立即在至少两个不同的部位检测肝脾硬度，作为进一步操作之前的基准值，并用于评估手术可能引起的变化。腹部下外1/3处行左右侧切可进一步扩大手术范围。此后，使用温盐水纱布包裹胃和肠，选择侧入路进入腹膜后，可见腹主动脉和腔静脉。使用两个棉签钝性剥离打开后腹膜，在手术显微镜的协助下，使用微型剪刀完全显露腔静脉和腹主动脉。有创血压测量使用美国Becton Dickinson公司的24 G留置导管，插入血管并连接到血压传感器。为了防

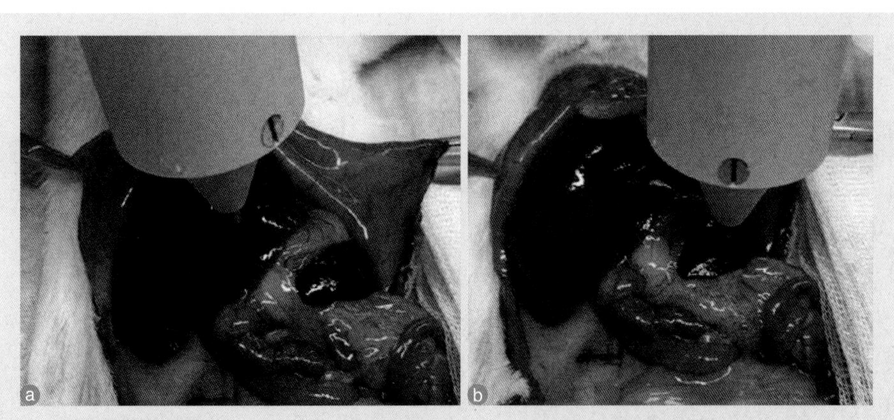

图7.4 FibroScan仪测量LS（a）和SS（b）的部位

止导管内血栓形成，穿刺入血管前先用肝素润湿导管。插管成功后用生理盐水冲洗导管系统，以去除所有气泡。然后将导管留置于血管内且无须使用血管缝线等方法进一步固定，避免可能出现的伪影。在开始实际测量之前等待休息五分钟，以确保心血管系统的稳定。然后启动TME测量LS和SS，至少进行10次有效的连续测量。然后将药物直接注射入腔静脉，注射15分钟后重新定位探头再次测量LSM和SSM，并在30分钟后再次重复相同步骤。

六、肝硬化和门静脉高压的TME评估

在TAA诱导的大鼠肝硬化模型中，肝脏和脾脏硬度明显高于对照组（分别为18.6 kPa与4 kPa，50.5 kPa与23.5 kPa，$P<0.001$，另见图7.5，文后彩图7.5）。同样，肝硬化大鼠的脾脏比对照组重且大（5.9 cm与4 cm，2.2 g与1.1 g，$P<0.001$，见图7.5）。此外，肝硬化大鼠的门静脉压力（portal vein pressure，PVP）显著高于对照组（15.5 mmHg *vs.* 10.1 mmHg，$P<0.001$）。总的来说，LS和SS的变化严格随着门静脉压力的变化而变化（r=0.642和0.859，$P<0.01$）。

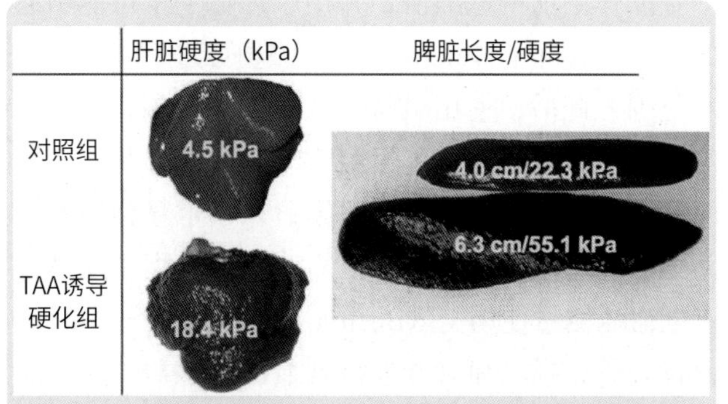

图7.5 与对照大鼠相比，TAA诱导的肝硬化大鼠的LS和SS更高，脾脏长度更大

七、TME的实验应用

2011年，Bastard等在经典纤维化模型（CCl4）和系统性淀粉样变转基因小鼠模型中验证了新探头[4]。有趣的是，对照组小鼠的LS值（4.4 kPa ± 1.3 kPa）与健康人的LS值相当，且低于6 kPa。这些LS值也与MRE或ARFI等其他检查技术在啮齿动物中发现的值一致[11-13]。这些发现强调，正常LS可能低于6 kPa，与肝脏大小无关。最近在人类中已经证明，肝淀粉样变可导致LS显著升高，直至TE的检测极限[14-15]。Bastard等使用TME在淀粉样变转基因小鼠模型中复制了这些研究结果，并显示了淀粉样变组织学改变与血清标志物密切相关。因此，与视诊和手动触诊相比，TME可以诊断疾病的早期第一阶段。Piecha等研究了氯沙坦、一氧化氮（nitric oxide，NO）供体和普萘洛尔对啮齿动物肝硬化模型门静脉压力（portal pressure，PP）的药理学调节作用，以评估急性血流动力学变化对LS（使用μFibroScan测量）的影响[6]。在动物模型中，肝硬化导致LS和PP显著升高。应用氯沙坦或NO后，LS降低25%，与平均动脉压和PP的同时降低密切相关。研究认为，在肝硬化动物模型中，无论基线LS和门静脉压力值如何，门静脉和全身压力变化都能显著影响LS[6]。最近，Elshaarawy等同样使用TAA诱导的肝硬化大鼠模型并使用门静脉高压降压药物，首次使用相同的检查平台（μFibroScan）检测SS和LS[9]。研究使用以下药物：美托洛尔、乌地那非、依那普利、卡维地洛和特利加压素。所有药物均能显著降低门静脉压力。令人惊讶的是，除特利加压素外，所有药物组的LS和SS均显著降低。值得注意的是，与LS相比，SS与门静脉和动脉压力的关系更密切，能够更好地监测门静脉压力。研究认为，门静脉降压药物的最佳无创监测包括脉搏、动脉压和LS/SS联合测量[9]。

总之，TME可以快速、重复地测量小动物模型中的LS和SS。TME可能是纵向研究小鼠模型、转基因和基因敲除小鼠纤维化的有效工具，这将有助于更好地了解LS和SS的决定因素。值得注意的是，TME可能是一个有用的工具，为开发新的抗纤维化策略提供了新的视野。

参考文献

第三部分

肝脏硬度与肝病的各种病因

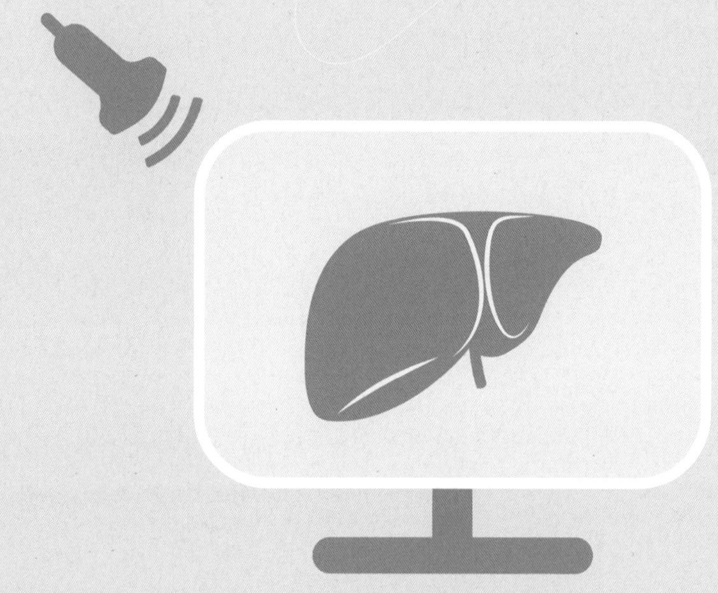

第八章

介绍肝硬度评估不同病因的纤维化

Sebastian Mueller

一般临界值与疾病特定临界值

本书这一部分概述了经组织学确诊的不同肝脏疾病的肝脏硬度研究。此外，本章还尝试为读者提供日常临床实践中如何科学判读LS的方法。LS的诊断价值早已证实，在面对面比较中明显优于其他检查，如血清标志物或其他成像技术（附图2）。LS与组织纤维化阶段F0～F4的相关系数通常大于0.7，且诊断F4肝硬化的AUROC大于0.9。另外，同一肝病患者或不同病因患者的诊断临界值差异巨大，容易引起混淆，不利于人们理解肝脏硬度这一概念。表8.1列出了有代表性的部分平均临界值，例如，F3和F4纤维化的诊断临界值分别为9.6 kPa和14.0 kPa，明显高于早期荟萃分析[1]所报告的测量值（分别为8 kPa和12.5 kPa），其他不同病因的F3和F4纤维化的估计临界值详见附表10（图8.1，文后彩图8.1）。特别是酒精性肝病（alcoholic liver disease，ALD）的诊断临界值强调了炎症的作用。与病毒性肝炎或非酒精性脂肪肝相比，酒精性肝病患者由于长期饮酒，炎症反应更为剧烈（另见第十一章中酒精性肝病部分），因此，诊断F4的临界值更高，为11.5～22.6 kPa。为了更好地量化炎症，

表8.1 不同病因的F3和F4纤维化的临界值估计

病因	F3 LS 临界值（kPa）	F4 LS 临界值（kPa）	参考文献
NASA	9.6（8.0～11.4）	13.7（10.2～14.0）	[8-11]
ALD	10.5（8.0～12.9）	17.6（11.5～22.6）	[3，12-14]
HCV	10.8	14.8	[15-17]
HBV	8.1	10.9	[18-21]
AIH	10.4	16.0	[22-23]
PSC	9.6	14.4	[24]
PBC	10.7	16.3	[25-26]
HFE	13.9	17.9	[27]
威尔孙氏症	8.3	13.0	[28]
心源性肝病	7.6	13.0	[29]
AATD	7.8（7.2～8.4）	14.0	[30-31]
囊性纤维化		8.0	[32]
ALL[a]	9.6	14.0	
ALL[b]	8.0	12.5	

注：平均临界值选自部分代表性研究。部分病因，如非酒精性脂肪肝或HCV，提供了临界值范围。该范围提示不同的研究之间存在差异，很可能是由炎症（如酒精性肝病）和（或）胆汁淤积（如PBC）等混杂因素造成的。

[a] 总体平均值。

[b] 无炎症时的总体平均值。

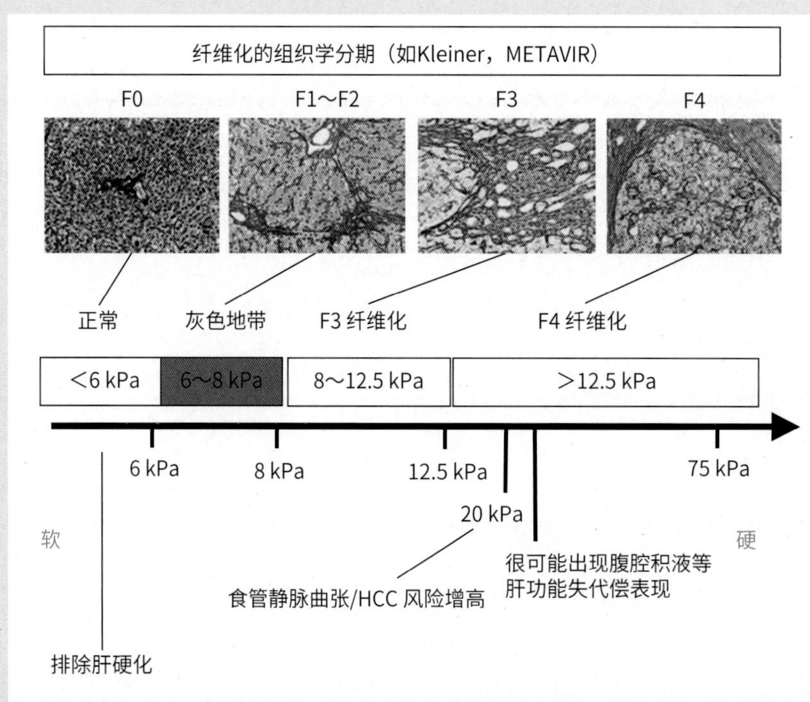

图8.1 瞬时弹性成像的肝脏硬度范围以及肝纤维化与并发症的重要临界值。更多有关纤维化的组织学评分信息详见附表22、附表23、附表24和附表25

有研究以AST水平代表HCV感染肝病患者和酒精性肝病患者的炎症程度，结果发现这两种疾病中AST与LS密切相关[2]。图8.2显示了HCV感染肝病患者纤维化阶段F0～F4的不同临界值，需特别注意这些临界值是如何随着AST水平升高而增加。最有趣的是，在无炎症/AST未升高的情况下，HCV感染肝病和酒精性肝病的临界值几乎相同（参见附图3）[2]。因此，研究应考虑炎症的程度和分布。

更有力的证据来自靶向治疗后炎症消退患者LS变化的数据。表8.2列出了不同肝病的变化。例如，有研究发现，在戒酒1周内，酗酒者的LS从20.1 kPa降至16.5 kPa[3]，LS在极短的时间内平均下降17%。然而，研究也发现LS下降存在限值，最大绝对值为26 kPa（从72 kPa降至45 kPa），最高下降65%（从12.2 kPa降至4.3 kPa）。在病毒性肝炎的长期随访中发现，经直接抗病毒药物治疗成功清除病毒后，LS降低了40%。LS的显著降低通常与纤维化分期较早、治疗时间较长、持续病毒学应答和丙氨

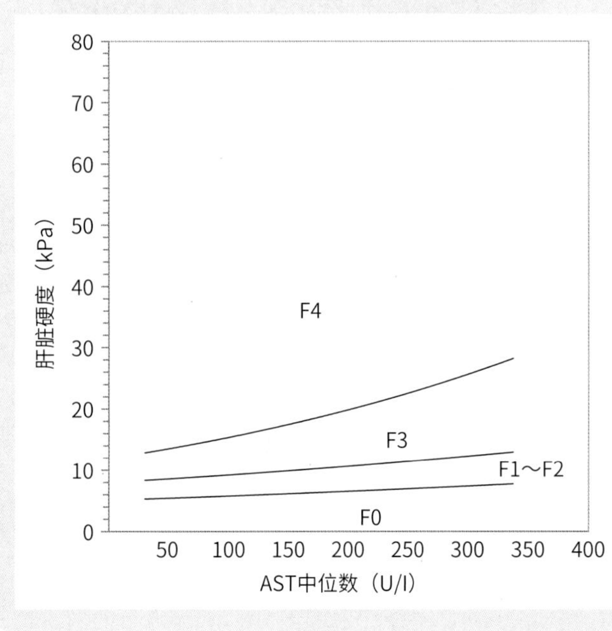

图8.2　HCV患者纤维化阶段F0～F4的不同临界值。慢性HCV感染时，临界值受炎症状态影响（修改自参考文献[2]）。另请参见附图3。AST实际水平导致不同纤维化分期的LS临界值呈指数增长，使用这些图表可以避免因炎症而导致纤维化分级高估

表8.2　不同疾病治疗后肝脏硬度的变化。此外，为观察到的LS变化提供了典型的时间窗

病因	干预措施	治疗前后 LS 下降（kPa）	LS 下降率（%）	时间	参考文献
HCV	HCV治疗	10.6～8.8	17	2年	[4，33-36]
		15.4～10.4	32	4周	
HBV	HBV治疗	12.6～7.3	42	1～4年	[5，38]
AIH	免疫抑制治疗	降低	6.2～11.7	12个月	[39]
心力衰竭	利尿剂	22.0～14.8	32	6天	[7]
淤血		30.9～18.6	40	7天	[40]
ALD	酒精解毒治疗	20.1～16.5	17	5天	[41]
		20.5～10.5	48	5.5年	[7]
NAFLD	肥胖治疗	12.9～7.1	41	12个月	[6]
	减肥或体重减少5%	2.8～2.3（MRE）	15～19	26个月	[42]
急性A型肝炎	自发缓解	25.0～5.1	79	6周	[7]

注：该表显示了各种肝病治疗后均出现LS降低。注意，可以看到LS下降的绝对值为20 kPa或降幅80%，包括降为完全正常。LS的降低取决于初始LS、疾病病因、治疗时间和随访时间间隔。甚至有学者观察到酗酒者长期戒酒后，即使在戒酒2～5年后，LS也有所改善。

酸转氨酶水平较高等因素相关[4]。与酒精性肝病相比，慢性HBV感染患者治疗（核苷类似物）9个月内，LS从28.8 kPa大幅下降至8.8 kPa，相应的绝对下降值为20 kPa，降幅近70%[5]。在非酒精性脂肪肝患者中，减肥是重要的治疗策略，而减肥手术是最有效的干预措施。最近一项纳入减肥手术患者的研究显示，12个月内身体质量指数从48.6 kg/m^{2}降至34.1 kg/m^2，同一时段内LS从12.9 kPa降至7.1 kPa[6]，降幅41%，与酒精性肝病患者相当。最后，个体观察研究还发现急性病毒性肝炎患者的LS可以完全恢复正常，包括更常见的急性甲型肝炎[7]。即便患者就诊时已发生黄疸，这些典型的自发缓解仍可达到30 kPa。此外，急性甲型肝炎感染从未迁延为慢性感染，通常在4～6周恢复正常，提示灌注压升高能促进纤维化进展（更多信息见第八部分“肝脏硬度的分子基础与细胞生物学”）。

基于这些研究发现，建议将一般临界值置于弹性图判读和预定位的醒目位置（不同年龄组的正常肝硬度值差异见附表11）。然而，在本书的各个章节（第四、第五和第七章）中，LS判读应结合临床情况谨慎进行。理想情况下，应提供实时实验室检测结果（转氨酶水平）和超声成像，以便在更复杂的情况下也能进行LS判读。最后，注意脾脏硬度与肝脏硬度的比值（SS/LS）及其与门静脉高压或疾病特异性并发症的关系[37]，这将在第六部分和第五部分中讨论。

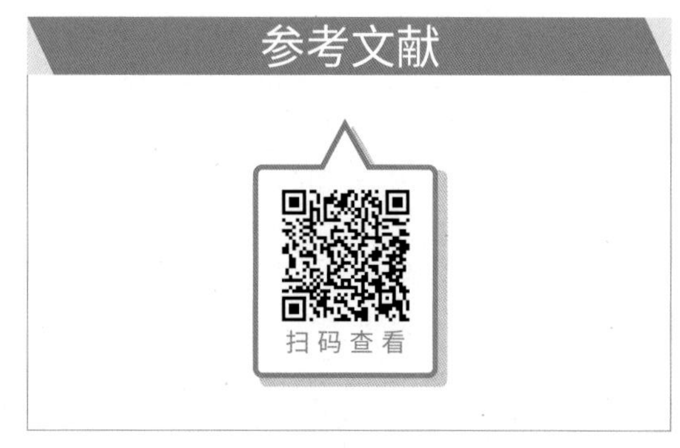

第九章

HCV 或 HBV 慢性感染患者的纤维化评估

Cristina Stasi，Laura Gragnani，
and Anna Linda Zignego

一、前言

慢性丙型肝炎病毒或乙型肝炎病毒相关性肝炎在世界范围内仍然很常见，发病率和死亡率均很高。肝纤维化进展情况可以提示疾病的严重程度。

目前，有几种药物可用于治疗HCV感染患者，治愈率正在不断提高。90%以上的HCV患者可以使用这些新分子药物治疗，已有研究发现，获得持续病毒学应答的患者，纤维化显著消退[1-2]。然而，就肝硬化的自然病程而言，纤维化的消退仍然是一个值得讨论的问题[3]。

有部分研究表明，在HBV患者中，核苷/核苷酸类似物对HBV复制的长期完全抑制可预防疾病进展，从而提高患者生存率和生活质量，并阻断肝细胞癌的发展[4]。此外，对肝纤维化的纵向研究显示，在恩替卡韦或替诺福韦治疗期间可发生纤维化消退并经组织学证实[5]。

瞬时弹性成像是诊断慢性肝病患者肝硬化的可靠方法，在排除肝硬化方面优于确诊肝硬化（阴性预测值高于90%）。由于肝硬化患者需监测门静脉高压相关并发症并定期筛查肝癌，故肝硬化诊断是最具实际作用的临床终点[6]。

二、慢性HCV感染患者肝纤维化的基线评估

欧洲肝脏研究学会（European Association for Study of the Liver，EASL）慢性肝炎治疗临床实践指南建议评估肝纤维化以指导治疗决策和选择适当的治疗时机[7]。同时，弹性成像技术[1、7-11]（表9.1～表9.3）是诊断F3严重纤维化和F4肝硬化（根据METAVIR评分系统），以及排除显著纤维化的新标准，瞬态弹性成像是目前最常见的弹性成像技术。事实上，LS作为“诊断鉴别指标”，可以确定临床优先级并减少肝活检次数。

Tsochatzis等[11]的荟萃分析发现，慢性HCV感染时，诊断F=2、F=3和F=4的临界值分别为7.6 kPa（范围为5.1～10.1 kPa）、10.9 kPa（范围为8.0～15.4 kPa）和15.3 kPa（范围为11.9～26.5 kPa）。我们之前的研究[1, 10]表明，治疗前LS值能有效预测两联疗法（聚乙二醇干扰素+利巴韦林）

表9.1 慢性HCV感染患者诊断F2纤维化的LS临界值

肝脏硬度临界值						
作者	病因	≥ F2	敏感性（%）	特异性（%）	PPV（%）	NPV（%）
Castera等[38]	HCV	7.1	67	89	95	48
Ziol等[39]	HCV	8.8	56	91	88	56
Carrion等[40]	HCV post-LT	8.5[a]	90	81	79	92
Foucher等[8]	CLD	7.2	64	85	90	52
Gomez-Dominguez等[41]	CLD	4	94	33	88	50
Kim等[42]	CLD	7.3	79	88	96	50
Arena等[12]	HCV	7.8	83	82	83	79

注：有关纤维化组织学评分的详细信息，请参见附表20～附表25。METAVIR评分≥ F2纤维化的临界值。

[a] 诊断显著纤维化（F2 ～ F4）的肝脏硬度最佳临界值。

表9.2 慢性HCV感染患者诊断F3纤维化的LS临界值

肝脏硬度临界值						
作者	病因	≥ F3	敏感性（%）	特异性（%）	PPV（%）	NPV（%）
Castera等[38]	HCV	9.5	73	91	87	81
Ziol等[39]	HCV	9.6	86	85	71	93
Foucher等[8]	CLD	12.5	65	95	90	80
Gomez-Dominguez等[41]	CLD	11	58	89	78	76
Kim等[42]	CLD	8.8	95	78	78	95
Arena等[12]	HCV	10.8	91	94	89	95

注：有关纤维化组织学评分的详细信息，请参见附表20～附表25。METAVIR评分≥ F3硬度的临界值。

表9.3 慢性HCV感染患者诊断F4纤维化的LS临界值

肝脏硬度临界值						
作者	病因	≥ F4	敏感性（%）	特异性（%）	PPV（%）	NPV（%）
Castera等[38]	HCV	12.5	87	91	77	95
Ziol等[39]	HCV	14.6	86	96	78	97
Carrion等[40]	HCV post-LT	12.5	100	87	50	100
Foucher等[8]	CLD	17.6	77	97	91	92
Gomez-Dominguez等[41]	CLD	16	89	96	80	98
Kim等[42]	CLD	15	80	78	33	97
Arena等[12]	HCV	14.8	94	92	73	98

注：有关纤维化组织学评分的详细信息，请参见附表20～附表25。METAVIR评分≥ F4硬度的临界值。

和三联疗法（聚乙二醇干扰素+利巴韦林+博塞普瑞）的疗效，是在新的直接抗病毒药物（direct-acting antiviral agents，DAA）出现之前指导患者治疗的一个极为有用的工具。尽管TE检查的观察者内部和观察者间的差异性较低[9]，但LS值仍可能会受到坏死炎症程度的显著影响，尤其是未发生广泛纤维化的情况下[8-9，12-14]。根据AST水平校正的临界值可以明显提高诊断纤维化的准确度[15]。进食和其他重要的临床混杂因素的影响将在书的第四部分“肝脏硬度的重要（病理）生理混杂因素”中详细讨论。

三、慢性丙型肝炎病毒感染的纵向评估

去除致病因素后，肝纤维化可能好转。事实上，目前已证实慢性HCV感染患者在病毒根除后纤维化可以消退[2，10]。目前有几种药物（直接抗病毒药物）可用于治疗HCV感染，且持续病毒学应答反应超过90%。然而，纤维化的消退仍存在一定争议[16]。因此，在诊断和治疗方面，准确鉴别晚期纤维化和肝硬化至关重要[3]。几项研究已经探讨了纤维化分期对丙型肝炎治疗效果的影响[10，17-21]。Sporea等的一项国际多中心研究比较了ARFI与肝活检和TE的诊断价值[22]。研究发现，TE对纤维化各个阶段（≥F1）和肝硬化（F4）的预测价值较高，同样，对显著纤维化（≥F2）和严重纤维化（≥F3）的预测价值也较高。Poynard等[23]评估了新方法Elasto FibroTest®（EFT）的诊断价值，研究使用EFT联合FibroTest®和LS测量（FibroScan®）。结果发现，EFT对肝硬化的诊断价值优于单独使用FibroTest或FibroScan®，但对晚期纤维化的诊断价值没有改善。最近，Giannini等发现，在晚期代偿性慢性肝病患者中，持续病毒学应答（sustained virological response，SVR）治疗后LS能得到长期的显著改善，且伴随着肝纤维化功能的间接指标及门静脉高压指标的好转[24]。Ravioli等表明，脾脏硬度测量值与门静脉高压症的变化密切相关，可以用于这些患者随访的无创检查[25]。Flisiak等进行了一项近两年的随访研究，证实HCV感染后使用直接抗病毒药物治疗的患者病毒学应答可持久存在[26]，同时伴随肝功能显著改善和LS降低。然而，治疗成功并不能预防肝硬化患者的肝功能失代偿、肝细胞癌或死亡，为了发现这些可能的疾病进展，患者需要随访监测2年以上。

四、HBV肝纤维化的基线评估

根据EASL和ALEH指南，慢性HBV感染的初治患者可以行瞬时弹性成像检查来测量肝脏硬度，但需考虑ALT正常与ALT升高（5倍ULN正常上限值）这两种情况[6]。ALT正常时，诊断无明显纤维化、灰色地带和严重纤维化/肝硬化的范围分别为<6 kPa、6～9 kPa和>9 kPa。ALT升高时，诊断范围分别为<6 kPa、6～12 kPa和>12 kPa。

Li等进行了一项纳入26项研究的荟萃分析，结果发现，HBV感染患者肝纤维化F≥2、F≥3、F=4的诊断临界值范围分别为5.85～8.8kPa、7.0～13.5 kPa和9.0～16.9 kPa[27]。

Cai等研究了脂肪变性对HBV感染患者肝脏硬度的影响，并开发了一种基于受控衰减参数的诊断算法，用于评估LS对肝纤维化的预测价值[28]。研究纳入488名HBV感染患者，行临床检查、肝脏硬度测量（FibroScan）和肝活检。结果发现，诊断显著纤维化（Lshak评分F≥3）和晚期纤维化（F≥4）的最佳临界值分别为8.1 kPa和10.9 kPa。研究者认为，患者存在脂肪变性时，肝脏硬度诊断纤维化可能导致分期被高估。

2009年4月至12月，中国同济医院一项研究共纳入466名患者，包括31名急慢性肝衰竭患者和435名慢性乙型肝炎患者，其中82名患者根据临床表现和肝脏超声检查确诊为肝硬化[29]。所有患者均行TE检查。结果发现，可能影响患者临床表现的因素包括年龄、性别和肝脏炎症程度（以丙氨酸转氨酶和总胆红素水平代替）、HBV复制（HBV DNA载量）、门静脉压力、脾脏厚度和身体质量指数[5]。研究认为，在评估肝脏硬度时应考虑患者的性别，并建议排除可能的影响因素，包括肝脏炎症（ALT和总胆红素水平较高）和肥胖（高身体质量指数）。

Xie等的研究纳入HBV相关肝硬化失代偿患者，使用数字图像分析法测定了肝切除术后组织样本的胶原比例面积（collagen proportionate area，CPA），并分析了53名慢性乙型肝炎失代偿期肝硬

化患者行肝移植后肝脏切除标本中CPA与残余肝功能的关系[30]。研究发现，以大结节性肝硬化为主的患者CPA值较低。尽管这些患者的残余肝功能仍处于代偿期，但由于严重的门静脉高压并发症（胃肠道出血）而需行肝移植。考虑到肝细胞数量随着纤维数量增加和CPA值升高而减少，本研究证实终末期肝病模型（model of end-stage liver disease，MELD）评分、血清总胆红素水平、INR与CPA密切相关，并且3个CPA组之间存在显著差异（小于0.22、0.22～0.48和大于0.48）。

Liang等针对HBV患者进行了一项回顾性分析，结果发现TE联用常规标志物可以提高TE诊断肝硬化的准确性[31]。

五、慢性乙型肝炎病毒感染的纵向评估

Ogawa等[32]对慢性HBV感染患者的研究表明，与治疗前的LS值相比，治疗后1年、2年和3年的LS值显著降低，研究还提出了治疗后3～5年影响抗病毒治疗成功的因素。

Stasi等对慢性HBV感染患者治疗后的研究结果与HCV患者治疗后的结果基本一致，并提供了两年内成功抗病毒治疗的宝贵信息[5]。然而，在接受治疗的HBV患者中，仅在18个月和24个月时观察到肝脏硬度显著降低，这可能是由纤维化消退所致。与Ogawa等的研究相比，Stasi等[5]发现，最大程度上LS降低发生在治疗后2年，Ogawa认为可能由患者使用了导致遗传障碍的强效类似物所致[32]。事实上，在Stasi的研究中，全部患者均接受恩替卡韦/替诺福韦治疗，而在Ogawa等的研究中84.4%患者接受拉米夫定治疗，15.6%进行恩替卡韦治疗[32]。

Wu等的研究纳入了438名患者，均接受基于恩替卡韦的抗病毒治疗。每26周随访一次，随访2年[33]。研究发现，治疗前LS值可以预测肝脏相关事件风险。事实上，恩替卡韦治疗后，LS值显著降低。研究认为，前26周LS值的变化可能是肝脏相关事件的重要预测因素，如肝癌的发展，这可能有助于筛选高危患者并进一步优化监测和治疗措施。

Kim等的研究纳入HBV晚期纤维化患者并行抗病毒治疗，结果发现随访过程中LS值的动态变化可能有助于预测肝脏相关事件风险[34]。Wang等针对慢性HBV感染患者进行了一项纵向研究，评估了ALT持续正常或ALT持续/阵发性轻度升高患者中晚期肝纤维化的预测因素[35]。在本研究中，ALT正常组的肝纤维化患者比例明显高于ALT持续/阵发性轻度升高组。研究认为，ALT水平正常并不代表一定没有肝纤维化，但结合ALT水平、性别和血清HBV DNA病毒载量，可以更有效地确定慢性HBV感染患者发生肝纤维化的高风险。Qi等分析了术前LS值与生存率之间的相关性，结果发现LS值可以作为HBV阳性-肝细胞癌患者行根治性切除术后的独立预后因素[36]。Jeon等发现，在临床显著慢性乙型肝炎相关肝硬化患者中，肝硬度值的亚肝硬化范围（<13 kPa）与肝癌发生的低风险密切相关[37]。

六、结论

在预期寿命较长的病毒性肝炎患者中，LS测量是抗HCV根除治疗或抗HBV治疗期间的重点，尤其是通过无创检查进行LS测量来判断肝纤维化是否消退，以及评估肝硬化严重并发症风险。

参考文献

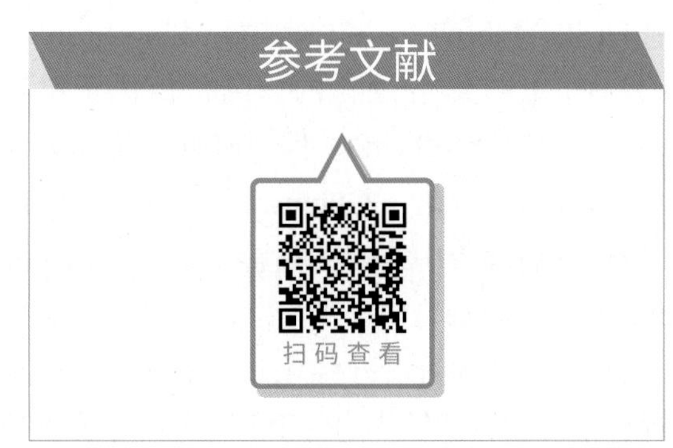

第十章

非酒精性脂肪肝病患者纤维化程度的评估

Victor de Ledinghen

一、前言

肥胖问题的持续存在导致非酒精性脂肪性肝病成为工业化国家慢性肝病的最常见病因。根据庞大的先验数据[1]，估计美国非酒精性脂肪肝的患病率约为24%。评估非酒精性脂肪肝负担的绝大多数大型、基于人群的研究来自1988—1994年国家健康和营养体检调查Ⅲ，当时估计肥胖率为22.9%[2]。然而，在所有具有代表性的年龄和性别群体中，肥胖的流行率在1994年后继续急剧增加。根据2013—2014年营养体检调查的最新估计，35%的男性、40%的女性及17%的儿童和青少年存在肥胖问题[3]。

在这种情况下，非酒精性脂肪性肝病是一个主要的公共卫生问题，累及全球约10亿人。在美国，非酒精性脂肪性肝炎已成为终末期肝病和肝细胞癌的第二或第三大病因[4]。肝活检在很大程度上取决于非酒精性脂肪肝病的严重程度，然后根据肝活检情况选择药物治疗，监测疾病进展或治疗效果，以及开发新药。然而，肝活检作为有创性检查，观察者间差异性高，并可产生不良反应，包括疼痛、感染和死亡（尽管很少）。由于非酒精性脂肪肝病患病人群太多，不可能都行肝活检。过去二十年来，通过无创成像评估非酒精性脂肪肝病取得了巨大进展。本章将讨论评估肝纤维化的不同无创成像方法。

二、肝纤维化诊断

根据疾病严重程度，非酒精性脂肪肝病分为非酒精性脂肪肝（nonalcoholic fatty liver，NAFL）和非酒精性脂肪性肝炎。后者以小叶炎症和肝细胞气球样变为病理特征，纤维化进展明显快于非酒精性脂肪肝[5]。随着肝损伤持续，一些患者进展为肝硬化，并出现各种与肝脏相关的并发症。晚期纤维化的发生表明需要进行深入的肝病研究，包括个体病例的确诊性活检和强化治疗。有必要在不同的时间间隔监测纤维化进展。另一个可能有用的解决方案是比较无创检查与临床转归的相关性，如肝细胞癌、肝硬化并发症和肝脏相关死亡。

三、使用TE/FibroScan测量肝脏硬度

FibroScan仪（瞬时弹性成像）用于测量弹性剪切波在肝脏中的传播速度[6]，速度与组织硬度直接相关，而组织硬度又与纤维化程度相关；组织越硬，剪切波传播越快。如果十次测量后未获得任何测量值，则认为测量失败。测量结果以kPa为单位，范围为1.5 ~ 75 kPa，正常值约为5 kPa。详见第二部分“测量肝脏硬度的技术”。使用FibroScan仪的M探头和XL探头诊断非酒精性脂肪肝病晚期纤维化的汇总AUROC值分别为0.88和0.85[7]。XL探头专用于肥胖患者，诊断准确性类似于非肥胖患者使用M探头[8, 9]。使用FibroScan测量肝脏硬度对纤维化的诊断价值如表10.1所示。

虽然FibroScan仪在排除晚期纤维化方面具有良好的阴性预测价值，但其诊断晚期纤维化或肝硬化方面的阳性预测值并不高。敏感性固定不变时，6.5 kPa的临界值可以排除晚期纤维化，阴性预测值为0.91，12.1 kPa的临界值可以排除肝硬化，阴性预测价值为0.99。特异性固定不变时，通过肝脏硬度可以诊断晚期纤维化患者，阳性预测值为0.71，诊断肝硬化患者的阳性预测值则为0.41[10]。

尽管瞬时弹性成像是一种高度敏感的筛查试验，可以排除非酒精性脂肪肝病患者的F3 ~ F4纤维化，但LS较高的患者有1/3在复查时结果正常[11]。因此，如果怀疑LS增高，几周后进行复查可能有助于豁免肝脏活检。这种LS升高可能是由临床混杂因素所致，如炎症。详情请参阅第四部分“肝脏硬度的重要（病理）生理混杂因素”。另外，肝脏硬度不受肝脏脂肪变性或坏死性炎症的影响，但可能受ALT升高的影响[9, 12]。

四、应用点剪切波弹性成像测量肝脏硬度

点剪切波弹性成像，也称为声辐射力脉冲成像，涉及使用短时间声脉冲对组织进行机械激励，产生剪切波并在组织中传播以及产生局部的微米级位移。详情请参见第二部分“肝脏硬度测量的技术”。ARFI（Antares or Acuson S2000）是在传

统超声设备中集成弹性成像系统，通过测量剪切波速度（m/s）来估算肝脏硬度。检查者可选择测量的特定部位。PSWE/ARFI的主要优点在于可以很容易地在改良的商用超声机上使用，在诊断肝纤维化的同时观察肝实质情况。PSWE/ARFI的检测值以m/s为单位，且范围较窄（0.5～4.4 m/s），超出此范围的纤维化程度则无法鉴别，进而影响医疗决策。少数PSWE研究评价了非酒精性脂肪肝病患者中使用ARFI诊断晚期纤维化的情况，结果发现诊断准确率为84%～98%。一项系统综述[13]纳入7项研究、723名非酒精性脂肪肝病患者，诊断显著纤维化的总体准确性、敏感性和特异性分别为90%、80%和85%，但没有报告晚期纤维化和肝硬化的情况。然而，Cassinotto等[14]研究表明，PSWE/ ARFI对重度纤维化和肝硬化的诊断价值优于轻度纤维化。ARFI对非酒精性脂肪肝病患者肝纤维化的诊断价值如表10.2所示。

五、二维剪切波弹性成像

二维剪切波弹性成像（ElastQ：飞利浦公司，美国马萨诸塞州安多佛镇；Logiq E9：通用电气医疗公司，美国沃瓦托萨市；WI.Aixplorer：声科医疗公司，法国普罗旺斯艾克斯）采用超声成像进行LS测量，该技术已获FDA批准。有关更多详细信

表10.1 瞬时弹性成像（FibroScan）诊断非酒精性脂肪肝病肝纤维化的价值

研究	年份	数量	AUROC F2F3F4（95%*CI*）	AUROC F3F4（95%*CI*	AUROC F4（95%*CI*）
Eddowes P J[12]	2019	373	0.77（0.72～0.82）	0.80（0.75～0.84）	0.89（0.84～0.93）
Siddiqui M S[10]	2019	393		0.83（0.79～0.87）	0.93（0.90～0.97）
Jiang W[54]	2018	荟萃分析1753	0.85（0.82～0.88）	0.92（0.89～0.94）	0.94（0.93～0.97）
Chen J[20]	2017	111	0.81（0.69～0.89）	0.87（0.76～0.94）	0.92（0.73～0.98）
Lee M S[55]	2017	94	0.757（0.645～0.867）	0.870（0.774～0.965）	0.882（0.737～0.931）
Petta S[25]	2017	761		0.863（0.837～0.889）	
Petta S[56]	2017	324	0.808	0.861	
Park C C[19]	2017	94	0.86（0.77～0.95）	0.80（0.67～0.93）	0.69（0.45～0.94）
Loong T C W[57]	2017	215	0.851 ± 0.029	0.940 ± 0.016	0.916 ± 0.027
Boursier J[29]	2016	452	0.842 ± 0.019	0.831 ± 0.019	0.864 ± 0.024
Tapper E B[58]	2016	164		0.93（0.86～0.96）	
Imajo K[18]	2016	127	0.82（0.74～0.89）	0.88（0.79～0.97）	0.92（0.86～0.98）
Petta S[24]	2015	321		0.857（0.790～0.924）	
Wong V[8]	2012	193 M探头	0.83（0.76～0.89）	0.87（0.82～0.93）	0.89（0.82～0.97）
Wong V[8]	2012	193 XL探头	0.80（0.74～0.87）	0.85（0.79～0.91）	0.91（0.85～0.96）
Petta S[59]	2011	146	0.79	0.87	
Wong V[9]	2010	246	0.84（0.79～0.90）	0.93（0.89～0.96）	0.95（0.91～0.99）

注：AUROC，曲线下面积；*CI*，置信区间。

表10.2 ARFI对非酒精性脂肪肝病肝纤维化的诊断价值

研究	年份	病例数	AUROC F2F3F4（95%*CI*）	AUROC F3F4（95%*CI*）	AUROC F4（95%*CI*）
Lee M S[55]	2017	94	0.657（0.545～0.758）	0.873（0.777～0.968）	0.920（0.849～0.990）
Cassinotto C[14]	2016	291	0.77	0.84	0.84
Cui J[21]	2016	125	0.848（0.776～0.921）	0.896（0.824～0.968）	0.862（0.721～1.000）
Palmeri M L[60]	2011	172		0.90	

息，请参阅第二部分“肝脏硬度测量的技术”，二维剪切波弹性成像操作与ARFI类似，检查者使用凸阵腹部探头在超声B模式中选择一个大范围、无血管的感兴趣区域，必须在患者屏气期间进行一系列测量（通常为7～11次），然后获得多次测量值的中位数。二维剪切波弹性成像利用聚焦超声束在组织中诱导的辐射力和高帧频超声成像序列实时捕捉剪切波瞬时传播。检查者可以选择感兴趣区域的大小。二维剪切波弹性成像还可在商用超声波设备上实施，其结果可以用m/s或kPa表示，测值范围很广（2～150 kPa）。与其他检查类似，二维剪切波弹性成像对严重纤维化和肝硬化患者的诊断价值优于轻度纤维化[14]。二维剪切波弹性成像对非酒精性脂肪肝病患者肝纤维化的诊断价值如表10.3所示。

六、磁共振弹性成像

磁共振弹性成像有望成为未来最有价值的肝病学诊断方法之一。1995年，梅奥诊所报告了磁共振弹性成像的原理，2009年首次获得FDA批准，现在已成标准磁共振成像系统的商业升级。更多细节参见第二部分“肝脏硬度测量的技术”。MRE使用一种改进的相位对比法进行肝实质剪切波传播成像，可以评估整个肝脏而不受体型影响，剪切硬度的机械参数已经标准化。表10.4显示了磁共振弹性成像对非酒精性脂肪肝病患者肝纤维化的诊断价值。一项荟萃分析纳入九项研究、232名非酒精性脂肪肝病患者，结果发现MRE诊断纤维化的准确性较高，且不受肝脏炎症和身体质量指数影响，所有纤维化阶段的AUROC值为0.86～0.91[15]。

一项针对3D MRE与2D MRE的头对头比较研究发现40 Hz的3D MRE优于60 Hz的2D MRE，诊断晚期纤维化的AUROC值为0.97[16]。然而，尽管2D MRE和3D MRE能够克服除铁超载或急性炎症以外的所有问题，但许多医疗中心（尤其是全球范围）面临MRE设备保有量不足的困境，而且3D MRE检查获得适当结果所需的专业知识要求较高。目前，精准成像需权衡特异性、可及性和易用性，随着特异性的提高，可及性与易用性会下降。

七、多参数MRI

过去几年出现了一种多参数磁共振技术（LiverMultiScan，英国牛津大学），包括T1映射用于纤维化和炎症成像，T2加权用于肝铁定量，氢质子磁共振波谱成像（1H-magnetic resonance spectroscopy，1H-MRS）用于肝脏脂肪定量。由于肝纤维化时高铁水平会导致T1值“伪正常”，故

表10.3　剪切波弹性成像对非酒精性脂肪肝病肝纤维化的诊断价值

研究	年份	数量	AUROC F2F3F4（95%*CI*）	AUROC F3F4（95%*CI*）	AUROC F4（95%*CI*）
Takeuchi H[61]	2018	71	0.75 0.62～0.85	0.82 0.70～0.90	0.90 0.78～0.96
Cassinotto C[14]	2018	156	0.855	0.928	0.917
Lee MS [55]	2017	94	0.759（0.641，0.854）	0.809（0.697，0.894）	0.906（0.811，0.963）
Xiao G[7]	2017	荟萃分析429例		0.95	
Cassinotto C[14]	2017	291	0.86	0.89	0.88

表10.4　磁共振弹性成像对非酒精性脂肪肝病肝纤维化的诊断价值

研究	年份	数量	AUROC F2F3F4（95%*CI*）	AUROC F3F4（95%*CI*）	AUROC F4（95%*CI*）
Costa Silva L[48]	2018	49	0.932（0.823～0.984）	0.928（0.817～0.982）	0.964（0.867～0.996）
Chen J[20]	2017	111	0.93（0.85，0.97）	0.92（0.82，0.97）	0.95（0.85，0.99）
Xiao G[7]	2017	荟萃分析384	0.92	0.96	0.97
Park C C[19]	2017	94	0.89（0.83～0.96）	0.87（0.78～0.96）	0.87（0.71～1.00）
Imajo K[18]	2016	142	0.89（0.85～0.94）	0.89（0.83～0.95）	0.97（0.94～1.00）
Cui J[21]	2016	125	0.885（0.816～0.953）	0.934（0.863～1.000）	0.882（0.729～1.000）
Loomba R[49]	2014	117	0.856	0.924	0.894

T1测值需根据铁水平进行调整。LiverMultiScan是一种快速无创检查，不需要注射任何静脉造影剂。2017年发表的一项研究使用多参数MRI评估肝脏炎症和纤维化水平，据此诊断非酒精性脂肪肝病相关肝硬化，AUROC值为0.85[17]。然而，目前还需要进一步研究证实。

八、不同检查方法的比较

部分研究对活检证实为非酒精性脂肪肝病的患者进行了MRE和瞬时弹性成像的头对头比较。结果发现，与FibroScan仪相比，MRE诊断F2纤维化（AUROC 0.86～0.89 *vs.* 0.84）和F4纤维化（AUROC 0.88～0.97 *vs.* 0.95）的准确性更高[18]。C.C.Park等进行了一项纳入100多名患者的前瞻性横断面研究，以肝活检为“金标准”，结果发现MRE诊断肝纤维化（1期或以上）的准确性高于FibroScan[19]。然而，该研究不足之处在于晚期纤维化患者例数较少。在肥胖患者群体中，MRE和FibroScan对肝纤维化的诊断价值均较高[20]。

另一项研究比较了MRE与ARFI对非酒精性脂肪肝病患者纤维化的诊断价值[21]。诊断任何纤维化（≥1期），MRE的AUROC显著高于ARFI［（0.799 *vs.* 0.664；95%*CI*（0.723～0.875）*vs.*（0.568～0.760）］。根据肥胖进行分层分析后发现，MRE对肥胖患者纤维化的诊断价值优于ARFI，但在非肥胖患者中无类似发现。然而，该研究未比较MRE和ARFI对晚期纤维化的诊断价值。最近一项荟萃分析发现MRE和SWE对非酒精性脂肪肝病患者的纤维化分期具有最高的诊断准确性[7]。

总之，所有检查方法在排除非酒精性脂肪肝病患者的晚期肝纤维化方面均有良好的效果，医疗区域或中心在临床实践中可以根据设备的可及性来选择不同的检查。对于非酒精性脂肪肝病患者肝纤维化的诊断，AASLD指南如下：用于肝脏硬度测量的FibroScan仪或MRE是临床诊断非酒精性脂肪肝病患者晚期纤维化的有效工具[22]。AGA指南如下：对于患有非酒精性脂肪肝病但肝硬化风险较低的成年人，诊断肝硬化时选择MRE还是振动控制瞬时弹性成像，AGA没有提出任何建议。然而，对于非酒精性脂肪肝病伴有肝硬化高风险的成年人（高龄、肥胖，尤其是中心性肥胖、糖尿病，以及丙氨酸较正常值上限升高23u/L），AGA建议使用MRE而不是振动控制瞬时弹性成像来诊断肝硬化[23]。

九、肝脏硬度测量与血液标志物的联合应用

临床实践中有许多血清标志物[AST/血小板比值指数、BARD评分、FIB-4和非酒精性脂肪肝病纤维化评分（NAFLD fibrosis score，NFS）]可以进行简单可靠的评分并建议使用。但使用这些指标豁免肝活检时，这些评分系统的阈值或实践策略尚未达成共识[6]。一些研究表明弹性成像联用血清标志物比单独使用一种方法的效果更好。

2015年，Petta等使用FibroScan仪和FIB-4或NFS（两种互补、易实施且广泛可及的检测）对179名西西里患者的肝脏硬度进行了评估[24]。研究发现，LS联用NFS能够准确诊断或排除严重肝纤维化，并减少50%～60%的诊断性肝活检次数。

两年后，Petta等在一项多中心研究中再次评估这种了联用方案[25]。同样，LS联用NFS或FIB-4可显著降低错误分期的可能性（从2.7%降至2.6%），但不确定性升高（从54.1%升至58.2%）和总体准确性下降（从43%降至39.1%）。第二次研究的联用方案用于检测第一次研究中灰色区域的患者或LS值较高的患者（>9.6 kPa）或NFS、FIB-4值较低的患者（分别<1.455和<1.30），结果发现总体诊断准确性从69.8%升至70.1%，但不确定性也从18.9%升至20.4%，错误分期比例从9.2%升至11.3%。研究者提出了一种诊断非酒精性脂肪肝病患者晚期纤维化的算法（图10.1）。

目前，肝脏硬度联用其他生物标志物的诊断方法暂无相应指南。

十、非酒精性脂肪肝病患者的预后

非酒精性脂肪肝病患者F3或F4期纤维化与轻度纤维化或无纤维化的患者相比，肝病死亡风险增加了50～80倍[26]。2015年，Baveno VI共识研讨会的专家建议排除和诊断代偿期进展性慢性肝病（compensated advanced chronic liver disease，

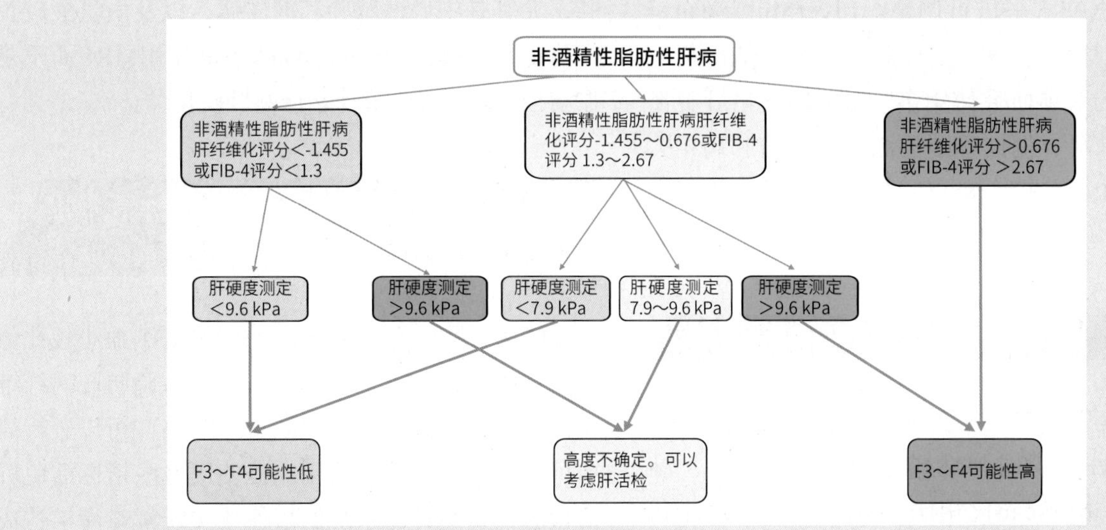

图10.1 非酒精性脂肪性肝病患者F3～F4纤维化的无创评估建议算法[25]。LSM：肝硬度测量。NFS NAFLD：纤维化评分

cACLD）的LSM临界值分别为10 kPa和15 kPa[27]。只有少数研究评估了LS对非酒精性脂肪肝病患者的预后价值。

最近一项研究纳入790例非酒精性脂肪肝病相关代偿性肝硬化患者并证实了Baveno VI标准。研究结果显示，排除需要治疗的静脉曲张的最佳阈值为血小板计数>110×10⁹/L且M型探头LSM<30 kPa，或血小板数>110×10⁹/L且XL型探头LSM<25 kPa[28]。关于脾脏硬度测量在门静脉高压诊断和随访中的作用尚需进一步研究。

另一项研究纳入360名非酒精性脂肪肝病患者并使用FibroScan仪测量肝脏硬度，评估LSM对肝脏相关并发症死亡率的预后价值[29]，结果发现，LSM预测全因死亡率的准确度为0.725（0.659～0.782），预测肝脏相关并发症死亡率的准确度为0.885（0.818～0.947），肝外原因死亡率的准确度为0.704（0.630～0.776）。

然而，尚需进行前瞻性队列研究，以验证基于成像模式的基线及其随时间的纵向变化与肝硬化发病率、肝功能失代偿风险、肝移植需求和肝脏相关死亡率之间的纵向关联。

十一、非酒精性脂肪肝病患儿的纤维化评估

非酒精性脂肪肝病患儿肝纤维化的研究较少。一项前瞻性研究纳入67名经活检证实为非酒精性脂肪肝病的青少年（年龄10～17岁；平均身体质量指数为34.7 kg/m^2），采用时间谐波弹性成像技术测量肝脏硬度。该方法使用床式致动器设备对连续多频振动进行刺激和实时分析，从而测量深达14 cm范围内整个肝脏的硬度。与使用瞬时激励的经典超声弹性成像方法不同，时间谐波弹性成像利用振动床产生剪切波能量的连续通量，波能的持续流入确保剪切波在整个肝脏中传播。该技术类似于声辐射力脉冲，结果显示为剪切波速；不同于瞬时弹性成像（测量杨氏模量）和MRE弹性成像（显示经典的剪切模量图）[30]。所有患者都可行时间谐波弹性成像（失败率为0），包括70%（*n*=47）的重度肥胖患者（身体质量指数高于99.5%以上百分位数）。诊断任何纤维化（>F1期）、中度纤维化（>F2期）和晚期纤维化（>F3期）的AUC分别为0.88（95%*CI* 0.80～0.96）、0.99（95%*CI* 0.98～1.00）和0.88（95%*CI* 0.80～0.96）。

一项回顾性研究纳入86名年龄小于21岁的患者，在3个月内接受了MRE和肝活检[31]。51名患者（59.3%）的纤维化分期为Ludwig2期或以上（仅有2名肝硬化患儿）。Ludwig 0～1期*vs*.2期及以上的AUROC值为0.70（95%*CI* 0.59～0.81）。LS最佳临界值为2.27 kPa，敏感性为68.6%（95%*CI*：57.2%，80.1%），特异性为74.3%（95%*CI*：63.5%，85.1%）。该研究认为脂肪变性或炎症是诊断肝纤维化的混杂因素。

最后，一项纳入65名患儿的回顾性队列研究使

用MRE评估肝纤维化进展[32]。从首次MRE到最后一次MRE的时间间隔为（27±14）个月。20%的患儿出现肝脏硬度下降，22%的患儿肝脏硬度增加。肝脏硬度改变与ALT的变化无关。

截至2019年，临床实践中仍不建议使用肝脏硬度来诊断非酒精性脂肪肝病患儿的肝纤维化。

十二、肝脏硬度作为筛查工具的应用

越来越多的证据表明，非酒精性脂肪性肝病除增加肝硬化、终末期肝病和肝细胞癌的风险外，还影响其他器官的患病风险[33]。例如，非酒精性脂肪肝病是心血管疾病（cardiovascular disease，CVD）[34]、2型糖尿病[35]和慢性肾病[36]的独立危险因素。此外，普通人群中的非酒精性脂肪肝病患病率约为25%。因此，应对所有这些人群的肝纤维化或肝硬化程度进行筛查评估。

有学者针对巴塞罗那met-ropolitan地区的18～75岁人群进行了一项横断面研究[37]。研究者从初级卫生保健登记册中随机选择研究对象，通过瞬时弹性成像测量3076名受试者的肝脏硬度来评估肝纤维化。结果发现约3.6%的受试者肝脏硬度＞9.0 kPa。与肝脏硬度增加相关的独立因素包括男性、腹型肥胖、2型糖尿病，以及血糖、高密度脂蛋白和甘油三酯水平。研究者建议将肝脏硬度＜9.2 kPa作为筛查指标。

一项针对社区糖尿病人群的研究纳入705名患者并进行肝脏硬度测量[38]。总体而言，7.3%的患者存在晚期纤维化（肝脏硬度≥9.6 kPa）。多变量分析显示，与严重纤维化相关的因素有年龄、超重和GGT升高。

另一项前瞻性队列研究纳入1884名糖尿病患者，使用LS筛查非酒精性脂肪性肝病[39]。17.7%的患者出现LS升高（95%*CI* 16.0%～19.5%）。多变量分析显示LSM升高与糖尿病病程较长、身体质量指数较高、ALT升高、随机尿白蛋白/肌酐比值和高密度脂蛋白水平降低相关。研究认为高身体质量指数和血脂异常的糖尿病患者罹患非酒精性脂肪性肝病的风险特别高，可作为肝脏评估的目标人群。

另一项前瞻性研究评估了277名糖尿病住院患者[40]。结果发现FibroTest（血液标志物）＞0.59或肝脏硬度大于8.7 kPa时，可诊断严重纤维化。严重纤维化的患病率为15.5%。通过多因素分析，与严重纤维化相关的因素包括年龄＞50岁、2型糖尿病、无视网膜病变和既往糖尿病足溃疡史。

一项前瞻性研究连续纳入100名糖尿病住院患者并进行横断面分析[41]，结果发现MRE诊断出的晚期纤维化（定义为MRE≥3.6 kPa）患病率为7.1%。非酒精性脂肪肝病患者年龄较小，平均身体质量指数、腰围和代谢综合征患者的患病率较高。26%的非酒精性脂肪肝病患者出现丙氨酸氨基转移酶升高。然而，MRE因成本和可及性的限制而无法推广使用，也使得MRE不太可能用作筛查手段。

一项研究纳入76名病态肥胖患者［平均BMI（45.2±7.1）kg/m^2］并评估了LSM（FibroScan仪，XL型探头）对肝纤维化的诊断价值。FibroScan检查成功率为87.9%。LSM预测显著纤维化和晚期纤维化的AUROC值分别为0.65（95%*CI*：0.52～0.77）和0.83（95%*CI*：0.72～0.94）[42]。

根据这些研究，EASL-EASD-EASO指南建议如下：由于2型糖尿病患者发生非酒精性脂肪肝病的风险极高，无论肝酶水平如何，应常规筛查非酒精性脂肪肝病（附图2）[43]。

然而，AASLD指南的建议则完全不一样[22]。目前不建议在初级保健机构、糖尿病或肥胖诊所的高危人群中进行非酒精性脂肪肝病常规筛查——因为诊断性检查和治疗方案存在不确定性，筛查的长期益处和成本效益的证据不足。2型糖尿病患者高度怀疑非酒精性脂肪肝和非酒精性脂肪性肝炎时可以使用临床决策辅助工具，如NFS、FIB-4指数或瞬时弹性成像（FibroScan），有助于甄别晚期纤维化（桥接性纤维化或肝硬化）的低风险或高风险患者。

目前，对于既往有心血管事件病史患者的筛查尚无具体指南。

十三、临床实践中如何应用肝脏硬度？

在临床实践中，一个反复出现的问题是“我们应该使用哪一个临界值？”。临界值的选择取决于疾病本身和临床目标。事实上，肝纤维化各阶段的临界值往往因疾病而异，如HBV患者的临界值应考虑ALT水平。此外，在某些情况下，临床需要更敏感的临界值，而另外一些情况下需要特异性更高的临界值。

FibroScan诊断晚期纤维化的临界值8.7 kPa具有88.4%的敏感性、62.9%的特异性、89.8%的阴性预测值和59.4%的阳性预测值[29]。当临界值小于8 kPa时，FibroScan的阴性预测值为94%～100%。当临界值为7.9 kPa时，诊断晚期纤维化或更严重疾病的敏感性、特异性、阳性预测值和阴性预测值分别为91%、75%、52%和97%[9]。最后，一项荟萃分析认为临界值设为7.2 kPa时，阴性预测值可排除89%（95%*CI*：84%～95%）的晚期纤维化或肝硬化[44]。为了控制晚期纤维化或肝硬化，建议XL探头的临界值设为9.3 kPa[8]。最新型的FibroScan仪可以自动选择探头。美国最近一项研究表明，Youden建议F≥F2、F≥F3和F=F4对应的临界值分别为8.2 kPa、9.7 kPa和13.6 kPa[12]。最近，Wong等提出单纯以LSM排除和诊断代偿性晚期慢性肝病的临界值分别为＜10 kPa和≥15 kPa [45]。

有学者建议ARFI诊断晚期纤维化的临界值为1.55～1.61 m/s，诊断肝硬化的临界值为1.80～1.87 m/s[46, 47]。而Aixplorer仪诊断晚期纤维化和肝硬化时，若敏感性高于90%，则临界值分别为8.3 kPa和10.5 kPa [14]。

使用MRE诊断晚期纤维化时，阈值＞4.39 kPa的敏感性为90.9%，特异性为97.3%[48]；临界值设为3.63 kPa，则敏感性为0.86（95%*CI*：0.65～0.97），特异性为0.91（95%*CI*：0.83～0.96），PPV为0.68（95%*CI*：0.48～0.84），NPV为0.97（95%*CI*：0.91～0.99），AUROC为0.924[20, 49]。

十四、后续治疗或不治疗

晚期肝病尤其是非酒精性脂肪肝病的重要替代指标之一是肝纤维化进展。最近一项荟萃分析发现，非酒精性脂肪性肝炎患者行基线组织学评估后，平均每年纤维化进展率为0.09（95%*CI*：0.06～0.12）[1]。重要的是，迫切需要与组织学严重程度纵向相关的无创检查研究。

最近一项研究表明，MRE中肝脏硬度降低15%～19%，对应体重下降5%（通常较低阈值与非酒精性脂肪性肝炎患者的肝组织学改善相关）[50]。然而，LSM变化的确切临床意义仍有待确定。

最近，有学者对selonsertib II期临床试验中纳入的非酒精性脂肪性肝炎合并2期或3期纤维化患者的数据进行了评估。包括集中读取治疗前后的MRE，以及根据非酒精性脂肪性肝炎临床研究网络分类和非酒精性脂肪性肝病活动评分（NAS评分）评估肝活检。54例基线MRE和肝活检的患者在第24周评估后发现，18例（33%）纤维化改善（分期下降≥1期）。MRE预测纤维化改善的AUROC为0.62（95%*CI*：0.46～0.78），最佳阈值为相对减少≥0。在此阈值下，MRE的敏感性为67%，特异性为64%，阳性预测值为48%，阴性预测值为79%。这些初步研究结果支持MRE可进一步纵向评估非酒精性脂肪性肝炎患者组织学变化[51]。

另一项来自日本的研究中，对97名活检证实的非酒精性脂肪肝病患者使用瞬时弹性成像进行肝脏硬度测量，34名患者在10年后再次行LS测量，其中14名患者进行了配对活检[52]。在10年间，32.4%患者出现 LS进展，50%患者病情稳定，17.6%发生LS改善。最初诊断非酒精性脂肪性肝炎的患者中，10年后发展为F4（肝硬化）的患者占比18%；最初经TE诊断为F0的患者在10年后无一例进展为肝硬化。LS变化与纤维化分期的组织学变化、NAS评分及脂肪变性、炎症活动度和纤维化评分总和的变化相关。导致LS改善 （≥2 kPa）的因素有：身体质量指数（单位：kg/m^2）改善1个单位以上，初始天冬氨酸转氨酶、丙氨酸转氨酶或丙氨酸转氨酶应答率升高（下降超过30%或降低至40 IU/L以下）[52]。

最近一项前瞻性研究纳入2251名非酒精性脂肪肝病患者[53]，中位随访时间为27个月。在研究期间，55名患者死亡，3名患者接受肝移植；21名患者（0.9%）发生了肝脏相关事件（肝功能失代偿或肝细胞癌），而142名患者（6.3%）发生了癌症（不包括肝细胞癌）。151名患者（6.7%）在随访期间发生心血管事件。随着基线肝脏硬度的增加，总生存率显著降低。多变量分析显示总生存率的独立预测因子（调整后HR=aHR）包括：基线LSM的aHR=2.85，年龄aHR=1.11，男性aHR=2.05。肝脏硬度升高的患者易发生严重的心血管和肝脏事件，但没有发生其他癌症。有趣的是，本研究未发现可以预测不发生肝癌风险的临界值，但肝细胞癌的发病率随着基线LS的增加而升高（<12 kPa：0.32%；12～18 kPa：0.58%；18～38 kPa：9.26%；>38 kPa：13.3%）。综上所述，研究认为初始LS值可预测生存率、心血管和肝脏并发症[53]。

十五、未来有待解决的问题

尚需进一步研究来甄别纤维化进展和并发症风险的患者。需要进一步认识和理解肝脏硬度随时间的演变（增加/减少）。非酒精性脂肪性肝炎的诊断是非酒精性脂肪肝病患者治疗的关键。LS对非酒精性脂肪性肝炎的诊断准确性是未来几年的挑战。还必须评估MRE、FibroScan、其他方法和（或）活检的成本效益，以制定非酒精性脂肪肝病相关纤维化的最佳诊断策略。最后，需要进行成本效益研究，以评估不同的检查策略，如序贯使用生物标志物（FIB-4），然后进行LS测量。

十六、结论

对于设备齐全的医疗中心，超声弹性成像（如FibroScan仪和剪切波弹性成像）诊断晚期纤维化或肝硬化方面具有中度到高度的准确性，可用于常规临床实践。相较而言，MRE检查的成功率和准确性更高，但受成本和设备可及性的限制。此外，在数百万晚期纤维化风险患者中进行常规临床管理显然不现实，然而，部分患者可以纳入临床试验，以确定具有潜在抗纤维化作用的药物。FibroScan仪可在门诊和床旁进行，可立即获得检查结果，有助于甄别极高风险以及极低风险的非酒精性脂肪肝病晚期纤维化患者。该技术还为就诊患者提供临床咨询并协助患者迅速做出肝活检决定。这些检查信息可以帮助临床医师更好地管理非酒精性脂肪肝病患者。SWE或ARFI与FibroScan仪类似，也可用于非酒精性脂肪肝病患者的风险分层，这取决于当地设备的可及性和专业水平，以及专业技术人员对晚期纤维化、剪切波速度或LS临界值的熟悉程度。此外，应与当地肝病学家和（或）放射科医师进行讨论，以确定首选检查、对检查者的经验要求和预先指定的报告标准，以确保对检查结果做出正确判读。

参考文献

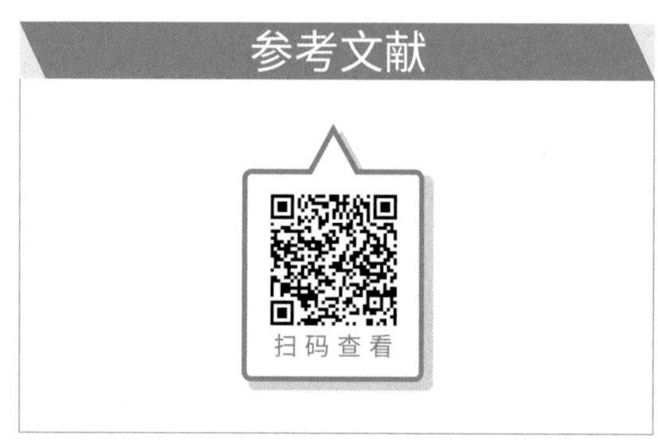

第十一章

酒精性肝病的肝脏硬度

Sebastian Mueller

一、ALD患者诊断的特殊挑战

酒精性肝病（alcoholic liver disease，ALD）是欧洲严重肝脏疾病的最常见病因，根据世界卫生组织的数据，超过40%的肝脏相关性死亡归因于酒精[1]。此外，在过去二十年中，无论是在欧洲还是在美国，ALD相关肝硬化患者的肝移植数量都有所增加[2-3]。尽管ALD负担沉重，但不幸的是，大多数患者就诊时即诊断为失代偿期，通常表现为腹腔积液或黄疸。此外，很大一部分新诊断的肝硬化患者曾于近期就诊于基层医疗机构或急诊科[4]，但并没有采取任何干预措施。ALD疾病谱构成广泛，从肝细胞脂肪变性到脂肪性肝炎、进行性肝纤维化、肝硬化及其并发症[1]。虽然酗酒者几乎一定发生脂肪变性，但据估计，只有10%~20%最终发展为肝硬化[5]。由于代偿期患者是否发生晚期纤维化或肝硬化是预测长期生存的主要因素，因此在肝功能失代偿前诊断出晚期纤维化可以促进戒酒和提高生存率，具有重要的临床意义[6]。肝脏疾病由于无症状或者仅有轻微症状，通常很难诊断。即使是终末期肝硬化，进行常规实验室检测或超声筛查后仍有约40%无法诊断[7]。ALD的诊断存在三大困难而更加复杂：①患者自我报告不足；②缺乏敏感的饮酒生物标志物；③临床表现多样。这些是医师和健康统计数据经常低估ALD的原因[8-9]。因此，ALD的诊断通常必须联合临床、实验室、弹性成像和其他影像学发现（图11.1），其中弹性成像在早期筛查和随访中发挥了重要的作用。

二、弹性成像与其他方法诊断纤维化的比较

尽管ALD符合慢性肝病的典型病程，包括酒精性脂肪肝、脂肪性肝炎、纤维化，最终发生肝硬化（图11.2），但最重要的是早期识别严重脂肪性肝炎和酒精性肝硬化，因为这将挽救生命、预防并发症，并启动随访计划[7]。最重要的临床终点是酒精性肝硬化和临床定义的酒精性肝炎（alcoholic hepatitis，AH；ASH1？文中未提及）。ASH1（上文未提及）不应与常见和组织学诊断的脂肪性肝炎（ASH，ASH2）相混淆（图11.2）。

由于AH/ASH1非常罕见，而且缺乏早期预测因子，因此对酗酒者肝脏问题的筛查应主要侧重于纤维化的筛查[7]。

在肝脏病学中，肝活检是重要的确诊手段，也是排除其他额外疾病的重要方法。然而，肝活检是一种有创手术，严重并发症高达7%[10]，且诊断纤维化的采样误差高达30%[11-15]。并发症从轻度（疼痛和少量出血，约6%）至重度（0.1%）均有可能发生，还包括罕见的致命性穿孔和出血[16-17]。而且，酗酒者通常很少就诊，也不太可能接受有创检查进行确诊。尽管国际指南建议酗酒者进行活检，但据估

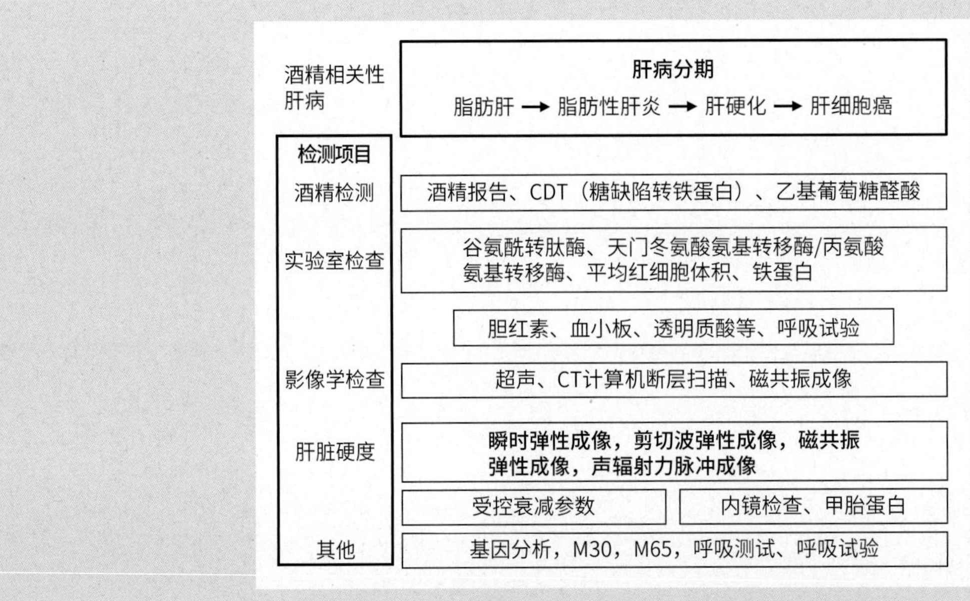

图11.1 各种检查方法对ALD不同阶段的诊断价值

计，疑似ASH1/AH患者只有不到1%接受了活检[18]。

关于纤维化的诊断，所有成像技术必须依赖于所谓的"肝硬化的确切形态学征象"，如肝脏结节状硬化或脐静脉再通，而脾大或腹腔积液则无特异性。然而，伴有明显肝硬化的ALD患者中仅有一半的患者可发现这些影像学征象[7]。长期以来，人们认为血清标志物可以方便地进行纤维化筛查[7, 19]。然而，早期一项ALD研究已证实TE明显优于各种血清标志物[20]。此外，血清标志物的检查并不需要复杂的诊断流程。尽管此处不详细讨论，但寻找在全球范围内应用，尤其是在第三世界国家负担得起的筛查工具时，血清标志物具有重要优势（附表1）。

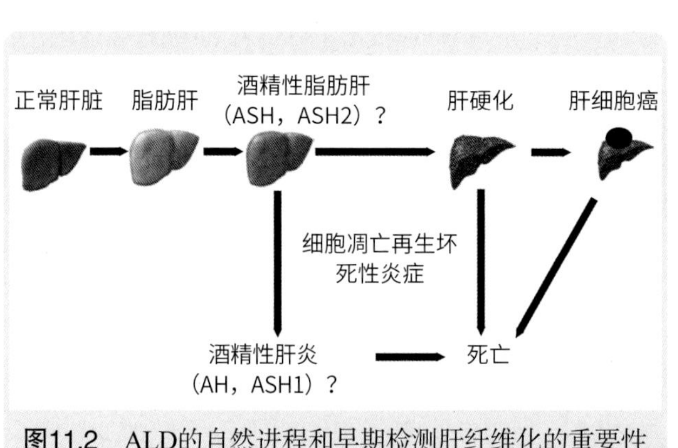

图11.2　ALD的自然进程和早期检测肝纤维化的重要性

三、ALD纤维化的弹性评估

目前已有研究直接比较TE与ARFI或二维剪切波弹性成像的诊断价值，但无ALD的可靠数据。因此，本章重点介绍TE诊断ALD的情况。与流行性肝病（如病毒性肝炎）相比，LS在ALD中的研究起步较晚。表11.1列出了经活检证实的ALD患者中LS的主要研究。早期研究将TE与纤维化的血清标志物进行直接比较，结果发现TE对ALD患者的诊断价值更高[20]，在诊断F4肝硬化方面，AUROC通常>0.9。尽管所有研究都认可TE的诊断价值，但临界值范围为11.5～25.8 kPa时，TE的诊断性能存在巨大差异，这主要与炎症有关，炎症可通过转氨酶水平评估[21]。一项研究发现ALD患者在戒酒期间可出现LS降低[21]，详情请参阅第七部分"如何在临床实践中应用肝脏硬度中临床案例：肝脏硬度的应用与解读"一章。

表11.2总结了戒酒/复饮者和LS的数据。完全戒酒可致戒酒1周内LS降低约20%，纤维化程度降低27%（图11.3）。正如Selincro（纳美芬）的最新研究[22]所示，即使两个月内饮酒量减少40%，LS也会显著降低17%。另一项研究发现，62名患

表11.1　ALD患者的肝脏硬度和纤维化分期（经活检证实的研究）

参考文献	患者数量（*n*）	相关性	F4 的 AUROC	F4 的临界值
Nahon等[39]	174	0.70，$P<0.0001$	0.87	22.6
Nguyen-Khac等[20]	103	0.72，$P<0.014$	0.92	19.5
Kim等[40]	45		0.97	25.8
Boursier等[41]	217	0.87，$P<0.02$	0.91	17.3
Mueller等[21]	101		0.92	11.5
Janssens等[42]	49	0.72，$P<0.001$	0.86	21.1
Fernandez等[43]	15		0.93	18.0
Thiele等[44]	199		0.94	16.9
Voican等[45]	217	0.73，$P<0.0001$	0.93	20.8

表11.2　戒酒和复饮者的肝脏硬度变化

参考文献	年/平均饮酒量/天（g/d）	患者数量/干预措施	戒酒前后 LS 下降值（kPa）	LS 的波动幅度（%）	戒酒/复饮的时间
Mueller[33]	2010/0	50/酒精脱瘾治疗	LS均值16.5～20.1	下降17	5.3天
				下降27/戒酒7天	7天
Gelsi等[24]	2011/0	23/戒酒后复饮		下降20/戒酒8～60天	9周
				升高32/继续饮酒8～60天	9周
	2012/150	137/戒酒	LS中位数6.1～7.2		7天
Mueller等[22]	2019/98	纳美芬（Selincro）治疗12周内每天饮酒量减少45克	LS均值8.7～10.5 LS中位数5.4～6.0	下降13	12周
Mueller[34]	2019/181	23/完全戒酒	LS均值10.5～20.5	下降48	5.7年
Mueller[34]	2019/194	23/继续饮酒	LS均值14.8～18.1	升高22	5.3年

者（45.3%）在完全戒酒后LS显著降低，32名患者（23.3%）纤维化程度降低，11.7%的患者发生LS增加[23]。戒酒时间从1周增加到9周后， LS显著下降的患者从41.7%增加到66.7%[24]。早期观察研究表明，长期戒酒更有益，如果戒酒5年，LS下降50%[25]。

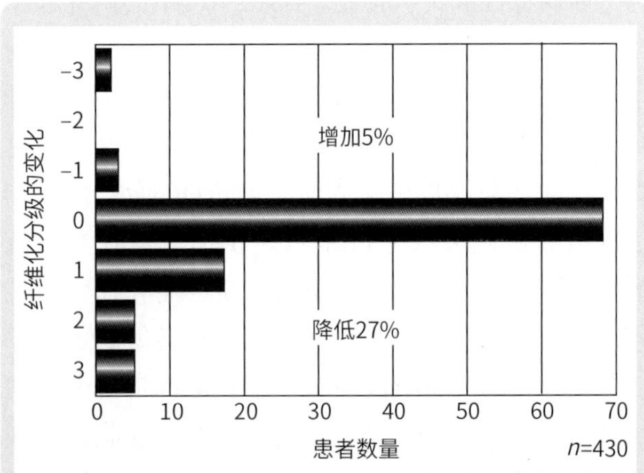

图11.3 戒酒1周后肝脏硬度诊断的纤维化分期变化。27%的患者由于炎症缓解，诊断为较低的纤维化阶段［来自海德堡队列研究（n=430），尚未发表］

如附图5所示，不同纤维化阶段的HCV和ALD患者中，肝炎标志物中以AST水平与LS的关系最密切[26]。目前尚不清楚AST为什么对LS有特殊影响，可能与肝外疾病有关——AST还存在于肌肉细胞和红细胞中。在转氨酶未升高的情况下，HCV和ALD患者F1～F2、F3和F4的临界值几乎相同（HCV：5.1 kPa、9.0 kPa和11.9 kPa；ALD：4.9 kPa、8.1kPa和10.5 kPa）。这些临界值随AST中位数水平升高而呈指数级增加。与局限于门静脉的HCV相比，小叶型ALD中AST对LS的影响更大（表11.3，图11.5a和附图3）。

在ALD患者中，AST水平通常高于ALT，约70%的患者AST/ALT比值高于2[27]，然而，AST水平很少超过300 IU/L。在肝硬化阶段，即使停止饮酒，AST水平仍可能会持续升高，但转氨酶可能转为正常[26]。附图5从3个维度展示了AST水平和纤维化分期对LS的影响。

酗酒者LS升高的其他重要混杂因素是肝细胞气球样变，可通过半胱氨酸蛋白酶3裂解的细胞角蛋白18片段（M30）水平和更晚期的胆红素水平评估[28-29]。值得注意的是，M30/65水平比转氨酶更敏感，诊断凋亡细胞死亡的特异性也更高[28]。与M65和AST水平相比，M30水平在戒酒期间显著升高，这提示细胞凋亡在ALD中的特殊作用[28]。表11.4列出了M30和M65诊断各种组织学改变的临界值和AUROCS，如肝细胞气球样变或脂肪性肝炎。

表11.3 根据AST水平校正的LS临界值定义ALD或HCV患者不同纤维化阶段的指数方程

纤维化分级	ALD 根据 AST 水平校正的 LS 临界值（kPa）	HCV 根据 AST 水平校正的 LS 临界值（kPa）
F0 *vs*. F1～F2	4.9 × exp（0.0022 × AST）	5.1 × exp（0.0018 × AST）
F1～F2 *vs*. F3	8.1 × exp（0.0046 × AST）	9.0 × exp（0.0023 × AST）
F3 *vs*. F4	0.5 × exp（0.0069 × AST）	11.9 × exp（0.0035 × AST）

注：如何使用方程的示例，用于个人或在多个患者的数据库中计算时，①使用3个公式确定根据AST水平校正的LS临界值（F0 *vs*. F1～F2，F1～F2 *vs*. F3，F3 *vs*. F4）；②通过比较原始LS和根据AST水平校正的LS临界值来划分纤维化阶段。请注意，方程对应于图11.5a，也允许自动纤维化评分，例如通过Excel表格或网页。

表11.4 M30和M65各种重要组织学改变的曲线下面积和临界值

组织学改变	M30		M65	
	临界值（U/L）	AUROC	临界值（U/L）	AUROC
气球样变1	334	0.787	926	0.789
气球样变2	426	0.795	972	0.786
脂肪性肝炎1	291	0.850	720	0.828
脂肪性肝炎2	334	0.776	926	0.784

注：所有 $P < 0.05$。

上述纳入1000多名患者的荟萃分析显示，LS与AST和胆红素浓度密切相关，无症状及非严重型酒精性肝炎的组织学特改变可导致LS升高（$P<0.0001$）。多变量分析显示，AST（$P<0.0001$）、胆红素浓度（$P=0.0002$）和凝血酶原活性（$P=0.01$）可独立影响无症状和非严重型酒精性肝炎的组织学特征。胆红素水平是否真的改善了基于LS的纤维化评分的整体表现尚待确认——因为ALD患者在终末期肝硬化阶段常出现黄疸，此时LS通常高于30 kPa，毫无疑问可诊断肝硬化；相比之下，所谓的临床性酒精性肝炎（AH，ASH1）可能产生高水平的胆红素而无LS值升高。

四、临床实践中有效的超声评估：利用LS诊断ALD纤维化

临床诊查已开始运用上述研究结果，可以方便、准确地筛查饮酒者是否患有肝纤维化或肝硬化。图11.4展示了根据超声和实验室检查结果进行LS判读的流程。根据患者自诉、临床体征或实验室检查，若怀疑患有ALD，则在腹部超声和常规血液检测后直接行TE检查。为了保持血流动力学稳定，受检者至少平卧休息5分钟。首先进行常规超声检查，并评估肝脏与脾脏大小、形态，是否存在淤血、胆汁淤积等异常，是否存在肝硬化的形态学征象，是否存在腹腔积液，以及测量下腔静脉直径。然后使用M探头进行TE检查，若M探头测量失败、明显肥胖或存在腹腔积液时改用XL探头[30, 31]。腹腔积液不是XL探头的禁忌证，且效果良好。如果患者出现LS升高，且AST >100 U/mL，则建议至少禁酒2周（最好4周）后进行第二次LS测量。若患者LS>30 kPa，除根据转氨酶水平升高诊断脂肪性肝炎外，还可确诊肝硬化，此时患者很有可能合并腹腔积液存在，LS（Heidelberg算法）诊断酒精性肝病的诊断流程图见附录图6。

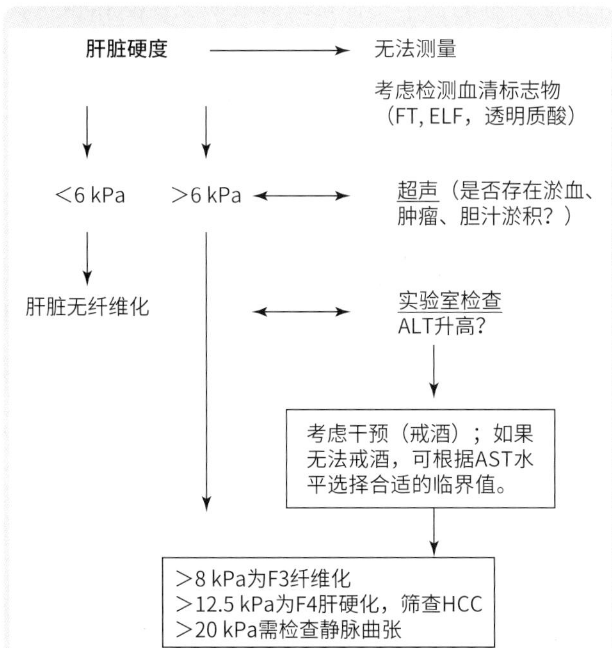

图11.4　评估过度饮酒患者纤维化分期的实用流程。根据AST水平选择临界值：可以从图11.5b直接获取或使用表11.3中给出的方程计算。FT：纤维试验分数；ELF：增强肝纤维化评分

95%的纤维化可经该流程进行无创确诊。与常规超声相比，TE诊断晚期纤维化/肝硬化患者的数量是常规超声的两倍（S. Mueller，未发表）；与组织学诊断相比，TE检查的样本误差较小［（3%～5%）*vs.*（20%～50%）］。法国最近一项弹性成像筛查研究中，纳入超过1000名45岁以上的健康人群，结果发现7.5%出现肝脏硬度病理性升高且>8 kPa，其中36%由ALD所致[32]。因此，ALD作为最常见但是经常被低估的肝脏疾病，这些新型的无创筛查工具有助于早期甄别ALD患者及随访。

五、采用TE诊断纤维化，并根据炎症情况校正临界值

我们最近开发了一种新流程，可以让AST升高的ALD患者避免重复LS检查（图11.5）。在这项多中心研究中，纳入超过2000例ALD和HCV患者并行肝脏活检确诊，结果发现诊断纤维化的LS临界值随着AST中位水平升高而呈指数级增长。AST对LS的这种影响，小叶型ALD患者明显高于门静脉型HCV患者。最值得注意的是，在HCV（0.68 *vs.* 0.65）和ALD（0.80 *vs.* 0.76）[26]中，Cohen加权Kappa系数显示了根据AST水平校正的新临界值与改善组织学纤维化分期的一致性。尽管AST校正的临界值可以方便地评估纤维化程度，即使是显著脂肪性肝炎患者也可以避免高估纤维化程度，但AST为何与LS密切相关仍不清楚，原因可能在于AST不仅来源于肝细胞，也来源于肌细胞和红细胞。另外，是否所有AST水平升高的患者都必然会出现LS升高还有待进一步研究。

六、ALD患者的LS随访

由于LS包含了从炎症、气球样变性到纤维化的所有病理特征的总和，故LS测值可以监测饮酒活动和ALD疾病进展。80%以上的患者戒酒后即可出现症状改善，如表11.2所示。一项尚未发表的初步研究首次表明，戒酒5年后LS还可继续下降。该研究对23名酗酒者随访了5.5年，LS下降了近50%。一项针对死亡率的10年调查研究显示（尚未公开发表），LS可能是预测酗酒者死亡的最佳单变量[34]。

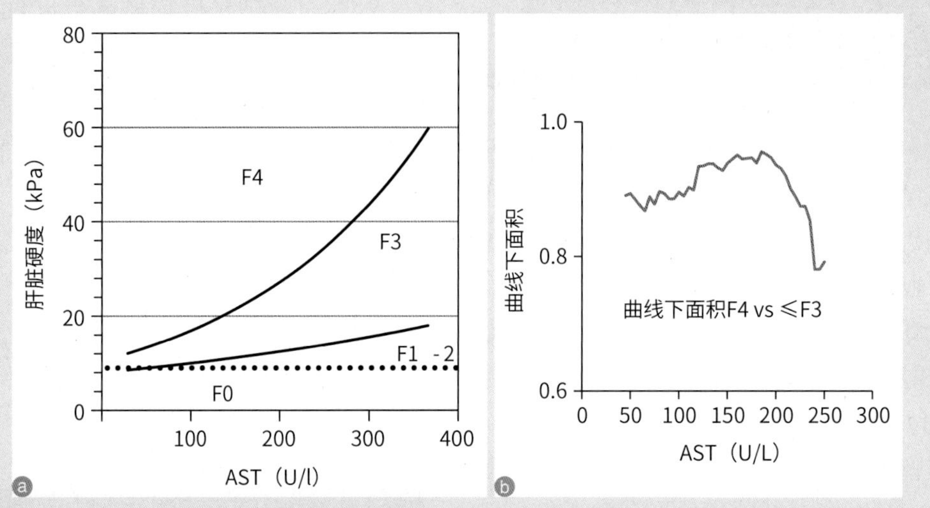

图11.5 酒精相关性肝病患者根据AST水平校正的LS临界值和用于鉴别F3和F4纤维化的相应曲线下面积。a.酒精相关性肝病患者根据AST水平校正的LS临界值；b.用于鉴别F3和F4纤维化的相应曲线下面积。请注意，临界值随AST升高而增加。当AST值在150～200区间时，诊断准确性提高。另外，根据AST校正的临界值也可以使用表11.3中的公式来计算

初步研究的Kaplan Meier曲线见附图7。因此，LS可独立于胆红素和INR来预测死亡率。LS＞12.5的患者5年后生存率为64%。

七、酒精相关性肝病中受控衰减参数与脂肪变性

受控衰减参数是一种无创诊断肝脂肪变性的新方法，通过测量超声在正常肝组织和脂肪性肝组织的不同传播来评估衰减[35]。更多详细信息请参阅本书第六部分。一项纳入个体研究的荟萃分析[36]显示，2735例混合肝病病因（主要是病毒性肝炎和非酒精性脂肪肝）患者中，受控衰减参数诊断中度和重度脂肪变性的准确性为0.85～0.90。最近一项欧洲多中心前瞻性研究[37]纳入562例ALD患者并行受控衰减参数、常规超声检查和肝活检，结果发现受控衰减参数诊断轻度、中度和重度脂肪变性的AUC分别为0.77、0.78和0.82。受控衰减参数值高于290 dB/m即可诊断脂肪变性，特异性为88%。此外，受控衰减参数对ALD患者脂肪变性的诊断价值优于常规超声检查。因此，受控衰减参数是诊断脂肪变性的一种有效检查，且无创、无电离辐射，易于操作，并能即时获取结果。此外，测量受控衰减参数的同时可进行肝脏硬度测量，同时评估纤维化和脂肪变性[38]。然而，受控衰减参数诊断早期脂肪变性的准确性较差；与其他肝病病因相比，受控衰减参数诊断ALD的准确性也较低。此外，在不同的研究中，脂肪变性的诊断标准、排除标准和分期也各不相同。多中心研究显示受控衰减参数诊断价值产生差异的原因可能在于受控衰减参数易受饮酒影响[37]。如果在同一队列中连续测量受控衰减参数，则诊断准确性会好很多。因此，我们认为，ALD不同于NAFLD，有其固有特点，这也导致了受控衰减参数在ALD中的表现较差。

参考文献

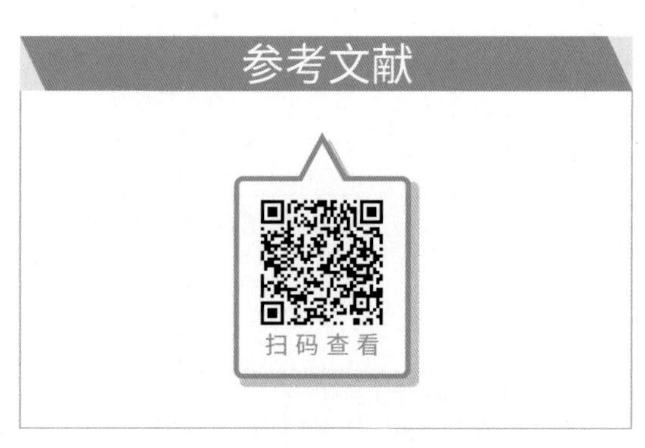

第十二章

血吸虫病患者的肝脾硬度

Zulane da Silva Tavares Veiga，Cristiane Alves Vilella Nogueira，and Flavia Ferreira Fernandes

一、前言

血吸虫病是一种在低收入和中等收入国家流行的易被忽视的热带疾病。全球共有78个国家报告了该病的传播，据世界卫生组织估计，2016年全球有2.06亿人需要预防性治疗。世界上有6种血吸虫，分别是曼氏血吸虫（schistosoma mansoni）、埃及血吸虫（schistosoma haematobium）、日本血吸虫（schistosoma japonicum）、几内亚线虫及相关的间插血吸虫（ schistosoma intercalatum）、湄公河血吸虫（schistosoma mekongi）和马来血吸虫（schistosoma malayensis）。曼氏血吸虫是分布最广、流行最广的一种，见于南美洲、非洲、加勒比地区和东地中海地区的52个国家和地区。血吸虫病通常与贫穷和缺乏适当的卫生设施有关，这种疾病通过人们接触污染的天然淡水来源从而发生传播[1]。因其主要影响青壮年和学龄儿童，可能会影响生长发育和社会发展，故不应低估血吸虫病产生的社会经济影响[1-2]。尽管在疾病控制方面取得了进展，发病率和死亡率大幅下降，但在血吸虫病流行的国家，这仍然是一个严峻的公共卫生问题。

当中间宿主蜗牛将血吸虫尾蚴释放入水，人在接触受污染的水时尾蚴穿透人体皮肤，就会发生传播[1]。在体内，尾蚴发育成成虫，成虫交配后迁移到肠系膜静脉并产卵。这些血吸虫卵留在组织中，暴发免疫原性炎症及肉芽肿和纤维化反应，可在多年后引起肠道、肝脾或泌尿系统疾病[3]。

血吸虫病表现多样，从无症状到全身急慢性表现。高达10%的感染者可发展为肝脾血吸虫病（hepatosplenic schistosomiasis，HES）的这一严重类型，其特征是门静脉高压症和肝门静脉周围纤维化[2]。最严重的并发症是食管静脉曲张出血，可能会危及生命。

二、诊断

血吸虫病可通过直接检测方法（粪便寄生虫学检测、直肠、肝脏或其他部位活检、粪便PCR）或间接方法（血清学检测、循环抗原筛查）进行诊断。活动性血吸虫感染的诊断基于寄生虫检验方法发现虫卵（如Kato-Katz法[4]）。该方法成本低、操作简单，可以直视发现虫卵并计数每克粪便中的虫卵数量，为寄生虫载量、感染强度和治疗效果提供可靠指标[4]。然而，在低流行地区或寄生虫载量低的患者中，该技术有时无法检测到虫卵。目前已经开发了新的诊断方法，如DNA诊断序列和血清学测试，并建议在这些情况下做为Kato-Katz法的补充或替代[5]。

三、肝脾血吸虫病

血吸虫性肝病是慢性肝病的一种特殊形式，其主要特征是门静脉周围纤维化，不伴明显的肝细胞损伤[4]。与肝硬化门静脉高压症不同，血吸虫性肝病的肝实质通常保持其正常的结构[3-4]。在临床实践中，肝硬化引起的门静脉高压症与肝脾型血吸虫病引起的门静脉高压症有时很难区分。

既往一直认为肝活检是诊断肝纤维化分期的“金标准”。然而，这种有创检查技术存在患者接受度低、潜在并发症和标本质量低等问题[6，7]。在HES中，评估血吸虫性肝纤维化的“金标准”方法是楔形肝活检，可在腹部手术治疗门静脉高压症时进行，但不适用于非手术患者。经皮肝穿刺活检的敏感性较低，因其获取的组织样本量少且碎片化，门静脉束较少。此外，大多数HES患者血小板减少，这意味着出血风险升高。考虑到这些局限性，目前焦点集中在非侵入性方法能否诊断临床显著性纤维化或肝硬化。

腹部超声因其可及性和敏感性而成为诊断HES肝纤维化最可靠的工具[8-9]。自20世纪80年代以来，腹部超声已广泛应用于人群研究和血吸虫患者的诊断。研究表明，超声检查在识别与血吸虫病相关的肝纤维化（也称为对称型肝纤维化）时的敏感性和特异性与组织学结果密切相关[10]。超声检查发现门静脉周围纤维增厚是该病最常见和最具特征性的改变，表现为门静脉周围高回声区[11]。为了标准化和量化血吸虫病患者的门静脉周围纤维化，WHO于1990年在开罗制定了评价门静脉周围纤维化的超声标准，1996年在尼亚美进行了修订[12]。诊断标准既有定性也有定量诊断。定性标准考虑肝脏结构，定量诊断包括门静脉分支的壁厚。根据该方案，门静脉周围纤维化可分为无异常（A型）、轻度（B型、

C型、D型和Dc型）、中度（E型和Ec型）或重度（F型）。尽管腹部超声是一种无创、安全且低成本的诊断方法，但在应用WHO方案进行超声诊断时仍存在一些局限性，如存在观察者间差异和依赖检查者的专业知识[13]。

四、血吸虫病的肝脏弹性成像

目前仍未确定肝脏弹性成像在HES中的适用性。迄今为止，仅有少数研究评估了血吸虫病引起的门静脉周围纤维化[14-20]。最近我们研究小组使用TE检测了HES和HCV-肝硬化患者与对照组的肝脏和脾脏硬度并进行了比较[14]。结果发现，HES患者的LS值低于HCV-肝硬化患者（9.7 kPa *vs.* 27.0 kPa），如图12.1所示。在HES组中，只有30%的患者LS值高于12.5 kPa。HES组的大多数患者中观察到的低LS值与临床实践密切相关——因为通过无创且易于操作、重复性高的检查方法即可鉴别低LS值的门静脉高压患者与肝硬化患者。因此，在门静脉高压（portal hypertension，PH）时，研究结果对于区分窦性和窦前性病因非常有价值。我们认为TE可有效鉴别肝硬化和HES。该研究未发现LS与门静脉高压多普勒血流参数之间的联系，也没有发现LS与门静脉周围纤维化的超声分级（尼亚美超声指南）有关，可能是因为多普勒血流参数与门静脉高压而非肝纤维化有关。

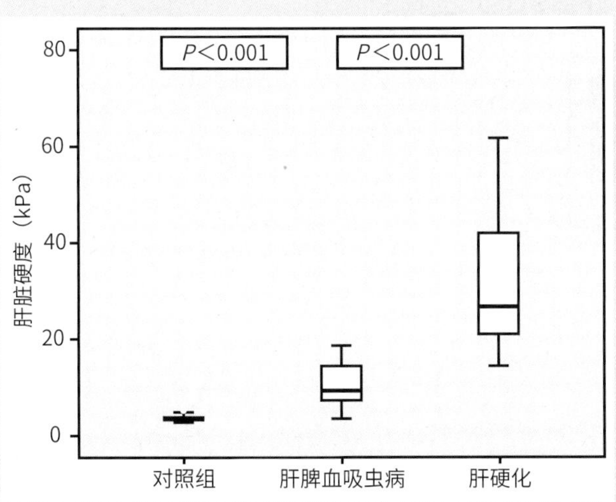

图12.1　对照组、HES患者和HCV肝硬化患者LS值的箱形图。框的长度表示50%值出现的四分位数范围；条形图显示最小值和最大值、中值和四分位数；穿过每个框中间的线表示中间值

Shiha等进行了一项针对30名HES患者的研究，旨在比较有无食管静脉曲张和脾大患者的TE结果。结果发现LS平均值为9.4 kPa，大多数患者的LS值低于肝硬化阈值[15]。研究认为TE无助于诊断单纯血吸虫病患者的肝纤维化和食管静脉曲张。最近，Shengd Wu[16]等纳入73例经活检证实的晚期日本血吸虫病纤维化患者，评估TE对纤维化分期的诊断价值。结果发现不同纤维化阶段的LS存在显著差异。诊断显著纤维化、晚期纤维化和肝硬化的最佳LS值分别为8.0 kPa、9.5 kPa和18.0 kPa。研究认为，LS是诊断晚期日本血吸虫病患者肝纤维化风险的可靠指标。

Ramzy等[17]纳入358例慢性丙型肝炎-血吸虫病合并感染患者，旨在评价TE对肝纤维化分期的诊断价值。研究将患者分为三组：第1组，无抗血吸虫抗体的慢性丙型肝炎患者（122例），第2组，抗血吸虫抗体阳性且无门静脉周围道增厚的慢性丙型肝炎患者（122例），第3组，抗血吸虫抗体阳性且门静脉周围增厚的慢性丙型肝炎患者（108例）。研究发现，血吸虫抗原、抗血吸虫抗体和门静脉周围增厚对活检和FibroScan检查之间的一致性没有显著影响，只有较高的抗血吸虫抗体滴度可能影响这种一致性。研究认为，TE是一种可靠的无创检查工具，无论门静脉周围是否增厚，均可用于诊断HES肝纤维化分期。

同样，Esmat等[18]使用TE对231例HCV患者进行肝脏弹性成像检查，其中29%的HCV患者为血吸虫血清学阳性。结果发现，血吸虫血清学阳性明显影响肝活检（Metavir）与LS结果的一致性。研究认为，尽管在血吸虫血清学阳性患者中，TE诊断中间纤维化分期（F2和F3）的敏感性受到影响，但纤维化分期（F0～F1和F4）是影响FibroScan和肝活检一致性的最独立因素。

有研究也使用点剪切波声辐射力脉冲成像（PSWE）诊断血吸虫病肝纤维化[19]。Santos等[20]纳入358例血吸虫病患者，评价了PSWE对显著门静脉周围纤维化（periportal fibrosis，PPF）的预测价值。研究以Niamey分级作为“金标准”，比较PSWE与门静脉周围纤维化的超声结果。86例患者诊断为轻度PPF，272例重度PPF。显著性纤维化组的中位PSWE（1.40 m/s）高于轻度纤维化组（1.14 m/s，

$P<0.001$）。研究发现1.11 m/s、1.39 m/s分别是排除与诊断显著PPF的最佳临界值。研究认为PSWE能够鉴别轻度PPF与重度PPF，是一种潜在的无创评估曼氏血吸虫病患者疾病严重程度的工具。

五、血吸虫病的脾脏弹性成像

在过去的几年里，学者们高度关注门静脉高压症的无创诊断这一问题。最近，有研究认为脾脏硬度可以代替其他检查来诊断肝硬化患者门静脉高压。有研究表明，瞬时弹性成像测量脾脏硬度可以预测代偿性肝硬化患者食管静脉曲张的存在和大小以及临床并发症[21-24]。

我们也进行了一项研究[14]比较HES、HCV 合并肝硬化患者和对照组的脾脏硬度（spleen stiffness measurement，SSM）。结果发现HES和肝硬化患者存在相似的SSM中值（图12.2），这表明SSM无助于鉴别肝硬化和非肝硬化门静脉高压症。与多普勒超声其他测量参数比较后发现，高SSM与右肝叶直径、脾动脉阻力指数、门静脉直径、门静脉面积、门静脉充血指数、脾静脉直径和脾纵径的较高值相关。

我们认为，SSM与LSM不同，高SSM与部分超声多普勒参数相关，SSM可能是该门静脉高压人群的潜在替代标志物。

综上所述，LSM可能是诊断肝纤维化的可靠手段，大多数研究发现HES患者的LSM值较低，表明可能有助于鉴别肝硬化和HES。高SSM与多个多普勒参数相关，提示SSM可能是诊断HES患者门静脉高压的潜在替代标志物。

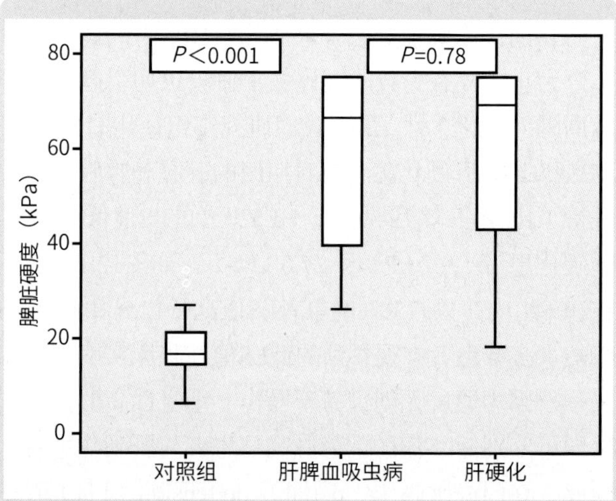

图12.2 箱形图显示了对照组、HES患者和HCV肝硬化患者的脾脏硬度值。框的长度表示50%值出现的四分位数范围。条形图显示最小值和最大值、中值和四分位数。框中间的横线表示中位数

参考文献

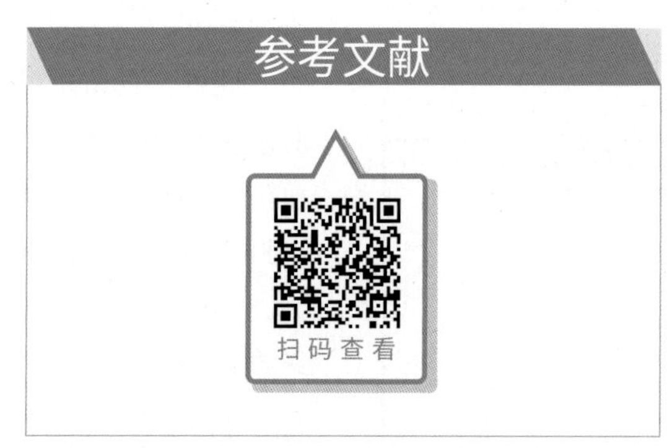

第十三章

使用肝脏硬度筛查囊性纤维化

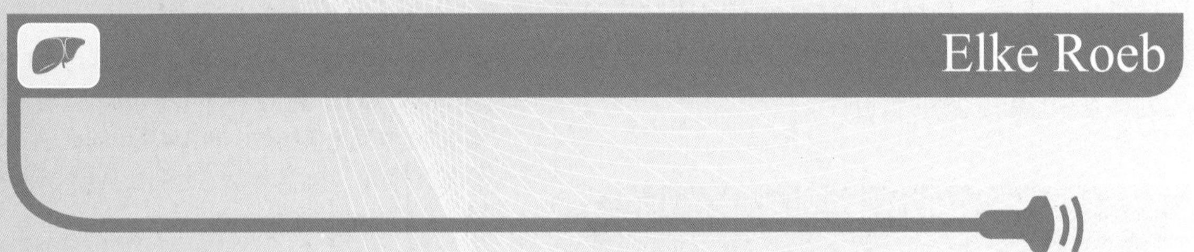

一、囊性纤维化肝损害简介

囊性纤维化相关肝病（cystic fibrosis associated liver disease，CFLD）是囊性纤维化的一种表现，发病率持续升高[1]，越来越多的患者发生囊性纤维化相关肝病的并发症。虽然目前在CFLD中已经进行了一些TE的研究，但是指南尚未将TE作为CFLD诊断的主要方法。截至目前（2019年5月），在PubMed检索“囊性纤维化AND弹性成像”，可检索出36篇论文，其中8篇涉及ARFI，21篇涉及CFLD。自2009年第一篇文献发表以来，现已进行了各种纵向研究，并将TE与多种方法联用，以提高其诊断价值和相关性。

此外，目前仍没有确定诊断或排除CFLD的临界值，怀疑CFLD时也无公认的血清标志物。尤其是CFLD患儿可能使用熊去氧胆酸（ursodesoxycholic acid，UDCA）治疗，使用前需考虑所有并发症和风险，权衡利弊。儿童通常受慢性病所累，必须服用多种药物，故希望找到UDCA治疗的最佳启动时间，以免过早用药。然而，CFLD应早期治疗，以防纤维化的进展，且目前还没有针对晚期肝病的既定疗法，这一点再次强调了常规诊断方法且最好是无创检查来监测患者的紧迫性。

二、囊性纤维化/囊性纤维化相关肝病的瞬时弹性成像

我们团队在CF治疗单元开展了一项前瞻性研究，纳入145名CF患者（75名儿童，70名成年人），进行TE检查和几种生物标志物检测[2]。CFLD诊断标准遵循2012版指南。此外，通过ELISA测定YKL-40、HA、PIIIP、MMP-9、TIMP-1和TIMP-2的血清浓度。本研究发现，CFLD患者（成年人和儿童）的TE值高于未患有CFLD的人群，且TE的诊断准确性较高[2]（图13.1）。在患有门静脉高压症的成年人中，LS进一步升高。弹性成像联合相应生物标志物用于诊断CF肝病和门静脉高压时，敏感性增加。另一项研究对66名CF患者进行TE检查，在对照组（n=59）中确定了特定年龄的临界值。该研究还发现TE测值与临床表现、每两年一次的生化检查和超声检查结果相关。研究使用Fibroscan仪进行弹性成像且很容易操作，LSM异常者有14例（21%），临床诊断的CFLD患者（11.2 kPa *vs.*5.1 kPa）、生化检查诊断的CFLD患者（7.4 kPa *vs.* 5.4 kPa）或超声诊断的CFLD患者（8.2 kPa *vs.* 4.3 kPa）均出现LS显著升高（各组P<0.02）。研究认为TE是一种客观检查，且在CF患者甚至在儿童中也很容易实施，可以作为诊断并量化CFLD的有价值工具。

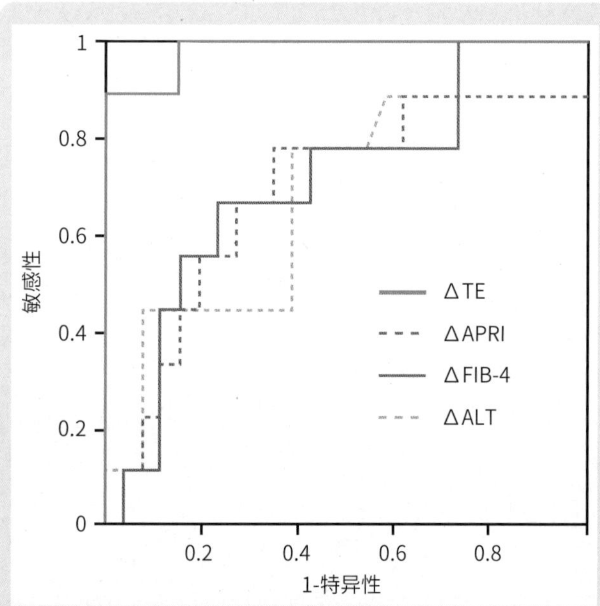

图13.1 随访5年以上的36例患儿使用不同诊断方法的AUROC。TE，瞬时弹性成像；APRI，天门冬氨酸转氨酶/血小板比值指数；FIB-4简单的无创指数，可预测显著纤维化，包括年龄、AST、ALT、血小板计数；ALT，丙氨酸氨基转移酶

Menten等在CF诊所进行了一项前瞻性研究，连续入组134例CF患者，比较TE和腹部超声检查在患儿和成年人患者中的差异。研究发现男性CF患者的中位弹性值（4.7 kPa）明显高于女性（3.9 kPa）（P=0.0013）[3]。然而，这两个数值都相当低，且处于正常范围内。

Karlas等检查了55名成人CF患者的ARFI、TE和实验室纤维化指数，其中15人符合CFLD诊断标准。结果发现，ARFI、TE和血清标志物相互影响，并在患者中检测到与CFLD相关的肝硬化。诊断成人CF特异性肝硬化的TE临界值显著低于非肝硬化患者（7.9 kPa *vs.*4.2 kPa，P=0.02）[4]。

澳大利亚一项研究纳入50名伴或不伴CFLD的成年患者，使用TE测量LS。结果发现，CFLD患者的中位LS值较高（8.1 kPa *vs.*5.0 kPa，P<0.001）。

此外，LS是唯一与CFLD相关的变量（OR 2.74，95%*CI* 1.53～4.89；*P*=0.001）。LS预测CFLD的AUROC为0.87（95%*CI* 0.77～0.98），LS≥6.8 kPa预测CFLD的敏感性为76.0%，特异性为92.0%。门静脉高压症的中位LS值较高［15.7 kPa（IQR 9.2～17.2）*vs.* 5.4 kPa（IQR 4.3～6.8）；*P*＜0.001］[5]。加拿大一项类似研究将LS阈值定为＞5.2 kPa，结果发现LSM诊断CFLD的敏感性、特异性、阳性预测值和阴性预测值分别为67%、83%、40%和94%[6]。该研究以非侵入性检查标准（异常的肝脏生化和超声检查）定义CFLD，而不是肝活检。然而，CFLD的诊断标准目前暂无公认一致的定义。

比利时一项回顾性研究（2007—2013年）旨在通过TE测量LSM以诊断CFLD。结果发现，CFLD的中位LS值为14 kPa（8.7～32.2 kPa），而无肝脏疾病的囊性纤维化（cystic fibrosis without liver disease，CFnoLD）患者的中位LS值为5.3 kPa（4.9～5.7 kPa）（*P*=0.0001）。在CFnoLD中，LS与年龄相关（*P*=0.031）[7]，该研究还发现，CFLD病情进展伴随着LSM逐渐增加[7]。LS＞6.8 kPa的临界值预测CFLD的敏感性为91.5%，特异性为91.7%。这项研究再次证实了诊断CFLD的LS值相当低。尽管如Sadler之前所述，两组的LS中位值相对较低[6]，但CFLD患者的LS值明显高于无CFLD的患者（6.4 kPa *vs.*3.9 kPa）[6]。

我们最近也开展了一项研究，旨在确定诊断CFLD的新的实验室生物标志物[8]。研究共纳入45名CF患者，所有患者均接受TE检查。在伴或不伴CFLD的两组患者中评估了220种血清蛋白的差异调节。在整个患者队列中，通过ELISA进一步量化和验证了最感兴趣的候选蛋白。

蛋白组学分析表明，与非肝病患者相比，CFLD肝病患者有43种血清蛋白至少相差两倍。ELISA定量检测显示，根据临床指南或肝脏硬度增加而诊断的CFLD患者的TIMP-4和Endoglin显著升高。与HCV纤维化但无肝硬化的患者相比，HCV肝硬化患者的血清TIMP-4和Endoglin蛋白测值最高。以6.3 kPa为临界值，TE诊断CFLD的准确性和特异性均极高。在生物标志物中，TIMP-4和Endoglin诊断CFLD的准确性较高。当TE联用TIMP-4和Endoglin诊断CFLD时，诊断敏感性和阴性预测值增加。如表13.1中所示，研究认为，TE联用TIMP-4与Endoglin可以提高无创性诊断CFLD的敏感性[8]。

三、瞬时弹性成像对囊性纤维化患者的长期随访

CFLD是一种相对常见的早期CF并发症，10岁以内儿童发病率为5%～10%，常进展为肝硬化。由于早期肝病患者更有可能从治疗中获益，因此对CFLD进行早期诊断尤为迫切。我们2017年的最新前瞻性研究发现TE是一种敏感的诊断工具，可甄别CFLD进展风险患者[9]。研究旨在对肝脏硬度和纤维化评分的5年随访纵向分析，前瞻性地甄别CFLD疾病进展风险的患者。该研究对初始肝脏硬度低于临界值（6.3 kPa）的36名患儿和16名成年人患者进行了4～5年的TE检查，通过Kruskal-Wallis测试和ROC曲线对TE、APRI及FIB-4评分进行评估和比较。结果发现，9名患儿在4～5年后LS＞6.3 kPa，每年增加＞0.38 kPa。研究首次发现TE的无创纵向评估可甄别青少年亚组中有CFLD进展风险的患者，但无法甄别成年CF患者的进展风险。比较TE与传统纤维化评分后再次证实肝脏硬度的持续评估对于准确诊断CFLD进展的重要性（图13.1）。一年后，Gomion等进行了一项回顾性研究，与我们的研究结果类似。Gomion研究纳入82名CF儿童（中位年龄：6.8岁±5.8岁），使用Fibroscan仪进行肝脏硬度测量并监测进展情况，结果以kPa/年和%/年表示，两次LSM之间的平均时间为3.5年。结果发现，初

表13.1　TE和纤维化血清标志物对囊性纤维化肝病的诊断价值

弹性	临界值	敏感性	特异性	阳性预设值	阴性预测值
TE	5.5 kPa	53.3（34.6～71.2）	77.8（62.5～88.3）	61.5（40.7～79.1）	71.4（56.5～83）
TIMP-4	139 pg/mL	72.7（39.3～92.7）	72.2（46.4～89.3）	61.5（32.3～84.9）	81.3(53.7～95）
TE+TIMP-4	5.5 kPa/ 139 pg/mL	95.2（74.1～99.8）	47.8（27.4～68.9）	62.5（43.7～78.3）	91.7（59.8～96）

注：TE，瞬时弹性成像；TIMP，金属蛋白酶组织抑制因子。

次检测肝脏硬度中位数为（3.7±1.3）kPa，然后以0.23 kPa/年，即6%/年的速度发展。研究表明，CFLD患者存在疾病进展风险时肝脏硬度恶化的概率更高[10]。研究建议，每年进行TE检查可能有助于早期发现严重肝病风险（CFLD）（表13.2）。

四、其他器官的瞬时弹性成像

对于CF患者，胰腺成像有助于早期发现纤维脂肪组织替代和脂肪瘤样肥厚直至不同形式的囊性改变。近期一项纳入19名患者的单中心研究比较了胰腺的MRI和超声成像[12]，结果发现，诊断胰腺实质完全纤维脂肪化改变和评估胰管时，超声优于MRI。然而，无论是在整个CF患者组中，还是在胰腺实质脂肪改变的亚组中，剪切波弹性成像都与MRI测量的胰腺实质强度没有直接关联。

五、受控衰减参数和囊性纤维化

TE检查同时可测量受控衰减参数，用于肝脂肪变性的半定量测定。一项研究纳入129例CF患者，评估受控衰减参数与CFLD严重程度、临床因素和LSM之间的关系[13]。总之，未患有CFLD的患者与CFLD合并门静脉高压的患者之间受控衰减参数无差异。因此，研究认为，肝脂肪变性的半定量检测并不能改善CFLD的诊断[13]。

表13.2　不同研究中诊断囊性纤维化肝病的肝脏硬度临界值及除患者特征外其他表现

研究	患者数量	CFLD患者数量	诊断CFLD的LS临界值	敏感性（95%*CI*）	特异性（95%*CI*）	AUROC	平均ALT（IU/L）	AST（IU/L）	平均GGT（IU/L）	平均血小板计数（×10^9/L）	平均APRI得分
Friedrich-Rust et al. 2013[11]	106	24	7.1	46（82～96）	91（82～96）	–	48	46.4	73	242	0.479
Karlas et al. 2012[4]	55	14	5.9	43（18～71）	97（85～100）	0.68	36	36	67	211	0.426
Kitson et al. 2013[5]	50	25	5.5	76（55～91）	92（74～99）	0.87	31.9	31.1	108.7	212	0.366
Rath et al. 2012[2]	145	68	5.5	52（40～65）	81（71～89）	0.68	34.35	–	43.4	311	–
Sadler et al. 2015[6]	127	18	5.3	67（41～87）	83（74～89）	0.78	31	28	41	218	0.50
Van Biervliet et al. 2016[7]	150	20	6.8	90（85～96）	92（85～96）	0.97	28	–	55		

注：CFLD，囊性纤维化相关肝病；ALT，谷丙转氨酶；AST，谷草转氨酶；GGT，谷氨酰转肽酶；APRI，天门冬氨酸转氨酶/血小板比值指数。

参考文献

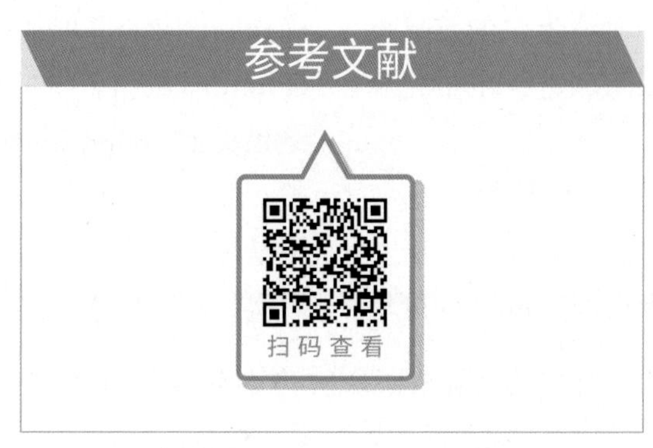

第十四章

肝脏硬度在血液疾病中的作用：窦性阻塞综合征、Budd-Chiari综合征和治疗并发症的评估

Thomas Karlas

一、对血液学患者肝脏硬度的思考

LSM通常单独用作诊断无创性纤维化的指标，而其他临床混杂因素（如肝脏灌注和炎症）的作用被低估[1]。有关更多详细信息，请参见第四部分“肝脏硬度的重要（病理）生理学混杂因素”。此外，肝脏组织中如淀粉样蛋白等蛋白质的弥漫性恶性浸润和沉积可以显著影响肝脏硬度[2-3]。

血液系统恶性肿瘤和增殖性疾病是影响肝功能的常见全身性疾病。此外，其他病因也与肝脏并发症有关，如肝静脉流出道阻塞和门–窦疾病。这些肝脏疾病可能是基于LSM诊断检查的主要目标[4]，LSM不仅有助于初步诊断，还可能在监测和指导治疗决策方面发挥重要作用（图14.1）。关于LSM在血液系统疾病中应用的科学证据仍然有限，但最近发表的文献支持血液系统疾病使用弹性成像技术进一步评估。本章概述了目前研究成果和未来发展趋势。

二、肝脏硬度测量在Budd-Chiari综合征中的应用

Budd-Chiari综合征（Budd-Chiari syndrome，BCS）是由肝静脉流出道梗阻引起的一种罕见疾病。通常与骨髓增生性肿瘤有关，但也可能发生于先天性静脉畸形患者，甚至无危险因素时也可发生。临床症状以门静脉高压和肝硬化为主，患肝细胞癌的风险增加[5]。Budd-Chiari综合征的诊断可能存在困难，尤其是在不完全静脉阻塞的情况下，需要借助先进的成像检查进行诊断。早期诊断对于治疗效果至关重要，治疗方法通常包括抗凝和再通，包括经颈静脉肝内门体分流术（transjugular intrahepatic portosystemic shunt，TIPS）[5]。

最近的系列病例和单中心研究首次发现了Budd-Chiari综合征影响肝脏硬度的证据：肝静脉流出道梗阻的表现经常伴有LS值的显著增加[6]，成功再通后LS迅速降低[7-8]。TE和基于剪切波的方法可能都适用于评估Budd-Chiari综合征[7-8]，并且可以用于完善患者的诊断评估和监测。然而，考虑到Budd-Chiari综合征的低发病率和个体特征，在不久的将来不太可能建立专门诊断Budd-Chiari综合征的LS临界值。此外，静脉流出道梗阻的患者与右心衰竭患者一样[9]，LS很容易超过50 kPa。在最近一项使用二维剪切波弹性成像的研究中，在血管成形术前2天和血管成形术后2天、3个月和6个月分别测量了Budd-Chiari综合征患者的LS。这些时间点的LS平均值分别为（35.1 ± 10.6）kPa、（20.1 ± 5.5）kPa、（15.4 ± 4.3）kPa和（15.7 ± 5.6）kPa。虽然在血管成形术后的前3个月LS显著下降，但在第3个月和第6个月之间没有进一步变化，而且LS值仍然稳定在肝硬化范围内[8]。关于另一个病例（病例20），请参见本书第53章的临床病例。

总之，Budd-Chiari综合征患者LS升高是一个重要的早期标志，而且再通后LS迅速下降，有望作为无创性指标用于患者随访。由于LS与Budd-Chiari综合征患者的静脉压力密切相关，血管成形术3个月后LS持续升高，表明术后3个月内这一时间段至关重要。静脉压力升高的时间持续过长可能会导致永久性胶原蛋白沉积，这符合肝窦压力假说[1]。有关更多的详细信息，请参见第八部分“肝脏硬度的分子基础与细胞生物学”。

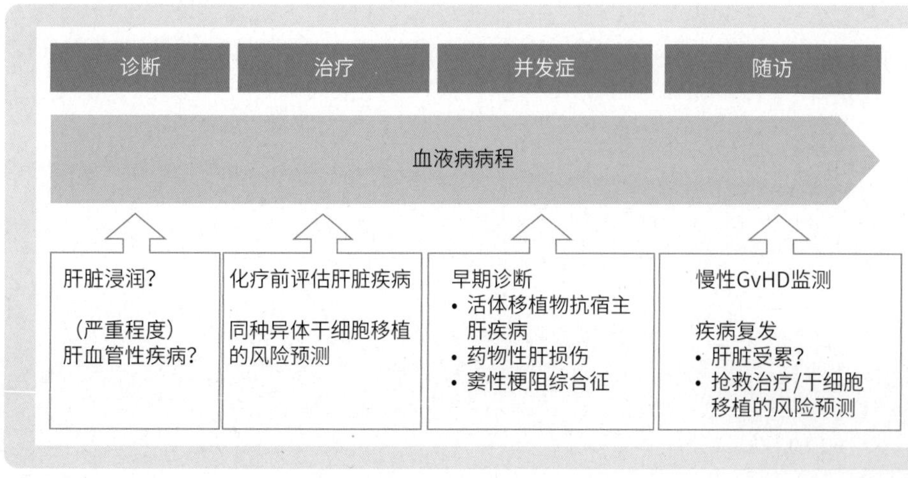

图14.1 当前以及未来LSM对血液系统疾病的诊断价值

三、肝脏硬度作为干细胞移植中的诊断参数

同种异体干细胞移植（allogeneic stem cell transplantation，alloSCT）是多种血液系统疾病的首选治疗方法，也可作为先前治疗策略失败后的抢救治疗方法[10]。由于alloSCT存在严重和可能危及生命的不良反应高风险，alloSCT仅适于在常规治疗中预后较差的年轻患者[10-12]。然而，alloSCT改良方案也为一线治疗和老年患者提供了新的机会[11，12]。

alloSCT的并发症包括感染、化疗的毒性不良反应和移植物抗宿主反应等。肝脏相关并发症显著增加了发病率和死亡率，尤其是在alloSCT治疗后的早期[13]。值得注意的是，在alloSCT术后的前3个月内经常出现药物性肝损伤、肝脏急性移植物抗宿主病（acute graft-versus-host disease，GvHD）和窦性阻塞综合征（sinusoidal obstruction syndrome，SOS）［也称静脉阻塞性疾病（veno-occlusive disease，VOD）］。尽管这些疾病的组织学改变各异，但通过临床症状和肝功能检测常可确诊。然而，由于药物性肝损伤、肝GvHD和SOS的临床表现重叠，鉴别诊断可能存在困难[11，13-15]。这些肝脏并发症可以通过炎症反应过程和肝脏灌注调节来影响肝脏硬度，故LSM可能有助于诊断和监测。然而，由于接受alloSCT治疗的患者数量有限，目前仍然局限于单中心经验，并且数据来源于不同弹性成像方法，也影响了相互比较[16]。

四、移植中窦性阻塞综合征的诊断

迄今为止，关于LSM对各种肝脏相关并发症的诊断价值研究较少[3，17]，而大多数已发表的研究主要集中于SOS[18]。SOS常由医源性中央区域窦性损伤所致，鉴于其潜在的致命病程和特定药物干预的可能性，这种疾病在移植患者的诊治中具有特殊意义[11]。

动物实验数据能够概述SOS动物模型中的LS变化情况[19-20]，通常在临床症状出现前几天就发现之前正常的肝脏硬度开始显著迅速增加，治疗成功后，肝脏硬度迅速下降，并且可能在2～3周恢复正常。表14.1概述了目前LSM用于SOS的现状。

表14.1　LSM用于诊断和治疗窦性阻塞综合征的研究概况

作者／年份	研究类型	研究方法	队列大小	主要研究结果	进一步评估
Fontanilla等. 2011[25]	系列病例	点剪切波弹性成像，连续测量	两例SOS患者	治疗成功后，诊断标准化时的剪切波速度增加	全面的诊断检查，包括对比增强造影和多普勒超声
Colecchia等. 2016[26]	一项单中心前瞻性研究的中期分析，包括同种异体移植后30天的系统随访	在HCT前和+7～10天、+17～20天、+27～30天，通过TE评估LSM	22例患儿；4例患儿出现SOS	在发生SOS之前LSM突然增加	
Reddivalla等. 2018[27]	同种异体SCT后系统随访24天的单中心前瞻性研究	在3个预定义的时间点进行二维剪切波弹性成像	25例患儿；5例患儿现SOS	在SCT后第10天至第20天，SOS患者LSM显著增加	在成像和实验室测试中进一步观察之前发生LSM变化
Colecchia等. 2019[28]	同种异体SCT后系统随访24天的单中心前瞻性研究	HCT前和第+9/10天、第+15/17天及第+23/24天通过TE评估LSM	总队列=78例患者；4例SOS患者	所有SOS患者在临床症状出现前2～12天观察到LSM突然增加	LSM的增加仅在SOS患者中观察到，但在其他类型的肝胆并发症中没有观察到
Karlas等. 2019[3]	单中心前瞻性研究，系统随访3个月	用TE和PSWE（包括脾脏PSWE）评估LSM。在同种异型SCT前和出现肝脏症状时进行评估	总队列=106；9例SOS患者	与没有明确肝脏病变的患者相比，确诊为SOS和（或）严重其他肝脏并发症的患者的LSM升高	肝GvHD、药物性肝损伤和SOS之间无特定分层
Lazzari等. 2019[29]	病例报告	SOS诊断时的TE和二维剪切波弹性成像，治疗期间的连续LSM	成年患者	SOS诊断时测量最大LSM值	SCT后100天内的标准化LSM值
Zama等. 2019[30]	系列病例研究	使用TE和二维剪切波弹性成像进行联合测量	3例儿童	SOS与LSM的显著增加相关	LSM在成功治疗后2周内恢复正常

注：SOS，窦性阻塞综合征；HCT，肝细胞移植；TE，瞬时弹性成像；LSM，肝脏硬度测量；SCT，干细胞移植；PSWE，单点剪切波弹性成像；GvHD，急性移植物抗宿主病。

五、肝脏硬度的预测价值

对接受alloSCT治疗的个体患者而言，很难预测肝脏相关并发症的风险，但在既往存在慢性肝病的患者中，风险通常会增加[18, 21]。LSM可以准确甄别晚期慢性肝病患者，也可以提示重症监护室危重患者的总体预后[22]。Auberger等在一项早期试点研究中揭示了LSM对alloSCT患者肝脏发病率的预测价值[23]。Karlas等开展了一项评估LSM预测价值的大型单中心队列研究，并证实了上述观点[3]。研究表明，用PSWE或TE评估LSM可预测总体，以及短期肝脏相关的发病率和死亡率。值得注意的是，基线LSM增加，尤其是联用肝功能检查时，可预测1年生存率。

六、未来展望和待解决问题

上述研究确定了LSM可以指导同种异体干细胞移植治疗决策的两个主要领域：首先，可将LSM纳入拟行alloSCT治疗的患者术前诊断检查中，并且LSM有助于完善风险分层[15]。如今，对于LSM明显升高的患者，要慎重考虑是否进行alloSCT，这需要进一步研究来验证单中心队列研究结果[3]，并提供合理、具体的临界值。其次，对SOS发病早期LSM动态变化的观察研究表明，LSM指导下的降纤肽治疗可能对患者有益（表14.1）。然而，SOS的低发病率为此类干预试验的设计带来极大的困难。此外，SOS患者经常需要保护性隔离和重症监护治疗，影响了常规超声设备的使用。在未来，便携式弹性成像设备可能有助于突破这些限制。

除这些重要问题外，在alloSCT术后的早期阶段[3, 17]和长期恢复过程中，LSM可以用于肝脏GvHD的诊断和监测[24]，但在给出任何建议前，还需要进一步研究支持。考虑到alloSCT治疗的复杂性[10-12]，以及LSM作为一种新的诊断方法的技术背景，LSM在血液系统中的进一步应用还需血液学、肝病学和超声专家的密切合作。

参考文献

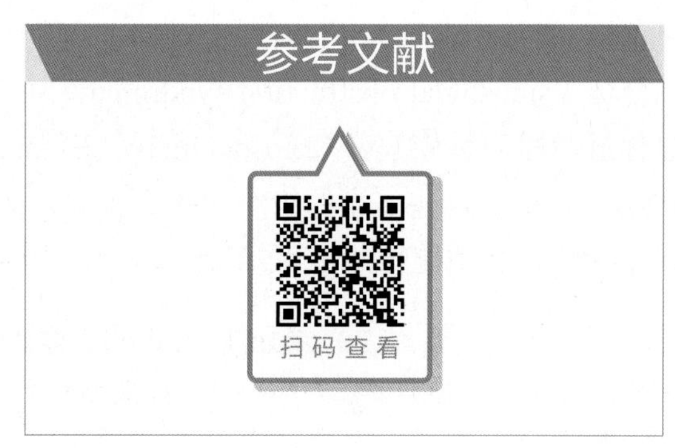

第十五章

门静脉血栓患者的肝脏和脾脏硬度

Praveen Sharma

一、前言

在发展中国家和发达国家，除肝硬化外，门静脉血栓（portal vein thrombosis，PVT）是门静脉高压的第二大原因[1-2]。门静脉和相关内脏静脉的非肿瘤性血栓形成可由多种原因引起，包括肝硬化引起的门静脉高压、高凝状态和血管内皮损伤。解剖学上，PVT可发生在肝内静脉或肝外静脉和（或）累及肠系膜上静脉和（或）脾静脉[3]。在临床实践中，有必要鉴别常见的肝硬化相关性PVT和罕见的非肝硬化相关性PVT，这两种疾病的诊断、预后和治疗均不同。肝外门静脉梗阻（extrahepatic portal vein obstruction，EHPVO）是一种肝脏血管性疾病，由肝外门静脉阻塞引起，伴或不伴肝内门静脉、脾静脉或肠系膜上静脉受累[3]。PVT患者的临床表现多样，从无症状的脾脏肿大到门静脉高压的严重并发症，如静脉曲张出血。正常情况下，腹部多普勒超声可以发现脾门静脉海绵样改变，是诊断EHPVO的首选检查[3-5]。然而，长期来看，PVT患者肝脏外观发生变化，大多数放射科医师常无法区分门静脉血栓形成是由肝硬化还是肝外门静脉梗阻所致。

二、门静脉血栓患者的肝脏和脾脏硬度

目前关于PVT患者的LS和SS的研究较少，尚不清楚PVT如何影响肝硬化患者的LS和SS。Sharma等[5]评估了65名肝外门静脉梗阻的患者［有出血，*n*=45；无出血，*n*=20；平均年龄（25.4 ± 10.7）岁；29名男性，36名女性］，其中22例（34%）有脾大。研究发现肝外门静脉梗阻患者的LS和SS［分别为（6.7 ± 2.3）kPa和（51.7 ± 21.5）kPa］显著高于对照组［分别为（4.6 ± 0.7）kPa和（16.0 ± 3.0）kPa）］。出血组患者的SS高于无出血组［（60.4 ± 5.4）kPa *vs.*（30.3 ± 14.2）kPa，*P*=0.01）］。出血组患者与无出血组患者在年龄和中位病程方面没有显著差异。LS临界值为5.9 kPa时，诊断静脉曲张出血的敏感性和特异性分别为67%和75%；SS临界值为42.8 kPa时，敏感性和特异性分别为88%和94%。研究认为SSM对食管静脉曲张的预测价值较高。Madhusudhan K S[6]的另一项研究使用二维剪切波弹性成像评估了52名肝外门静脉梗阻患者的SS，患者平均年龄为22.3岁，SS均值为（44.9 ± 12.3）kPa。严重静脉曲张患者（44.3 kPa；*n*=25）和轻度静脉曲张患者（46.9 kPa；*n*=20）的SS均值无显著差异。分析显示，SS预测严重静脉曲张的AUROC为0.477。此外，除脾脏大小外，SS与其他超声结果无关。研究认为2D-SWE测量的SS并不能准确预测肝外门静脉梗阻患者的静脉曲张程度和出血。研究者还通过二维剪切波弹性成像研究了50名肝外门静脉梗阻患者和25名健康志愿者的LS，结果发现两者的LS无显著差异（5.9 kPa *vs.*5.5 kPa，*P*=0.093）。肝外门静脉梗阻患者的LS与症状持续时间、呕血、食管静脉曲张、总胆红素、血清碱性磷酸酶和AST水平无关[7]。因此，在门静脉高压和肝外门静脉梗阻患者中，LS可能保持正常或接近正常[7，8]。

三、门静脉血栓患者的肝脏硬度升高

然而，一例PVT患者的病例报告显示，肝脏活检正常或接近正常，TE检测其LS较高。笔者认为可能是肝动脉缓冲效应（hepatic arterial buffer response，HABR）导致动脉灌注的代偿性增加，从而引起LS升高[9]。

Sutton等[10]的一项研究纳入15名患儿，平均年龄10岁以下，进行了TE测量，结果显示PVT患者的SS和LS中位数分别为4.7（2 ~ 65.2）kPa和57.5（11 ~ 75）kPa。临床显著性静脉曲张患者与无临床显著性静脉曲张患者的SS存在显著差异（62.8 kPa *vs.*13.2 kPa），LSM无差异（19.4 kPa *vs.*8.7 kPa）。在这项研究中，PVT患儿的LS值范围为2 ~ 65.2 kPa，但是没有提供关于组织学的详细信息。Vuppalanchi等对非肝硬化门静脉高压症患者进行了另一项研究[11]，研究纳入13例继发于PVT的门静脉高压症患者，平均LS为（8.4 ± 5.4）kPa，范围为3.6 ~ 18.8 kPa，31%的患者LS>6.5 kPa。11名患者进行了门静脉压力测量，45%的患者LS升高。与LS正常的患者相比，LS异常患者的肝静脉游离压（free hepatic vein pressure，FHVP）显著升高，分别为（6 ± 4）mmHg和（11 ± 3）mmHg（*P*=0.033），然而，两者的右心房压、肝静脉楔压和肝静脉压力梯度之间无差异。研究认为LS升高

可能是由肝静脉游离压升高所致。肝静脉游离压升高可能与侧支血管的形成和肝动脉血流改变引起的高动力循环有关，而这些因素可导致门静脉血流降低。此外，胆道压力增加可能与慢性PVT引起的门静脉周围静脉曲张压迫胆总管或肝外胆管有关。

有关门静脉高压症的其他章，请参见本书第五部分“肝硬化及其重要的临床结局”。Seijo等[12]回顾性研究了39例特发性门静脉高压症患者，将肝静脉插管和LSM与肝硬化相关性门静脉高压症或非肝硬化门静脉血栓形成的匹配患者进行比较。特发性门静脉高压症患者的平均LS为（8.4 ± 3.3）kPa，显著高于非肝硬化门静脉血栓形成患者［（6.4 ± 2.2）kPa，P=0.009］，但低于肝硬化患者［（40.9 ± 20.5）kPa，P=0.005］。肝静脉游离压为（7.5 ± 3.0）mmHg，肝硬化和特发性门静脉高压患者之间无显著差异。总之，对于PVT患者出现LS增加而活检正常的原因仍不清楚，但动物实验可能解释一二[13]，在这项研究中，门静脉结扎产生肝纤维化，根据肝窦压力假设[14]，门静脉结扎引起肝动脉缓冲效应而导致肝动脉血流代偿性增加，使窦床永久暴露于高压。很明显，LS可能无法鉴别PVT与其他疾病导致的肝硬化。有关更多的详细信息，请参见本书第八部分“肝脏硬度的分子基础与细胞生物学”。

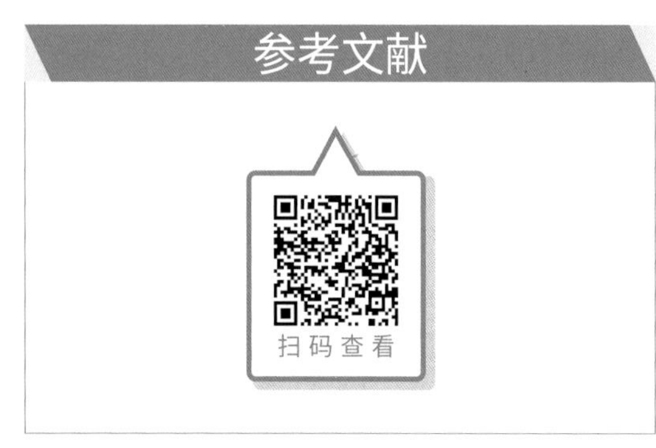

第十六章

自身免疫性肝炎的肝脏硬度

Johannes Hartl

一、前言

自身免疫性肝炎（autoimmune hepatitis，AIH）是一种慢性迁延性自身免疫性疾病，其特征是机体免疫耐受性消失从而诱发肝细胞慢性炎症[1]。目前，免疫抑制治疗是疾病控制或治愈的基石。一般而言，经治疗的AIH预后良好，然而，治疗不足或诊断过晚会导致纤维化进展的高风险和预后不良[2-4]。因此，AIH患者需要终身进行密切监测，需要无创的替代标志物监测AIH的疾病进展，而LS监测可能是早期筛查和随访的重要工具。

二、肝脏硬度是免疫抑制下自身免疫性肝炎患者纤维化分期的可靠替代指标

由于自身免疫性肝炎是一种相对罕见的疾病，LSM诊断肝纤维化的准确性研究较少[5-11]。第一项研究纳入45名AIH患者，结果发现TE诊断显著（根据Desmet和Scheuer $F>1$，另见附表25）和严重肝纤维化（$F>2$）的准确性非常高，AUROC分别为0.89和0.93[7]。随后的研究证实了这些结果[6, 8-10]。

因此，TE对纤维化分期的诊断准确性似乎与其他广泛研究的肝病（如丙型肝炎）相似[5]。基于超声的新技术，除了研究较明确的TE，还有二维剪切波弹性成像和PSWE正在成为无创性诊断肝纤维化的新方法。与TE不同，二维剪切波弹性成像和PSWE无须额外设备即可提供传统的B模式图像，因此可以同时评估肝实质和肝纤维化。在其他慢性肝病中，二维剪切波弹性成像和PSWE的应用研究比较充分，其诊断价值与TE相当[12-13]。在AIH中，这些基于超声的新方法研究数量有限，但研究结果令人振奋：Sun等的一项研究纳入112名AIH患者，结果显示二维剪切波弹性成像诊断显著纤维化（$F>1$）的AUROC为0.91[10]，另一个小型队列研究纳入31例AIH患者，结果显示通过PSWE（ARFI）评估的LS与纤维化病理分期密切相关[9]。然而，AIH研究未涉及其他技术与TE直接比较，也没有相互比较。TE的临界值如表16.1所示。

表16.1　诊断AIH纤维化分期的TE和SWE的临界值[7]

组织学分期	TE 测量肝脏硬度［n=94］*		
	$F>1$	$F>2$	F=4
最佳临界值	5.80	10.40	16.00
AUROC	0.87	0.93	0.96
敏感性	0.90	0.83	0.88
特异性	0.72	0.98	1.00

注：随后一项研究发现TE的诊断价值与此类似，但诊断肝硬化的临界值略低[1]。

* 组织学分期与肝脏硬度的相关性：ρ=0.777，$P<0.0001$。

三、自身免疫性肝炎患者肝脏炎症对肝脏硬度的影响

众所周知，肝脏炎症活动导致LS升高，此过程不受纤维化分期的影响[5, 14-17]，炎症消退后LS降低[17]。但肝脏炎症的潜在作用可能特别容易影响AIH。即使AIH患者肝酶无明显升高，组织学评估仍可发现明显的炎症活动度[3]。此外，有研究已经证实，在血清转氨酶正常后，疾病活动的组织学消退可能会滞后几个月[18]。

因此，研究发现TE检测的LS值与组织学分级的相关性在疾病早期明显优于免疫抑制后的最初几周[7]。同样，在免疫抑制治疗的最初几周内，LS急剧下降并伴随着血清转氨酶水平下降[7]。然而，在免疫抑制6个月后，LS与组织纤维化分期关系最密切，但与分级无关。最重要的是，生化指标完全恢复正常的患者与肝酶中度升高患者（血清转氨酶<4×正常上限）之间，TE诊断价值无差异。患者的肝脏炎症消退通常发生在免疫抑制治疗至少6个月且无严重疾病发作时。Xu等在AIH患者中有类似发现[11]。据其他研究报告，对于其他肝病，如酒精性肝炎和病毒性肝炎，ALT<100 U/L时肝脏炎症对LS影响不大[17]。表16.2显示了LS与组织学分级和分期之间的关系，这取决于免疫抑制治疗的持续时间[7]。有研究表明，对于其他炎症性肝病，如病毒性丙型肝炎和酒精性肝炎，血清转氨酶水平常提示严重程度，而根据转氨酶水平校正的LS阈值可以纠正肝脏炎症引起的误差[19]。到目前为止，AIH还缺

少类似的研究数据。然而，绝大多数AIH患者接受治疗后血清转氨酶正常或仅中度升高，并且LS对这些患者纤维化分期的诊断价值极高。

四、LS是预测自身免疫性肝炎疾病进展的良好指标

鉴于LSM的诊断价值较高，我们认为大多数患者的疾病在每年随访期间进行LS测量即可，尤其是确保没有疾病进展。

在临床实践中，AIH的治疗监测主要使用提示肝脏炎症的生化标志物。现已表明，除血清转氨酶外，免疫球蛋白G（Immunoglobulin G，IgG）和γ球蛋白的升高也与持续性炎症疾病活动有关[3，11，20]。因此，目前大部分治疗指南将完全生化缓解定义为多次检测血清转氨酶和IgG水平正常，并作为AIH的主要治疗目标[21]。根据我们的经验，完全生化缓解的定义可以指疾病活动度的轻微组织学改变[8]。

然而，AIH的特点是病情波动，如果不经常评估生化参数，则可能错过疾病进展[21]。因此，我们认为，除生化缓解外，每年监测LSM有助于排除疾病进展，从而减少后续肝脏活检的需要。此外，我们的研究已经发现，处于完全生化缓解期的AIH患者，其纤维化消退概率很高，这可以通过LS的降低来证明[8]。对患者来说，这可能是一个非常振奋人心的发现，尤其是对于晚期纤维化阶段才确诊AIH的患者。初步研究显示，LS对其他肝病的长期预后价值较高，提示LS对AIH也有类似的价值[22]。

在其他患者中，很难实现完全生化缓解，需要权衡疾病进展风险与加强免疫抑制治疗的潜在不良反应。此外，一些治疗方案可能会导致药物性肝损伤（drug-induced liver injury，DILI），这类患者在随访期通常需要在某个时间点进行肝活检，以指导免疫抑制治疗的强度。随访期间监测LSM可能有助于确定肝脏活检的正确时机。图16.1（文后彩图16.1）描述了AIH中LS随时间的变化，这取决于基线时的纤维化阶段，以及患者是否处于稳定的生化缓解状态[8]。

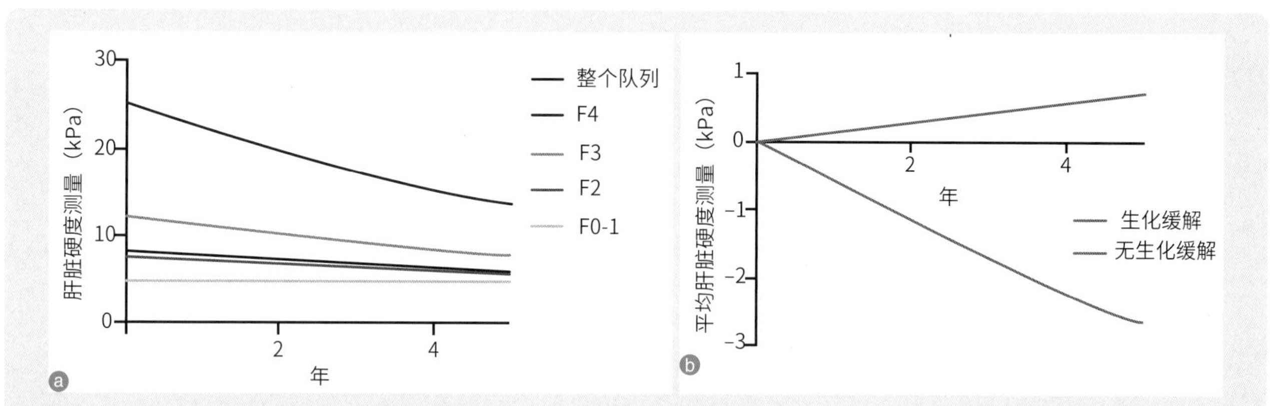

图16.1 经TE评估的AIH治疗后肝脏硬度的变化。a.根据Desmet和Scheuer分类，肝脏硬度的变化取决于基线纤维化分期；b.肝脏硬度的变化与患者是否达到完全生化缓解有关

表16.2 TE评估的肝脏硬度值与组织学分级和分期的相关性取决于免疫抑制治疗启动和肝脏硬度测量之间的时间间隔[7]

参数	TE 测量和启动免疫抑制治疗之间的时间间隔		
	＜3个月（n=34）组1	6～8个月（n=25）组2	＞4年（n=27）组3
ALT，U/L*	70 ± 51[8-191]	37 ± 43[15-108]	38 ± 47[15-94]
IgG，g/L	15.7 ± 2.9[10-21]	13.4 ± 4.7[9-27]	13.0 ± 5.3[9.6-23]
根据Desmet和Scheuer**进行分级	2.8[3]	1.8[2]	1.7[2]
TE和分级的相关性，Spearman系数	ρ=0.558，P=0.001	ρ=0.404，P=0.062	ρ=0.422，P=0.045
TE和分期的相关性，Spearman系数	ρ=0.399，P=0.19	ρ=0.809，P<0.0001	ρ=0.850，P<0.0001

注：TE，瞬时弹性成像；ALT，谷丙转氨酶；IgG，免疫球蛋白G。
* 第1组与第2组、第1组和第3组之间存在显著差异（分别为p=0.016和p=0.014）。
** 第1组与第2组、第1组和第3组之间存在显著差异（分别为p=0.024和p＜0.0001）。

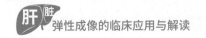

总之，LS可以可靠地诊断AIH患者的纤维化，每年随访LSM有助于排除疾病进展，从而将随访期间肝活检的需求降至最低。在免疫抑制治疗开始后的前几周内，由于肝脏炎症可导致LS增加，应根据纤维化分期谨慎地判读LS测值。除TE外，基于超声的新技术，如二维剪切波弹性成像和PSWE，尽管在AIH的应用数据有限，但可能同样具有较高的诊断准确性。

参考文献

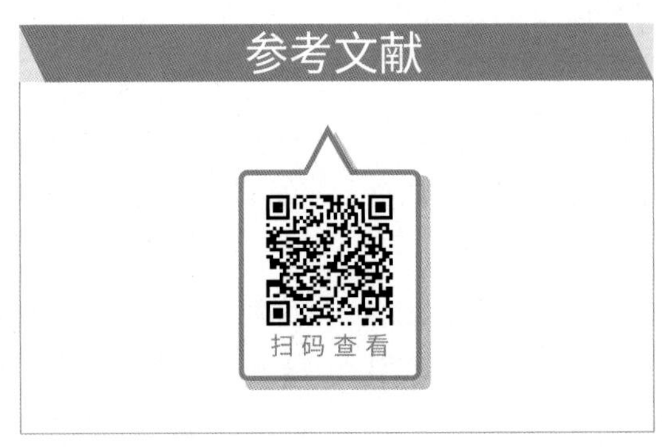

第十七章

成人 α1- 抗胰蛋白酶缺乏症的肝纤维化评估

Vítor Magno Pereira，Karim Hamesch,
and Pavel Strnad

一、前言

α1-抗胰蛋白酶（alpha1-antitrypsin，AAT）是多种丝氨酸蛋白酶的重要抑制剂，包括中性粒细胞弹性蛋白酶和蛋白酶3，可保护组织免受蛋白水解损伤[1]。AAT中的遗传变异通常导致AAT滞留于肝细胞的内质网中，从而导致体循环中AAT水平降低[1-2]，由此导致的疾病称为AAT缺陷（alpha1-antitrypsin deficiency，AATD），是最常见的潜在致命性遗传病之一[1-2]。

10%的白种人都携带*AAT*突变，迄今为止，已经发现了*AAT*基因的100多种变异[3]。其中，*Pi*Z*（密码子342位赖氨酸取代谷氨酸；rs28929474）和*Pi*S*（密码子264位缬氨酸取代谷氨酸；rs17580）变异是与临床关系最密切的变异，而野生型等位基因称为*Pi*M*。*Pi*S*和*Pi*Z*的地理分布不同，*Pi*Z*在北欧更常见（患病率高达8%），而*Pi*S*在南欧更常见（患病率高达20%[4]）。*Pi*Z*是一种危害更大的变异，因此，*Pi*ZZ*（*Pi*Z*等位基因纯合子）是严重AATD的经典病因，白种人的患病率为1∶4000～1∶2000[2-3]。*Pi*ZZ*携带者常有特征性组织学改变，即存在累积的AAT，进行高碘酸–希夫淀粉酶染色后，AAT表现为细胞内圆形聚集物[5]。另外，*Pi*SZ*表型（复合杂合体即两种变异同时存在）更为常见，但危害性较小，至少在肺脏如此[6]。与此一致，*Pi*SS*表型（*Pi*S*等位基因纯合子）仅导致轻度肺损伤[7]。

AAT的丢失更常见于肺脏，易导致肺气肿和慢性阻塞性肺病（chronic obstructive pulmonary disease，COPD）。值得注意的是，肺受累是AATD的主要死亡原因[1, 3]。相反，肝脏中错误折叠蛋白的累积导致"功能增强"毒性，并促进肝硬化和肝细胞癌的发展[8-9]。此外，AAT是一种重要的免疫调节蛋白，携带AAT变异体的个体更容易发生免疫相关疾病，如抗中性粒细胞胞浆抗体（anti-neutrophil cytoplasmic antibodies，ANCA）阳性血管炎或脂膜炎[3]。

二、α1-抗胰蛋白酶缺乏症中的肝病

肝脏受累是AATD的第二位死亡原因，携带*Pi*ZZ*的AATD患者肝脏受累情况的研究比较充分[8]。新生儿期即可出现明显症状，部分*Pi*ZZ*婴儿的症状由新生儿胆汁淤积症迁延而来，尽管症状在持续几个月后消退，但高达5%的患儿可能发展为终末期肝病，需要在学龄前或学龄早期进行肝移植[8, 10]。因此，严重AATD占儿童肝移植的3.5%[11]。熬过这一关键时期的儿童通常会好转，在青春期，大多数*Pi*ZZ*携带者的肝功能正常[12]。然而，部分*Pi*ZZ*携带者在50岁之后发展为肝病。为此，有学者开展了两项大型横断面研究，结果发现，20%～36%的*Pi*ZZ*携带者存在明显的肝纤维化[5, 13]和晚期肝纤维化，发病率是未携带任何AAT突变个体的9～20倍（称为*Pi*MM*）（图17.1[13]）。

与此一致，*Pi*ZZ*患者需要肝移植的可能性是

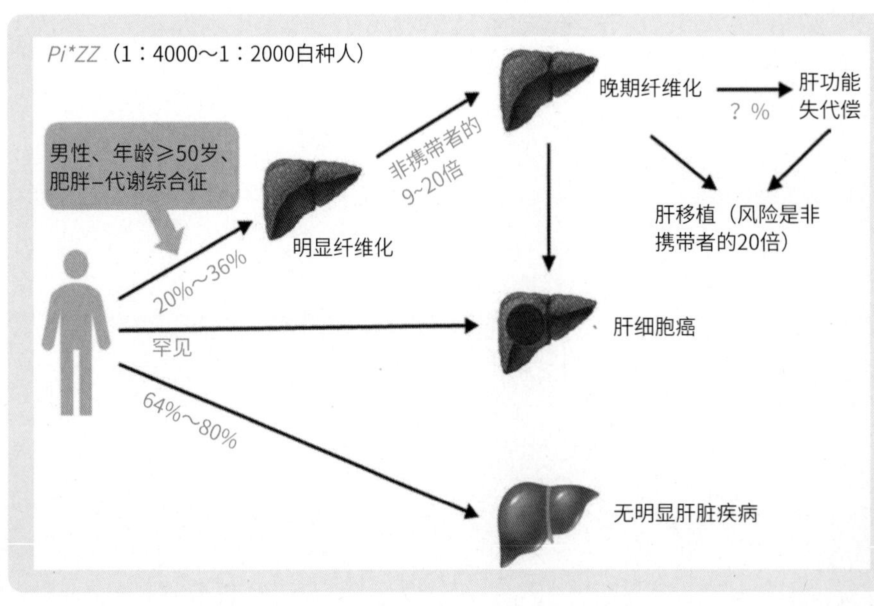

图17.1 具有严重、纯合子α1-抗胰蛋白酶突变（*Pi*ZZ*基因型）的肝脏表型。"？%"表示所述事件的确切发生率未知

非携带者的20倍[14]。值得注意的是，*Pi*ZZ*相关的肝病具有高度异质性，大部分*Pi*ZZ*携带者从未发展为临床相关性肝病（图17.1）。虽然导致疾病进展的确切原因尚不清楚，但男性、年龄≥50岁、肥胖和糖尿病/代谢综合征可能是危险因素[5，13，15]（图17.1）。尽管学者们最近进行了诸多研究与努力，但是AATD相关肝病的研究仍然不够，这一点尤需引起重视，因为相较于其他研究更充分的肝病，如自身免疫性肝炎或原发性硬化性胆管炎，AATD相关肝病的后果更严重[13]。在这方面，还需要考虑携带杂合基因*Pi*Z*突变（基因型*Pi*MZ*）的个体，占白种人口的2%～4%，在受到二次损伤后容易发展为晚期肝纤维化/肝硬化（图17.2）。

三、α1-抗胰蛋白酶缺乏症患者肝纤维化的无创性评估方法

已有各种血液检测和弹性成像方法用于无创定性诊断肝纤维化，如表17.1所示。Clark等对94例来自北美的非肝硬化*Pi*ZZ*成年人患者进行系统评估，35%的患者为临床显著性肝纤维化（METAVIR评分0～4分，纤维化分期至少2期）[5]。这项横断面研究还评估了几个无创指标。结果发现，GGT对严重纤维化（*F*≥2）的诊断价值最高，AUROC为0.77，而TE检测的LS值，以及APRI的诊断价值一般（AUROC 0.69～0.70）。另外，LS是甄别晚期肝纤维化即*F*≥3 *vs.* *F*≤2的最佳指标，AUROC为0.92。研究结果很容易理解，与之前的研究发现一样，LSM可诊断晚期肝纤维化，但鉴别轻度（如*F*≤2）与严重肝纤维化的价值有限[16]。

Kim等的研究纳入11例*Pi*ZZ*成年人，评估MRE的价值，结果发现MRE可能适用于排除肝纤维化[17]。然而，这项研究是唯一一个将无创检查与肝活检进行直接比较的研究。值得注意的是，与其他病因相比，MRE诊断*Pi*ZZ*成人相应纤维化分期的临界值相当低[5，16]；因此，在*Pi*ZZ*个体中，LSM使用常见病因非特异性临界值可能会低估而不是高估肝纤维化患者的数量。事实上，Clark等建议将鉴别重度与轻度肝纤维化（即*F*≥2与*F*＜2相比；AUROC 0.69）的LSM临界值设为5.45 kPa，然而，由于＞50%的*Pi*ZZ*患者LSM＞5.45 kPa，故这个临界值可能对临床常规实践没有价值[13]。

两项大型研究[18-19]表明，血清肝酶活性正常时不能完全排除晚期肝纤维化，还应进行其他更有价值的无创检查。相关的研究证据有许多，有3项研究评估了LSM的诊断价值，总计纳入*Pi*ZZ*患者超过670例[5，13，20]，其中最大的研究来自欧洲9个国家的联合研究，纳入554例无肝病的*Pi*ZZ*成年人，并与234名未携带任何AAT突变的成年人进行比较。以LSM≥7.1 kPa诊断为重度纤维化时，24%的*Pi*ZZ*携带者确诊。以LSM≥10.0 kPa诊断为晚期肝纤维化时，14%的*Pi*ZZ*个体确诊，发病率比非携带者高9～20

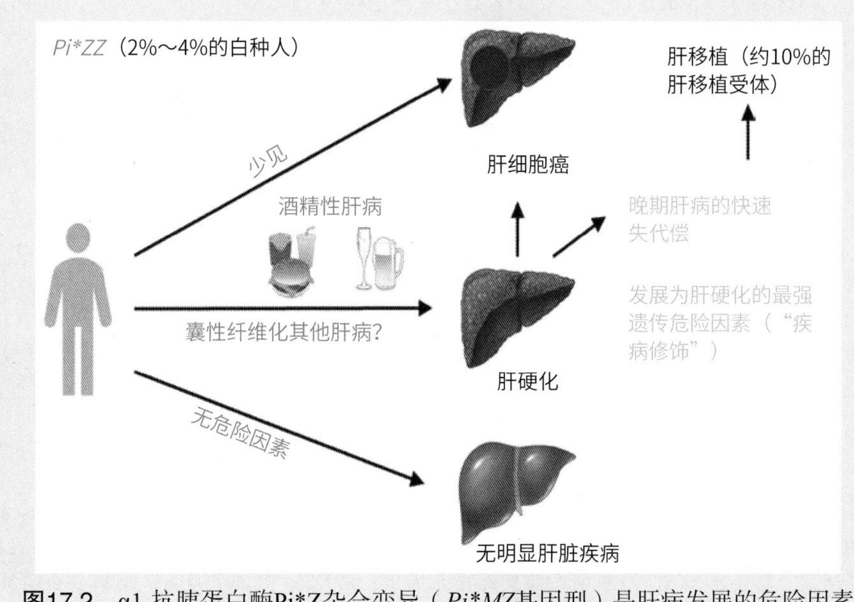

图17.2　α1-抗胰蛋白酶Pi*Z杂合变异（*Pi*MZ*基因型）是肝病发展的危险因素

倍[13]。另外两项规模较小的研究表明，Pi*ZZ携带者经LSM诊断严重肝纤维化的患者数量与前述研究相似，但估计晚期纤维化患者＜10%[20-21]。虽然这些数据不足以确定个体受试者的肝纤维化程度，但它可以将患者分为低、中、高风险组。然后，实际临床工作可以据此进行患者分层，包括年龄、性别、是否有合并症等，以判断哪些患者将从组织学活检中受益，哪些患者需要进一步行无创检查。

上述大型国际研究也评估了APRI，结果显示其与LSM具有中等相关性[13]。然而，由于Clark等的研究证实，与LS相比，APRI与纤维化组织学评分的相关性较差，我们建议仅将其作为补充诊断方法，例如，对于中等LSM值（5～7 kPa）的患者，APRI可能是一个有用的辅助诊断标准。HepaCore的研究也有类似结果，该评分系统包括年龄、性别、α2-巨球蛋白、透明质酸、胆红素和γ-谷氨酰转移酶[22]。

表17.1　使用无创性方法诊断α1-抗胰蛋白酶相关肝病肝纤维化的已发表研究综述

参考文献	病例数	主要研究结果	局限性
Kim等，2016[17]	11例Pi*ZZ成年人	≥3.0 kPa有助于预测经组织学证实的肝纤维化（F≥1）：准确性89%，敏感性80%，特异性100%，AUROC 0.9	样本量较小
Clark等，2018[5]	94例Pi*ZZ成年人	无创诊断肝纤维化方法与肝组织学活检的比较。TE＞5.45 kPa诊断F≥2级的AUROC：0.70；TE＞8.45 kPa诊断F≥3级的AUROC：0.92。F≥2级与代谢综合征相关	仅6例F3纤维化患者，无肝硬化患者
Janciauskiene等，2011[28]	52例Pi*ZZ成年人，34岁，81例Pi*MM	血清纤维化试验[29]和肝细胞损伤标志物（M30和M65）的分析 Pi*ZZ和Pi*MM的分类诊断正确率达81%（敏感性73%，特异性86%）	无组织学活检结果，样本量小，年龄受限
Mostafavi等，2017[19]	32例Pi*ZZ，15例Pi*SZ成年人	队列人群研究；通过ARFI弹性成像无创诊断肝纤维化；Pi*ZZ男性组和Pi*SZ男性组的LS明显高于Pi*MM男性组	样本量小，患者年龄37～40岁，无肝脏组织学活检结果
Mandorfer等，2018[20]	31例Pi*ZZ/SZ，11例Pi*MZ/MS成年人	通过TE/CAP评估肝纤维化/脂肪变性，测量HVPG。Pi*ZZ男性组和Pi*SZ男性组的LS高于Pi*MM男性组	样本量小，无组织学活检结果
Reiter等，2018[26]	11例Pi*ZZ，4例Pi*MZ，16例Pi*MM成年人	同时评估MRE、ARFI和2D-SWE，不同方法的检查结果密切相关	无组织学活检结果，样本量小。
Diaz等，2018[25]	29例Pi*ZZ 12例Pi*SZ 42例Pi*MM成年人，37～40岁	通过ARFI弹性成像进行无创诊断肝纤维化。Pi*ZZ携带者和非携带者之间的ARFI测值无显著差异	无组织学活检结果，样本量小，年龄有限
Guillaud等，2019[21]	29例Pi*ZZ成年人	通过TE进行无创诊断肝纤维化，18%的患者TE＞7.2 kPa（提示重度纤维化） 7%的患者TE＞14 kPa（提示晚期纤维化）	无组织学活检结果，样本量小
Karim Hamesch等，2019[13]	554例Pi*ZZ，234例Pi*MM成年人	通过TE、APRI和HepaScore无创诊断肝纤维化。20%～36%的Pi*ZZ发生重度纤维化；晚期纤维化：Pi*ZZ比Pi*MM多9～20倍。39%的Pi*ZZ发生严重脂肪变性（基于CAP）	无组织学活检结果（但不同的无创检查方法进行广泛交叉验证）

注：2D-SWE，二维剪切波弹性成像；APRI，AST/血小板比值指数；CAP，受控衰减参数（基于Fibroscan仪）；ELF，增强肝纤维化试验（基于血清的肝纤维化无创评估）；HVPG，肝静脉压力梯度；MRE，磁共振弹性成像；Pi*MM，非突变α1-抗胰蛋白酶基因型；Pi*SZ，复合杂合α1-抗胰蛋白酶缺乏症基因型；Pi*ZZ，经典严重α1-抗胰蛋白酶缺乏症基因型；TE，瞬时弹性成像（基于Fibroscan仪）。

尽管在迄今为止最大的研究中也对HepaScore进行了系统评估[13]，但它与LSM仅表现出中度相关性，且从未与AATD患者的肝活检进行过直接比较[13]。因此，需要进一步研究以确定其在*Pi*ZZ*个体中的实用性。相比之下，FIB-4（由AST、ALT、年龄和血小板计数组成的评分）与组织学活检进行过对照研究，但其诊断价值等于或低于其他已经研究过的标志物[5]。

一项小型研究[23]纳入瑞典国家新生儿A1AT筛查项目中的37名患者，使用PSWE评估肝纤维化。该研究是唯一针对AATD患者的人群队列研究，但仅纳入47名研究对象（32例*Pi*ZZ*和15例*Pi*SZ*）。研究发现，与*Pi*MM*男性相比，*Pi*ZZ*男性患者的LS增加，但在女性中未发现同样的显著差异[19]。此外，该研究存在两个明显的不足：①PSWE[23]不如TE[24]应用广泛，并且从未与AATD患者的肝活检进行直接比较；②研究纳入患者相对年轻，而重度肝纤维化通常见于50岁以上的成年人[13]。另一项来自类似年轻人队列的小型研究表明，PSWE[23]测值在*Pi*ZZ*携带者和非携带者之间无显著差异[25]。值得注意的是，另一项小型研究发现，包括MRE、PSWE和ZD-SWE在内的不同弹性成像方法的结果密切相关[26]。

四、α1-抗胰蛋白酶缺乏症患者脂肪变性的无创筛查

约44%的*Pi*ZZ*携带者表现为组织学肝脂肪变性[5]。使用基于瞬时弹性成像的受控衰减参数诊断肝脂肪变性的研究也有类似结果[27]。特别是CAP≥280 dB/m时，39%的*Pi*ZZ*携带者中检测到组织学肝脂肪变性，而在非携带者中占31%；以CAP≥248 dB/m作为诊断严重脂肪变性的临界值时，≥61%的*Pi*ZZ*受试者存在脂肪变性≥1级[13]。另一项使用CAP诊断的小型研究发现，65%的*Pi*ZZ/Pi*SZ*患者脂肪变性≥1级，52%的患者脂肪变性≥2级[20]。然而，需要注意CAP预测组织学脂肪变性的准确性尚未在AATD中得到验证。*Pi*ZZ*患者更易发生脂肪变性的原因可能在于血清甘油三酯、VLDL和LDL胆固醇浓度比非携带者低，这使学者们怀疑*Pi*ZZ*患者可能会出现肝脂质分泌受损。通过对过度表达*Pi*Z*突变的转基因小鼠观察研究发现小鼠也存在轻度肝脂肪变性[13]。

致谢 P.S.得到了德国研究协会（Deutsche Forschungsgemeinschaft，DFG）SFB/TRR57“肝纤维化”联合会的支持，以及Grifols和CSL Behring的无限制研究资助。

缩写词

AAT	alpha1-antitrypsin α1-抗胰蛋白酶
AATD	alpha1-antitrypsin deficiency α1-抗胰蛋白酶缺乏症
CAP	controlled attenuation parameter 受控衰减参数
LSM	liver stiffness measurements 肝脏硬度测量
*Pi*M*	normal AAT allele 正常AAT等位基因
*Pi*MM*	normal AAT genotype 正常AAT基因型
*Pi*MZ*	AAT genotype with heterozygosity for the Pi*Z variant 具有Pi*Z变体杂合性的AAT基因型
*Pi*S/Pi*Z*	mutant AAT allele variants 突变型AAT 等位基因变异
TE	transient elastography（FibroScan®） 瞬时弹性成像

参考文献

第十八章

肝脏硬度评估原发性胆汁性胆管炎和原发性硬化性胆管炎的纤维化程度及预后

Christophe Corpechot

一、前言

原发性胆汁性胆管炎（primary biliary cholangitis，PBC）和原发性硬化性胆管炎（primary sclerosing cholangitis，PSC）是成年人最常见的两种胆汁淤积性肝病。由于胆汁分泌障碍（胆汁淤积）而逐渐发展为肝纤维化和肝硬化，故两者都是慢性胆管疾病。患者发生严重纤维化和胆汁淤积则预示疾病预后不良。肝活检的组织学评估仍然是诊断PBC和PSC纤维化程度的"金标准"。由于肝活检是有创检查，且存在潜在风险，患者常难以接受。除此之外，肝内纤维化瘢痕分布不均匀（胆管病的典型组织病理学特征）也是取样误差和纤维化测量重复性低的重要原因。在过去的20年里，一些无创诊断纤维化的方法已经面世，其中弹性成像技术使用肝脏硬度测量作为纤维化的指标，在更多慢性肝病中诊断纤维化分期的价值已经得到证实。本章将具体讨论这些方法在PBC/PSC中的可行性和局限性，并将阐述在不考虑纤维化程度的情况下，胆汁淤积（这些疾病的共同特征）如何影响肝脏硬度。

二、胆汁淤积对肝脏硬度的影响

胆汁淤积指胆汁分泌异常，可由不同的机制引起，包括结石、肿瘤或狭窄导致胆总管阻塞（肝外胆汁淤积）和肝内较大范围肝细胞和（或）小胆管损伤（肝内胆汁淤积）。这两种病理情况均可导致有毒胆汁酸在肝脏内蓄积，使细胞凋亡、坏死炎症反应和导管增生，如果胆汁淤积迁延不愈，最终发展为纤维化。PBC通常与肝内胆汁淤积有关，而PSC可与肝内或肝外胆汁淤积有关。

目前研究已证实，无论采用何种评估方法，肝外胆汁淤积均可引起肝脏硬度升高[1-5]。这与血清总胆红素水平密切相关，很可能是由肝脏静水压增加所致，而胆道引流后升高的LSM迅速恢复，并且完全可逆[1]。这些发现有助于判读LSM升高的意义，特别是在PSC和总胆红素水平升高的患者中，这类患者在评估LSM之前必须进行肝脏影像学检查，以排除明显的胆总管狭窄[6]。

肝内胆汁淤积也可能导致LS升高，与任何其他肝脏疾病如纤维化或炎症无关，这也是为什么PBC或PSC患者诊断肝硬化的LS临界值特别高（17.3 kPa）[7]。最近研究发现，与相同孕周的妊娠健康孕妇相比，妊娠期肝内胆汁淤积症孕妇可出现LS升高增加，这是一种单纯由雌激素诱导且可逆的以肝细胞胆汁淤积为特征的一过性疾病[8]。这一发现再次证实，在没有其他影响因素时，肝细胞中胆汁酸过载和相关的肝细胞变性（细胞气球样变和透明变性，Mallory小体等）可能就足以导致LS升高。另外，妊娠本身能够增加LS，这与妊娠肝内胆汁淤积（intrahepatic cholestasis of pregnancy，ICP）、先兆子痫密切相关，与炎症相比，压力/灌注变化对LS的影响更大[9]。然而，在血清胆红素水平未升高的患者中，胆汁淤积对LS的影响可能与纤维化程度没有显著相关性[7]。 .

三、原发性胆汁性胆管炎患者的LS测量：纤维化程度评估

自2006年以来，已经开展了10余项研究来评估弹性成像技术对PBC肝纤维化的诊断价值，包括564例经组织学明确纤维化分期的患者（表18.1）。这些研究大多采用振动控制瞬时弹性成像作为主要方法，包括每组>100例患者的队列研究[10-15]。其他可选方法包括声辐射力脉冲弹性成像、实时组织弹性成像（real-time tissue elastography，RTE）和点式剪切波弹性成像，纳入患者不超过170例[14, 16-18]。除一项研究外，其他所有研究均发现LSM与组织学纤维化分期密切相关（图18.1），诊断肝硬化的价值极高（AUROC>0.95），诊断严重纤维化（如中度纤维化、Ludwig's分期3期或METAVIR纤维化分期F3期）的价值也较高（AUROC>0.85）。然而，研究也发现LSM存在诊断错误或结果不可靠，比例为5%～22%[12-13]。除此之外，振动控制瞬时弹性成像诊断阈值的不一致可能反映了研究人群和组织学评分系统的差异，但诊断肝硬化和严重纤维化的阈值分别定为>15 kpa和>10 kpa是合理的，这与其他慢性肝病中报道的振动控制瞬时弹性成像阈值一致。最后，PBC患者的LSM在观察者内部和观察者间的重现性仍未确定。由于PBC诊断不再强制要求肝活检，故未来不太可能进行大规模的活检-弹性成像配对研究。一篇基于已发表的个体研究数据的荟萃

表18.1　弹性成像技术对PBC中经组织学证实的严重纤维化和肝硬化的诊断价值

参考文献	成像技术	患者量	诊断严重纤维化的 AUROC（临界值）	诊断肝硬化的 AUROC（临界值）
Gomez，2008[10]	VCTE	55	0.86（14.7 kPa）	0.96（15.6 kPa）
Friedrich，2010[11]	VCTE	45	N/A（N/A）	0.95（N/A）
Floreani，2011[12]	VCTE	120	0.88（7.6 kPa）	0.99（11.4 kPa）
Corpechot，2012[13]	VCTE	103	0.95（10.7 kPa）	0.99（16.9 kPa）
Zhang，2014[16]	ARFI	61	0.93（1.79 m/s）	0.91（2.01 m/s）
Koizumi，2017[14]	VCTE	44	0.91（N/A）	0.91（N/A）
Koizumi，2017[14]	RTE	44	0.95（N/A）	0.97（N/A）
Wu，2018[15]	VCTE	70	0.91（10.5 kPa）	0.97（14.5 kPa）
Goertz，2019[17]	ARFI	26	N/A（N/A）	N/A（N/A）
Park，2019[18]	PSWE	41	0.91（6.04 kPa）	N/A（N/A）

注：VCTE，振动控制瞬时弹性成像；ARFI，声辐射力脉冲弹性成像；RTE，实时组织弹性成像；PSWE，点式剪切波弹性成像；AUROC，曲线下面积。

分析显示，尚有其他检查有助于更好地评估PBC患者的振动控制瞬时弹性成像阈值。ARFI弹性成像等其他方法在评估PBC纤维化方面可能具有相似的诊断价值，但目前可获得的数据太有限，无法对这些检查技术提出任何建议。

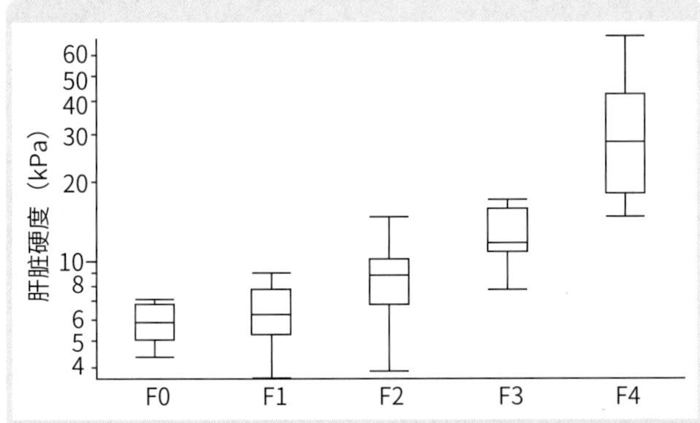

图18.1　PBC患者不同纤维化分期（METAVIR）的LS分布。振动控制瞬时弹性成像测量的LS（结果以对数表示）与纤维化活检分期关系的箱式图。方框的底部和顶部分别代表第一和第三个四分位数，方框内的横杠代表中位数，柱线两端代表最小值和最大值

（根据 Corpechot C 等 [13] 研究改编，并获得作者同意）

有许多研究比较了弹性成像（主要是振动控制瞬时弹性成像）与各种血清纤维化标志物对PBC纤维化的无创诊断价值，包括APRI、FIB-4、FibroTest、Forns评分、透明质酸、AST/ALT比值和GGT/血小板比值[11-15, 18]。研究均证实LS诊断严重纤维化和肝硬化的AUROC高于那些血清标志物，这表明弹性成像技术对晚期PBC的诊断价值高于单纯的血清标志物。虽然增强肝纤维化评分（enhanced liver fibrosis，ELF）是目前经证实的诊断PBC唯一有效血清纤维化标志物，但从未与LSM进行过比较研究。

仅有一项使用振动控制瞬时弹性成像和RTE的小型研究报道了PBC患者的脾脏硬度测量[14]。脾脏硬度可能与临床显著性纤维化分期有关，但这些结果需要更多的研究来证实。

四、原发性胆汁性胆管炎患者的肝脏硬度与预后

目前仅有两项回顾性研究评估了LSM的预后价值[13-14]。第一项研究纳入150名患者，最后一次LSM检查后给予熊去氧胆酸治疗，随访长达5年[13]。结果发现，基线LS与肝脏相关并发症或死亡风险升高密切相关，LS>9.6 kPa为最佳预测阈值（风险比5.1，95%*CI*：1.5～15.9），可据此甄别严重纤维化伴随预后不良高风险的患者（图18.2）。将所有疾病分期及熊去氧胆酸疗效较好/不佳的患者全部汇总分析后发现，LS随着时间推移而升高［（0.48±0.21）kPa/年，P=0.02］，且LS升高与肝硬化患者的LSM进展率［（4.06±0.73）kPa/年，P<0.001］密切相关，而非肝硬化患者的LSM保持稳定。LSM进展率是预测临床转归不良的主要独立因素，提示临床可使用LSM来显示PBC进展。然而，这些发现尚需前瞻性研究证实。第二项研究纳入36例无症状PBC患者，平均随访16个月（最高32个月），通过VCTE和RTE分别测量肝脏和脾脏硬度，评估肝脾硬度与肝脏相关症状发生率的关系[14]。该小型研究发现，RTE检测的脾脏硬度值是预测症状进展的唯一独立因素。

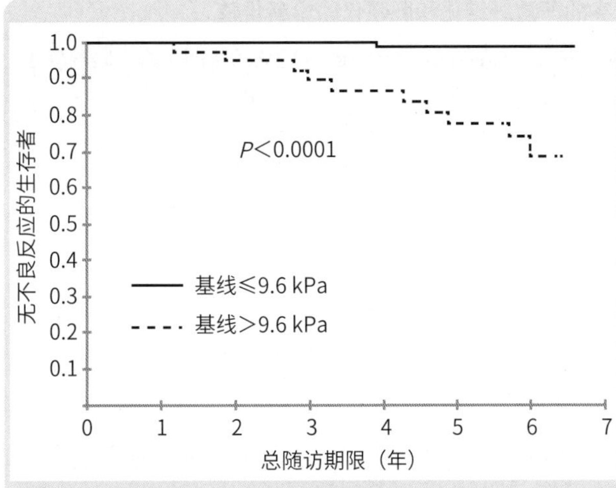

图18.2 PBC患者无不良预后的生存率取决于基线LSM。Kaplan-Meier生存曲线揭示了VCTE-LSM预测150例接受熊去氧胆酸治疗的PBC患者的生存率

（根据 Corpechot C 等[13]研究改编，并获得作者同意）

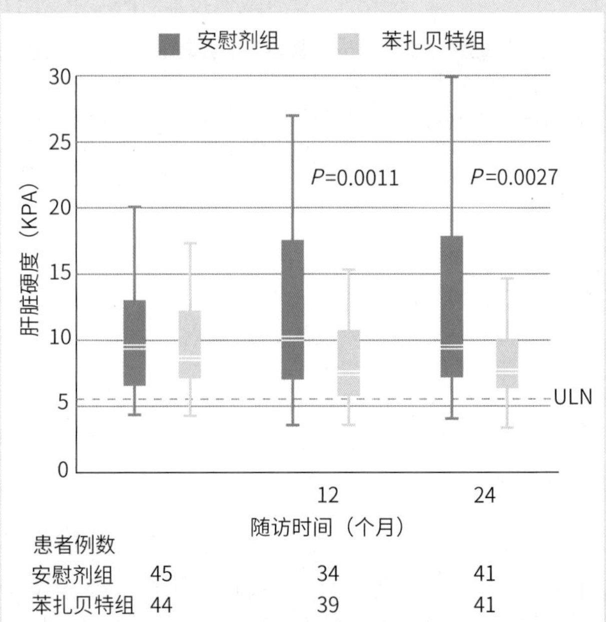

图18.3 BEZURSO试验患者按照时间和治疗组测定肝脏硬度。振动控制瞬时弹性成像检测的肝脏硬度值箱式图随时间和治疗组的变化而变化。方框的底部和顶部分别代表第一和第三个四分位数，方框内的横杠代表中位数，柱状线是四分位范围的1.5倍。苯扎贝特组和安慰剂组与熊去氧胆酸组一样进行标准管理。ULN为正常范围的上限

（根据 Corpechot C 等[19]研究改编，并获得作者同意）

最近，针对熊去氧胆酸疗效不佳的PBC患者行苯扎贝特（降脂剂）联合熊去氧胆酸治疗的三期BEZURSO试验（安慰剂对照）中，将LSM作为第二研究终点[19]。在研究结束时，两组之间的LS进展率（振动控制瞬时弹性成像评估）有显著差异，苯扎贝特组LSM较基线下降15%，安慰剂组升高22%（两组LSM差值为-36%；95%*CI*：-64%～-8%）（图18.3），这一发现与主要研究终点一致（与安慰剂组相比，苯扎贝特组的完全生化缓解率增加），研究认为，LS可在慎重选择PBC患者的临床试验中作为替代终点。

五、原发性硬化性胆管炎中肝脏硬度测量:纤维化的评估

对于旨在评估弹性成像技术对PSC患者组织学纤维化分期诊断价值的研究非常少，而且研究规模有限（表18.2），但所有研究均显示组织学纤维化分期与LSM呈正相关（图18.4）。在这些研究中，VCTE是主要的测量方法，其次是ARFI弹性成像和MRE[17, 20-23]。其中两项研究的样本量（*n*>50）尚在合理范围内，评估了LSM对组织学纤维化进行诊断分期的价值[20-21]。在这两项研究中，振动控制瞬时弹性成像评估的LS对严重纤维化和肝硬化的诊断价值较高（AUROC>0.90），最佳临界值分别接近10 kPa和14 kPa，类似其他慢性肝病的诊断阈值。研究显示，8%的患者行振动控制瞬时弹性成像检查失败或结果不可靠[20]。振动控制瞬时弹性成像相邻测值之间的观察者间重复性和一致性均极高（组内相关性≥0.90）。在另一项研究中，振动控制瞬时弹性成像测量的LS值鉴别明显或严重纤维化患者与无纤维化患者的诊断价值明显优于APRI和FIB-4评分[20]。由于PSC患者的肝纤维化呈斑片状分布，MRE可能比振动控制瞬时弹性成像更适合评估整个肝脏的纤维化严重程度（图18.5，文后彩图18.5）[22, 24-26]。然而，到目前为止，尽管MRE在评估其他多种病因的肝纤维化方面具有优势，但在PSC中还没有面对面的比较研究[27-28]。应考虑进行研究比较振动控制瞬时弹性成像及MRE与非弹性成像技术的诊断价值，如扩散加权磁共振成像、磁共振光谱，或有效的血清标志物（ELF评分）。最后，关于PSC患者SS的研究资料非常少[29]，这些有限的数据也没有显示出患者和健康对照组之间的统计学差异。

表18.2 弹性成像技术对PSC中经组织学证实的严重纤维化和肝硬化的诊断价值

参考文献	成像技术	患者例数	严重纤维化 AUROC（临界值）	肝硬化 AUROC（临界值）
Corpechot，2014[20]	VCTE	73	0.93（9.6 kPa）	0.95（14.4 kPa）
Ehlken，2016[21]	VCTE	62	0.95（9.6 kPa）	0.98（14.1 kPa）
Eaton，2016[22]	MRE	20	0.97（3.26 kPa）	0.99（4.93 kPa）
Krawczyk，2017[23]	VCTE	30	N/A（N/A）	0.90（13.7 kPa）
Goertz，2019[27]	ARFI	19	N/A（N/A）	N/A（N/A）

注：VCTE，振动瞬时弹性成像；MRE，磁共振弹性成像；ARFI，声辐射力脉冲弹性成像；AUROC，曲线下面积。

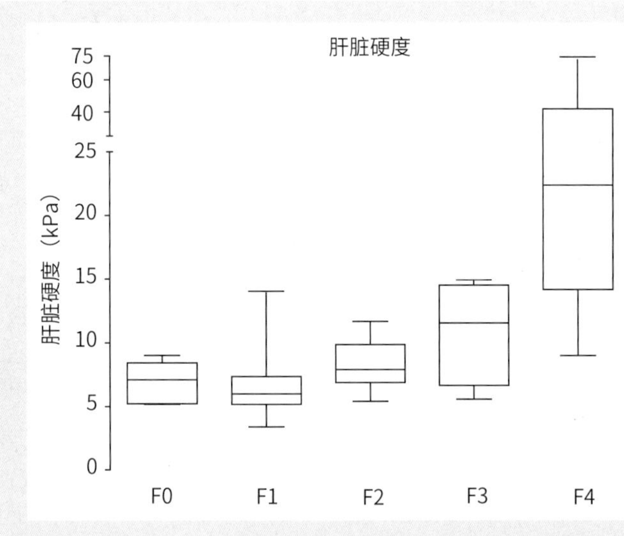

图18.4 PSC中不同组织学纤维化分期的肝脏硬度值分布。VCTE测定的肝脏硬度值与Desmet和Scheuer纤维化分期关系的箱式图。方框的底部和顶部分别代表第一和第三个四分位数，方框内的横杠代表中位数，柱线两端代表最小值和最大值

（根据 Ehlken H 等[21]研究改编，并获得作者同意）

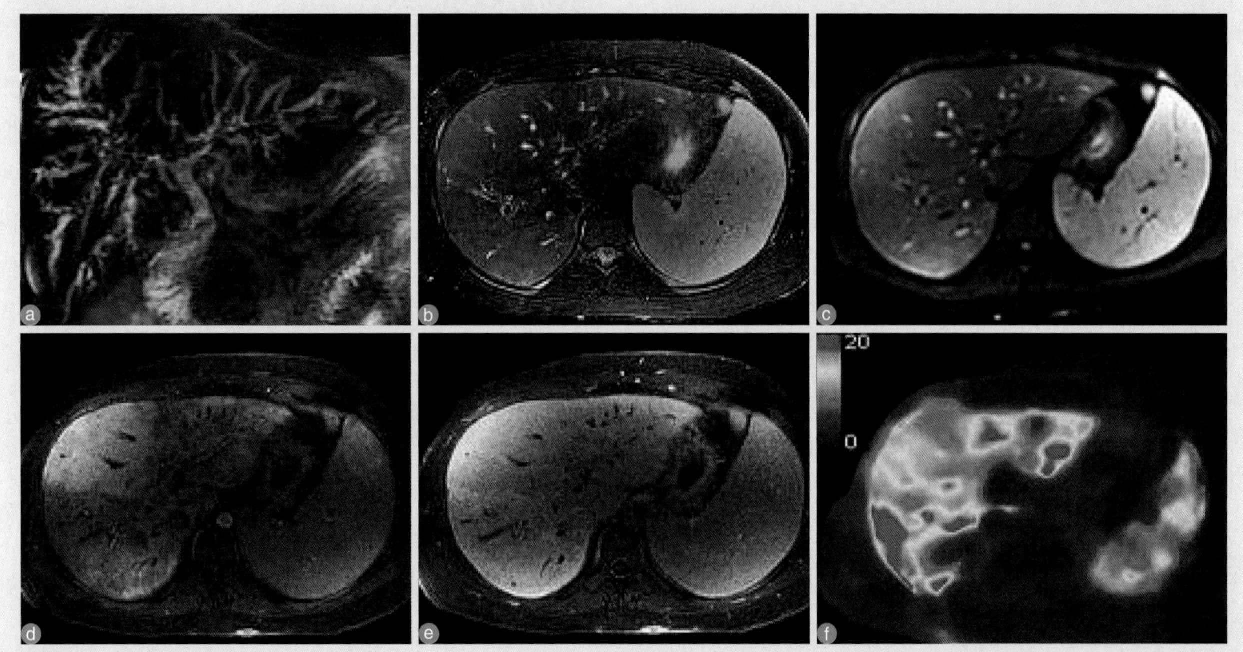

图18.5 一例PSC患者使用MRE测量肝脏整体硬度。a.径向单次自旋回波序列图像显示肝内胆管、左右肝管、左右叶肝内胆管多处狭窄。b～e.相应的T_2W、DWI、动脉期、延迟期轴向图像。T_2W和DWI图像未显示任何明显的实质信号异常，但T_2W图像上有轻微的斑片状强化。动脉期和迟发期实质不均质高强化。注意左右叶胆管扩张。f.MRE硬度图（量程：0～20 kPa）显示肝脏弥漫性硬化，左右叶硬度分布不均，平均硬度为12.8 kPa，与肝硬化诊断一致

（根据 Bookwalter C 等[24]研究改编，并获得作者同意）

六、原发性硬化性胆管炎患者的肝脏硬度和预后

已经有3个回顾性研究评估了LSM对PSC的预后价值，其中两个研究以VCTE作为标准检查，另一个基于MRE[20-22]。168例患者平均随访4年（范围1～7年）后发现，VCTE测量的基线LS值与预后不良风险密切相关，包括死亡、肝移植、肝硬化失代偿或原发性肝癌[20]。该研究还发现，LS和总胆红素是基线测量指标中仅有的两个独立预后因素。预测不良预后的最佳LS阈值>18.5 kPa（HR：11.9；95%*CI*：5.2～27.4）。低至即>6.5 kPa的阈值尽管预测价值不高，但可将患者继续分层，分为不同的预后组。另一项纳入130名PSC患者的独立队列研究也再次证实基线LS与PSC长期预后密切相关[21]。该研究平均随访3.6年，预测不良结局风险的最佳基线LS阈值>12.4 kPa。同期进行的另一项研究纳入266名PSC患者，证实MRE测量的LS与失代偿性肝病的发展相关，中位随访时间为2年（HR：1.55；95%*CI*：1.41～1.70）[22]。在本研究中，基线MRE-LSM和基线Mayo风险评分均具有独立的预后价值。分层预测肝功能失代偿低、中、高危风险的最佳LS阈值分别为<4.5 kPa、4.5～6.0 kPa和>6.0 kPa。总之，这3项研究结果类似，均证明了LSM对PSC的预后价值。目前正在进行的一项国际前瞻性研究FICUS试验的结果尚未公布，该研究专门评估LS对PSC的预后价值。

一项纳入142例患者的纵向回顾性研究评估了PSC患者使用VCTE检测的LSM变化，平均随访时间为4年[20]。结果发现，LSM变化情况受初始LS值和相应的纤维化阶段影响。F0、F1、F2、F3和F4阶段（VCTE诊断）的LS进展率分别为（0.47±0.45）kPa/年（*P*=NS）、（0.25±0.67）kPa/年（*P*=NS）、（1.64±0.78）kPa/年（*P*=0.0368）、（3.40±0.89）kPa/年（*P*=0.0002）和（4.37±0.76）kPa/年（*P*=0.0001），这表明从F2到F4及以后的LSM随时间呈指数增长（加速）（图18.6）。LS进展率是转归不良的一个独立预测指标，最佳预测阈值为1.3 kPa/年（HR：10.4；95%*CI*：3.0～36.5）。这些研究结果表明，在PSC中，LS的重复测量可作为疾病进展的替代指标和长期预后的预测指标。

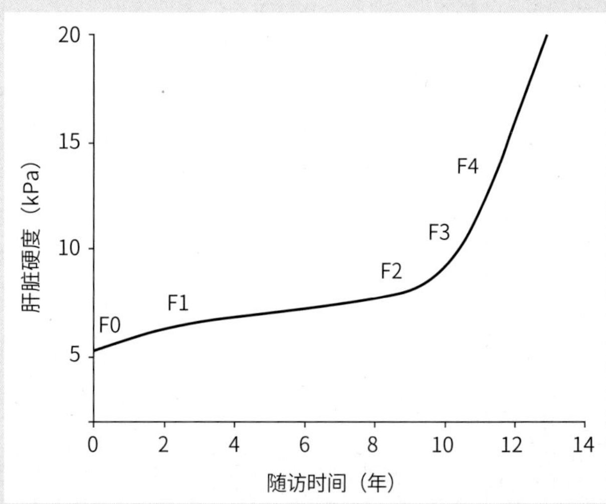

图18.6 VCTE评估PSC患者LSM的自然变化。PSC患者的LSM建模是一个连续时间函数，该函数来源于142例患者反复用VCTE评估的数据

（参考于 Corpechot C 等[20]，并获得作者同意）

七、结论

无论使用何种检查技术，弹性成像测量的LS对PBC和PSC患者严重纤维化或肝硬化的诊断价值和长期预后的预测价值均较高。因此，在临床实践中应考虑使用这些检查来评估疾病的严重程度及进展[30]，临床试验中也可以考虑用于风险分层和替代终点。

参考文献

第十九章

遗传性血色素沉着病和继发性铁超载患者的肝脏硬度

Agustín Castiella and Eva Zapata

一、前言

遗传性血色素沉着病（hereditary hemochromatosis，HH）是一种常染色体隐性遗传疾病，主要由基因突变引起，以*C282Y*最常见[1-2]。*C282Y*突变的临床发病率不足10%，并在很大程度上取决于先天因素（性别和其他涉及铁代谢的突变）和后天因素（酒精、代谢综合征和病毒）[1，3]。铁沉积的主要靶器官是肝脏，如果治疗延误，会发展为慢性肝病和肝硬化，并增加肝细胞癌风险[1]。肝穿刺组织病理活检后通过原子吸收光谱学测定肝铁浓度一直是血色素沉着病诊断和预后的"金标准"[4-5]。其他无创检测方法如超导量子干涉仪（superconducting quantum interference device，SQUID）或室温磁化率（room temperature susceptometry，RTS）也已成功地用于检测肝脏内的铁沉积[6-7]。在过去的20年里，特别是随着导致遗传性血色素沉着病的*HFE*基因及其突变（*C282Y/C282Y*）的发现，人们对铁超载疾病分子基础的理解越来越深入。有研究显示，MRI可评估肝脏铁浓度并无创诊断肝纤维化[2，8-9]，大大削弱了肝活检在血色素沉着病诊断中的地位，肝活检目前仅用于预后[10]。然而，许多国家仍然没有MRI定量检测设备，且该技术用于人群筛查的费用过于昂贵。肝硬化的发展是影响血色素沉着病患者的一个关键因素，可导致预后显著恶化，影响疾病管理，并增加额外的癌症风险[11]。然而，肝活检为有创性检查，相对死亡率约为1/10 000～1/1000[12-13]。此外，活检的取样误差相当高，有10%～30%的患者纤维化分期错误，其中20%～30%至少误差一期[11-14]。出于对肝活检并发症和采样误差的担忧，学者们开始研究肝硬化的无创诊断[8]。

如今，大多数血色素沉着病病例是通过实验室筛查而发现的，以血清铁蛋白水平或转铁蛋白饱和度常见。图19.1给出了高铁血症的所有诊断方面的概述。需要注意的是，许多不同的病因均可导致铁蛋白水平升高，从罕见的遗传性高铁血症-白内障综合征[15]到最常见的肝脏疾病，如酒精性肝病和非酒精性脂肪性肝病[16]。由于存在许多不同的病因，弹性成像技术的引入极大地改善了包括铁超载患者在内的肝纤维化筛查（表19.1）。目前，瞬时弹性成像是世界范围内许多医院最常用的技术。本章将回顾铁超载和遗传性血色素沉着病时使用弹性成像技术进行纤维化筛查的研究数据。

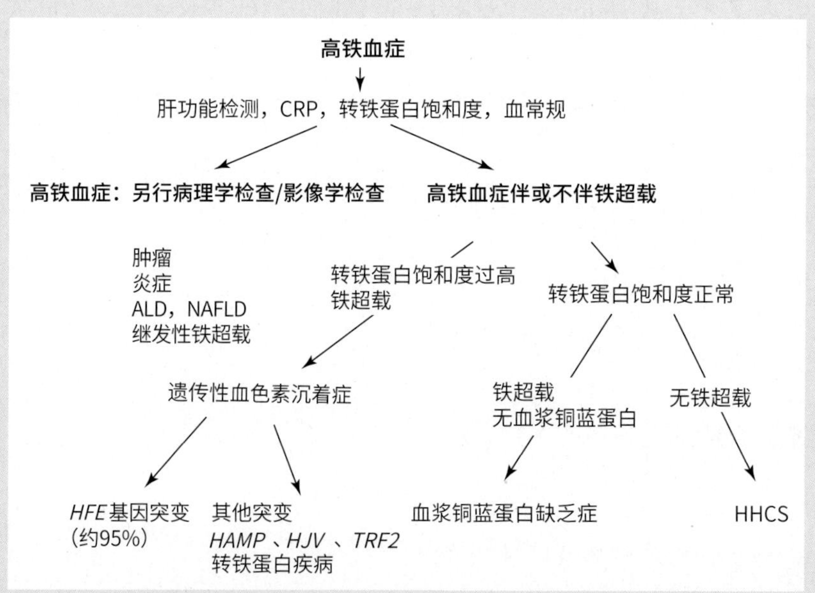

图19.1 血清铁蛋白水平升高（高铁血症）的鉴别诊断流程。如今，大多数血色素沉着病通过实验室筛查而发现，以血清铁蛋白水平或转铁蛋白饱和度升高常见。许多不同的病因均可导致铁蛋白水平升高，从罕见的遗传性高铁血症-白内障综合征（hereditary hyperferritinemia cataract syndrome，HHCS）到最常见的肝病，如酒精性肝病和非酒精性脂肪性肝病

表19.1　HH患者的肝脏硬度。

参数	Adhoute[17]	Legros[18]
HH患者数	57	61
对照组	46	无
肝活检	否	是
LS中位数（kPa）	5.2	
显著纤维化的LS临界值（kPa）	>7.1	>13.9
男性占比（%）	58	71.4
年龄（平均）	54.3 ± 13.7	50
BMI（kg/m^2）	25.0 ± 3.5	26
最近诊断HH	17.5%	100%
HH伴铁缺乏	82.5%	0

二、瞬时弹性成像（FibroScan仪）在遗传性血色素沉着病中的应用

到目前为止，由于HH患者数量有限，经活检证实的LS临界值尚未见报道，指南也未采纳LSM [1]。然而，有明确的证据表明，HH患者可出现LS升高，并在静脉切开术后降低。

2008年Adhoute等[17]发表了第一个在遗传性血色素沉着病患者中使用FibroScan仪（法国巴黎Echosens公司）的前瞻性研究。在2004年至2006年研究期间，纳入了57例遗传性血色素沉着病患者，所有患者均具有*C282Y*纯合子突变，并纳入46例对照组患者。该研究包括10名在静脉切开术前刚确诊的患者，以及一组静脉切开术后数月或数年的铁缺乏患者。对照组为转氨酶水平升高且肝活检证实无纤维化的患者。在随访期间监测LS。此外，所有患者HIV、HCV、HBV检测均呈阴性，并排除酗酒和其他原因引发的慢性肝病。研究发现，LS>7.1 kPa是诊断显著纤维化的临界值；血色素沉着病和对照组的LS中位数相似，分别为5.2 kPa（2.3～7.5）和4.9 kPa（2.6～7.0），两者的生化指标结果也无显著差异。

血色素沉着病组的4例患者（7%）因LSM检测无效而被排除，对照组中没有被排除的患者。LS与生物标志物如Fibrotest、GUCI、Hepascore和Forns评分均密切相关，但与APRI、FIB-4或Lok评分无关。血清铁蛋白水平与LS值无相关性。13例血色素沉着病患者（22.8%）LS值高于7.1 kPa，而对照组无一例LS升高（$P<0.0001$）。在血色素沉着病组中，糖尿病和血清铁蛋白>150 ng/mL与LS升高相关。值得注意的是，另外44例血色素沉着病患者每年随访一次、随访2年（7例近期诊断，37例铁缺乏）后发现，在近期诊断的7例患者中，5例患者的LS初始检测值小于6 kPa，1～2年后无变化；1例患者在随访1年后LS从8.8 kPa降至4.9 kPa；唯一一名患者LS初测值高达21.1 kPa，1年后为21.3 kPa，2年后降为8.8 kPa。在铁缺乏组中，LS值在随访期间无明显变化。

2015年，Legros等[18]在2005—2013年对77例C282Y纯合子患者的TE-LS进行了前瞻性研究，这些患者因血清铁蛋白水平升高>1000 ng/mL和转氨酶升高（根据指南）而行肝活检。排除既往行静脉切开术或慢性乙型或丙型肝炎的患者。所有患者均进行临床和生物学评估，其中52例患者行透明质酸测定。77例行肝活检及LSM检测的患者中，49例（63.6%）体重超重（BMI≥25 kg/m^2），11例（14.3%）肥胖（BMI≥30 kg/m^2）。8名患者有近期过量饮酒史。77例血色素沉着病患者的纤维化分期如下：F0期11例（14.3%），F1期33例（42.9%），F2期18例（23.4%），F3期2例（2.5%），F4期13例（16.9%）；F3～F4严重纤维化患者占19.5%。严重纤维化患者的透明质酸水平较高，但透明质酸无法准确预测严重纤维化。7例患者因肥胖导致TE检查失败，其余70例成功（90.9%），其中9例患者因IQR>30%导致测值无效。因此，最终61例患者（79.2%）的LS值有效。

研究发现，严重纤维化患者的LS显著升高（17.2 kPa *vs*. 4.9 kPa；$P<0.05$）。38例（62.3%）无严重肝纤维化的患者LS<6.4 kPa。9例（14.8%）患者LS≥13.9 kPa。14例（22.9%）患者LS为6.4～13.9 kPa，组织学证实的严重纤维化发生率为5/14（35.7%）。因此，使用6.4与13.9这两个临界值，TE预测纤维化分期的准确率达77%；若LS测值位于这两个临界值之间，则无法准确诊断严重纤维化。

因此，联合使用血清铁蛋白>1000 ng/mL和LS>13.9 kPa这两个指标，诊断严重纤维化的准确率达61%。

三、瞬时弹性成像在继发性血色素沉着病中的应用

有研究探索了因输血导致继发性铁超载的患者使用瞬时弹性成像的情况[19-21]，其中两篇文章报道了纤维化组织学活检结果[20-21]。

Mirault等[20]研究了15例慢性输血患者（13例β地中海贫血，1例镰状细胞性贫血，1例骨髓增生异常综合征），并将瞬时弹性成像结果与肝活检（METAVIR）进行比较。结果发现，重度纤维化患者（F3/F4）与轻度或无纤维化患者（F0～F2）的LS均值存在显著差异［（9.4 ± 3.7）kPa *vs.*（5.9 ± 1.8）kPa］。LS＞6.25 kPa可甄别严重纤维化风险的患者（NPP 88%；PPV 57%）。研究认为TE可以准确诊断输血后铁超载患者的肝纤维化。Fraquelli等[21]研究了115例中重度β地中海贫血患者。其中只有14例行组织学活检，在这些患者中，LS与纤维化组织学分期密切相关。诊断严重纤维化的敏感性为60%，特异性为89%。诊断肝硬化的敏感性为100%，特异性为92%。

四、实时弹性成像

2013年，Paparo等[19]发表了一项前瞻性单中心研究，以瞬时弹性成像作为“金标准”，确定了实时弹性成像对铁超载患者肝纤维化的诊断价值。该研究纳入67例经MRI确诊的铁超载患者，MRI检查当天进行瞬时弹性成像和RTE检查。7例患者因瞬时弹性成像或RTE检查无效而被排除。其余60例患者包括37例纯合子β地中海贫血，13例中度β地中海贫血，6例遗传性血色素沉着病，4例骨髓增生异常综合征。研究认为，RTE可以鉴别F0/F1和F3～F4，诊断经MRI证实的铁超载患者具有一定的准确性。

五、声辐射力脉冲弹性成像

2013年，Muniz等[22]用超声、多普勒和声辐射力脉冲弹性成像对2例血色素沉着病患者进行了研究，研究认为声辐射力脉冲弹性成像可以协同监测血色素沉着病患者。

六、磁共振弹性成像

MRE应用前景广阔，但受限于成本和设备可及性[23]。MRE检查需要患者屏气配合，类似于其他MRI相关的肝脏序列检查[24]。由于铁沉积是不同疾病的共同发病机制，如血色素沉着病、地中海贫血，以及代谢性肝病[25]，中度或重度肝铁超载患者（含铁血黄素沉着症–血色素沉着病）肝脏MRI可能呈极低信号，基于梯度回声的MRE序列波形可能无法显示，这给临床带来困难。此外，肝脏MRI信号强度低是检查失败的主要原因（约70%）。轻度或中度肝铁超载的患者可以选择更先进的MRE技术[26]，采用较短回声时间的替代脉冲序列，如自旋回声（spin-echo，SE）、基于回声平面成像（echo-planar imaging，EPI）的MRE。然而，目前为止尚未有关于HH患者使用MRE的研究发表。

七、结论

LSM联合血清铁蛋白水平可准确诊断大量遗传性血色素沉着病患者的肝纤维化，减少了预后评估对肝活检的依赖。图19.2提供了铁超载诊断的实际工作流程，其中肝脏弹性值是指导治疗的核心指标。尽管尚需更多的前瞻性研究，但弹性成像应该成为下一个指南建议的重要组成部分[1]。其他技术，如MRE弹性成像，与MRI铁检测联用将是未来独特的发展方向。第一例患者病例报告显示，静脉切开术后LS缓解。

如果铁蛋白水平较高且伴有肝损伤表现（转氨酶水平升高），临床应怀疑血色素沉着病。LS＞6 kPa时，强烈建议行相关检查排除铁超载，包括无创性技术，如果可行，建议MRI或RTS，或对常见突变进行基因筛查。如今，肝活检只在有疑问或排除其他病理并存的情况下进行。

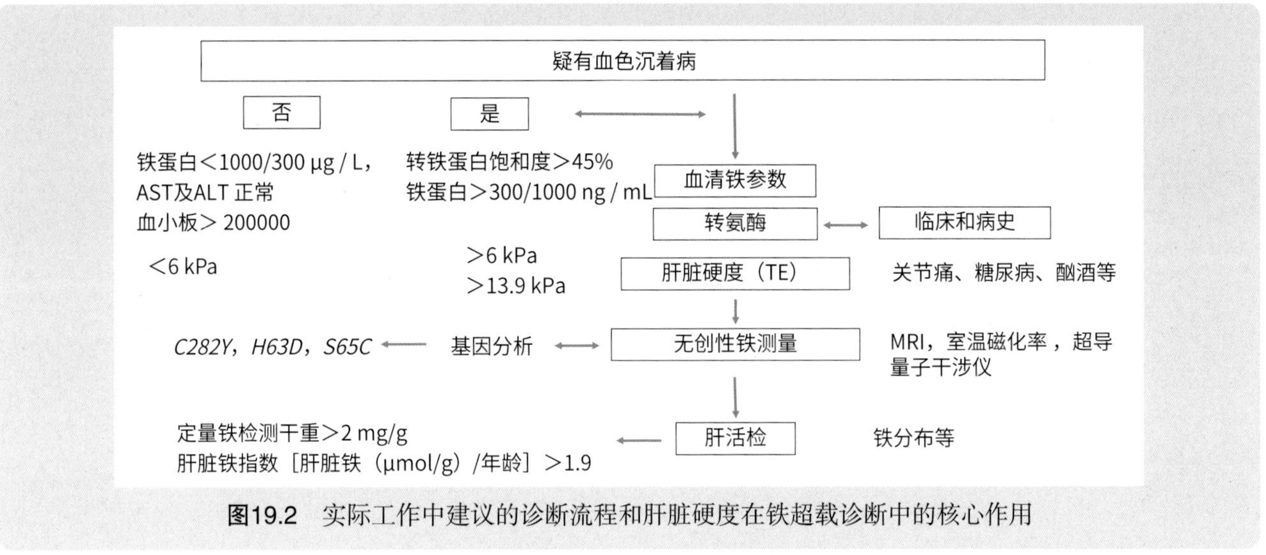

图19.2　实际工作中建议的诊断流程和肝脏硬度在铁超载诊断中的核心作用

参考文献

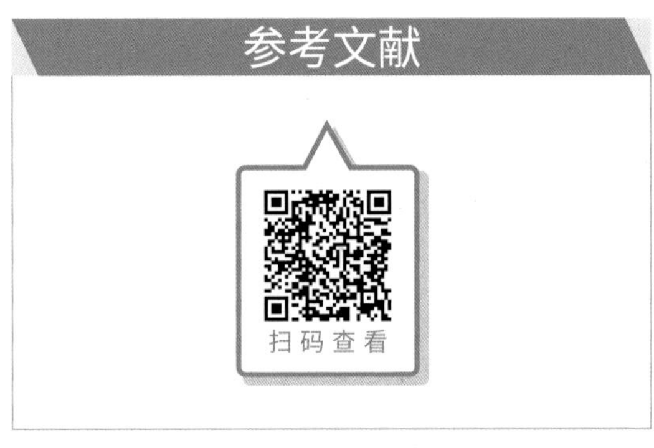

第二十章

肝豆状核变性患者的肝脏硬度

Thomas Karlas

一、Wilson’s病导论

铜是人体必需的微量元素，铜的体内平衡通过胆道排泄调节。Wilson’s病（Wilson’s disease，WD）是一种由*ATP7B*基因突变引起的罕见遗传疾病，该基因在肝细胞运输铜的过程中起着关键作用。*ATP7B*基因缺陷导致铜在大脑和肝脏中沉积[1]。WD临床表现多样，但年轻患者的神经症状和（或）肝炎，以及眼部受累（Kayser-Fleischer环）或溶血是WD的典型表现（图20.1）。少部分患者发生急性肝衰竭，可能需要紧急肝移植。WD诊断根据Leipzig评分系统（附表25）确定，该系统结合了典型临床症状、尿铜排泄评估、血清铜蓝蛋白水平和Coombs试验阴性的溶血性贫血检测。可疑病例可选择测量肝脏活检样本中的铜含量来确诊[1-4]。

增加铜排泄是WD治疗的基础。推荐使用螯合剂（D-青霉胺、三乙烯四胺）和锌制剂来抑制肠道铜吸收。终身坚持服药有助于避免WD并发症的发生。患者接受治疗后肝功能规律改善，并可能完全恢复正常，但在治疗过程中，神经症状在一定程度上持续存在[3]。因此，早期诊断对预防慢性神经损伤至关重要[1-4]。

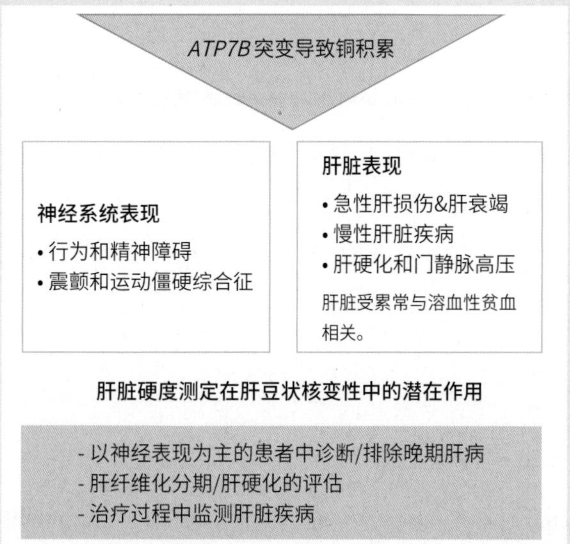

*ATP7B*突变导致铜积累

神经系统表现
- 行为和精神障碍
- 震颤和运动僵硬综合征

肝脏表现
- 急性肝损伤&肝衰竭
- 慢性肝脏疾病
- 肝硬化和门静脉高压

肝脏受累常与溶血性贫血相关。

肝脏硬度测定在肝豆状核变性中的潜在作用

- 以神经表现为主的患者中诊断/排除晚期肝病
- 肝纤维化分期/肝硬化的评估
- 治疗过程中监测肝脏疾病

图20.1 肝脏硬度测量在WD中的临床特点及潜在作用

二、肝脏硬度测量在肝豆状核变性中应用的思考

过剩的铜长期蓄积于肝细胞溶酶体，并在溶酶体间室解体后最终释放入细胞质[5]，这一过程可能诱发自由基形成，最终导致细胞损伤和死亡。根据细胞分解速率，这一病理生理过程可能导致危及生命的暴发性肝衰竭或仅表现为慢性肝炎。如果未经治疗，慢性肝炎通常发展为纤维化，最终进展为肝硬化并门静脉高压症[1, 5]。

急性肝衰竭（组织学上表现为坏死性炎症）和肝纤维化是影响肝脏硬度的主要因素[2, 6-8]。在WD中应用LSM有3个理由：①更好地鉴别单纯的神经表现和伴发的肝脏受累；②诊断晚期纤维化和肝硬化，以评估疾病严重程度和预后；③监测急性和慢性肝病的治疗效果（图20.1）。

由于有症状的WD患病率较低，据估计为1：30 000，因此几乎不可能进行大型活检对照研究[9-10]。在过去的10年中，只有3个研究初步评估了LSM在WD中的诊断特性。

1. Sini等[11]评估了35例成年人患者的瞬时弹性成像，并比较了LSM与肝组织学结果。研究发现LSM与WD纤维化的分期呈正相关，但由于研究队列规模较小和技术限制，研究可信度较低。

2. Karlas等[6]的队列研究纳入50例确诊为WD的成年患者，使用瞬时弹性成像和基于ARFI的点剪切波弹性成像测量LSM，将LSM与临床表现和根据莱比锡评分（Leipzig score）评估的疾病严重程度相比较。有研究发现，在以神经症状为主的患者中，两种检查方法的LSM值均较低。此外，研究还发现尽管瞬时弹性成像只能甄别晚期（肝硬化）患者，但LSM与疾病严重程度相关。该研究的主要不足在于缺乏组织学“金标准”。此外，大多数患者长期使用螯合剂治疗，这可能导致诊断肝硬化的临界值很低[3]。

3. Stefanescu等[12]对9例新发诊断为WD的患儿使用瞬时弹性成像进行长期随访。结果发现，在使用锌或螯合剂治疗的患儿中，LSM的持续下降与尿铜排泄改善有关。

这3个研究均证实了上述关于LSM诊断WD的假设（图20.1），但不足以形成任何标准化的临床推荐。如果设备可及，LSM有助于患者的诊断，并可以个体化指导和监测治疗决策。

三、案例展示

考虑到Wilson病的低患病率，个案报告有助于揭示LSM在这种疾病中的作用。下面的案例说明了LSM作为监测工具的使用情况。

30岁男性，既往无任何疾病，诊断为肝硬化后转到肝脏中心行进一步诊治。实验室检测、影像学检查和进一步的临床评估均显示肝功能代偿期（Child-Pugh A级）伴门静脉高压症（食管静脉的小曲张）。进一步检查后确诊WD，并开始使用D-青霉胺进行治疗。

患者定期随访，发现治疗耐受性良好，7年内无并发症，肝功能检测结果稳定。肝脏硬度在诊断时显著升高为38.5 kPa，最终持续下降至14.1 kPa。值得注意的是，超声检查发现肝脏外观的改变（边缘不规则、粗大结节、周围门静脉和肝静脉稀疏）没有随时间推移而发生变化（图20.2）。

LS值升高与慢性肝病患者的总死亡率和肝脏相关死亡率相关[13]。在本病例中，LS的下降表明死亡风险持续降低，从而证明了治疗的有效性。

由于超声和肝功能检查无法监测WD患者风险降低的情况，故LSM是监测疗效的有用检查。另一个有趣的病例为首次诊断为WD的年轻男性患者（病例编号为19），参见第七部分“如何在临床实践中应用肝脏硬度”中第五十三章“临床案例：肝脏硬度的应用与解读”[14]。该病例显示LS值升高是进一步诊断检查的首要迹象，在铜螯合治疗3个月后LS恢复正常。

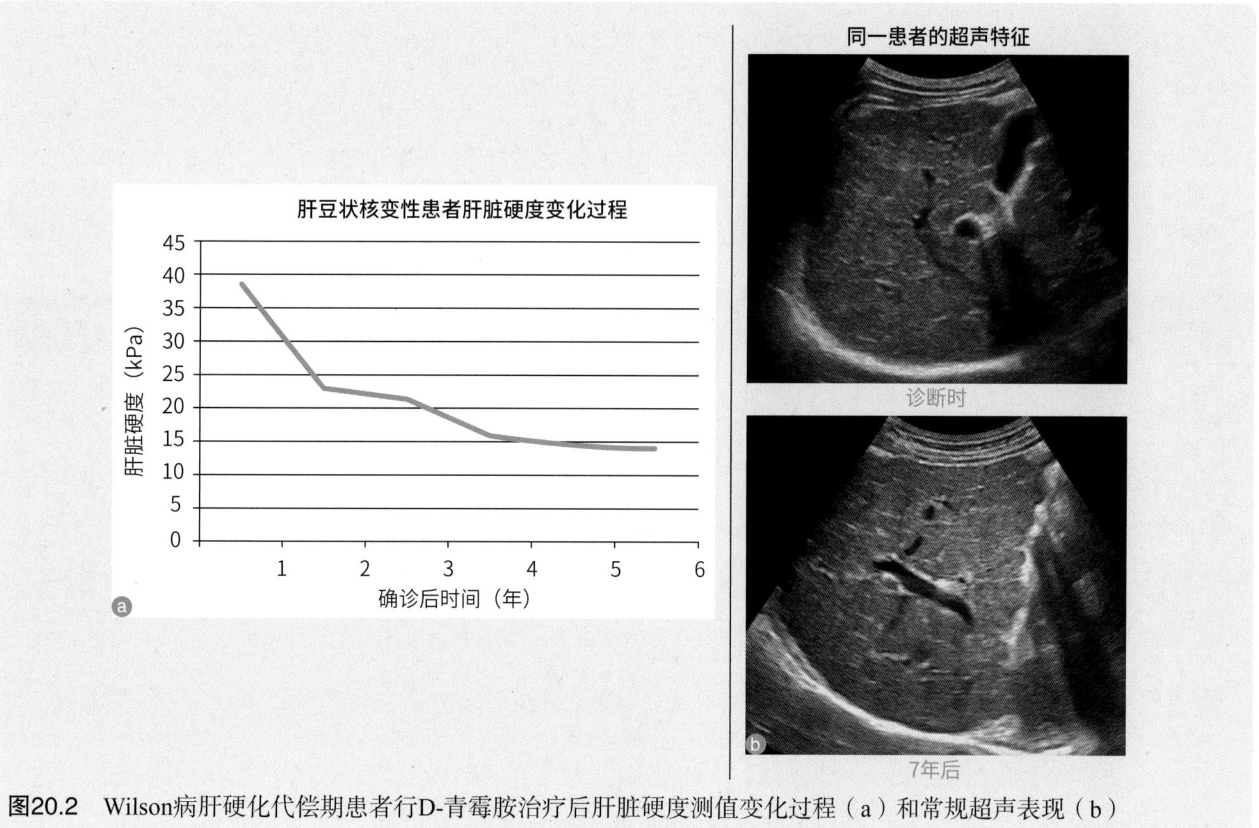

图20.2　Wilson病肝硬化代偿期患者行D-青霉胺治疗后肝脏硬度测值变化过程（a）和常规超声表现（b）

参考文献

扫码查看

第四部分

肝脏硬度的重要（病理）生理混杂因素

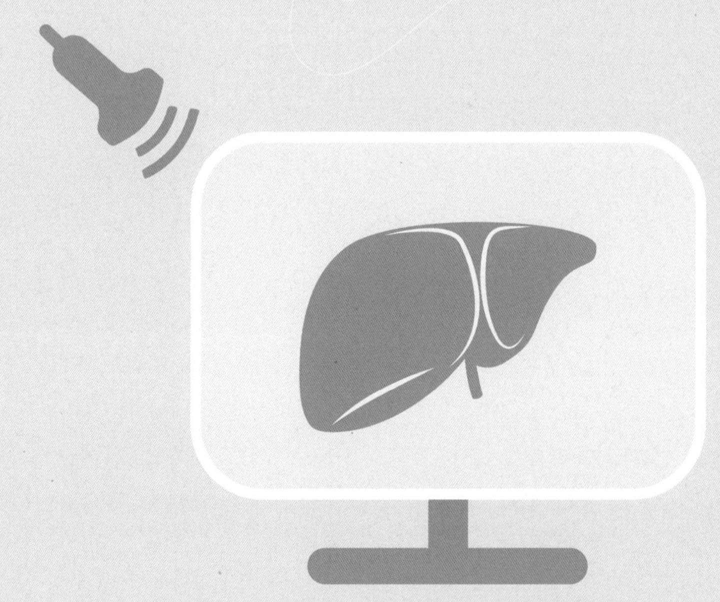

第二十一章

肝脏硬度升高的混杂因素介绍

Sebastian Mueller

一、与肝硬化无关的肝脏硬度升高的混杂因素导论

自从临床引入瞬时弹性成像检查，学者们很快认识到，即使不考虑纤维化阶段，LS还可以受到许多（病理）生理条件的强烈影响（图21.1）[1]。一些重要的混杂因素将在本部分（第四部分）单独详细说明。最初，许多临床医师只将LS与纤维化联系在一起，却带来相当大的困惑。然而，常识性观察很快提醒我们，组织硬度（如皮肤硬度）不仅是由基质蛋白沉积造成的硬化所致，也与炎症反应有关（如蜜蜂叮咬）。LS升高的主要混杂因素包括急性肝炎中发现的肝坏死性炎症[2-3]、淤血[4]和机械性胆汁淤积[5]。也就是说，右心衰患者肝脏淤血后LS值会显著升高。图21.2显示，一个离体猪肝中36 cmH2O的肝静脉压足以使LS增加到75 kPa，这是FibroScan仪的检测极限[4]。同时，还发现了许多其他混杂因素（表21.1）。表21.1和图21.3显示了这些混杂因素在非肝硬化肝脏中对LS的影响程度。当然，在日常临床实践中，了解这些混杂因素有助于判读LS。

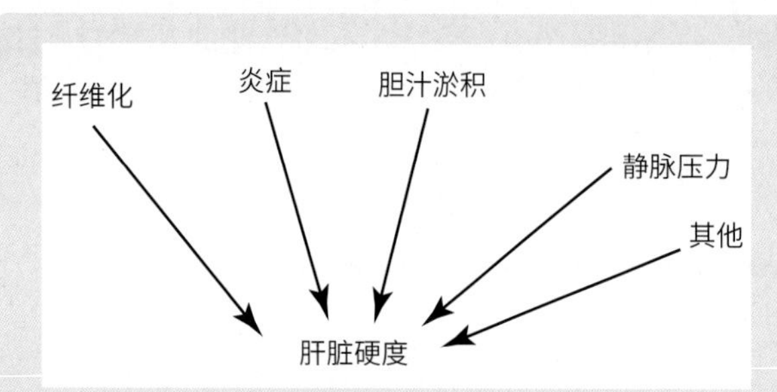

图21.1　肝脏硬度升高的主要临床混杂因素

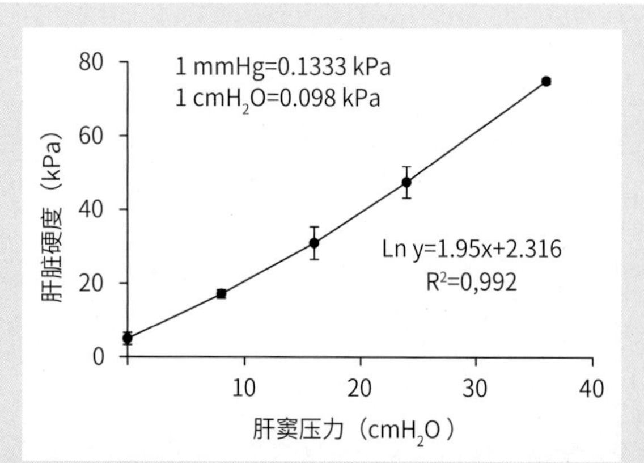

图21.2　肝脏硬度与静脉压的关系。注意：36 cmH_2O 足以达到FibroScan仪的检测极限75 kPa

表21.1　不考虑纤维化阶段时，混杂因素导致肝脏硬度升高的最大值

混杂因素	与肝纤维化无关升高的肝脏硬度（kPa）	参考文献
炎症（急性甲型肝炎）	30	[6-8]
机械性胆汁淤积	25	[5]
中心静脉压，淤血	75	[4]
动脉压	8	[9]
门静脉压	8	[10]
肥大细胞浸润	75	[11]
酒精代谢	25	[1]
进食	75	[12]
水潴留	75	[4]
气球样变性	30	[13]
肝肥大细胞浸润	75	[11]
Valsalva和直立动作	75	[14]
淀粉样变性	75	[15]

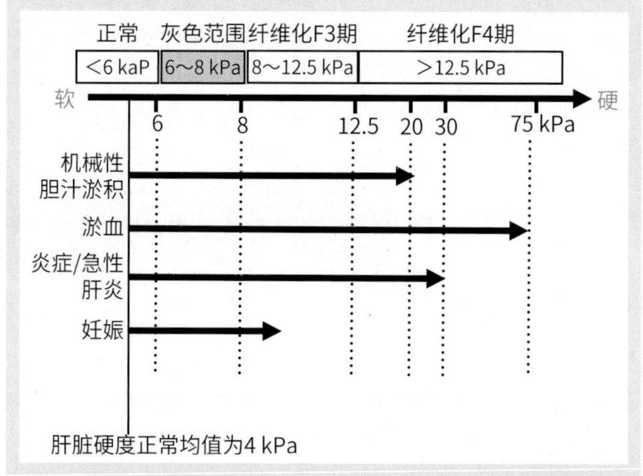

图21.3　各种混杂因素所致肝脏硬度升高的程度

二、肝脏硬度升高的混杂因素：按类别划分

表21.2列出了压力相关因素、组织因素甚至细胞内因素等各种混杂因素。压力，即肝窦压力（血窦压力）是进一步理解LS分子基础的一个重要特征。更多细节请参见本书第八部分“肝脏硬度的分子基础与细胞生物学”。图21.4提供了血窦压力如何导致窦周或血管壁结构拉伸延长的简化示意图，整齐排列的细胞受拉伸力影响。图21.5列出了与细胞基质和压力相关的各种混杂因素的完整体系。注意，诸如酒精[1]、进食[16]及炎症等情况相当复杂，

与多个分子途径有关（如在肝炎病例中，可同时发生灌注改变、渗透改变和炎症细胞浸润）。图21.5中的红色箭头表明，所有这些LS值升高的混杂因素都可能对肝脏有害，并最终发生纤维化。这导致了压力作为纤维化进展的重要关键因素的引入。

表21.2　肝脏硬度升高的混杂因素

混杂因素	例子
交叉相关性	·蛋白质 ·淀粉样变 ·动脉压
血流动力学	·门静脉压 ·中心静脉压 ·气球样变性
组织学	·炎症 ·细胞内包涵体

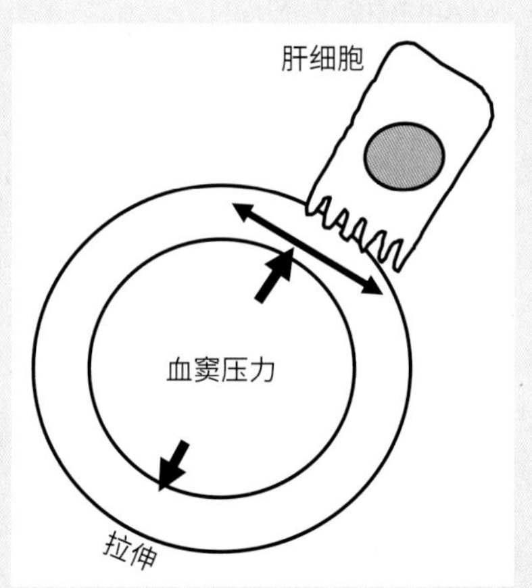

图21.4　血窦压力及其对肝脏硬度升高的系统性影响示意图。窦内/血管内压力导致窦周管壁拉伸，壁硬度增加，最终导致肝脏硬度升高。许多组织学和分子结构可能参与肝脏硬度升高过程，但仍有争议

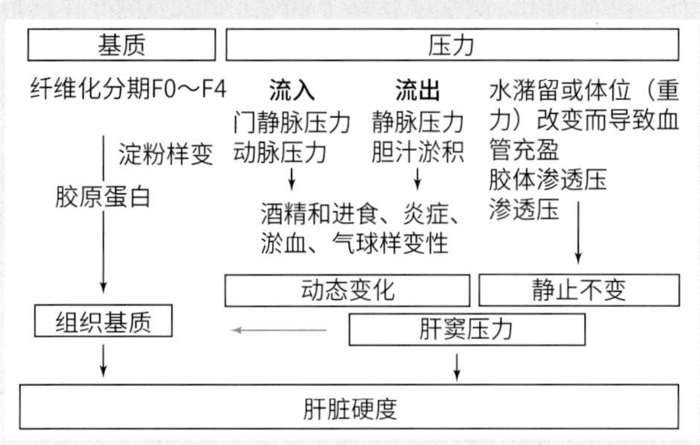

图21.5　肝脏硬度升高的各种混杂因素概述。蓝色箭头表示所有这些因素最终都会造成纤维化的有害影响。由此产生的所谓肝窦压力假说将在第九部分中更详细地讨论

三、用流入/流出模型解释与压力相关的混杂因素

图21.6为一个简化版的肝脏血流动力学模型，有助于理解压力对LS（流入/流出模型）的各种影响[17]。如图21.6所示，肝流出（胆汁、肝静脉）和流入（肝动脉和门静脉）是决定肝窦压力并最终影响LS的重要因素。在啮齿类动物肝硬化模型中，血管活性物质的药理调节作用详细揭示了流入/流出因素的复杂相互作用，其不仅取决于中心静脉、动脉和门静脉压力，还取决于心率[18]。图21.7系统揭示了肝脏作为体循环的一部分却常常被忽视，图中特别列明肝脏特殊的血供情况，主要（80%）由压力较低的门静脉（＜6 mmHg）供血。在肝硬化患者

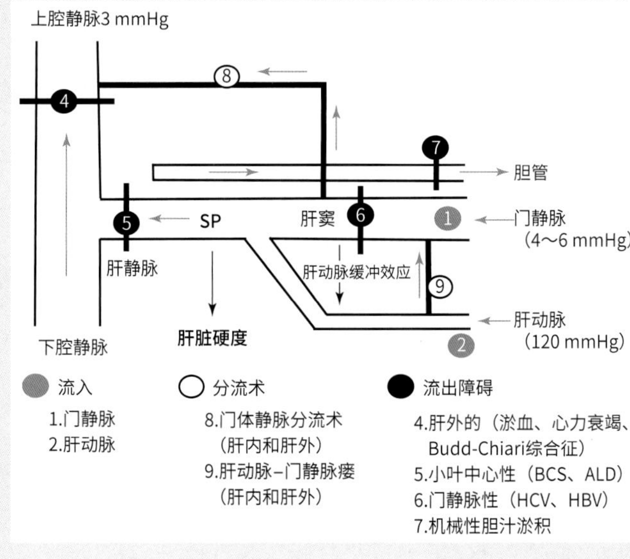

图21.6　肝脏血管血流动力学机制，有助于理解流入/流出因素对肝脏硬度的影响。也就是说，人们对分流的作用还没有充分认识

中，供血发生逆转，主要（80%）由高压的肝动脉（120 mmHg）供血。图中还列出了肝脏在左右心室之间的具体位置。

总的来说，对肝脏血流动力学最好的理解是将肝脏看作受控于一个体循环、两个依次调节的泵（右心室和左心室）。图21.8关注的是肝脾硬度及其对各种血流动力学条件的依赖。后面内容将讨论更多细节，也将解释为什么脾脏硬度比肝脏硬度更适于反映门静脉高压。

虽然心脏血液循环通过压力的动态变化与这些成分紧密相连，但压力不变的情况下也可通过与激素、渗透压或白蛋白相关的水潴留对LS值产生强烈影响[17]。最后，尽管并没有明确与LS相关的全部亚细胞因子（线粒体、过氧化物酶体等），但目前已证实组织学特征如纤维化、气球样变和炎症等均与LS升高相关[13, 19]。关于脂肪在没有炎症的情况下能降低LS的作用仍存在争论[19]。尽管LS值升高的混杂因素的分子基础还远未研究透彻，但考虑这些因素有助于临床工作中判读LS。

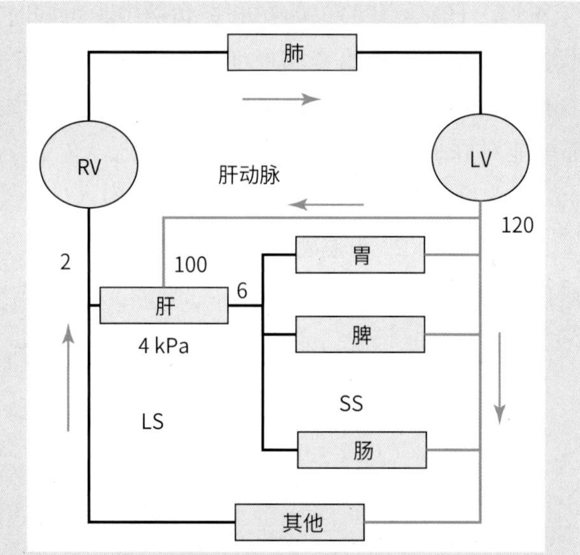

图21.7　体循环内肝脏灌注。RV，右心室；LV，左心室。数字是以mmHg为单位的压力经典表示形式。肝脏主要由压力较低的门静脉（<6 mmHg）供血，而肝脏病变、硬化后由肝动脉供血（另见第八部分）。对肝脏血流动力学最好的理解是将肝脏看作受控于一个体循环、两个依次调节的泵

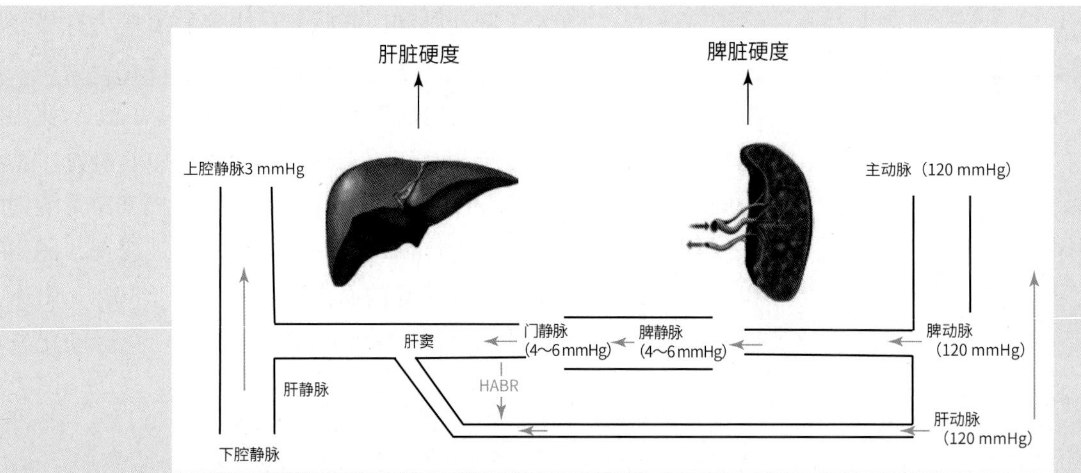

图21.8　肝脾硬度及其对各种血流动力学情况的依赖性。脾脏硬度能更好地反映门静脉高压，但LS和SS之间的关系也提供了有用的信息，如判断炎症来源（门静脉 *vs.* 小叶）

参考文献

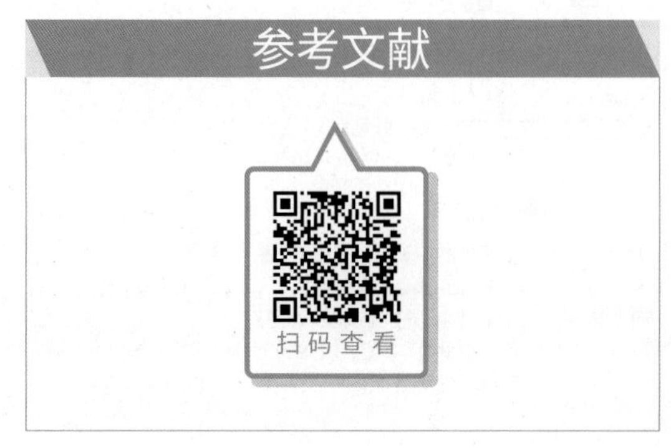

第二十二章

肝脏硬度的组织学混杂因素

Sebastian Mueller and Carolin Lackner

一、肝脏硬度的组织学混杂因素导论

肝活检提供的重要诊断信息仍然无法由非侵入性检查完全替代[1-2]。然而，在日常临床工作中，肝活检常常受到技术要求（穿刺针尺寸小于15 mm）、观察者间的变异和采样误差的限制，纤维化分期错误率可达30%[3-7]，肝活检还可发生轻微并发症（疼痛和小出血的发生率为6%）或严重并发症（致命性穿孔和出血的发生率约为0.1%[8-9]）。

由于瞬时弹性成像等弹性成像技术的出现，除了复杂病例或存在多种肝病病因的病例，不应再定期进行肝活检来明确纤维化分期或定量诊断脂肪变性。

瞬时弹性成像与活检相比的一个显著优势是，虽然不是所有患者，但更多的患者可以准确诊断出纤维化分期。因此，一项针对整个人群的队列研究列出了几乎完整的纤维化分期分布图（图22.1，来自海德堡的酒精性肝病队列研究）[11]。在活检证实的组别中（n=102），F3～F4占比约54%，F0低至忽略不计（5.2%）。通过瞬时弹性成像进行分期的患者中（n=675），F0占比42%，F3～F4占比30%。这些数据表明，经活检证实的研究存在自然偏差，特别是许多肝脏正常的患者可被误诊。

在本章中，我们将简要介绍关于LS与组织学活检的研究情况，但研究极少且相当复杂。考虑到酒精性肝病的组织学特征分布广泛，我们首先介绍一项来自海德堡酗酒者的队列研究，该研究已持续10多年且还在进行中[10-15]，为了便于理解，首先从原始研究数据开始。酒精性肝病的基本组织学特征包括主要发生于小叶的脂肪变性伴大泡和微泡形成、肝细胞气球样变性和炎性浸润（中性粒细胞），以及不同程度的纤维化，包括细胞外纤维化和小叶结构扭曲，最终可能发展为肝硬化[16]。最后我们将讨论LS和组织学尚未确定的数据。

二、组织学参数与肝脏硬度的相关性：来自重度饮酒者的相关数据

迄今为止，详细研究肝脏组织学特征与肝脏硬度的资料并不多。因此，我们首先提出了使用海德堡酒精性肝病队列研究中的原始数据（图22.1）。如前所述，考虑到酒精性肝病可以呈现几乎所有的肝脏组织学改变，从脂肪变性、脂肪性肝炎到纤维化，故酒精性肝病特别适合用于阐述LS与组织学的关系（图22.2，文后彩图22.2）。此外，酒精性肝病还可出现重要的细胞内特征，如Mallory-Denk小体、巨线粒体、糖原或铁沉积。尽管酗酒者长期大量饮酒（每天饮酒约200 g，超过15年），但超过40%的人甚至没有出现纤维化的早期征象（图22.1）。组织学特征的分布情况如表22.1所示。近70%出现脂肪变性，75.3%出现脂肪性肝炎，38.8%表现为小叶炎症，门静脉炎症和气球样变性均为15.3%。脂肪变性也是酒精性肝病的早期症状，最常见于肝脏受损时[17]。然而，尚不清楚单纯性脂肪变性是否是一种良性病变，是否是进一步发展为脂肪性肝炎的先决条件，甚至不清楚单纯性脂肪变性是否是一种代偿性保护反应。酒精性脂肪性肝炎（alcoholic steatohepatitis，ASH）的特征是脂肪变性合并肝细胞

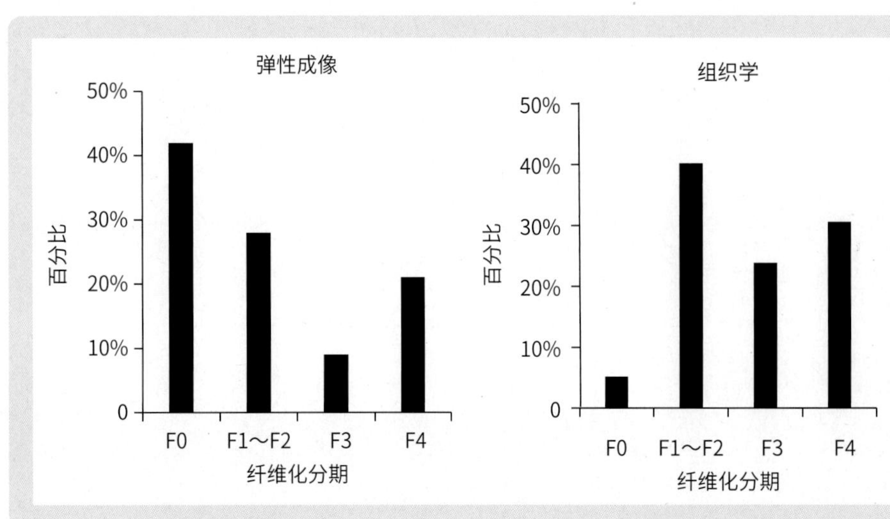

图22.1 进行组织学活检的患者队列中，病变患者明显较多，几乎不存在无纤维化的患者。左侧显示了弹性成像队列（n=675），使用瞬时弹性成像及根据谷草转氨酶校正的临界值[10]。右侧显示102例（15.1%）经肝活检评分的患者

气球样变、肝细胞损伤和以多形核细胞浸润为代表的组织炎症[18]。关于ASH、脂肪变性和纤维化程度与肝硬化发展的关系，目前研究显示ASH发生肝硬化的风险最高，发病率至少40%[19-23]。

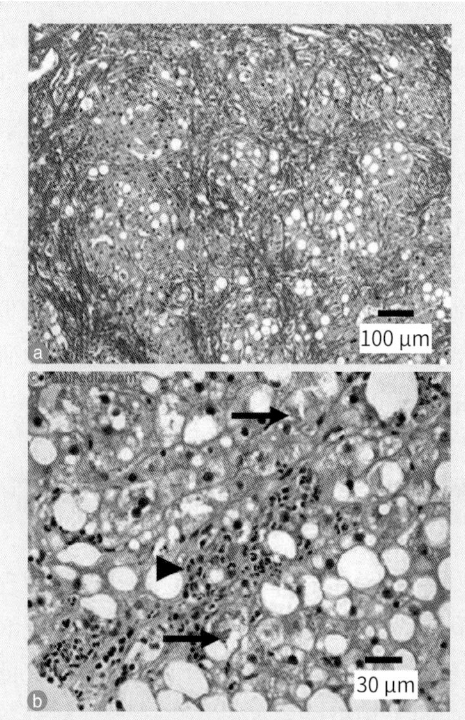

图22.2 肝脏硬度升高的组织学混杂因素。a.天狼星红染色胶原纤维。小结节型肝硬化表现为被结缔组织包围的小结节，并可见细胞外周纤维化。纤维化是与LS关系最密切的组织学特征（r通常>0.8）。b.苏木精-伊红染色（HE染色）。ASH患者的肝脏切面显示3个主要组织学表现：脂肪变性（>5%）、炎症和肝细胞损伤。大泡性脂肪变性明显，两个囊泡状肝细胞包含Mallory-Denk小体（图片上方、下方箭头）。三角形箭头显示肝细胞炎症。这些特征与LS的相关性更为复杂。脂肪性肝炎和气球样变性与肝脏硬度呈正相关，而脂肪变性则无任何相关性，有时甚至呈负相关

表22.1 酒精性肝病患者组织学特征的相对分布

Kleiner 评分（范围）	升高的判断值	百分比（%）
脂肪变性0~3	>1	69.4
小叶炎症0~3	>1	38.8
门静脉炎症0~1	>0	15.3
气球样变性0~2	>1	15.3
巨线粒体0~1	>0	1.6
Mallory-Denk小体0~1	>0	25.9
脂肪性肝炎分类0~2	>0	75.3

注：初步数据来自塞勒姆医疗中心（n=102）。

表22.2显示了这些组织学特征与LS的相关性（以Spearman系数表示）。显而易见，纤维化特征与LS关系最密切（系数0.7~0.8）。这些纤维化特征包括小叶间隔的宽度和数量或出现Kleiner纤维化及Chevallier评分[24-25]。紧随纤维化特征性改变之后是气球样变性，其特征是代谢产物如Mallory透明质酸等沉积于Mallory-Denk小体中，小体的主要成分为CK18细胞角蛋白丝。由于气球样变性的肝细胞体积增大，细胞凋亡、受损但仍存活，可以想象细胞体积的增大必然导致LS升高。气球样变性之后出现炎症征象，如中性粒细胞或其他炎症细胞的浸润。发生炎症时，细胞积聚增多和灌注（压力）升高都可能导致LS值升高。紧随炎症之后是其他组织学特征，这些组织学特征仍然与LS存在显著的正相关：微肉芽肿、嗜酸性小体、巨线粒体、糖原核和大型脂肪肉芽肿。这些组织学改变主要发生于细胞内，是细胞凋亡或细胞损伤的特征。值得注意的是，脂肪变性本身如脂滴与LS无明显相关性，一些队列研究甚至认为呈轻微的负相关。这些研究结果如图22.2a、图22.2b和图22.3a、图22.3b所示。更多细节请参见第六部分“使用受控衰减参数评估肝脂肪变性”。

表22.2 肝活检大型队列（n=242），LS与Kleiner评分[24]和Chevallier评分[25]系统中各种组织学特征的相关性

组织学参数（评分）	与肝脏硬度的相关性（Spearman 系数）r	P
Chevallier评分	0.785	1.1E-40
小叶间隔数量	0.777	1.6E-39
小叶间隔宽度	0.727	2.4E-32
Kleiner纤维化评分0~4	0.727	5.3E-41
Mallory-Denk小体0~1	0.392	3.5E-10
气球样变性0~2	0.371	3.6E-09
小叶炎症0~3	0.345	5.2E-08
脂肪性肝炎分类0~2	0.303	4.0E-06
非酒精性脂肪性肝病活动性评分（NASH）	0.279	1.3E-05
门静脉炎症0~1	0.252	8.6E-05
微肉芽肿0~1	0.198	2.1E-03
嗜酸性小体0~1	0.183	4.6E-03
巨线粒体0~1	0.182	4.9E-03
CLV	0.151	3.8E-02
糖原核0~1	0.131	4.3E-02
大型脂肪肉芽肿0~1	0.127	5.0E-02
微泡型脂肪变性0~1	0.054	4.1E-01
Kleiner脂肪变性评分	0.020	7.5E-01
巨噬细胞染色	−0.011	8.6E-01

注：约70%为酒精性肝病患者，其余为其他病因。

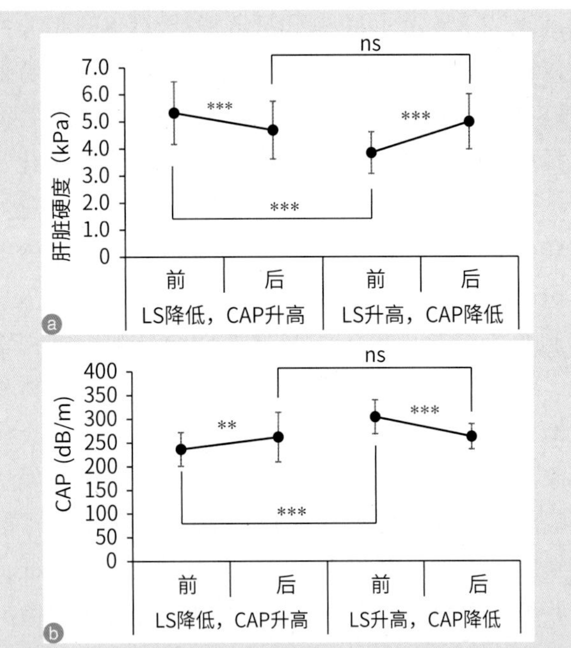

图22.3 单纯脂肪变性（无炎症）患者戒酒后LS和受控衰减参数的变化。第一组（n=13）戒酒后LS明显降低，受控衰减参数明显升高。而第二组（n=18）则相反，在戒酒后LS增加，受控衰减参数降低。a.显示两组LS（kPa）的变化；b.显示受控衰减参数（dB/m）的变化。**：P<0.01；***：P<0.001

三、肝脏硬度和脂肪变性

肝细胞内的大泡状脂肪在肝活检中很常见。因此，除了纤维化分期，脂肪变性在何种程度上（相对于“完全”而言）可以影响肝脏硬度，这个问题在临床上与任何肝脏疾病的无创分期密切相关。如上所述，在酗酒者中，LS与脂肪变性呈负相关。然而，文献检索显示了一个更复杂和部分存在争议的画面。最近，有学者认为用受控衰减参数评估的较高脂肪变性值会导致LS对纤维化分期的高估[26]。Boursier等[27]使用数字图像分析（形态测量法）来评估组织切片中的脂肪变性、炎症和纤维化，并调查了它们对650例HCV患者的LS的影响，结果发现脂肪变性可导致纤维化分期的高估。然而，Eddowes等[28]开展了另一项纳入450例非酒精性脂肪性肝病患者的前瞻性研究，校正组织学分期后行多变量分析发现，脂肪变性对瞬时弹性成像诊断的纤维化分期无影响。这些相互矛盾的结果可以部分归因于其他并存的混杂因素，如气球样变性或炎症[28-30]。更多细节参见第六部分“使用受控衰减参数评估肝脂肪变性”。

另一个可能的原因在于相关性研究从来都不是因果研究，而是显示了一个单纯的关联，无法清楚地甄别哪个混杂因素导致LS升高。如上所述，脂肪变性如此常见，表现为正相关可能仅仅是因为同时存在炎症。对随访和治疗干预的个体患者的观察研究表明，脂肪变性对LS有负面影响。

例如，在随访时从无炎症但脂肪变性加重的患者中可观察到LS值下降（图22.3）。此外，未发表的小型病例观察研究表明，脂肪变性缓解可导致LS值升高。为了更好地了解脂肪变性的作用，需要对脂肪变性、纤维化、气球样变性和炎症进行更细致的前瞻性随访研究，最好在非炎症性肝脏中研究脂肪变性的作用。

四、肝脏硬度和炎症

正如在第四部分“肝脏硬度的重要（病理）生理混杂因素”的导论中所提及，炎症细胞浸润或血流增加及组织反应性水肿与LS值升高有关。此外，治疗炎症的干预措施，如抗病毒治疗、戒酒等，会导致LS的快速下降，这与治疗前的病毒载量、转氨酶水平和治疗前LS基线水平有关[31-32]。

在脂肪性肝病中，相较于酒精性肝病[12]，非酒精性脂肪性肝病的肝脏硬度受炎症影响的程度可能较小[29, 32]。与病毒性肝炎一样，酒精性肝病和转氨酶升高患者的无创性分期也建议使用合适的LS临界值[33]。存在炎症反应时，无创性诊断分期的合适临界值尚需进一步研究评估。

五、不同纤维化类型的肝脏硬度

大多数慢性肝病表现为组织学上延伸的致密间隔（门静脉型致密纤维间隔），而酒精性肝病和非酒精性脂肪性肝病则不同，主要以小叶中心和细胞周围的纤维化分布为特征。在脂肪性肝病（fatty liver disease，FLD）的早期阶段，所谓的细胞周围纤维化（pericellular fibrosis，PCF）围绕小叶中心静脉发展，累及单个或小范围肝细胞，可能是脂肪性肝炎相关的肝细胞损伤（气球样变性）和炎症的结果[34-35]。因此，PCF是一种发生于肝实质的特征表现，在疾病进展过程中，可能形成由PCF（“小叶间隔细胞周围纤维化”）组成的间隔区域并连接中央和（或）门静脉血管结构。在病毒性肝炎、自身免疫性肝炎和中毒性肝炎及胆源性肝病中，致密纤维间隔从门静脉区延伸，而小叶间隔细胞周围纤维化则与此不同[35-36]。特别是在酒精性肝病中，PCF可作为一个显著特征，与LS的相关性可能远远强于门静脉型间隔纤维化[10, 37-38]。目前尚不清楚PCF对FLD临床病程有何影响，然而，PCF和间隔纤维化类型对酒精性肝病患者生存期的影响可能不同。最近发表的研究表明，酒精相关的脂肪性肝炎或失代偿性酒精性肝病和重度PCF患者的预后优于桥接性纤维化或肝硬化患者[39-40]。

导致这些结果的原因尚不清楚，但广泛的PCF可能代表向更晚期纤维化阶段进展的早期阶段，其特征是丰富的致密纤维间隔。PCF和间隔纤维化类型对LS的影响及其预后价值仍有待研究。

六、其他形态学因素

导致Glisson鞘内张力升高的其他形态学因素还有胆汁淤积和肝淤血。肝外胆汁淤积可能通过增加静水压和细胞内压力、引发炎症和水肿而导致肝脏硬度增加[41]。胆红素水平升高与血清总胆红素密切相关，胆道引流后降低[41-42]。目前研究已证实，左心衰竭或右心衰竭和急性失代偿性心力衰竭（简称心衰）引发的肝淤血可掩盖LS升高，并因肝内压升高而导致纤维化组织学分期被高估[43-45]。在与肝淤血相关的疾病中，LS值随着治疗有效而降低[43]。对急性肝衰竭（acute liver failure，ALF）患者的研究表明，肝星状细胞活化与LS相关[46]，而LS值升高是肝细胞水肿、胆红素升高和肝内胶原沉积的综合结果。在这些急性肝衰竭患者中，LS值明显高于健康对照组。治疗7天后，这些患者的TIMP-1、MMP-2、透明质酸和M65呈显著相关。有趣的是，入院时MMP-1表达与LS呈负相关，这表明MMP-1表达可能是影响纤维化恢复的早期因素。

七、结论

综上所述，机械性原理可能有助于我们理解LS与组织学的现有知识（图22.4a、图22.4b）。由炎症和气球样变性引起的器官体积增大及胶原蛋白或淀粉样蛋白沉积都会使脏器变硬[47-48]。然而，为什么脂肪与LS相关性不强，因为油和水一样是不可压缩的。对脂肪的研究发现，脂肪的疏水部分与水之间存在一种特殊的相互作用，这可能使脂肪具有特殊的黏弹性和流动性。正如第二部分关于硬度的物理方面所讨论的，黏弹性特性及其对刚度的影响在很大程度上仍未知，这应该作为未来研究的目标。我们也非常期待运用新的靶向疗法来降低组织硬度。

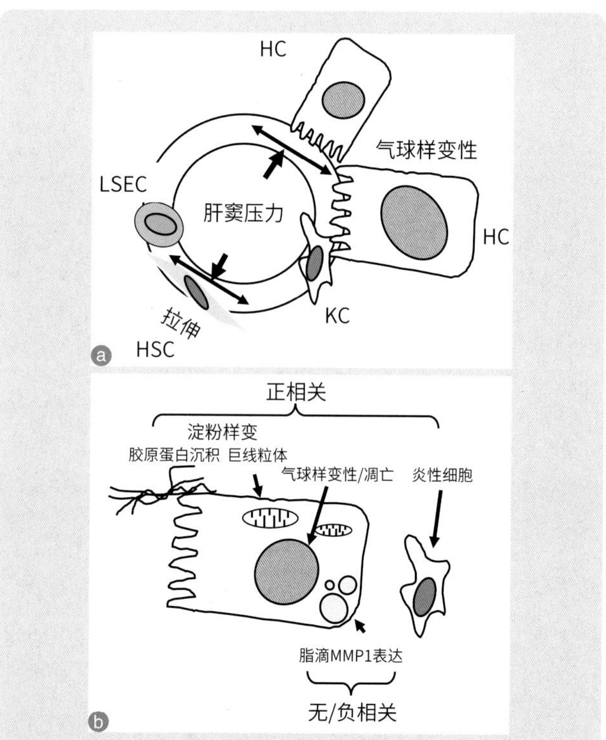

图22.4　肝脏组织学和硬度。a.细胞特性（数量、大小）和肝窦灌注（压力）都能影响LS。因此，炎症细胞浸润或细胞体积增大（气球样变性）可导致LS升高。b.典型的组织学特征可导致LS升高或降低。HC，肝细胞；KC，库普弗细胞；LSEC，肝窦内皮细胞；HSC，肝星状细胞

参考文献

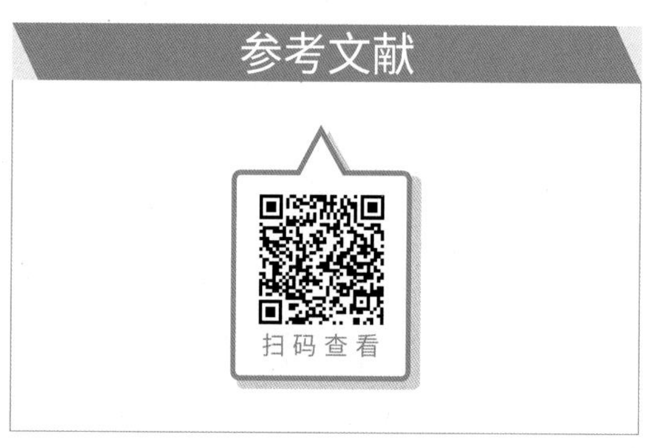

第二十三章

心力衰竭及肝淤血患者的肝脏弹性评估

Gunda Millonig

一、前言

心力衰竭表现形式多样，从明显的左心室收缩功能障碍（低心排血量衰竭）到孤立的右心室舒张功能障碍，可出现一系列临床症状，包括由慢性液体潴留引起的下肢水肿到急性多器官衰竭和死亡等。右心室的生理特点为低压、高容量，而左心室的特点为高压、大容量[1]。右心室对循环的重要性一直被低估，大多数基础研究和临床研究都集中在左心室衰竭。有学者曾一度认为右心室无关紧要，仅仅只是一个被动向左心室供血的腔室，也与患者的预后无关。

随着诊断技术的进步，人们对心脏病中右心室的功能有了更深入的了解。在许多心脏疾病的管理中，如急性失代偿性心力衰竭、慢性心力衰竭，特别是心室不同步、肺动脉高压、心脏移植和先天性心脏病，确定右心室收缩和舒张功能至关重要[2]。

二、右心室的功能和心室的协同运作性

虽然右心室的解剖结构与左心室不同，但它们共同构成机械协同单元[1]。右心室呈现为复杂的几何形状，类似新月形，而左心室更类似同心圆。在宫内发育过程中，右心室承担着体循环供血的主要任务。出生后，随着从胎儿循环过渡到出生后循环，右心室适应了低阻力的循环压力，形成了薄壁心室结构，能够在能量消耗仅占左心室20%的情况下实现与左心室相同的心排血量[3]。心脏被包裹在弹性极低的心包内，使两个心室密不可分且互相影响并成为一个功能单位。因此，在这个相对“封闭”的环境中，一个心室的容积或压力的急剧变化都可以影响另一个心室。早期的动物实验证实，左心室肥大或扩张会导致右心室受压，从而引起继发性右心室功能障碍[4-5]。在急诊情况下，心室相互作用的最显著例子见于急性肺栓塞、左心室辅助装置（left ventricular assist device，LVAD）植入、心脏移植后急性右心室衰竭或右心室心肌梗死。上述情况中，心排血量下降的原因都是右心室扩张导致左心室前负荷[1]降低。

三、右心室功能和预后

许多研究都揭示了右心室功能的重要性，右心室功能障碍是不同临床情况中[2，6-7]总生存率和发病率的重要预测因子。虽然临床工作中对右心室的关注程度不如左心室，但实际上右心室衰竭的发生率与左心室衰竭类似[8-10]。右心室射血分数（right ventricular ejection fraction，RVEF）降低可预测预后：在晚期收缩性心力衰竭患者中，右心室射血分数小于20%可独立于左心室射血分数（left ventricular ejection fraction，LVEF）来预测住院和死亡的风险增加[11]。右心室衰竭的围手术期死亡率高于左心室衰竭[8-10]。由于对右心室衰竭缺乏认识及诊断困难，临床医师在非心脏手术围手术期管理中经常低估右心室衰竭的存在[8-10]。

四、右心室功能的诊断方法

患者疑有心力衰竭时，首选超声心动图进行诊断，因其简便、廉价、无创且无辐射。随着人们逐渐认识到右心室对心力衰竭患者预后的重要性，对右心室大小和功能的专业评估需求也日益增加。二维超声心动图是完善右心室成像的第一步，并能够对右心室大小和功能进行标准化随访[12]。

常规超声心动图中右心室标准化参数以右心室大小和壁厚作为静态参数。右心室功能用三尖瓣环收缩期位移（tricuspid annular plane systolic excursion，TAPSE）表示，即测量三尖瓣环从舒张末期到收缩末期之间的位移距离。此外，这种运动速度也可以用组织多普勒成像测得S’值表示。虽然三维超声心动图测量右心室射血分数比二维超声心动图更可靠，但在复查中会增加操作难度及检查时间。详细的右心室功能测量方法及其优缺点如表23.1。超声心动图检查右心室的几个影响因素：部分患者右心室位于胸骨后从而影响超声检查，右心室形状复杂而无法使用数学模型计算体积及功能，心室内小梁形成影响心内膜边界追踪[15]。

表23.1　超声心动图评估右心室的参数

右心室功能测量方法	异常值	局限性
二维右心室射血分数	<44%	可靠性稍低
面积变化分数	<35%	需要准确追踪心内膜边界
三尖瓣环收缩期位移	<1.6 cm	负荷和角度相关
右心室心肌工作指数	Pulsed>0.40 Tissue>0.55	心律不齐导致右心房压力升高（心房颤动），RIMP结果不可靠
等容加速度	暂无	负荷和角度有关，随年龄和心率而变化
组织多普勒测量三尖瓣侧壁瓣环收缩速度（脉冲）	<10 cm/s	角度依赖，老年人的数据有限
三维右心室射血分数	<44%	不容易获得

数据来源：Rudski[13]和Pleister[14]。

其他成像方法包括使用^{99m}Tc进行放射性核素造影，并计算右心室射血分数。虽然增强CT在肺栓塞的诊断中发挥着重要作用，但由于其需要注射大量的造影剂和较高的辐射剂量，用于右心室功能评估尚存在较多局限性。心脏MRI是右心室评估的重要检查手段，也是目前右心室评估的“金标准”，MRI不仅可以评估右心室功能，还可以诊断室壁的改变，如脂肪沉积、心肌炎或纤维化[16]。MRI也有其缺陷，如成本相对较高，操作复杂，以及部分体内植入设备（如心脏起搏器）的患者无法行磁共振检查。

有创检查可选择心导管检查。心导管检查除了评估右心室功能，还可以确定血流动力学参数或同时进行肺血管造影，也是右心室评估的“金标准”。但心导管检查存在较高的碘造影剂负荷及有创手术风险，故右心室大小和功能的常规评估极少使用右心室造影。

右心室功能衰竭的早期诊断对改善患者的预后至关重要。然而，大多数右心室功能衰竭的影像学表现，特别是那些与不良预后相关的征象，仅出现在终末期疾病。例如，肺高血压患者超声心动图若发现三尖瓣环收缩期位移<1.8 cm，则提示1年生存率仅为60%[17]。同样，MRI测得右心室舒张末容积指数≥84 mL/m^{2}则提示肺动脉高压患者的3年生存率约为60%[18]。

五、肝小叶的病理生理学和肝酶模式

肝小叶为肝的生理单位。它由中央静脉和门静脉系统肝三联（门静脉、胆管和肝动脉）组成（图23.1a，文后彩图23.1a）。肝脏的功能单位是肝腺泡，根据它们与门静脉束的距离细分为3个区域，由此获得的氧供应不同。3区是位于离中央静脉最远的区域，其氧供应最低，因此对缺氧最敏感[19]。右心室压力升高可导致肝静脉和中央静脉压力的增加，然后3区血窦扩张，肝细胞受压并伴有缺氧。这一机制导致急性心力衰竭患者的肝肿胀后萎缩、小叶中心坏死及慢性心力衰竭[20]患者的纤维化改变。

急性失代偿性或晚期心力衰竭患者可出现局部循环的功能改变。肝微血管系统包含肾上腺素能受体，交感神经兴奋引起门静脉血管收缩、内脏充血，导致肝缺血进一步恶化最终发生小叶中心坏死，这与急性心力衰竭中肝病的病理变化相关。如果心力衰竭恶化，坏死就会进一步扩散到2区。

慢性重度肝充血会导致心源性肝硬化。慢性肝脏充血的大体病理表现类似于磨碎的肉豆蔻，因此被称为“肉豆蔻肝”。升高的循环压力直接传递到肝静脉和小静脉，并按比例向后传至门静脉，从而产生肝静脉压力梯度[21]。这意味着与原发性肝病（如慢性肝炎或酒精性肝损害）不同，淤血性肝病伴不可逆心源性肝硬化的最后阶段才发生门静脉高压（脾大、食管静脉曲张）[22]。

有趣的是，慢性淤血与肝窦微循环变化也是晚期心力衰竭患者的病理机制特点，比如体内毒素清除减慢从而引发促炎反应也发生于铁代谢异常所致心力衰竭相关贫血和心脏恶病质等[23]。

心力衰竭患者肝损伤的首次报道见于20世纪30年代初期。Jolliffe的研究发现，80%的充血性心力衰竭患者胆红素水平升高，超过90%的患者发生肝功能受损[20]。近期研究通过现代的诊断方法显示，慢性患者中，13%的患者可出现胆红素升高，3.1%出现转氨酶升高，18.3%发生低白蛋白血症[24]。其他研究也有类似结果，显示19.2%的患者发生胆汁淤积酶类增高（至少有两种胆酶升高），而8.3%

的患者出现转氨酶升高。3.5%的患者可出现多种肝酶水平升高[25]。与淤血性肝病的典型轻度胆汁淤积不同，低心排血量低灌注导致的缺氧性肝炎患者转氨酶可升高至1000～5000 IU/mL（图23.1b，表23.2）。

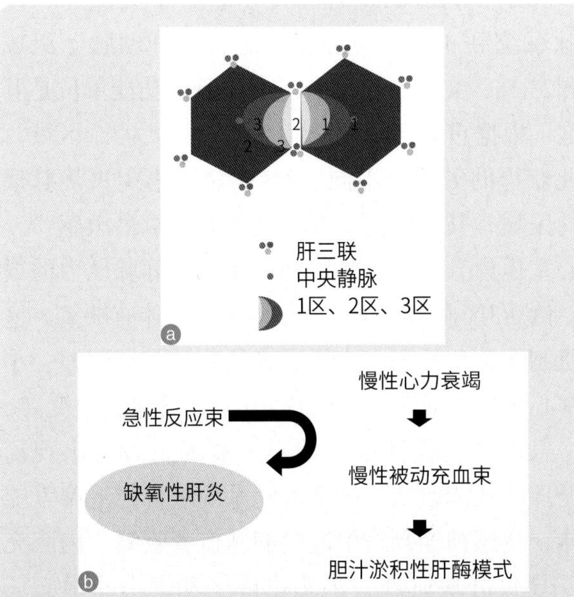

图23.1 a.肝小叶与门静脉束包绕的中央静脉示意图。在功能上，小叶根据氧供可分为3个区域。1区环绕着从肝动脉的含氧血液进入的门静脉束。3区位于中央静脉周围，氧合程度较差。2区位于这两者之间。3区是在充血性心脏病中受到损害的风险区域。b.慢性被动充血导致胆汁淤积性肝酶（谷氨酰转移酶、碱性磷酸酶和胆红素）升高。缺氧性肝炎是由低心排血量和低灌注的急性前向衰竭所致

表23.2 不同心力衰竭类型的血液检测变化

检验指标	肝淤血（中心静脉压增加）	低灌注（低心排血量）
AST		↑↑↑
ALT	0/↑	↑↑
总胆红素	↑	↑/↑↑
直接胆红素	↑/↑↑	↑
GGT	↑↑	0/↑
AP	↑/↑↑	0/↑
LDH	↑	↑↑

六、肝淤血和代偿期心脏疾病患者的肝脏硬度

当肝病诊断使用瞬时弹性成像技术后，Lebray的研究首次提出，肝脏硬度并不是诊断充血性心脏病患者纤维化的可靠定量指标[26]。从那时起，肝脏硬度从评估纤维化的混杂因素发展为充血性心力衰竭患者的辅助诊断指标。

我们进行了第一个系统阐述肝脏硬度和心力衰竭相互作用的研究，动物实验结果显示，下腔静脉中心静脉压（central venous pressure，CVP）与肝脏硬度值之间几乎呈线性相关（图23.2a）[27]。在中心静脉压达到36 cmH_2O时，肝脏硬度急剧升高，达到Fibroscan仪的上限75 kPa。此外，肝脏硬度升高是可逆的，并可在30 min内恢复正常（图23.2b）。

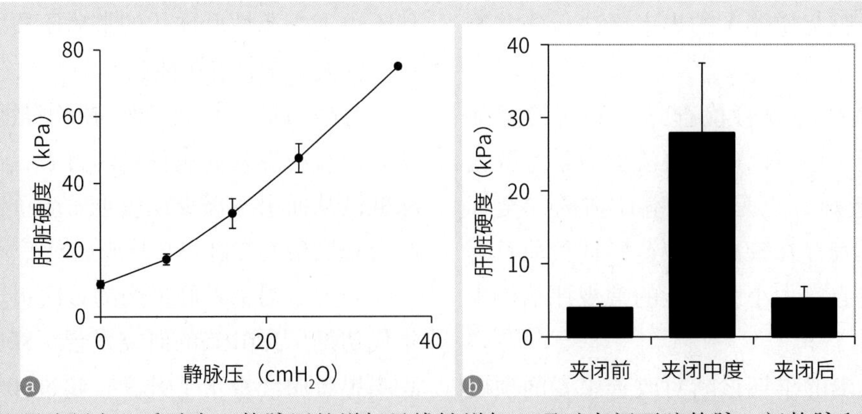

图23.2 a.猪肝的肝脏硬度几乎随中心静脉压的增加呈线性增加。通过夹闭下腔静脉、门静脉和肝动脉来进行肝脏原位游离，并通过注入等渗生理盐水逐步增加压力。b.急性肝充血会导致肝脏硬化显著升高，该过程可逆。猪麻醉后通过夹闭下腔静脉，5 min后重新打开右心房引流管，模拟肝淤血

Deorsola等对Fontan手术患者的研究也证实了上述动物实验结果。Fontan手术用于单心室患儿，是一种姑息性外科手术。其将血液从下腔静脉直接短路连接到肺动脉，绕过右心房和右心室，只保留一个心室用于体循环，替代两个心室的泵血作用。众所周知，患儿在术后早期出现肝淤血，最终发生肝硬化。在Fontan手术前，患儿肝脏硬度为6.2 kPa。术后4个月，肝脏硬度的平均值已升至11.2 kPa[28]。研究者认为肝脏硬度变化由循环压力变化所致，因为非炎症反应驱动的纤维增生是一个缓慢的过程，不太可能在4个月内发生（特别是转氨酶在手术后只有轻微升高但没有显著意义）。

急性心力衰竭患者发生失代偿后肝脏硬度值显著升高[27]；在进行减重和减水肿治疗后，所有患者的肝脏硬度均下降，这表明心脏代偿可影响肝淤血。然而，在我们的研究中，除1名患者外，所有患者在心功能代偿期时肝脏硬度值仍显著升高，具体是由右心室充盈压力持续升高还是心源性肝硬化导致仍需进一步研究[27]。其他研究使用不同的弹性成像技术（振动控制弹性成像、剪切波弹性成像）进行独立重复测量，取得了一致的结果[29-30]。

七、肝脏硬度与右心室功能参数的相关性

Saito等[31]提出了一种全面的心脏学测量方法。研究纳入105名患者，显示较高的肝脏硬度值与几个右心室功能指标密切相关，其中包括低水平的三尖瓣环收缩期位移，下腔静脉直径增加，右心室舒张直径增大，右心房压力增高及三尖瓣反流[31-32]。Hopper等的研究也取得了类似结果，研究发现，与稳定右心室衰竭相比，稳定左心室衰竭对肝脏硬度的影响要小得多[32]。

Taniguchi等的研究发现肝脏硬度与右心室充盈压力相关，并表明肝脏硬度为5.6 kPa大致相当于右心室充盈压力为5.7 mmHg[33]。这些数值与之前发表的猪肝中心静脉压的肝弹性变化数值非常吻合[27]。两项针对先天性心脏病患儿的研究同时测定右心导管压力和进行剪切波弹性成像，其测量结果再次证实了上述研究发现[34-35]。其中一项研究还另外进行了置管期间的容量负荷前试验和容量负荷后试验。结果显示，动物数据和超声心动图评估压力的研究具有相同的曲线，表明诊断中心静脉压>10 mmHg的肝脏硬度最佳临界值为10.8 kPa[34]。下腔静脉直径、肝静脉多普勒曲线和N端B型利钠肽（N-terminal pro-B-type natriuretic peptide，NT-proBNP）对中心静脉压的诊断价值低于肝脏硬度[34]。Taniguchi等发现诊断右心房压力（right atrial pressure，RAP）的肝脏硬度临界值与诊断中心静脉压时相同（10.6 kPa，中心静脉压>10 mmHg）[36]，证实了这些结果的可重复性。研究显示，肝脏硬度对右心房压力的诊断价值优于超声心动图[36]，尽管超声心动图进行右心室评估的操作简便，但因其存在不准确性，故不应作为“金标准”（表23.3）。

表23.3　影响肝脏硬度的相关心脏参数概述

影响肝脏硬度的相关参数	与肝脏硬度无关的参数
中心静脉压	左心室射血分数
下腔静脉直径	NT-proBNP
右心室舒张直径	
右心房压	
右心室灌注压（估测）	
三尖瓣反流	
三尖瓣环平面收缩偏移（负相关）	
死亡率（心脏事件、全因死亡率）	
心力衰竭恶化再入院率	

八、肝脏硬度和预后

自从认识到右心室衰竭可显著影响临床转归，学者开始进行了一些研究以明确肝脏硬度是否可以预测右心室衰竭的预后。Saito的研究纳入不同LS的两组心力衰竭患者，结果显示两组患者入院时的LS均与预后相关（心源性死亡：高LS组24%，低LS组11%；心力衰竭再入院率：分别为37%和21%）。在校正年龄、性别、器官充血相关指标（NT-proBNP、尿素、肾小球滤过率、总胆红素、γ-谷氨酰转移酶、右心房压力）的模型中，LS≥8.8 kPa与心血管疾病死亡率和持续心力衰竭再入院密切相关[31]。

Omote等的另一篇文章也显示了同样的结果：在中位随访272天期间，37%的患者发生了不良事件（死亡或心力衰竭恶化）。根据ROC分析，预测不良事件的最佳临界值为1.50 m/s（相当于7.1 kPa）。该临界值预测心脏事件的敏感性和特异性分别为

81%和70%。Kaplan-Meier分析显示，与LS较低的患者（<1.50 m/s，即<7.1 kPa）相比，高LS患者（≥1.50 m/s，即≥7.1 kPa）更易发生复合不良事件。多变量回归分析显示，较高的LS可独立于所有其他指标预测后续不良事件风险升高[37]。

Koch等的研究显示，LS与总死亡率之间的密切相关性不仅见于重症心力衰竭患者，也见于重症监护病房（intensive care unit，ICU）的其他患者中[38]。研究还发现入院时的LS可以预测死亡率。与特定心力衰竭患者研究队列的LS临界值相比，甄别ICU患者是否存活的临界值要高得多（18 kPa，而仅有心力衰竭的患者约为7 kPa）。即使排除肝硬化患者，该LS临界值依然有效。在ICU治疗期间第3天和第7天的LS测值变化或在ICU治疗1周内LS的连续变化均可预测预后。本研究中临界值存在差异的原因仍需进一步研究，可能与容量负荷和正压通气导致的中心静脉压升高有关[38]。

丹麦一项针对急诊患者的研究也证实了LS的预后价值。212例就诊患者中，22.6%的患者LS升高（>8 kPa）。LS>8 kPa的患者30天死亡率为20.8%，而LS<8 kPa的患者30天死亡率为3.7%，LS>8 kPa是死亡的独立预测因子[39]。

九、肝脏硬度和心脏手术

Chon等的一项研究表明，瓣膜修复手术成功的患者中，长期随访发现LS相应降低（术后不久降至8.4 kPa，术后3个月降至6.0 kPa）且预后良好，而两名死亡的心脏移植患者，术后LS仍维持在较高水平[40]。

另一项心脏外科的试点研究旨在探讨心室辅助装置（ventricular assist device，VAD）植入的围手术期评估LS的有效性。Nishi等研究了心力衰竭患者的LS，发现LS<7 kPa的患者均无须行右心室辅助装置植入，从而证明LS<7 kPa可以排除右心室衰竭。相比之下，高LS（约35 kPa）患者由于同时发生右心室衰竭而需要双心室辅助装置植入。LS>12.5 kPa与围手术期发病率和死亡率密切相关[41]。

Kashiyama等研究LVAD植入后的LS。结果发现，左心室辅助装置植入术的严重并发症是继发性右心室衰竭，发生率为5%～44%[42]。在左心室辅助装置植入前后预测右心室衰竭比较困难，但右侧充盈压力测量如中心静脉压/肺毛细血管楔压比是左心室辅助装置植入术后右心室功能的重要预测因素[43]。研究初步显示，左心室辅助装置植入发生右心室衰竭患者的LS较未发生右心室衰竭患者显著升高[44]。在这组患者中，左心室辅助装置植入术后出现右心心室功能衰竭或需要右室辅助装置（right ventricular assist device，RVAD）植入支持的患者的LS显著升高。由于中心静脉压的变化可立即影响LS，故LS的连续测量有助于评估围手术期的右心室充盈压力，而无须进行肺导管测量。术前中心静脉压高于预期即LS升高的患者在左心室辅助装置植入术后发生右心室衰竭或进行右心室辅助装置植入的概率增高，这意味着LS可能不仅反映中心静脉压，而且还提示慢性右心室衰竭或反映右心室顺应性等。在LS明显增高的患者中，左心室辅助装置植入造成的右心室后负荷减少所带来的利益远比不上前负荷增加的影响，这表明右心室顺应性受损导致右心室充盈压力升高从而引起前负荷增加，而左心室辅助装置植入尚不足以抵抗[44]。

十、结论

LS已经从肝纤维化评估中的混杂因素发展为右心室功能评估的重要指标。LS升高无特异性，在将LS升高归因于肝淤血之前，必须排除其他混杂因素，如原发性肝病[45]、胆汁淤积[46]和急性肝炎[47]。然而，一旦排除混杂因素，LS诊断右心室功能的价值已足够摒弃有创血流动力学监测。同时，在药物干预和手术干预期间也可以通过LS对右心室血流动力学进行密切监测，以及心脏手术前对患者进行风险评估。值得注意的是，诊断心力衰竭的临界值与肝纤维化非常相似。

LS<7 kPa：正常右心室充盈，可排除右心室衰竭。

LS 7～8 kPa："灰色地带"。

LS 8～12.5 kPa：心力衰竭或心脏死亡导致的发病率和死亡率增加；左心室辅助装置植入术后右心室衰竭风险增加。

LS>35 kPa：右心室衰竭，需要双心室辅助装置植入。

到目前为止，所有已发表的研究中纳入患者例数较少。需要肝病科、心内科和心脏外科的多学科协作，纳入更多的患者并进行前瞻性研究，将LS从右心室功能评估的一个相关参数转变为右心室评估的重要指标。

参考文献

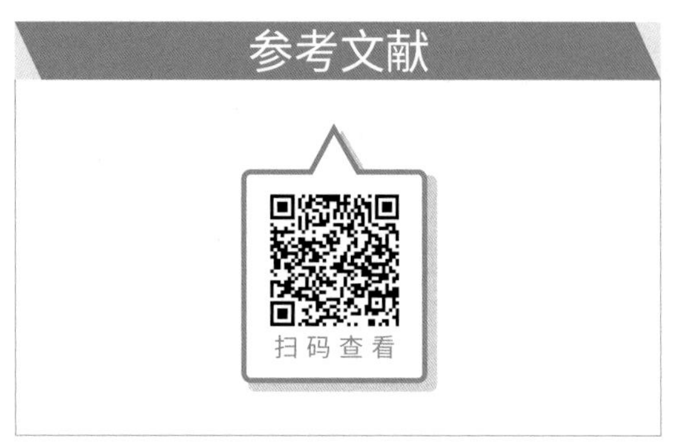

第二十四章

肝动脉压和门静脉压对肝脏硬度的调节作用

Felix Piecha and Sebastian Mueller

一、前言

除垂体外，肝脏是唯一同时由动脉和静脉双重供应的器官。在生理条件下，约80%的肝血流通过门静脉输送到肝脏，肝动脉血流约占20%[1]。两种供血系统在肝窦内汇合，然后流向中央静脉，并进一步流向心脏。此外，肝双重血供通过一种被称为肝动脉缓冲效应[2]的生理自动调节机制维持压力恒定。门静脉灌注压力的变化可以通过肝动脉灌注压力的反向变化来缓冲[3-4]。然而，由于肝动脉缓冲效应只有单向缓冲功能，因此动脉灌注压力的改变不会引起门静脉血流的变化[5]。

肝硬化特征是肝脏结构的变化，在纤维化进展过程中，肝星状细胞（hepatic stellate cells，HSC）活化后导致大量细胞外基质沉积，肝窦内皮细胞（liver sinusoidal endothelial cells，LSEC）窗孔逐渐消失，发生毛细血管化[6-7]。最终，肝脏硬度增高，进而影响肝循环并最终影响体循环[8-9]。在这个阶段，门静脉高压的并发症暴发，如腹腔积液和食管静脉曲张[10]。在纤维化进展过程中，由于硬化和血管阻力升高，肝血供越来越多地依赖肝动脉，这一过程被称为动脉化[1]，最终导致肝动脉成为肝脏的主要供血来源。在某些情况下，甚至可以观察到所谓的门静脉离肝性血流，即肝脏供血由肝动脉提供，而血液通过肝静脉和门静脉离开肝脏[11]。然而，即使在终末期肝病患者中，仍然存在肝脏灌注的自动调节机制[12]。动脉化最终使肝脏压力升高，这可能是肝硬化进展的关键因素。更多细节请参见本书第八部分“肝脏硬度的分子基础与细胞生物学”。

由于纤维化进展和肝血流灌注之间紧密的病理生理关系，肝脏硬度已成为早期诊断食管静脉曲张[13]和门静脉高压症[14]的无创检查手段。一些研究通过测量肝静脉压力梯度后发现，肝脏硬度值与门静脉高压症呈正相关，但动脉和门静脉灌注压的变化对肝脏硬度的影响尚不确定。此外，一些研究报道了餐后肝脏硬度升高，并假设其可能受到肝动脉血流压力变化的影响[15]。表24.1概述了目前关于门静脉和动脉压调节及其对肝脏硬度影响的数据。

1. 肝动脉压力和肝脏硬度

由于在人体中无法进行肝脏相关灌注压力变化的有创测量，我们在大鼠中进行了一组实验，以进一步探究肝动脉压和门静脉压对肝脏硬度的影响[16-17, 19]。首先，我们给健康Wistar大鼠注射肾上腺素、去甲肾上腺素、多巴肾上腺素，1 mL生理盐水作为对照，并持续监测中心静脉压、门静脉压和全身动脉压及肝脏硬度[16]。图24.1显示了肾上腺素对肝脏硬度和其他指标影响的实时监测数据。虽然心排血量没有明显变化，但注射肾上腺素可导致动脉压和肝脏硬度显著升高。与此同时，中心静脉压和门静脉压均保持不变，这表明肝脏硬度增加是由肝

表24.1　压力调节影响肝脏硬度变化的生理机制

干预措施	肝脏硬度变化	人体/动物	说明	引用
肾上腺素	↑	小鼠	升高动脉压	[16]
静脉曲张结扎	↑	人体	降低静脉压	[17]
经颈静脉肝内门体分流术	↓	人体	降低门静脉压力，而肝动脉缓冲效应并不能完全代偿	[17，18]
去甲肾上腺素	↑	小鼠	升高动脉压	[16]
氯沙坦	↓/↓↓	小鼠	动脉压和门静脉压均降低	[16]
三硝酸甘油酯	↓	小鼠		
普萘洛尔	→	小鼠	心率下降，而动脉压和门静脉压及肝脏硬度均保持稳定	[16]
普萘洛尔	↓	人体	动脉压和心率下降，随后门静脉压下降	[19，20]
卡维地洛	↓↓	小鼠		[21]
美托洛尔	↓	小鼠		[21]
依那普利	↓↓	小鼠		[21]
乌地那非	↓	小鼠	动脉压和门静脉压均降低	[21]
特利加压素	→	小鼠	门静脉压力降低，但很可能肝动脉缓冲效应可代偿	[21]

动脉压增高所致。使用去甲肾上腺素的实验进一步证实了这一发现：肝脏硬度和肝动脉压同时升高，数秒之后出现门静脉压升高。另外，多巴酚丁胺对心率的影响最明显，对动脉压和肝脏硬度的影响均无统计学意义。这一重要的发现表明仅增加心率可能不足以导致肝脏硬度升高，其次，肾上腺素能药物的对肝细胞的直接作用也不是肝脏硬度变化的主要原因[22]。

在第二步中，硫代乙酰胺（thioacetamide，TAA）诱导肝纤维化的大鼠模型使用肾上腺素，结果发现，全身动脉压增高，而门静脉压依然保持稳定。与健康肝脏相比，病变肝脏的硬度升高更为显著（169% *vs.* 100%），其可能是由病变肝脏的整体动脉化程度升高所致，这与晚期肝病患者的肝脏硬度受进食[23]或炎症[24]影响最大的报道相一致。

一项转化研究也证实了动脉压升高而导致肝脏硬度增加[16]。该研究纳入基线肝脏硬度值正常的健康男性志愿者，在测力计上进行100 W和200 W的持续运动时，肝脏硬度逐步增加，休息10 min后恢复到基线值（图24.2）。在这种情况下，肝脏硬度与收缩压（r=0.527，P<0.01）的相关性最好，4/11（36%）的志愿者甚至超过了7.5 kPa，超过了诊断F2纤维化的临界值，其他研究者使用不同的弹性成像技术也重现了这一研究发现[25]。此外，最近一项纳入患者超过16 000名的大型荟萃分析发现，检查时的收缩压是影响健康群体肝脏硬度值的一个重要混杂因素[26]。因此，在判读肝脏硬度结果时应考虑收缩压，患者应充分休息后再进行肝脏硬度测量。然而，高血压患者中未观察到肝脏硬度与动脉压的相关性（Mueller，2019#26852，尚未发表研究）。

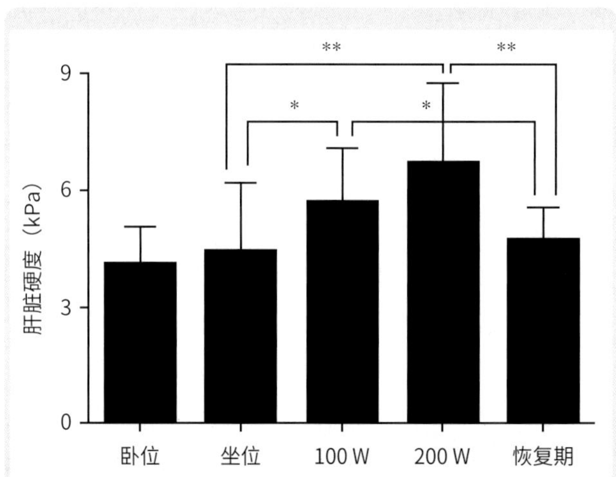

图24.2　体育锻炼对肝脏硬度的影响。健康志愿者（n=11）分别在100 W和200 W的应力下旋转10 min。柱状图显示了肝脏硬度的平均值和四分位数平均值。P<0.05（*）和P<0.01（**）定为统计学意义

（来源：参考文献[16]）

2. 门静脉压力和肝脏硬度

由于肝脏的双重供血系统，很难单独评估门静脉压力变化对肝脏硬度的影响。然而，在人类和动物实

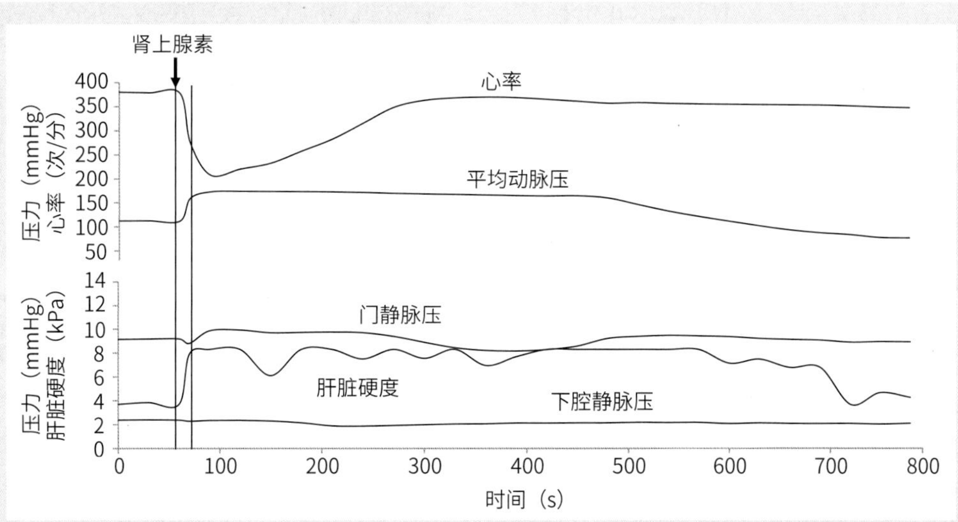

图24.1　注射肾上腺素后肝脏硬度和压力的实时测量数据。选取4～6个有代表性的独立测量结果。箭头表示注射肾上腺素药物的时间点。需要注意的是，肝脏硬度与动脉压同步增加，而门静脉压则伴随着几秒钟的延迟。垂直线可以更直观地看到延迟和门静脉压的轻微升高

（改编自参考文献[16]）

验中可采用多模态方法探究门静脉压力变化对肝脏硬度的影响[17]。经颈静脉肝内门体静脉分流术可有效治疗终末期肝病患者门静脉高压症，常用于食管静脉曲张出血、难治性腹腔积液或肝肾综合征患者。经颈静脉肝内门体静脉分流术通过在门静脉和肝静脉之间建立一个分流通路，使分流血流绕过肝脏，从而引起门静脉压持续下降。另外，内镜下食管静脉曲张束带结扎使侧支血流回流到门静脉系统，亦可使门静脉压力持续升高[27]。因此，这些干预措施可用于评估门静脉压力变化对肝脏硬度的影响。

如图24.3所示，血流动力学稳定时，行内镜下静脉曲张束带结扎术（图24.3a）或经颈静脉肝内门体静脉分流术（图24.3b）的患者在术前及术后5 min测量肝脏硬度[17]。大多数经颈静脉肝内门体静脉分流术患者（12/14，85%）的肝脏硬度立即下降，而所有11例行静脉曲张束带结扎的患者肝脏硬度值均增加。重要的是，经颈静脉肝内门体静脉分流术患者中，肝脏硬度和门静脉压呈正相关（r=0.558），再次验证了这两个指标之间的相关性。2/14患者（15%）经颈静脉肝内门体静脉分流术后肝脏硬度增加，其原因尚不明确，可能与右心房压力增加或肝动脉缓冲效应引起肝动脉灌注增加[12]从而导致肝淤血加重有关[28]。

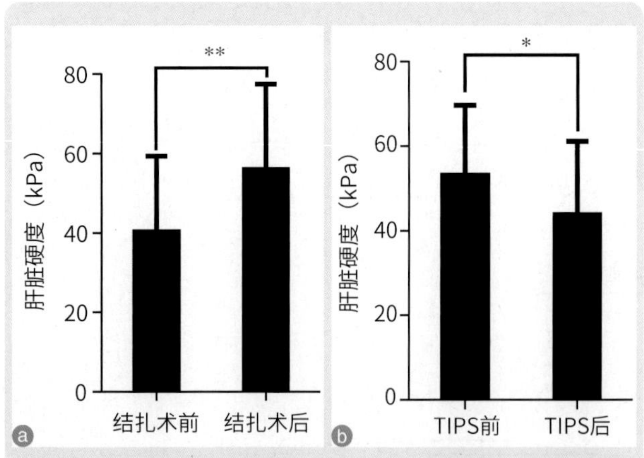

图24.3 门静脉压力改变后肝脏硬度的变化。TIPS，经颈静脉肝内门体静脉分流术。a.静脉曲张结扎后肝脏硬度立即增加。行静脉曲张结扎术的所有患者的平均值及标准差，**：$P<0.01$（t检验）。b.TIPS术后，肝脏硬度显著降低且立即降低，平均值与相应的标准差，*：$P<0.05$（t检验）

（来源：引自参考文献[17]）

对非肝硬化大鼠进行肝脏单叶结扎的一系列实验进一步证实了门静脉压力变化对肝脏硬度的影响。当门静脉血流分流至另一残余的灌注肝叶时，该实验过程也观察到类似的血流动力学变化。在这些条件下，残余灌注肝叶[17]中的门静脉压和肝脏硬度均显著增加，近期一篇关于部分肝切除术后肝脏硬度增加的文献也报道了相似结果[29]。此外，在其他研究[18，30]及动物模型[31]中也有类似的门静脉压力变化对患者肝脏硬度影响的结果。

3. 门静脉降压药对肝脏硬度的影响

单纯动脉压和门静脉压的变化都可直接影响肝脏硬度，硫代乙酰胺诱导晚期肝纤维化大鼠的药物实验也验证了上述结论[19]：在一组实验动物中注射血管舒张药物三硝酸甘油酯或氯沙坦（losartan），结果发现动脉压和门静脉压力均降低，肝脏硬度也下降。相反，给予普萘洛尔只会减缓心率，而肝动脉压、门静脉压及肝脏硬度则保持稳定。这一观察结果与多巴酚丁胺试验类似，即增加心率并不能导致肝脏硬度升高。最近，非选择性β受体阻滞剂（non-selective beta-blocker，NSBB）治疗后测量肝脏硬度的一系列人类研究也证实了这一发现[19-20]，降压治疗后肝脏硬度的降低甚至可能与患者的预后相关[18-19]。

二、结论

肝脏硬度同时受到动脉压和门静脉压的调节。因此，正确判读肝脏硬度值需要考虑肝脏硬度测量时的全身动脉压及静脉曲张结扎、经颈静脉肝内门体静脉分流术或非选择性β受体阻滞剂治疗等干预措施。

参考文献

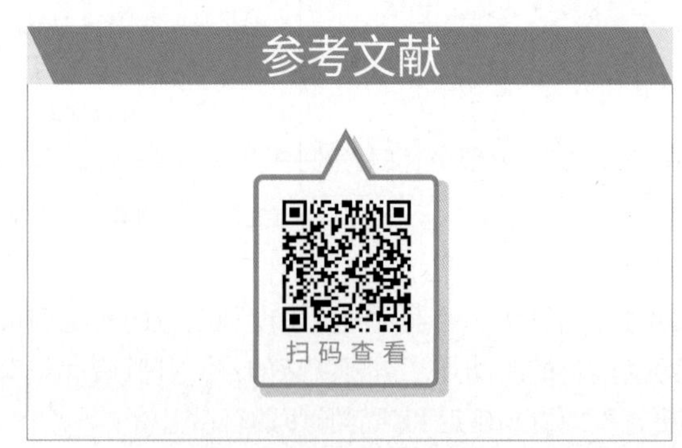

第二十五章

肝脏硬度和胆汁淤积

Sebastian Mueller

一、胆汁淤积对肝脏硬度的影响

胆汁淤积症定义为胆汁分泌及排出异常。第一，胆汁淤积症涉及多种机制，包括胆总管胆结石、肿瘤或狭窄引起的机械性梗阻（肝外或机械性胆汁淤积）。第二，肝细胞和（或）肝内小胆管损伤可导致胆汁淤积（肝内胆汁淤积）。这两种机制都会导致胆汁酸和其他代谢产物在肝脏中蓄积，最终导致肝细胞凋亡、坏死性炎症反应和肝内导管增殖。如果胆汁淤积未缓解，则最终导致纤维化进展或癌变。原发性胆汁性肝硬化通常与肝内胆汁淤积相关，而原发性硬化性胆管炎可能与肝内或肝外胆汁淤积相关。有关原发性胆汁性肝硬化/原发性硬化性胆管炎的更多细节。请参见第三部分“肝脏硬度与肝病的各种病因”。

2008年研究首次发现患者无肝硬化时，胆汁淤积可以使LS升高[1]。该研究分析了15例肝外胆汁淤积症患者，其主要由胆道系统的转移性肿瘤所致（胰腺癌、黑色皮肤癌、肝转移和胃肠道间质瘤）。所有患者在经内镜逆行性胰胆管成像胆道引流前后均行瞬时弹性成像测量肝脏硬度。4例患者（26.6%）的初始LS值超过12.5 kPa，达到了肝硬化的诊断标准，但无任何肝硬化迹象（临床，影像学）。除了2例患者，其余患者在胆道成功引流或胆结石成功取出后均出现LS下降。如表25.1所示，LS与胆红素下降密切相关，而与GGT、AP、AST或ALT无关。2例患者胆道引流成功但肝脏硬度没有下降的原因可能如下：1例为进展性酒精性肝硬化患者，另1例患者伴有结肠癌多发肝转移。

表25.1　机械性胆道梗阻患者的肝脏硬度与实验室参数的相关性

Spearman相关系数	Fibroscan	胆红素	GOT	GPT	GGT	AP
Fibroscan	1.00	0.67	−0.02	−0.13	0.57	0.35
胆红素	0.67	1.00	0.07	0.13	0.22	−0.03
GOT	−0.02	0.07	1.00	0.38	0.23	0.40
GPT	−0.13	0.13	0.38	1.00	−0.08	0.22
GGT	0.57	0.22	0.23	−0.08	1.00	0.30
AP	0.35	−0.03	0.40	0.22	0.30	1.00

注：肝脏硬度仅与直接胆红素密切相关，$P < 0.05$ 为统计学差异（双侧），n=10。

动物胆总管夹闭实验也证实了肝外胆汁淤积对LS的影响[1]。对猪胆总管结扎120 min，并与假手术组的LS进行比较。与人类相比，结扎120 min后肝脏明显肿胀，可明显触及致密胆囊。在胆总管结扎期间，LS值升高1倍，达到诊断F3纤维化的临界值（图25.1）。解除结扎并恢复30 min后，LS几乎恢复正常，达到6.1 kPa。

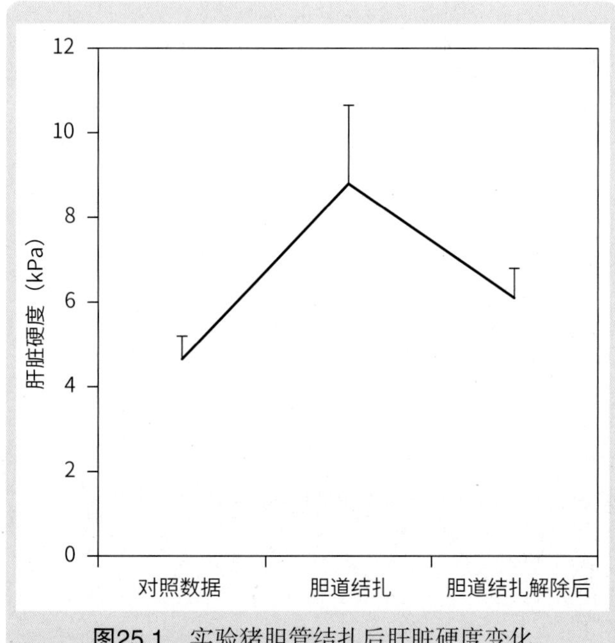

图25.1　实验猪胆管结扎后肝脏硬度变化

（来源：参考文献[1]）

本研究证实，肝外胆汁淤积症患者使用肝脏硬度测量诊断肝纤维化时，易受到胆管阻塞的影响并可能导致肝硬化误诊。同样，其他研究采用不同的诊断方法也有类似发现[2-5]。这种现象与血清总胆红素水平密切相关，可能是由于肝脏静水压增加导致LS升高，而胆道引流后升高的LS可以快速恢复正常。

二、胆汁淤积在其他肝脏疾病中介导的LS的升高

其他研究显示，胆汁淤积至少部分导致了其他肝脏疾病中的LS升高。特别是对于原发性硬化性胆管炎和总胆红素水平升高的患者，测量LS之前必须进行全面的肝脏影像学检查，以排除胆总管梗阻[6]。值得注意的是，妊娠期肝内胆汁淤积症孕妇的肝脏硬度也高于相同孕周的健康孕妇。孕期胆汁淤积的原因是单纯雌激素诱导所致肝细胞一过性胆

汁淤积，该过程可逆[7]。有研究认为，肝细胞中胆汁酸过量及相关的肝细胞变化（细胞气球样变性和透明变性、马洛里小体等）是导致肝脏硬度升高的独立因素，无须其他因素共同作用。

目前研究已证实肝内胆汁淤积与急性肝炎患者的LS密切相关[8]。此外，尽管AST水平是酒精性肝病患者中最重要的诊断指标，但现已证实胆红素升高是LS 升高的混杂因素[9]。由于酒精性肝病患者通常有直接胆红素（结合胆红素）升高，这首先提示患者存在机械性胆汁淤积，很可能由肝细胞气球样变性导致小胆管阻塞。

三、结论及临床意义

机械性胆汁淤积是LS升高的重要原因之一。根据经验，在机械性胆汁淤积过程中，胆红素升高1 mg/dL相当于LS增加1 kPa。评估肝硬化伴胆结石患者的LS时，应当充分考虑上述因素的影响。

由于LS升高，肝纤维化/肝硬化患者的影像学检查很难显示胆管扩张。胆红素联用LS有助于评估肝硬化患者的机械性梗阻情况。

图25.2显示了胆汁/胆红素水平及相应的疾病/病理和LS的简要对应关系。值得注意的是，严重溶血急性发作时不会引起LS升高，然而，由于溶血会引起肝细胞损伤，最终会导致LS升高。尽管遗传性胆汁淤积性疾病（如阿拉日耶综合征）罕见，但所有胆汁和胆红素排泄障碍的疾病都可能显示LS升高，包括药物性肝损伤（drug induced liver injury，DILI）的胆汁淤积型。相比之下，胆汁结合酶异常，如常见的吉尔伯特综合征，不会导致LS升高。一些常见肝脏疾病如原发性胆汁性肝硬化/原发性硬化性胆管炎或酒精性肝病，即使只有小胆管发生机械性胆汁淤积也会导致LS升高。

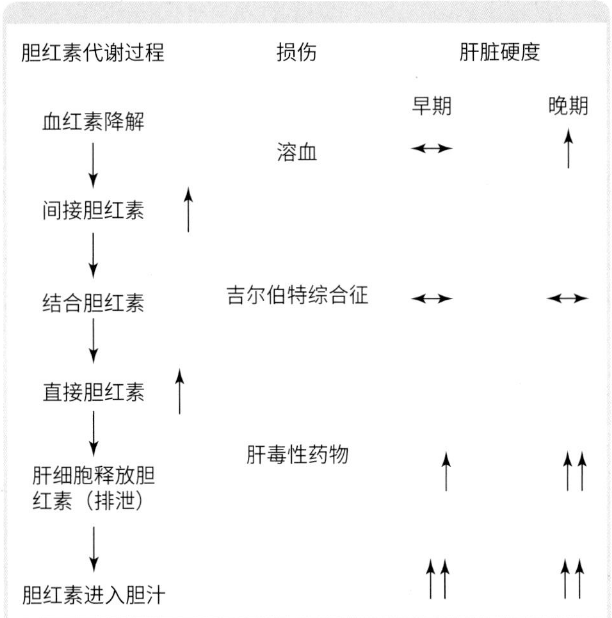

图25.2　胆汁/胆红素水平及相应疾病/病理和LS作用机制图。值得注意的是，严重的溶血最初并不引起LS升高，只是后来由于肝细胞损伤而导致LS升高

参考文献

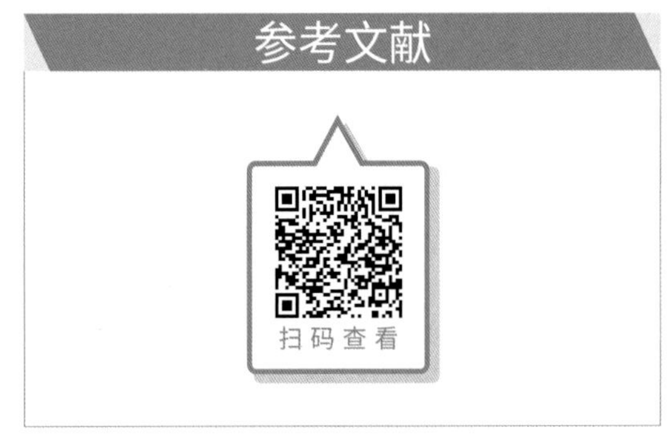

第二十六章

肝脏硬度和营养

Sebastian Mueller，Felix Piecha，
and Omar Elshaarawy

一、营养摄入量、肝脏硬度升高和内在机制

目前研究显示进食可影响肝脏弹性成像结果。这些研究大多基于瞬时弹性成像，约一半的患者LS在进食后升高[1]。一般升高2～3 kPa，峰值时间为餐后30 min[1-6]，2～3 h后恢复正常。关于其他弹性成像技术的更多细节见本书第七部分“如何在临床实践中应用肝脏硬度”，第四十一章表41.1。一般而言，餐后LS较基线值升高17%～40%[2-3，5，7]。

进食后门静脉血流量增加[3-5，7-8]；然而，门静脉血流量和肝脏硬度变化之间的数据却相互矛盾[3-5，7-8]。根据肝动脉缓冲效应[9]，餐后门静脉血流量增加导致肝动脉血流生理性下降（腺苷洗脱假说）。一项纳入19名肝硬化患者的研究发现，缺乏这种餐后缓冲效应的患者LS升高更显著，这表明肝动脉缓冲效应是影响餐后LS的一个重要因素[3]。进食可引起LS升高从而导致纤维化程度的高估，有研究显示，LS正常的健康志愿者在进食后测量LS，结果发现11%受试者的LS超过6.0 kPa[1，10]。此外，30%慢性肝病患者的纤维化分期也被高估。因此，指南建议在进行LS检查前至少禁食2 h[11-12]。图26.1显示了在5名健康志愿者摄入200～400 kcal奶油蛋糕后15 min和30 min时LS的短期变化[13]。30 min内LS升高了1.5 kPa。图26.2a显示了短期摄入高浓度酒精30 min后，LS无明显变化。

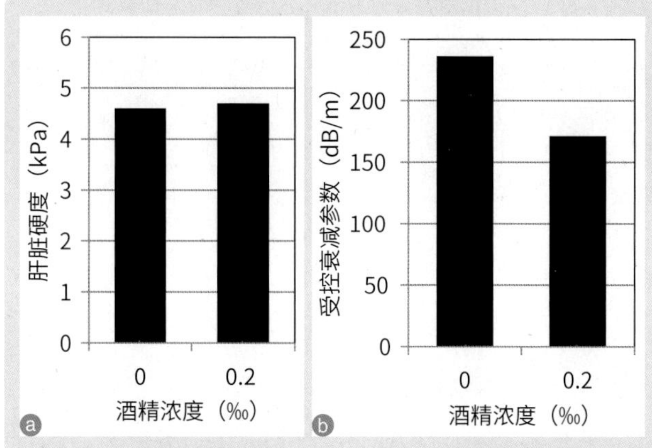

图26.2 健康的志愿者（n=5）摄入40%酒精200 mL后30 min的肝脏硬度（a）和受控衰减参数变化（b）。血液中酒精浓度单位为‰。所有肝脏硬度和受控衰减参数的标准差＜20%，图中未特别显示

二、受控衰减参数与营养摄入

FibroScan仪的受控衰减参数通过量化瞬时弹性成像检查中的超声衰减来诊断肝脂肪变性[14-15]。关于进食后受控衰减参数的检测数据是否可靠仍然存在争议，部分研究显示显著降低[6]，而其他研究显示显著增加[7]或变化不大[16-17]。有趣的是，如图26.1b所示，所有5名健康志愿者短期摄入高热量后受控衰减参数均显著降低。因此，受控衰减参数的测量可能会受到进食的影响，且可能需要一段时间才能恢复。饮酒与高热量摄入一致，如图26.2b显示摄入酒精30 min内受控衰减参数降低。相比之

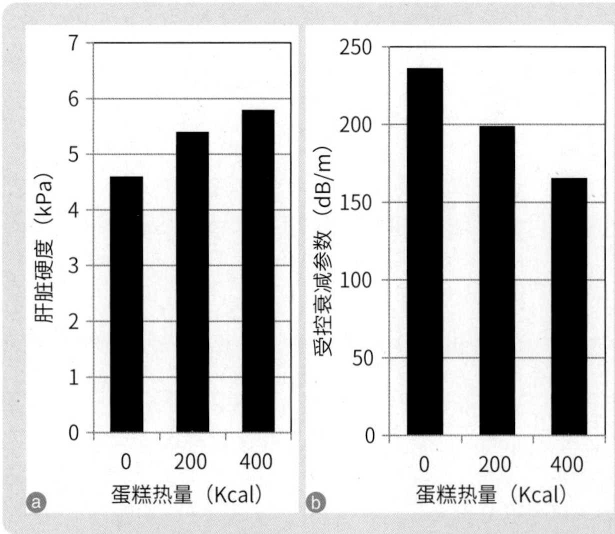

图26.1 健康志愿者（n=5）摄入200 Kcal（a）和400 Kcal（b）奶油蛋糕后15 min和30 min的肝脏硬度与受控衰减参数变化。所有肝脏硬度和受控衰减参数的标准差＜20%，因此图中未显示。注意，短期代谢负荷时受控衰减参数（脂肪变性）竟然不是上升而是下降。在这种情况下，受控衰减参数是否真的反映了肝脂肪变性，或者受到灌注效应的影响，仍需要进一步研究

下，酗酒者戒酒后会导致LS显著且持续下降[18-21]，78%的患者受控衰减参数在1周内显著下降超过30 dB/m[22]。综上所述，受控衰减参数诊断肝脂肪变性的价值优于常规超声所显示的回声增强。然而，受控衰减参数在短时期内受影响的潜在分子机制尚不清楚，为了获得最可靠的结果，建议禁食2小时以后进行测量。

三、各种营养物质对肝脏硬度和脾脏硬度的影响

我们使用μFibroScan仪（见本书第二部分）[23-26]进行了一系列研究，已获得压力有创测量的变化及门静脉直接注射营养物质（包括葡萄糖和酒精）后LS和SS变化的初步研究结果。雄性Wistar大鼠麻醉后置入压力传感器[24-26]。根据最近建立的条件[24-27]，使用μFibroScan仪（法国巴黎Echosens公司）测量LS和SS。注射1 mL40%葡萄糖后，LS和门静脉压升高（图26.3）。相关性分析证实了LS与门静脉压密切相关。然而，葡萄糖的这种短期效应是由渗透压变化、一过性肝细胞肿胀还是代谢所致仍有待研究。在另一组实验中，门静脉注射1 mL 20%酒精后观察其对LS、SS、门静脉压和平均动脉压的直接影响。如图26.4所示，除平均动脉压无明显升高外，LS、SS与门静脉压均显著升高，心率也无明显变化（未显示）。

综上所述，门静脉单独注射葡萄糖和酒精均可

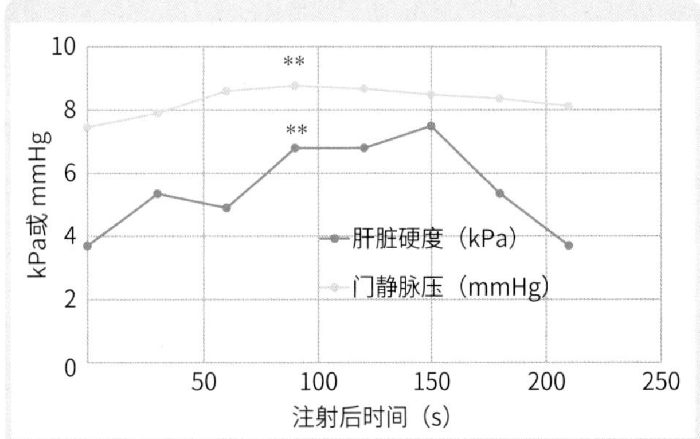

图26.3　大鼠门静脉注射1 mL 40%葡萄糖对肝脏硬度和门静脉压的影响。注射葡萄糖后，肝脏硬度和门静脉压立即升高。对照组使用1 mL生理盐水，肝脏硬度无升高。**指$P<0.001$代表显著性统计差异（t检验）

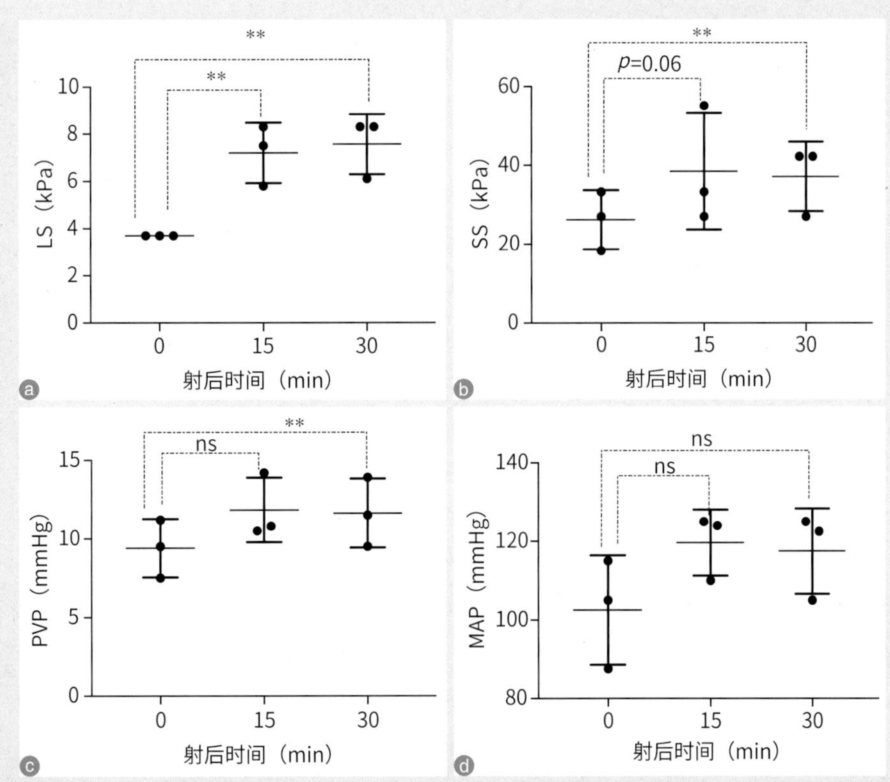

图26.4　大鼠门静脉注射1 mL 20%酒精对LS、SS、PVP和MAP的影响。a.LS；b.SS；c.PVP；d.MAP。PVP，门静脉压；MAP，平均动脉压。平均值和标准差显示为n=5。对照组使用1 mL生理盐水无明显变化。ns：无统计学差异。**：$P<0.01$

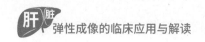

导致LS在几分钟内快速升高。这表明代谢或渗透作用很可能增加肝血管阻力，最终导致LS和SS升高。这些初步动物研究结果首次揭示了进食或喝酒后LS升高的代谢原因。

参考文献

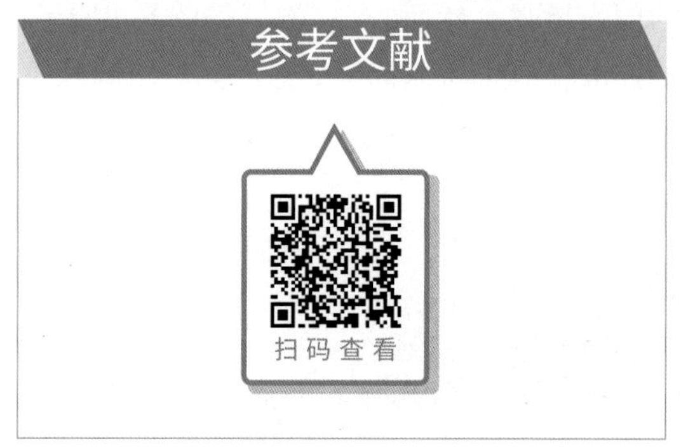

第二十七章

肝脏硬度和受控衰减参数的遗传混杂因素

Vanessa Rausch，Johannes Mueller，
and Sebastian Mueller

一、肝脏硬度的遗传决定因素

肝纤维化是所有慢性肝病的共同表现，包括非酒精性脂肪性肝病、酒精性肝病及病毒性肝炎，其特征是肝脏中过多的胶原沉积[1-2]。不管病因如何，只有15%的人发展为终末期肝硬化，这说明遗传决定因素对疾病进展尤其重要[3-4]。全基因组关联研究（genome-wide association studies，GWAS）可以分析数千个不同个体中特定表型/疾病与数百万个单核苷酸多态性（SNPs）之间的关系[5]。利用这一零假设的方法，最近在非酒精性脂肪性肝病和酒精性肝病患者中发现了Patatin样磷脂酶域蛋白3（PNPLA3/脂联素 ）与脂肪变性、转氨酶水平升高、纤维化及肝细胞癌之间的关联[6]。其他与酒精性肝硬化和酒精性肝炎相关的基因多态性包括膜结合O-酰基转移酶结构域蛋白7（membrane-bound O-acyltransferase domain-containing protein 7，MBOAT7，又称LPIAT1）和跨膜蛋白6超家族成员2（transmembrane 6 superfamily member2，TM6SF2）[7]。最近，有学者发现羟基类固醇17-β脱氢酶13（hydroxysteroid 17-beta dehydrogenase 13，HSD17B13）与肝硬化和肝细胞癌有关[8-9]。由于这些旨在确定纤维化遗传因素的大多数研究都基于活组织检查，因此研究规模都比较小[10-11]。虽然肝活检代表肝纤维化分期的“金标准”，但它也有局限性，如与手术相关的并发症（出血、采样误差、观察者间的差异和成本）[12-13]，这使得大规模队列研究进行强大的基因分析很困难。随着LS无创检查方法的发展，如瞬时弹性成像（FibroScan仪），更大规模的患者队列可以被纳入遗传学研究中。然而，对LS升高的结果进行判读时，需要考虑重要的混杂因素，如炎症、气球样变性或淤血[14]。有关更多细节，本部分已作了详细介绍。此外，应该应用适当的算法将LS值转化为组织学纤维化分期。在下文中，我们总结和讨论LS升高的遗传决定因素。

二、PNPLA3的功能和调控

到目前为止，PNPLA3的生理功能和I148M氨基酸取代的影响仍有争议[15]，导致脂肪变性和炎症的分子机制仍有很多未知。以上所有研究都证实PNPLA3p.I148M变异是慢性肝损伤的常见决定因素，可导致脂肪变性和进行性纤维化[16]。此外，最近的体外研究表明，PNPLA3通过脂滴（围脂滴蛋白5，Perilipin-5）相关的方式抑制甘油三酯脂肪酶（ATGL，由PNPLA2编码）的脂解活性，从而在调节脂解过程中发挥重要作用[17]。这很可能是通过破坏活性的PNPLA2复合体，导致有毒脂质沉积。野生型蛋白在小鼠体内的失活或过度表达不会导致疾病[18]。相反，过表达一种催化剂失活形式的PNPLA3（I148M）会诱导PNPLA3和TGS在蔗糖喂养的小鼠肝脏脂滴上积累，从而导致脂肪变性[19-20]。这与Kumari等的早期研究结果相反，其认为PNPLA3p.I148M是一种“功能获得”变体，导致溶血磷脂酸酰基转移酶活性更高，肝脏二酰甘油合成增加[21]。此外，进一步的遗传学研究及我们自己的研究发现p.I148M变异与一些代谢特征有关，特别是与脂肪代谢有关的特征[22-26]。图27.1显示了部分最重要的基因及其功能体系。

注意，如上所述，PNPLA3的表达随代谢状态（如肥胖）改变，其在肝细胞和脂肪细胞中的表达均受营养摄入量的调节[15]。例如，肝细胞PNPLA3的表达很容易受到碳水化合物摄取和胰岛素治疗的影响。小鼠PNPLA3启动子研究详细揭示了碳水化合物反应元件结合蛋白（carbohydrate responsive-element binding protein，ChREBP）和类固醇调节元件结合蛋白1c（sterol regulatory element-binding protein 1c，SREBP-1c）的两个特定的共同位点。SREBP-1c是调节脂质和胆固醇代谢的转录因子家族的成员，也是肝脏表达的主要亚型[27]，同样受到禁食和再喂养疗法的高度调控[28]。SREBP-1c通过激活生物合成途径中的几个基因参与脂肪酸合成。胰岛素促进了*SREBP-1c*基因表达和蛋白质切割，有利于与靶基因启动子的固醇反应元件结合。在*SREBP-1c*转基因小鼠中，PNPLA3mRNA水平增加，其表达模式类似于脂肪酸合成酶（fatty acid synthetase，FAS）[29]。肝X受体（liver X receptor，LXR）可调节碳水化合物饮食诱导SREBP-1c的表达过程，研究还发现LXR激动剂（T0901317）增加了PNPLA3mRNA的表达。此外，实验表明*SREBP-1c*与*PNPLA3*基因中的一个反应元件直接相互作用，并且SREBP-1c在小鼠肝细胞中的过表达导致

*PNPLA3*基因表达的增加[30]。所有这些研究表明SREBP-1c可以调控PNPLA3表达，两者密切相关。

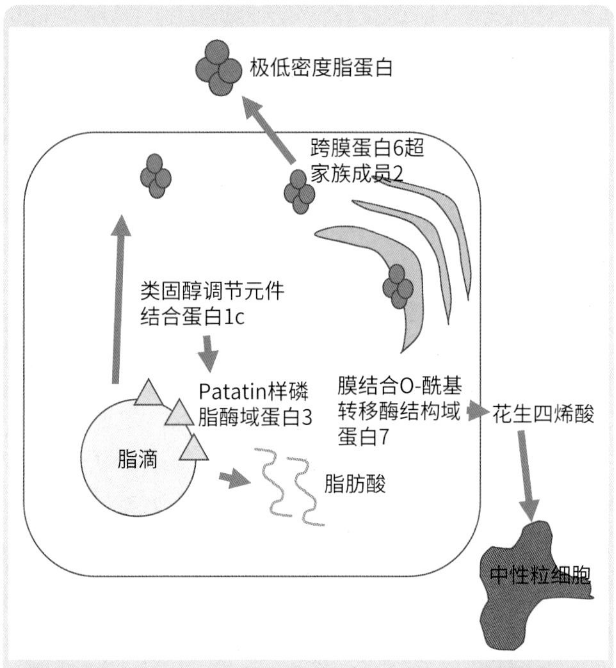

图27.1 PNPLA3、MBOAT7和TM6SF2的已知和潜在函数的简化示意图。PNPLA3位于脂滴表面，受SREBP-1c调控，并参与甘油三酯水解过程。MBOAT7调节多不饱和脂肪酸的转移，如花生四烯酸，而TM6SF2参与极低密度脂蛋白的分泌过程

三、脂联素/PNPLA3对酒精性肝病/非酒精性脂肪性肝病患者肝脏硬度的影响

Dallas心脏研究对2111名不同人种的受试者进行全基因组关联分析后发现了*PNPLA3* rs738409基因多态性，携带该等位基因者更容易发生脂肪变性（甘油三酯水平，$P=5.9\times10^{-10}$）和肝脏炎症（$P=3.7\times10^{-4}$）。这一风险等位基因在拉美裔中最常见，也是最易发生非酒精性脂肪性肝病的民族[31]，其他基于世界各地不同种族的人群研究也复现并证实了这一发现[32]，并且扩展到酒精性肝病[33-35]。此外，Sookoian等研究表明，携带风险等位基因易导致所有阶段的肝损伤，从单纯性脂肪变性到脂肪性肝炎，最终导致非酒精性脂肪性肝病患者进行性纤维化[36]。最后，不同潜在病因的晚期纤维化/肝硬化患者若携带*PNPLA3*风险等位基因，则罹患肝细胞癌的风险升高[37-41]。肝癌患者这种变异也与预后不良有关[42]。

Krawczyk等首先在近900名不同病因的慢性肝病患者中研究了PNPLA3p.I148M变异对重度非酒精性脂肪性肝病和酒精性肝病发生的影响，研究使用瞬时弹性成像（FibroScan仪）进行无创性肝脏硬度测量。这项研究表明，不同的*p.I148M PNPLA3*基因型显示出显著不同的LS值（*P*=0.017，ANOVA）；若将LS值>13.0 kPa定义为肝硬化风险，则G等位基因携带者罹患肝硬化的风险更高（*OR*=1.56；*P*=0.005）[16]。

四、SREBP1c对肝脏硬度的影响

Dubuquoy等研究表明，SREBP-1c也是人类肝脏PNPLA3表达的主要调节因子[30]。此外，早期研究表明，SREBP-1c的两个变异体即rs2297508和rs11868035，可以改变人类糖脂代谢[43]。Krawczyk等纳入899例慢性肝病患者，通过使用候选基因方法发现，SREBP-1c rs11868035变异与LS相关，特别是在瞬时弹性成像检测结果较低（5.0～8.0 kPa）的患者中[43]。此外，与不携带*SREBP1c*和*PNPLA3*基因的患者相比，携带*SREBP1c*和*PNPLA3*基因的患者LS中位数显著升高（*P*=0.005）。研究者认为，SREBP-1c变异可能影响肝纤维化的早期阶段（LS<8 kpa），SREBP-1c-PNPLA3特异性通路可联合影响肝脏硬度和肝纤维化形成。还需要更多的研究来评估SREBP-1c变异与肝脏疾病进展之间的关系，并确认其在肝脂肪变性发展中的作用。

五、MBOAT7对肝脏硬度的影响

*MBOAT7*是一种通过Lands循环参与磷脂酰链重塑的蛋白质。研究表明，MBOAT7与细胞膜有关。Caddeo等最近的一项研究揭示MBOAT7属于跨膜蛋白6，并重塑了内膜的酰基链组成[44]。此外，*MBOAT7*基因是非酒精性脂肪性肝病和酒精性肝病及丙型肝炎发生、发展的易感危险基因。Mancina等发现*MBOAT7-TMC4*位点的基因型rs641738与欧洲非酒精性脂肪性肝病患者的肝脂肪含量增加、更严重的肝损伤和组织学纤维化增加有关[45]。此外，*MBOAT7 rs641738T*等位基因与肝脏蛋白表达降低

和血浆中磷脂酰肌醇种类变化相关，与MBOAT7酶功能降低一致[45]。这可能促进肝脂肪变性和炎症介质的产生[45]。将这些发现扩大到*MBOAT7* rs641738T等位基因携带者，则发生肝癌的风险增加约80%，特别是非肝硬化性脂肪肝患者（组织学纤维化分期≤F2或*n*=3，LS≤8.4 kPa时）（*OR*=1.65；95%*CI*=1.08~2.55；*P*＜0.001）[46]。Krawczyk等在一项基于活检的多中心队列研究中（*n*=515）分析了MBOAT7 rs641738变异对非酒精性脂肪性肝病严重程度的影响，发现*MBAOT7*变异仅与纤维化增加有关（*P*=0.046）[47]。Buchet等首次通过两阶段GWAS发现*MBOAT7*也是酒精相关性肝硬化（根据组织学纤维化评分，Ishak纤维化5期或6期，以及存在肝硬化的临床或实验室证据）的重要危险基因（$P=1.03\times10^{-9}$）。荟萃分析表明，在邻近的TMC4和MBOAT7基因座的5′端区域存在一组高度连锁不平衡的变异体。在这里，通过精细定位确定的最顶端的*MBOAT7*变体rs641738与rs626283处于高度连锁不平衡状态（r^2=0.98）。

最后，Donati及其同事的研究纳入1121例非肝硬化性肝病或丙型肝炎患者，结果发现*MBOAT7*等位基因与肝癌风险独立相关（*OR*=1.93；95%*CI*=1.07~3.58；*P*＜0.028）[46]。

六、TM6SF2对肝脏硬度的影响

与MBOAT7一样，跨膜蛋白6超家族成员2基因（*TM6SF2*）位于第19号染色体上。然而，*TM6SF2*的确切功能仍在研究中。一项全外显子基因组关联研究发现*TM6SF2* rs58542926 C/T和PNPLA3均与非酒精性脂肪性肝病相关，特别是与肝脂肪含量增加、转氨酶水平升高和血清脂蛋白水平降低有关[48]。有学者认为，E167K氨基酸的替换使编码蛋白功能丧失，并通过影响肝细胞分泌载脂蛋白B等低密度脂蛋白而导致进行性非酒精性脂肪性肝病（脂肪性肝炎和纤维化形成）[49-50]。事实上，该突变与空腹循环脂蛋白浓度降低有关[48]。在一项经活检证实非酒精性脂肪性肝病严重程度的多中心研究中[47]，通过组织学分析后发现，*TM6SF2*与脂肪变性和转氨酶水平升高有关，但与纤维化无关。2018年，Petta等纳入890名非酒精性脂肪性肝病患者，首次发现*TM6SF2*可影响瞬时弹性成像。研究发现，*TM6SF2T*变体与晚期纤维化（LS＞9.6 kPa）独立相关，优势比为3.06（95%*CI*=1.08~8.65；*P*＜0.05）[51]。

表27.1总结了所有基于肝脏硬度测量的无创纤维化诊断研究及与遗传变异关系最密切的影响因素。非酒精性脂肪性肝病风险因素的遗传变异与酒精性肝病重叠，表明两者具有相似或共享的病理机制，将来可能作为这两种肝病的治疗靶点。

七、慢性丙型肝炎患者肝脏硬度的遗传决定因素

此外，最近的研究还通过无创检查分析了HCV患者中不同SNPs与肝纤维化进展的关系。最近，GWAS研究表明，在HCV基因1型感染的患者中，白细胞介素（interleukin，IL）28B基因邻近的SNPs可能可以预测HCV的自发清除及干扰素和利巴韦林的治疗结果[52-53]。此外，单纯感染HCV的患者中，*IL28-B*基因的rs12979860 C/T多态性与肝硬化进展有关。Lundbo等详细研究了HCV基因分型、*IL28-B*与肝纤维化发展（瞬时弹性成像评估）的关系[54]。研究发现，HCV基因3型与肝硬化有关（将肝硬化的诊断简化为LS临界值17.1 kPa）。有趣的是，研究发现*IL28-B*基因类型并不是纤维化发展的独立预测因子。考虑到HCV合并其他感染的特征是肝病进展加速，故Lutz等在一项横断面研究中探讨了*IL28-B*基因*rs12979860 T*等位基因对HIV/HCV混合感染患者肝纤维化进展（瞬时弹性成像评估）的影响，发现尽管患者行高效抗逆转录病毒治疗（highly active antiretroviral therapy，HAART）后肝纤维化进展变缓，但在携带T等位基因的HIV/HCV1型混合感染患者中，纤维化进展更显著（*P*=0.047）[55]。另一项真实世界研究纳入超过770名HCV患者，探讨*IL28-B*基因rs12979860变异对LS测值和HCV基因型的影响[56]。研究者发现rs12979860的CC变异在HCV基因2型和HCV基因3型感染者中更为常见，并且与HCV基因3型中较高的LS值有关。总之，与1型相比，rs12979860CC可能与3型患者更显著的肝脏病理改变有关，这表明不同的HCV基因型中*IL28-B*变异体对HCV感染的影响不同。

IL-7及其受体在T细胞的动态平衡和发育中起重

表27.1　肝脏硬度的重要遗传决定因素

文献	病因	LS 中位数（kPa）	基因	频率	*OR* type	LS 临界值（kPa）	单因素		多因素		
							P	*OR*	*P*	*OR*	校正因素
Krawczyk等2011[16]	慢性、肝病	6.8	*PNPLA3* rs738409	CC 485 CG 351 GG 63	C->GG	13	0.005	1.57（1.14~2.15）	0.001	1.86（1.30~2.67）	年龄、酒精
			SREBP1c rs11868035	CC 87 CT 384 TT 421	CC->T	7	0.035	1.66（1.04~2.66）	0.036	1.67（1.03~2.70）	
Krawczyk等2013[43]	慢性、肝病	6.8	*SREBP1c* rs2297508	GG 140 GC 436 CC 315	CC->T	7	>0.05	—	>0.05	—	年龄
			PNPLA3 rs738409	CC 481 CG 348 GG 63	CC->G	7	>0.05	1.18（0.96~1.46）	>0.05	—	
Lundbo等2014[54]	丙型病毒性肝炎	7.4	*IL28B*	CC 129 CT 183 TT 38	T->CC	17.1	>0.05	—	>0.05	—	
Petta等2018[51]	非酒精性脂肪性肝病	—	*TM6SF2* rs58542926	890	CC-> CT/TT	9.3	0.03	1.34（1.02~1.76）	0.04	1.33（1.01~1.81）	年龄、性别、肥胖、谷丙转氨酶、糖尿病、高血压、高密度脂蛋白胆固醇、甘油三酯
			PNPLA3 rs738409	890	CC-> CG->GG	9.3	—	—	0.62	0.81（0.35~1.84）	
2019，本团队数据（未发表）	酒精性肝病	6.2	*PNPLA3* rs738409	CC 188 CG 235 GG 43	CC-> CG->GG	12.5	0.019	1.39（1.06~1.82）	0.193	1.21（0.91~1.61）	年龄、身体质量指数、性别、酒精摄入量
			MBOAT7 rs626283	GG 152 GC 271 CC 96	GG-> GC->CC	12.5	0.002	1.51（1.17~1.95）	0.001	1.61（1.22~2.13）	
			TM6SF2 rs58542926	CC 427 CT 71 TT 3	CC-> CT/TT	12.5	0.968	1.01（0.63~1.61）	0.469	1.21（0.72~2.03）	

要作用，这种相互作用对T细胞介导的抗病毒反应至关重要。丙型肝炎病毒的清除与感染急性期T细胞早期表达*IL-7RA*有关。*IL-7RA*基因多态性与T细胞的动态平衡和发育有关，从而最终对免疫系统产生影响。因此，Jimenez-Sousa等通过重复LS检测，分析187名丙型肝炎患者*IL-7RA*基因rs6897932、rs987106和rs3194051多态性与肝纤维化进展的关系[57]。研究发现，*IL-7RA*基因型的基线LS值无显著统计学差异（$P>0.05$）。在单因素分析中，rs6897932T等位基因与LS升高（P=0.001）、进展为晚期纤维化（F3，9.5～12.4 kPa）（OR=2.51；95%CI=1.29～4.88；P=0.006）和肝硬化有关（F4≥12.5 kPa）（OR=2.71；95%CI=0.94～5.03；P=0.069）。在多因素分析中，rs6897932T等位基因与随访期间LS升高、进展为晚期纤维化（校正后OR=4.46；95%CI=1.87～10.62；P=0.001）和肝硬化（校正后OR=3.92；95%CI=1.3～11.77；P=0.015）有关。对于*IL-7RA* rs987106和rs3194051基因多态性，除了rs987106与LS升高有关，没有发现其他基因有类似结果（校正后OR=1.12；95%CI=1.02～1.23；P=0.015）。综上所述，HCV患者中通过LS诊断纤维化后发现，*IL-7RA* rs6897932基因多态性可能与肝纤维化进展风险升高有关。

由于研究发现*PNPLA3* rs738409基因多态性对HIV/HCV混合感染患者肝纤维化进展的影响结果不一，最近西班牙开展了一项研究，以测试*PNPLA3* rs738409和其他先前与HIV感染患者脂肪肝相关的*SAMM50*或*LPPR4*基因多态性是否影响HIV/HCV联合感染患者的肝纤维化进展[58]。该研究于2011—2013年纳入西班牙4个研究所的323名患者，还分析了其中171名患者在两次LS检测期间未接受抗HCV治疗的LS进展情况。研究发现，29.6%的rs738409携带G等位基因者与肝硬化有关，而20.0%的CC携带者存在肝硬化（校正后OR=1.98；95%CI=1.12～3.5；P=0.018）。此外，30.4%的G等位基因携带者及15.7%的CC携带者有LS显著进展（校正后OR=2.89；95%CI=1.23～6.83；P=0.015）。这些结果表明，*PNPLA3* rs738409基因多态性也与HIV/HCV混合感染患者的肝纤维化进展有关。

八、受控衰减参数检测脂肪变性的遗传决定因素

早期脂肪变性筛查可以通过各种方法进行，包括超声、CT和MRI[59]。其中，超声诊断肝脂肪变性是一种成本较低的影像技术，然而，在轻度脂肪变性的患者中，超声诊断的敏感性和特异性有限，并且高度依赖于检查者。CT诊断轻度脂肪变性及脂肪含量微小变化的敏感性也很低，并存在潜在的辐射危险。目前，MRI和MRI波谱成像技术是临床上最准确的定量诊断肝脂肪变性的检查，尤适于随访，但由于缺乏既定的序列特征标准化及其高昂的成本而受到限制[60-61]。最近，临床开始使用受控衰减参数来诊断脂肪变性。有关更多细节，请参阅第六部分“使用受控衰减参数评估肝脂肪变性”。

受控衰减参数可通过FibroScan平台获取，重复性极好且定量诊断脂肪肝的AUROC高达90%[62]。

九、受控衰减参数确定酒精性肝病/非酒精性脂肪性肝病患者脂肪变性的遗传决定因素：*PNPLA3*、*MBOAT7*和*TM6SF2*的影响

如前所述，有学者证实在有西方饮食习惯的人群中，*PNPLA3p.I148M*变异体是肝脂肪变性和炎症连续反应过程的常见遗传修饰物。因此，研究人员开始评估*PNPLA3p.I148M*与受控衰减参数无创量化诊断的肝脏脂肪含量之间的关系。Arslanow及其同事进行了一项纳入174名慢性肝病患者的观察性研究，70.7%的患者诊断为非酒精性脂肪性肝病，21.8%的患者表现为隐源性慢性肝病，7.5%的患者表现为酒精性肝病，结果发现，将受控衰减参数阈值设为190～340 dB/m时，*PNPLA3*基因与受控衰减参数升高相关（$P<0.05$）[63]。此外，p.148M风险等位基因增加了肝脂肪变性的发病概率（OR=2.39，P=0.023）。多因素模型分析显示，身体质量指数和PNPLA3突变均与受控衰减参数值独立相关（$P<0.001$和P=0.007）。此外，研究者分析了非酒精性脂肪性肝病新型遗传风险因素*TM6SF2*，清楚显示携带*TM6SF2*风险等位基因并不影响受控衰减参数值。

十、维生素D代谢调控基因和载脂蛋白C3基因变异对受控衰减参数的影响

维生素D及其活性形式1α-25-二羟维生素D［1，25（OH）$_2$D］是一种类固醇激素，在脂肪肝的发病机制中发挥重要作用，特别是在免疫调节和炎症反应中[64]。血清1，25（OH）$_2$D浓度与肝脂肪变性呈负相关。因此，Jamka及其同事在241名慢性肝病患者（身体质量指数中位数29.4 kg/m^2）中分析了维生素D结合蛋白特异性成分（GC Rs7041）、7-脱氢胆固醇还原酶（*DHCR7* rs12785878）和细胞色素P450家族2亚家族R成员1基因（*CYP2R1* rs10741657）这三个SNP对受控衰减参数和1，25（OH）$_2$D浓度的影响[65]。研究人员称，晚期脂肪变性（受控衰减参数≥280 dB/m）患者的1，25（OH）$_2$D水平显著低于受控衰减参数<280 dB/m患者（P=0.033）。此外，在受控衰减参数<280 dB/m的患者中，*GC* rs7041的T等位基因与1，25（OH）$_2$D高水平密切相关（P=0.018）。研究者认为，较高的受控衰减参数值与较低的血清1，25（OH）$_2$D浓度有关，而与常见的维生素D基因变异体无关。另一项研究分析了有争议的载脂蛋白C3SNPs与非酒精性脂肪性肝病之间的关联[66]。研究纳入59名患者和72名健康对照者，分析了rs2070666变异的影响，研究发现，校正性别、年龄、血清甘油三酯、总胆固醇、身体质量指数和*PNPLA3* rs738409多态性后，*ApoC3*rs2070666A等位基因是非酒精性脂肪性肝病的独立危险因素（OR=3.683；95%CI=1.037～13.084）。此外，*ApoC3*rs2070666A等位基因与受控衰减参数值的第4个四分位数相关（OR=2.769；95%CI=1.002～7.651），但与LS及组织学诊断的肝纤维化无关。研究者认为*ApoC3*rs2070666突变可能是中国汉族人群肝脏脂肪含量增加的原因之一。这些结果尚需在更大规模及不同人群的研究中进一步证实。

十一、海德堡队列中酗酒者*PNPLA3*、*MBOAT7*和*TM6SF2*的初步研究结果

海德堡塞勒姆医学中心进行了一项针对516名因戒酒而住院的高加索酗酒者的研究，并发布了基因和戒酒对LS和受控衰减参数影响的初步研究结果。*PNPLA3*的部分研究结果已于2016年发布[6]。研究对患者进行了*PNPLA3* rs738409、*TM6SF2* rs58542926和*MBOAT7* rs626283的基因分型。所有患者在戒酒前后均行LS、受控衰减参数及常规实验室检查。*PNPLA3*、*MBOAT7*和*TM6SF2*的等位基因频率分别为0.31、0.45和0.08。全部研究队列的中位年龄为52岁，中位酒精摄入量为每日163克，平均戒酒时间为6.3 d。对于入院当天的参数，年龄、身体质量指数、酒精摄入量和转氨酶水平在3个基因组之间无差异。LS值在*PNPLA3*基因型（P=0.019，ANOVA）和*MBOAT7*型（P=0.004，ANOVA）之间存在显著差异，而受控衰减参数值仅在*PNPLA3*型有显著差异（P=0.039，ANOVA）。*PNPLA3*和*MBOAT7*的风险等位基因（*PNPLA3*的G和*MBOAT7*的C）携带者相对于LS值范围的百分比如图27.2所示。此图显示*PNPLA3*和*MBOAT7*风险

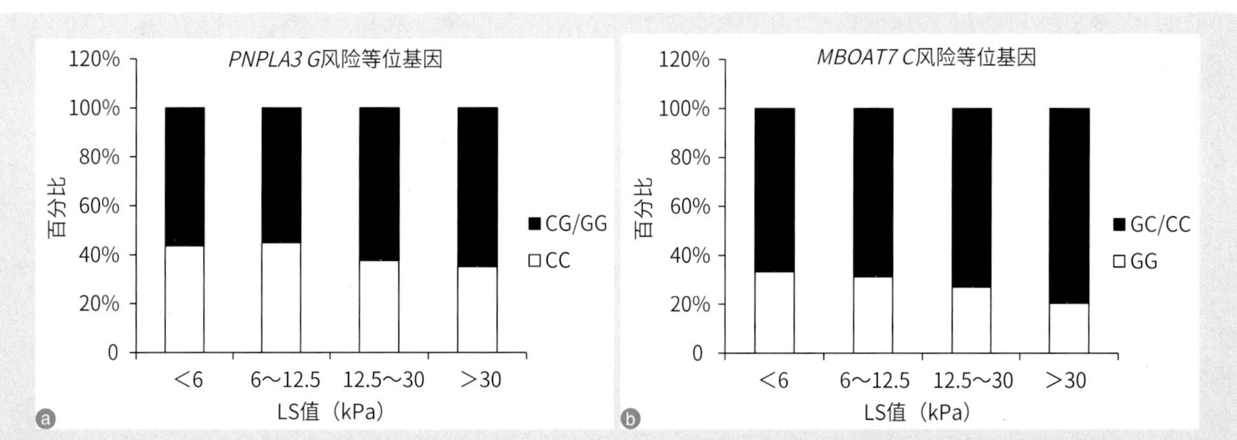

图27.2 *PNPLA3 G*风险等位基因携带者与非携带者和*MBOAT7 C*风险等位基因携带者与非携带者的LS无创测量结果的比例分布

等位基因的患病率随着LS的升高而升高加。未观察到*TM6SF2*基因在LS和受控衰减参数方面的差异。酒精戒断揭示了*PNPLA3*和*MBOAT7*之间有趣的差异。在PNPLA3基因型患者中，戒酒后，CC和CG基因型的LS显著降低，而*GG*基因型的LS无显著降低（图27.3a），这可能是该基因型患者数量较少的缘故；然而，与CC型相比，GG型患者戒酒后的AST水平显著升高（$P<0.001$）（图27.3b），M30水平也升高（未显示）。这提示GG型患者存在长期炎症及炎症导致LS升高[67]，而不是直接导致纤维化进展。另外，对于*MBOAT7*基因型患者，戒酒后所有患者的LS均显著降低，但在CC型中LS显著升高（$P<0.001$）（图27.4a）。所有*MBOAT7*基因型的AST水平也降低，戒酒前后无差异（图27.4b）。由于

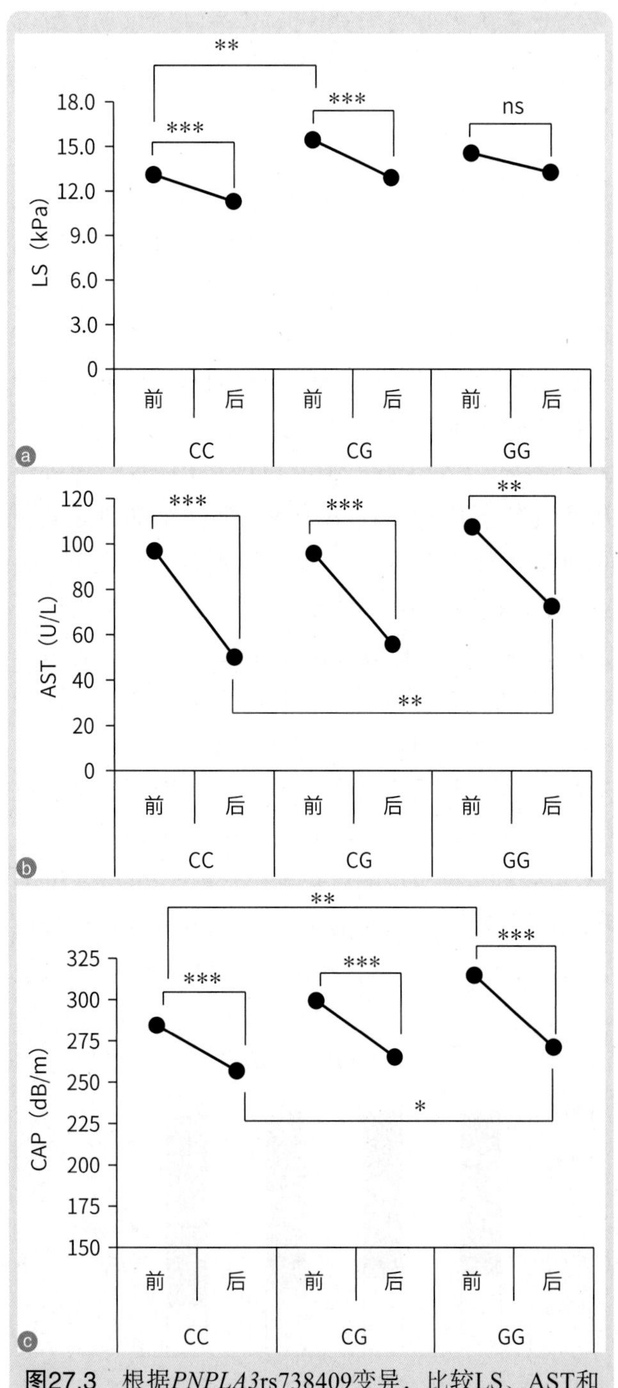

图27.3 根据*PNPLA3*rs738409变异，比较LS、AST和CAP水平在戒酒7天前后的变化。a.LS水平；b.AST水平；c.CAP水平。*：$P<0.001$；**：$P<0.01$；***：$P<0.001$

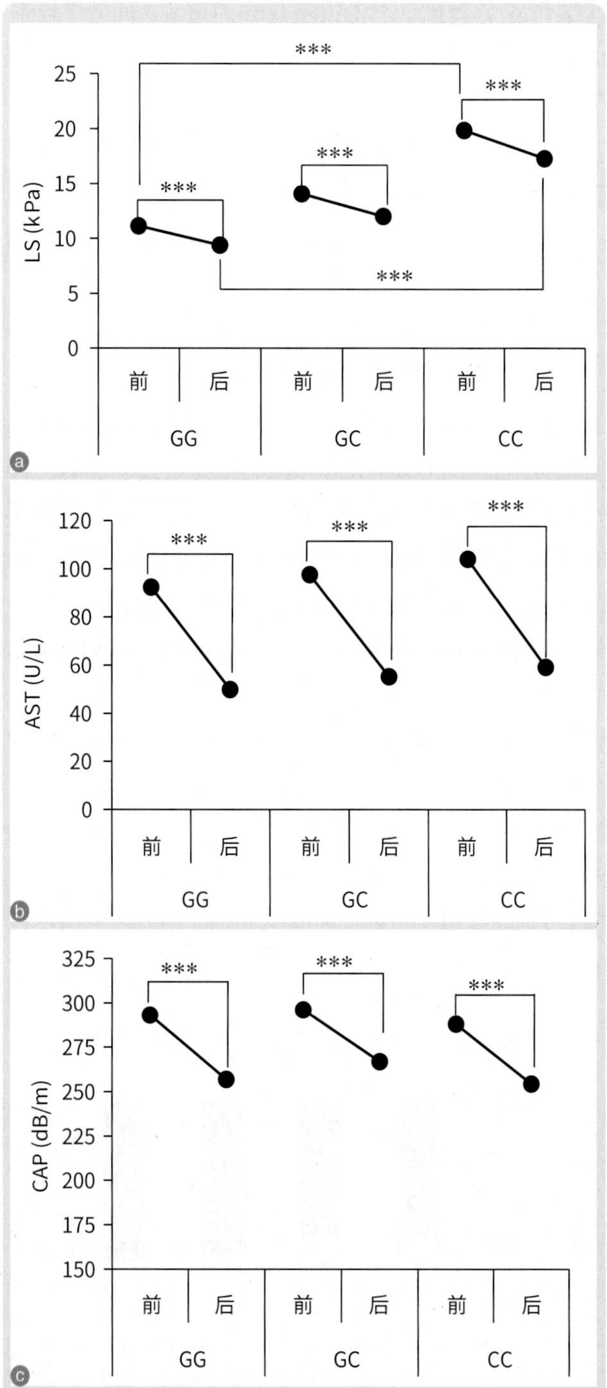

图27.4 根据*MBOAT7*rs626283变异，比较LS、AST和CAP水平在戒酒7天前后的变化。a.LS水平；b.AST水平；c.CAP水平。*：$P<0.001$；**：$P<0.01$；***：$P<0.001$

在这里没有观察到炎症相关指标的差异，戒酒前后LS值的差异表明*MBOAT7*可直接影响纤维化发展，但对炎症和肝损伤没有直接影响。戒酒后，使用受控衰减参数诊断脂肪变性，发现所有*PNPLA3*、*MBOAT7*和*TM6SF2*患者的受控衰减参数均显著降低，*MBOAT7*和*TM6SF2*的脂肪变性在戒酒后无明显变化。然而，在*PNPLA3*中，GG相对于CC而言，戒酒后受控衰减参数升高。此外，GG型的受控衰减参数下降幅度明显高于CC型，分别为37 dB/m和32 dB/m。由于脂肪变性也可能导致LS降低（另见第六部分“使用受控衰减参数评估肝脂肪变性”），这也部分解释了*PNPLA3* GG基因型患者戒酒后LS值下降幅度较小的原因。在包括*PNPLA3*、*MBOAT7*、年龄、性别、身体质量指数和饮酒量的多因素Logistic回归模型中，*PNPLA3*是戒酒后AST＞50 IU/L（*OR*=1.32；95%*CI*=1.00～1.74；*P*=0.048）和脂肪变性（受控衰减参数＞250 dB/m）的独立危险因素（*OR*=1.54；95%*CI*=1.08～2.17；*P*=0.019）。校正AST值后，*PNPLA3*与LS＞17 kPa的相关性消失。另外，对于LS＞17 kPa的纤维化/肝硬化患者而言，*MBOAT7*是唯一的独立危险因素。即使在校正AST值后，这种密切相关性仍然存在（*OR*=1.7；95%*CI*=1.11～2.60；*P*=0.014）。这再次证实了前述发现，即*PNPLA3*与脂肪变性发展、炎症和肝损伤的关系更密切，这些将导致后续纤维化进展，而*MBOAT7*可能直接导致纤维化进展，而不是直接导致肝脏损伤、炎症或脂肪变性。这是一个新发现，其分子机制有待进一步研究。

十二、结论

不同的基因变异是各种肝病发生的潜在危险因素。*PNPLA3p.I148M*变异代表了最重要的促进脂肪变性的遗传风险因素。*PNPLA3*可能主要参与肝脏炎症，但对纤维化的发展仅显示出温和的作用。相反，*MBOAT7*可能只影响纤维化（图27.5）。*TM6SF2*的研究结果存在争议，但主要与脂肪变性有关。由于大多数风险变异与脂代谢有关，并且在临床上与非酒精性脂肪性肝病和酒精性肝病相关，因此可以假定有共同的病理途径。然而，目前尚无完全明确具体的潜在分子机制及氨基酸替换的影响，需要进一步研究。总之，最近建立的非侵入性检查技术，如LS和受控衰减参数测量，是诊断和随访携带危险等位基因的肝病患者的理想方法。

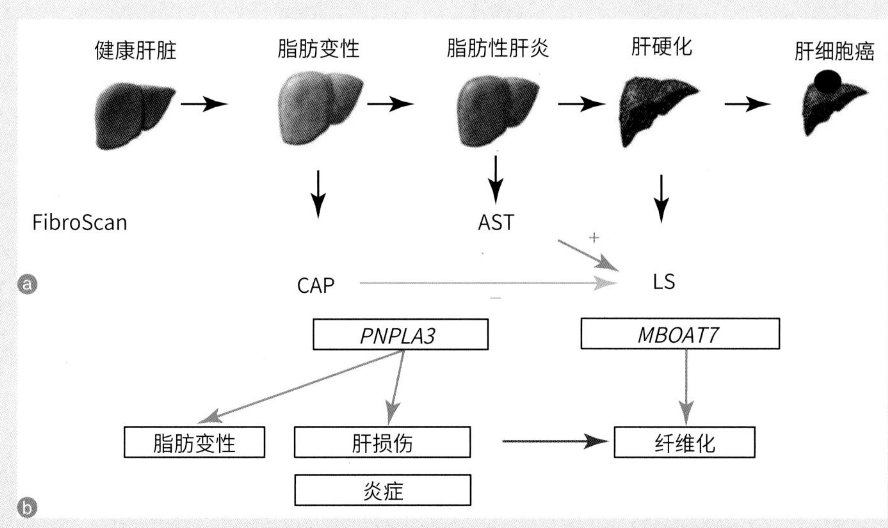

图27.5 来自海德堡戒酒人群基因型研究的结论，研究使用LS测量来无创诊断纤维化。通过AST、CAP和LS来诊断炎症、脂肪变性和纤维化。a.请注意，AST、CAP和LS之间存在交互作用，虽然通过AST水平衡量的炎症会导致LS升高，但脂肪变性（CAP）对LS有负面影响，在判读基于LS的研究时，需要考虑到这一点；b.从海德堡戒酒研究中吸取的主要教训（2020年初步研究结果，未发表）：*PNPLA3*主要通过炎症/细胞凋亡导致纤维化。*MBOAT7*可能直接影响促纤维化信号通路，而与炎症无关

参考文献
扫码查看

第二十八章

肝硬化和急性肝衰竭

Aline Gottlieb and Ali Canbay

一、肝衰竭时的肝硬化

有几项研究测量了急性肝衰竭患者的LS，但结果和结论各不相同。急性肝衰竭应与慢加急性肝衰竭（acute-on-chronic-liver failure，ACLF）等实体明确分开，后者包括既往肝病患者的急性肝损伤，本章末尾将介绍这一点。然而，其他实体，如急性肝硬化性肝衰竭，本章不做讨论，重要的是要了解这3个实体之间的差异，以便采取适当的诊断/治疗措施[1]。本章重点关注以下主要问题：

- 为什么要在急性肝衰竭患者中测量LS?
- 急性肝衰竭患者LS升高的根本原因是什么?
- 可以使用什么技术来测量急性肝衰竭中的LS?
- 在急慢性肝衰竭患者中LS是否升高?
- 未来研究方向?

二、为什么要在急性肝衰竭患者中测量肝脏硬度?

急性肝衰竭是一种罕见但严重的临床综合征，如果不立即应用最新理念的重症监护或肝移植，其死亡率很高。急性肝衰竭的病因多种多样，包括病毒性肝炎、药物中毒、自身免疫、霉菌中毒、威尔逊氏症、Budd-Chiari综合征等（表28.1）。急性肝衰竭也可以作为急性心力衰竭的并发症，预后由心脏决定。“单纯”急性肝衰竭的特点是既往无肝病而出现急性至亚急性的肝衰竭，伴随下列症状：黄疸、肝性脑病和出血倾向。急性肝衰竭的典型实验室和组织学特征如表28.2和表28.3所示。在非致命性急性肝衰竭病例中，肝脏能够完全恢复。然而，急性肝衰竭可发生大量细胞死亡和肝功能受损[2-3]。在急性肝衰竭开始时，很难预测死亡率。

表28.1 急性肝功能衰竭的病因

病因	
病毒性肝炎（欧洲南部、非洲、亚洲约50%；美国、英国、北欧挪威、瑞典等国约10%；德国约20%）	概率：
	甲型肝炎病毒：0.2%
	乙型肝炎病毒：1%
	丙型肝炎病毒：约5%（更多为合并感染）
	戊型肝炎病毒：高达3%，在孕妇中高达20%
	少见两种不同的病毒株双重感染
	疱疹病毒罕见（CMV、EBV、HSV）

续表

病因	
药理毒性（视地区而定，20%～40%）	药物：对乙酰氨基酚中毒、氟烷、苯丙酮类药物
	毒品（如苯丙胺）
	致死性鹅膏菌
	植物疗法（琥珀、卡瓦提取物）
	化学品（如四氯化碳）
其他原因（5%）	HELLP综合征
	自身免疫性肝炎
	休克肝
	威尔逊氏症
	Budd-Chiari综合征
	妊娠期急性脂肪肝
隐源性（高达20%的病例）	

表28.2 急性肝衰竭患者典型的实验室检查结果变化

升高	降低
AST、ALT	pH（代谢性碱中毒）
胆红素	血糖水平
INR	血小板
氨（引起肝性脑病，范围从HE到HE IV）	
PTT	

表28.3 急性肝衰竭的组织学特征

序号	融合性肝细胞丢失
1	术语：凝固性、嗜酸性、带状、小叶性、多灶性、广泛
2	中央小叶伴门静脉周围保留
3	门静脉周围坏死
4	门静脉区域细胞凋亡
5	（坏死性凋亡、细胞焦亡也可能有影响）
6	肝星状细胞活化
7	无残留肝细胞
8	静脉流出阻塞
9	地图样坏死
10	微泡脂肪变性
11	“巨细胞性”肝炎和新生儿血色沉着症
12	地域因素/罕见病毒包裹体
13	恶性肿瘤浸润

克利希标准（Clichy criteria）、国王学院标准（King's college criteria，KCC）和终末期肝病模型是公认的预测急性肝衰竭患者死亡的评分系统。然而，由于预后高度依赖于迅速开始治疗及适当的治疗，因此迫切需要进一步提高诊断能力。此外，应确定需要肝移植的患者，特别是在器官短缺的情况下。研究M30和M65等代表caspase 3裂解酶或非裂解细胞角蛋白18片段的新的标志物，且肝脏含量较

高，首次获得了较好的研究结果[4]。M30可能用于预测哪些患者不会自发缓解。较高的增殖率（如通过Ki-67表达测定）可确定患者是否会出现自发缓解[5]。尽管微创腹腔镜手术对急性肝衰竭患者而言是一种安全的手术，并且在一些医疗中心用于鉴别急性肝衰竭和慢加急性肝衰竭[6]，但它作为有创治疗，并不适于所有患者。图28.1（文后彩图28.1）显示了通过微创腹腔镜观察到的肝脏表面宏观变化的几个例子[5]。急性肝衰竭患者应始终考虑肝活检，以快速确诊或测量肝脏铁或铜水平（表28.3）。然而，尽管可以选择经颈静脉穿刺，但由肝衰竭导致的凝血功能快速下降可能限制活检的使用。因此，有必要建立能够预测临床转归/自发缓解可能性或需要肝移植的其他方法，如LS测量。

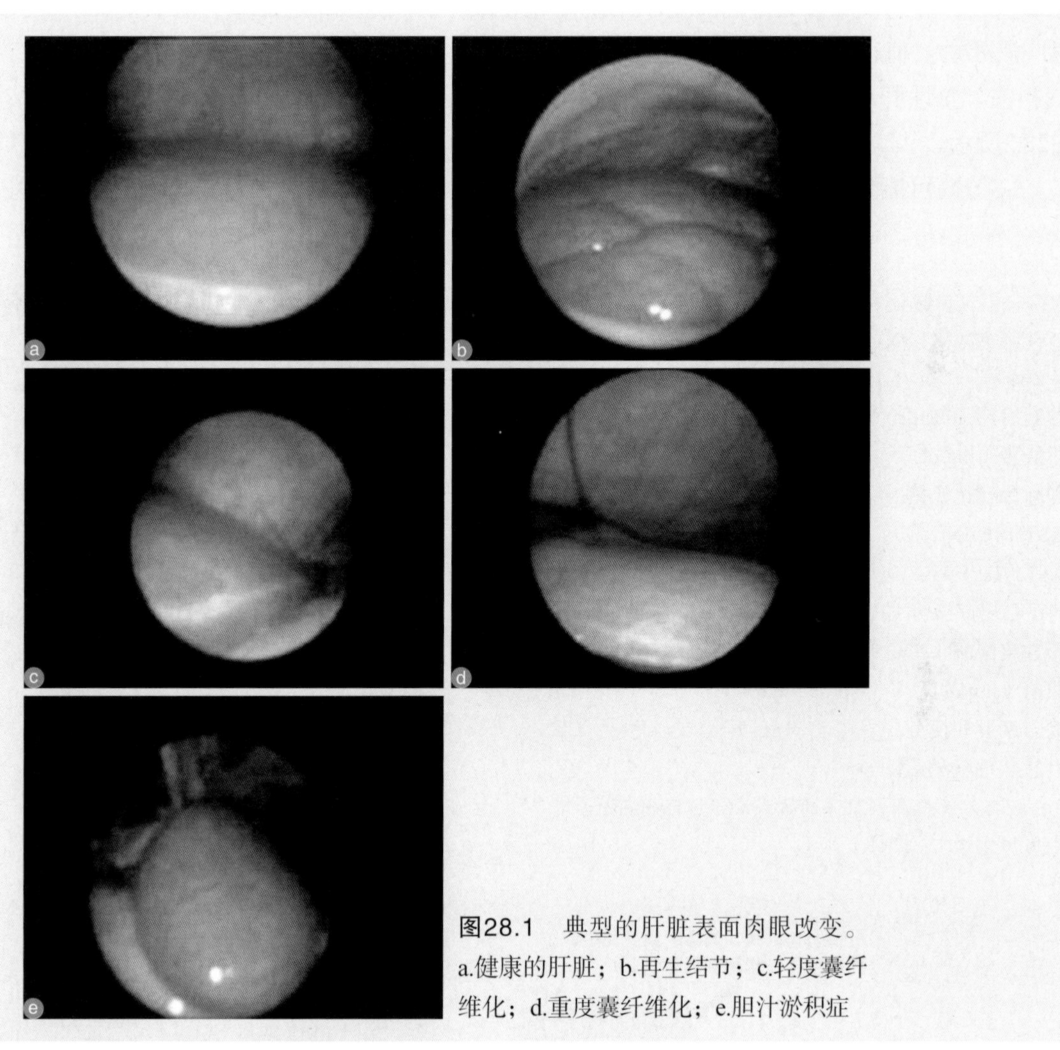

图28.1　典型的肝脏表面肉眼改变。a.健康的肝脏；b.再生结节；c.轻度囊纤维化；d.重度囊纤维化；e.胆汁淤积症

三、急性肝衰竭患者中肝脏硬度升高的潜在原因是什么？

从2008年开始的几项研究[7-8]探索了急性肝衰竭患者的LS测量，表28.4提供了研究结果摘要。在慢性肝病中，进行性肝细胞凋亡最终会导致肝纤维化长时间存在。HSC分化为收缩的肌成纤维细胞，导致组织修复和细胞塌陷区域形成[7-8]。在这些第一批发表的文献中，有学者已经怀疑急性肝衰竭中LS升高更多的是由肝脏水肿、炎性渗透和组织坏死所致，而不是纤维化本身（图28.2）[9]。

埃森大学医院进行的一项研究[6]评估了肝细胞死亡是否激活了肝星状细胞和纤维化形成，纤维化进展是否与LS升高相关，以及细胞外基质的重塑是否预示着急性肝衰竭的良好转归。研究纳入了29名急性肝衰竭患者，在入院当天和住院1周后进行了检查，包括标准实验室生化检测、纤维化形成和细胞死亡标志物、使用FibroScan®的LS测量，其中13名患者进行肝活检。然后，根据第1周内LS的发展情况进行分组：LS升高或降低。与健康对照组相比，两组队列的CK18-M65和CK18-M30均显著增加，提示细胞因坏死和凋亡而大量死亡。1周后，两组队列的这些标志物都不再显著升高。通过检测IL-6、Fas（CD95）和Fas配体（FasL）这些公认的肝再生指标后发现，肝再生的迹象很明显[10-11]。纤维化标志物TIMP-1、TIMP-2、MMP1、MMP2及透明质酸显著升高。组织学分析显示凋亡/坏死区周围有胶原纤维生成，肝组织中有大量的肝星状细胞活化，细胞广泛死亡。值得注意的是，肝星状细胞的激活与LS相关。急性肝衰竭中血清标志物变化的示意图如图28.2所示。

LS升高可能是肝细胞水肿、胆红素排出和肝内胶原沉积的共同作用所致。与健康对照组相比，两组队列的LS显著升高。有趣的是，在那些细胞死亡较多和TIMP-1值较高的患者中也检测到LS升高。

7天后，仍然发现LS升高与TIMP-1、MMP-2、透明质酸和M65密切相关。此外，入院时MMP-1的表达与LS呈负相关，这表明MMP-1的表达可能早期影响纤维化的恢复。

本研究在多个水平上表明，肝纤维化是急性肝衰竭的一种表现，可导致LS升高。纤维化可能是一种创伤愈合过程，暂时保留器官结构，直到功能性肝细胞和附属细胞取代组织损伤区域。纤维化缓解与活化的肝星状细胞发生凋亡有关[12]。反过来也成

表28.4 LS和实验室参数

参数	健康人参考值	总计	组1：FibroScan增加（n=11）	组2：FibroScan降低（n=16）
急性肝衰竭确诊时的LS值（kPa）	最大值6（aFoucher等，Gut，2006，55：403–408）	25.6 ± 3.0	22.2 ± 4.8	32.4 ± 5.9
诊断后7天的LS值（kPa）		20.9 ± 3.2	26.3 ± 4.3	12.9 ± 2.1
胆红素（mg/dL）	0.3 ~ 1.2	14.8 ± 8.7	20 ± 7.7	10.0 ± 6.8
国际标准化比值	1.0	2.7 ± 2.4	3.0 ± 3.4	2.0 ± 0.6
AST（IU/L）	0 ~ 34	4169 ± 5083	4043 ± 3637	4273 ± 6065
ALT（IU/L）	0 ~ 34	3372 ± 3201	3589 ± 2383	3196 ± 1679
γ-谷氨酰转移酶（IU/L）	0 ~ 34	264 ± 258	312 ± 250	225 ± 267
碱性磷酸酶（IU/L）	25 ~ 100	224 ± 202	348 ± 271	223 ± 252
肌酐（mg/dL）	0.6 ~ 1.1	1.8 ± 1.9	2.0 ± 2.7	1.0 ± 0.7
终末期肝病模型	—	25 ± 9	25 ± 11	24 ± 5
肝星状细胞激活评分	—	—	6.4（3.94 ~ 8.93）a	2.1（0.96 ~ 8.9）a

注：数据以峰值和标准差的方式表示，Dechêne等[6]。
aP=0.04（独立t检验）。

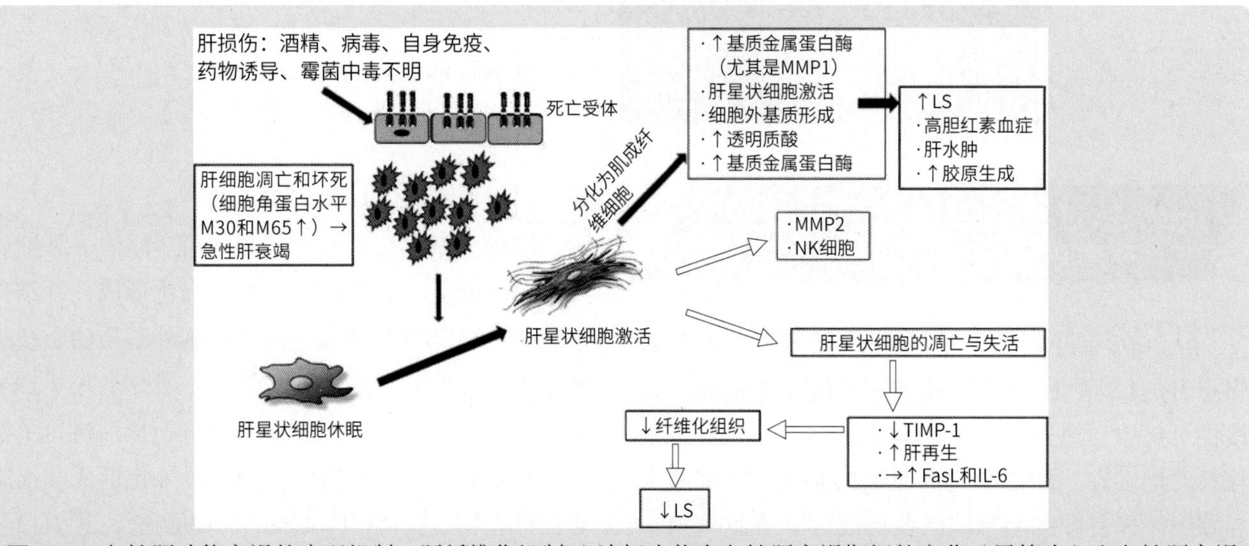

图28.2 急性肝功能衰竭的病理机制。肝纤维化机制/血清标志物在急性肝衰竭期间的变化（黑箭头）和急性肝衰竭后的恢复（空心箭头）

立，因为自然杀伤细胞可以清除TIMP-1[13]。这项研究的另一个发现是，短期肝损伤（如重度或霉菌中毒）的患者可出现LS降低，而病毒性肝炎或心力衰竭导致持续肝损伤的患者则出现LS升高。其他研究也证实了这些结果[14]。

四、什么技术可以用来测量急性肝衰竭中的肝脏硬度?

截至目前，已有研究针对急性肝衰竭患者使用瞬时弹性成像（FibroScan®）和声辐射力脉冲弹性成像（声辐射力脉冲成像、点剪切波弹性成像）。LS测量的困难在于易受其他混杂因素影响，这可能与急性肝衰竭患者相关。例如，心力衰竭[15]、门静脉高压[16]和急性炎性浸润也会导致LS升高[17-18]。更多细节见第四部分“肝脏硬度的重要（病理）生理混杂因素”。然而，仅根据LS来判断患者肝功能时需慎重。

五、慢加急性肝衰竭患者的肝脏硬度是否升高?

多项研究表明，慢加急性肝衰竭患者LS升高[19-20]。然而，由于在急性损伤停止或治疗后，LS将再次下降到其基础LS，其预后作用尚不清楚。慢加急性肝衰竭可能由于感染、酗酒复发或不遵守药物治疗（如停止HBV/HCV药物治疗）而发生。在病理生理学上，这些病例中LS的增加可能是由于急性（氨基转移酶）发作或坏死性炎症活动[21]。有关更多细节，请参阅第四部分“肝脏硬度的重要（病理）生理混杂因素”。

六、未来研究方向

急性肝衰竭患者的LS测定可与总胆红素、肝细胞生长因子和血小板计数联合使用，作为早期诊断急性重型肝炎的生物标志物[22-23]。LS升高与ALT相关[24]，急性肝炎患者总胆红素升高也与LS升高相关[25]。通过在两个时间点（如入院当天和第7天）测量LS，可以更好地评估预后。有趣的是，急性肝衰竭的不同病因可以发生不同的LS变化，这也可能是评估预后的一个潜在工具。LS也可以作为一种甄别手段来区分哪些患者需要肝活检。然而，需要进一步的研究来确定肝脏硬度阈值[26]。经证实，LS可作为急性肝衰竭患者治疗成功的一种衡量标准。由于瞬时弹性成像的一大困难是在严重肥胖的个体中表现不佳，患有急性肝衰竭的肥胖患者的发病率将来很可能会成为一个日益严重的问题。

七、结论

（1）急性肝衰竭与肝纤维化有关，这可能是肝再生所必需的。

（2）LS与急性肝衰竭的严重程度相关。

（3）起病1周内LS的发展可以评估预后。

（4）急性肝衰竭和慢加急性肝衰竭患者之间的差异很重要。

（5）急性肝衰竭的预后应该通过多种方法来判断：血清标志物、LS测量。

（6）慢加急性肝衰竭患者无法进行LS测量。

参考文献

第二十九章

肝硬化与妊娠

Omar Elshaarawy，Johannes Mueller，
and Sebastian Mueller

一、前言

几十年来，尽管妊娠并发症已显著减少，但异常妊娠仍在发生，在发达国家，每4000例妊娠中就有1例死亡[1]。除产后出血和血栓并发症外，妊娠期肝脏相关并发症发生率约占3%，并可能导致较高的孕产妇和围产儿死亡率[2-4]。除妊娠剧吐外，大多数妊娠并发症通常发生在妊娠的最后3个月，如肝内胆汁淤积症和HELLP综合征。这些并发症可伴有门静脉压力升高，且处理棘手，由于治疗决策需要同时考虑母亲和胎儿的健康，如果孕妇已经罹患肝病，情况会变得更加复杂。

筛查这些与肝脏相关的并发症通常包括肝脏转氨酶和谷氨酰转移酶等生化检测，但只有患者肝脏超声检查异常时才会进行。然而，这些生化检测指标对于预测妊娠期严重并发症的作用有限[5]。到目前为止，由于正常妊娠期间肝功能检测指标可以升高，故尚未发现可以早期预测妊娠并发症的筛查检验[6-7]。

除了妊娠，慢性肝病患者纤维化的无创诊断首选LS测量[8-10]。优点在于易于学习，不需要专用超声设备[11]。此外，与肝活检相比，LS作为非侵入性检查，且具有较低的采样误差和更好的观察者间可靠性，更适于用作随访中的检查[8, 12]。

二、妊娠期肝脏疾病谱

妊娠期肝病一直是比较棘手的临床问题，除了可能影响孕妇的任何肝病，还包括妊娠特有的肝病，如表29.1所示。

（1）妊娠剧吐：定义为恶心和顽固性呕吐且导致脱水、酮症和体重下降超过5%[13]。

表29.1　妊娠期肝硬化及肝相关并发症的特征性表现

疾病	HG	ICP	AFLP	子痫前期	HELLP 综合征
妊娠期	早孕	中晚孕	晚孕-产后	>20周	晚孕-产后
发病率	0.3%～2%	0.1%～5%	0.01%	5%～10%	0.2%～0.6%
临床特征	呕吐，脱水，体重减轻，酮症	瘙痒、黄疸（25%）	腹痛，呕吐，多饮/多尿，脑病	腹痛，高血压，蛋白尿，头痛，视物模糊，周围水肿	腹痛，呕吐，蛋白尿，头痛，周围水肿
肝硬化	–	↑	无可用数据	↑	↑↑（案例观察[24]）
腹腔积液	–	–	+/–	–	–
血小板	–	–	↓	↓	↓
溶血	–	–	–	↑	+/–↑
胆红素	<4 mg/dL	<5 mg/dL	<10 mg/dL	<5 mg/dL	<5 mg/dL
胆汁酸	–	（30～100）×	–	–	–
AST水平	（1～2）×（50%）	（1～5）×	（5～10）×	（1～100）×(20%～30%)	（1～100）×
LDH	–	–	↑	↑	≥600 IU/L
ALP	–	↑	↑	↑ mild	↑
低血糖	–	–	+/–	–	–
尿酸	–	–	↑（80%）	↑	↑
肌酐	–	–	↑	↑	–
蛋白尿	–	–	+/–↑	↑	+/–↑
肝影像（超声，CT）	无胆道梗阻的正常实质	应排除胆结石	脂肪浸润，明亮肝	肝梗死、血肿、破裂	肝梗死、血肿、破裂
肝组织病理	–	肝细胞胆汁和胆管胆汁堵塞，胆汁淤积，无实质炎症	微泡性脂肪变性、泡沫状肝细胞、肝坏死	纤维蛋白沉积，出血，肝细胞坏死	纤维蛋白沉积，出血，肝细胞坏死
并发症	通常在18周内痊愈，无并发症	晚期宫内死亡	孕产妇和胎儿/围产期死亡。50%有PE的证据	肝破裂和坏死。孕产妇和胎儿/围产期死亡	孕产妇和胎儿/围产期死亡
治疗	支持、补液、止吐、维生素补充：B_1，B_6，B_{12}，C	熊去氧胆酸，37周分娩	34周分娩	控制高血压和紧急分娩以避免子痫	在34周甚至24～34周之前分娩，给予皮质类固醇用于胎儿肺成熟
复发	+++	+++	脂肪酸氧化缺陷的风险很少为25%	++	++（4%～19%）

注：：AFLP 妊娠期急性脂肪肝，HELLP 综合征溶血、肝酶升高和血小板减少，HG 妊娠剧吐，ICP 妊娠期肝内胆汁淤积症。

（2）妊娠期肝内胆汁淤积症：典型表现指妊娠的最后两个月出现特征性的持续瘙痒，以手掌和脚掌明显，夜间加重[14]。

（3）妊娠急性脂肪肝：罕见但致命的肝脏疾病，发生在妊娠的最后三个月[15]。特征病理改变包括第三区（中央小叶）肝细胞内出现微囊泡样脂肪变性，患者肝功能迅速丧失，发生黄疸和凝血障碍，需要对孕母加强支持治疗。

（4）先兆子痫：一种妊娠特有的全身疾病，特征是妊娠20周后新发的高血压（收缩压140 mmHg或舒张压90 mmHg）和蛋白尿（300 mg/d）[16]。

（5）HELLP综合征：先兆子痫的并发症，重度先兆子痫孕妇的HELLP综合征发病率约为10%。该综合征的特点是溶血性贫血、肝酶水平升高和血小板计数减少[17]。

三、无妊娠并发症的肝脏硬度

截至目前，有两项研究调查了正常妊娠期间LS的发展和预测肝脏相关并发症的可行性[18-19]。这些研究未发现任何与弹性成像技术相关的能量转移引起的并发症，因此妊娠不应作为瞬时弹性成像的禁忌证。由于局部可使用更高能量的超声，故需进一步研究证实孕妇是否适用声辐射力脉冲成像或声科医疗。我们中心开展了一项大型研究，纳入537名孕妇并进行瞬时弹性成像检查。大约91%的女性可以用M探头测量，9%必须使用XL探头。使用这两个探头，所有女性均成功获检。这项研究表明，在无并发症的正常妊娠中，LS随着胎龄增加而增加，并且可以高于LS的正常临界值6 kPa这一限值（图29.1）。25%的孕妇及40%孕晚期的孕妇LS高于6 kPa。详细地说，妊娠前三个月的LS中位数为4.3 kPa，妊娠中期的中位数为4.5 kPa，妊娠晚期的中位数上升到5.4 kPa。研究观察到的最高值为20.7 kPa。值得注意的是，所有女性在产后24 h内LS均可迅速恢复正常（图29.2）。因此，正常妊娠期间LS可能升高，但不应将此误认为是明显的肝脏疾病（图29.3）。

然而，研究尚无法确定LS升高的原因，但研究发现体重及身体质量指数的增加与之有关，而与脾脏大小和未分娩状态呈弱相关。多变量分析显示，胎龄和胎儿体重是LS超过6 kPa的独立预测因素。学者只能猜测LS升高的原因。早期研究表明，仅仅增加腹内压本身并不会导致LS增加[20]。分娩后LS的迅速下降与血流动力学改变等机械性原因有关，因为肝脏炎症或细胞凋亡通常不会在1 d内消退。LS与脾脏大小的弱相关性高度提示门静脉压力升高[21-22]。未分娩状态与LS的相关性通常偏向妊娠并发症，进一步提示妊娠期间遇到的潜在机械性梗阻问题。众所周知，无并发症的妊娠会降低再次怀孕时出现并发症的风险，这可能会产生“训练”效应。尽管在这项研究中没有得到证实，但肝静脉流出受损可能

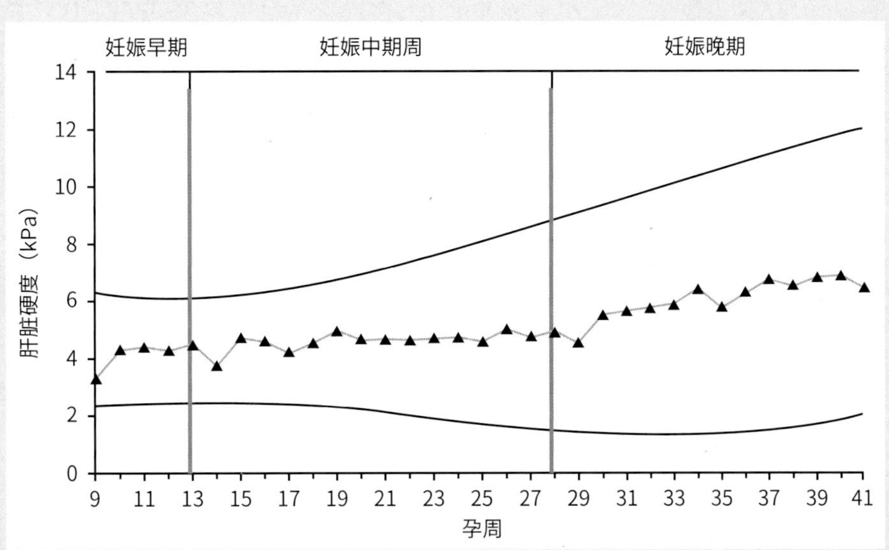

图29.1　无并发症妊娠的肝脏硬度。在妊娠晚期，41%的孕妇肝脏硬度超过6 kPa。各孕周平均肝脏硬度如图所示（根据参考文献[1]修改）

是导致肝淤血和LS升高的另一个原因[23]。最后，作为肝脂肪变性的替代标志物的受控衰减参数，研究未发现其升高。

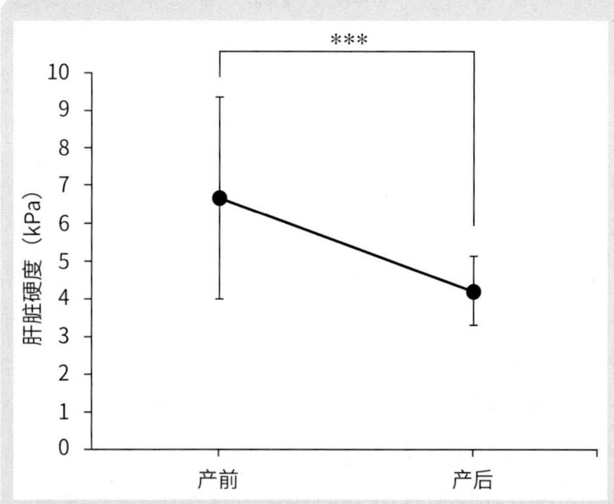

图29.2 正常妊娠晚期及产后24 h的肝脏硬度（n=26）。显示的是平均值和标准差。***：P<0.001

（根据参考文献 [1] 修改）

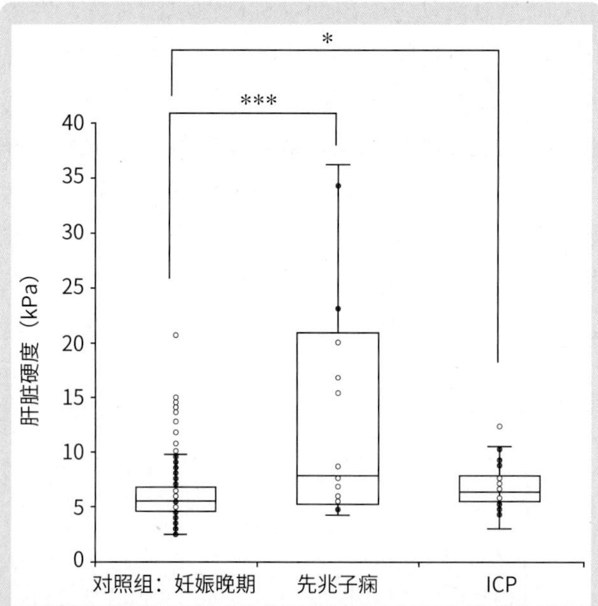

图29.3 正常妊娠、子痫前期及妊娠期肝内胆汁淤积症患者肝脏硬度的比较。均为妊娠晚期。*：P<0.05；***：P<0.001

（根据参考文献 [1] 修改）

丹麦Stenberg Ribeiro等最近进行了一项小型队列研究也再次证实了上述发现[19]。研究纳入了24名正常妊娠的健康女性，进行前瞻性随访调查。所有女性在妊娠18～20周、26～28周、36～38周及产后至少8周进行瞬时弹性成像检查。基线检查的平均年龄为30.6岁，平均身体质量指数为22.3 kg/m^2，14名女性（58%）无分娩史。妊娠结局正常，无子痫前期或妊娠糖尿病。研究发现，孕中期平均LS为3.8 kPa，孕晚期则升至5.9 kPa，其中2名女性升高超过7.9 kPa。该研究也证实了早期发现，即LS在分娩后8周内恢复正常。然而，该研究关于受控衰减参数的结果与德国的研究结果相反，受控衰减参数从妊娠中期的186 dB/m增加到妊娠晚期的215 dB/m。

四、肝脏硬度可作为预测妊娠并发症的指标

德国研究根据并发症分为两个亚组，先兆子痫（n=22）和妊娠期肝内胆汁淤积症（n=40）。与正常妊娠相比，两组妊娠晚期LS均增加，先兆子痫组LS平均值为17.9 kPa，而妊娠期肝内胆汁淤积症组LS平均值为6.9 kPa（AUROC 0.82）。多因素模型分析显示LS联用白细胞计数可独立预测先兆子痫。LS>8 kpa的女性患先兆子痫的风险升高2倍。相反，瘙痒和丙氨酸氨基转移酶水平是预测妊娠期肝内胆汁淤积症的重要指标，但无法预测LS。尽管先兆子痫患者的LS也有所下降，但无法恢复至6 kPa以下的正常水平。

五、结论

25%的女性在妊娠期间出现LS增加，几乎完全发生在妊娠晚期，并在分娩后24 h内迅速恢复正常。因此，不应将妊娠期LS升高误认为是肝纤维化或其他肝脏疾病。另外，LS与妊娠并发症（如先兆子痫或妊娠期肝内胆汁淤积症）密切相关。

参考文献

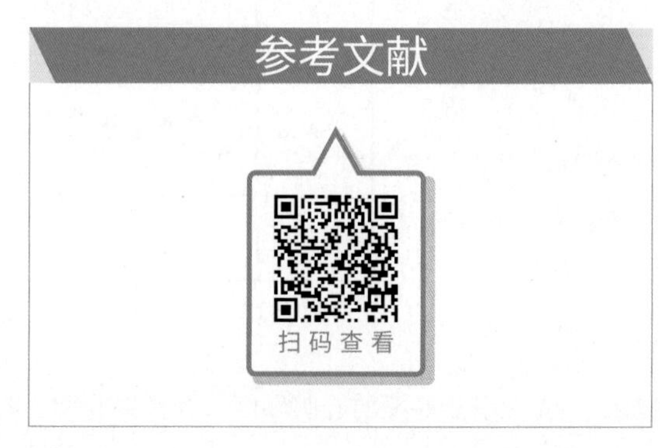

第五部分

肝脏硬度在肝硬化相关疾病中的应用

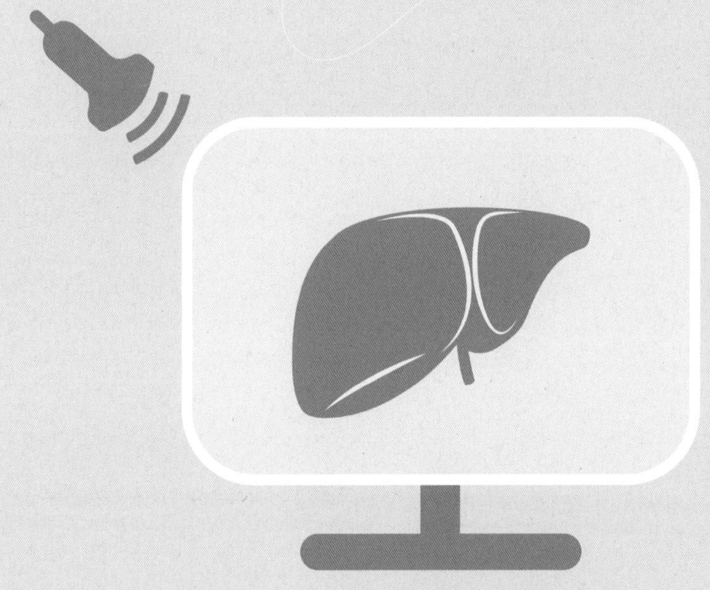

第三十章

肝硬化及其重要的临床结局

一、前言

肝硬化是全球最主要的死亡原因之一。如图30.1所示，肝硬化根据临床表现分为代偿性和失代偿性肝硬化[1]。失代偿定义为出现严重的临床症状，包括腹腔积液、出血、肝性脑病、肝肾综合征或黄疸，这些症状都与不良预后相关[2-4]。肝硬化患者的管理取决于肝功能储备和这些肝硬化相关事件的临床表现。进展为失代偿是肝硬化患者并发症发生率和死亡率升高的主要原因[5]。有学者认为肝功能失代偿是门静脉血流障碍和门静脉压力升高所致[6]。本书将分不同章讲述这些主要终点，包括失代偿（出血、肝性脑病、腹腔积液、肝衰竭）、肝细胞癌、肝相关死亡或全因死亡。

二、肝硬化临界值和临床终点

尽管有部分研究探讨了这些终点，但仍需要更多的研究来进一步证实。从以下各种研究中得出的重要临界值总结如图30.2所示。当LS为6～8 kPa时，几乎可以排除所有的肝脏并发症（例外：HBV相关性肝癌），越来越清楚的是，LS＞12.5 kPa不仅可以诊断临床显著性门静脉高压，还可以发现上述并发症和界定全因死亡率。当LS＞30 kPa时，肝硬化的临床症状非常明显，腹腔积液将无可避免，血清标志物对12个月内的死亡预测价值较高。因此，这些LS值代表重要的筛选临界值。与脾脏硬度（spleen stiffness，SS）联用可进一步提高对门静脉高压的预测价值，同时可进一步研究生存率和临床

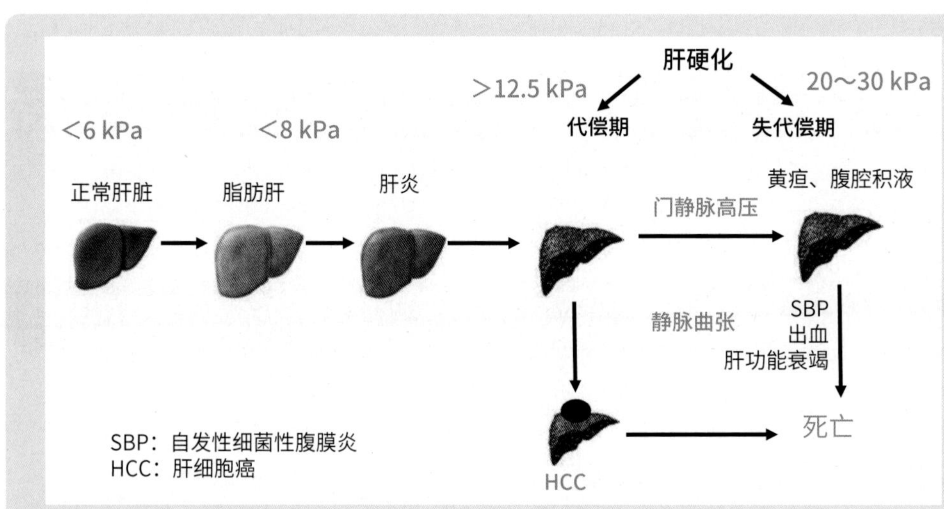

图30.1 肝纤维化的进展和重要临床终点，如失代偿、肝细胞癌和肝相关死亡或全因死亡

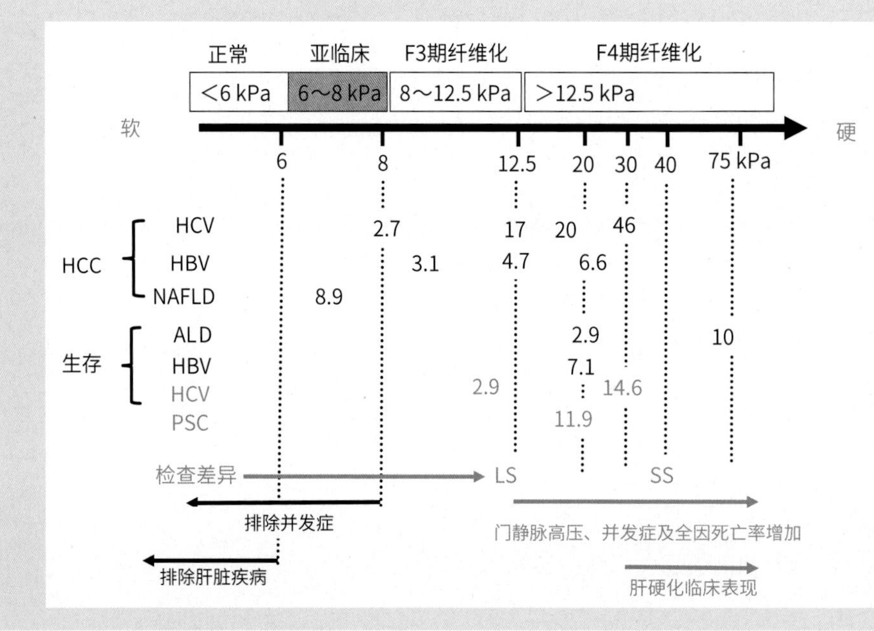

图30.2 不同临床终点的肝脏硬度临界值和报告的危险比

转归。还应注意，LS对肝细胞癌的预测价值较高，有助于优选肝移植患者。然而，新的研究发现LS值较低（12 kPa以内）时仍有可能发生肝细胞癌，尚需进一步研究确定这是否与门静脉和小叶炎症有关，是否可以通过SS/LS比值等来阐明[7-8]。

三、肝脏疾病的病理学及其与肝脏硬度、脾脏硬度和肝脏硬度/脾脏硬度比值的关系

肝硬化包括各种不同的功能障碍，各种亚型的正确分类还需要进一步优化分类标准[9]。例如，临床上肝硬化既可表现为肝衰竭（合成障碍），也可表现为门静脉高压并发症（图30.3），这两种情况都可以独立发生并决定个体预后。这些思路表明，应该定义肝硬化的新亚组，以便更好地个体化预测患者的不同并发症。例如，应单独评估肝功能合成障碍和门静脉高压的程度，以更好地确定自然病程、预后、潜在并发症和治疗手段。在实践工作中可能遇到患者肝功能合成指标正常，但已发生明显的门静脉高压，例如，患者INR和白蛋白水平正常，但已出现严重腹腔积液，并可能死于自发性细菌性腹膜炎或静脉曲张出血。这类患者肝脏变硬，活检可发现大量基质沉积。相比之下，另外一部分患者可表现出黄疸和凝血功能检查异常的早期症状，但无明显门静脉高压。

需要进一步研究以便更好地了解这些个体自然病程的遗传决定因素。如图30.3所示，传统的实验室检查评分更倾向于诊断肝脏合成功能受损的肝硬化患者，而忽略了门静脉高压患者。弹性成像技术对门静脉高压患者的诊断价值很高，如最近韩国Hong等进行的一项研究所示[10]。联用LS[1, 11-12]和SS[13-18]对门静脉高压、食管静脉曲张，甚至静脉曲张出血的预测价值极高。有关更多详细信息，请参阅第三十一章“肝脾硬度预测门静脉高压及其并发症”。诊断指标中额外纳入SS可以进一步提高对门静脉高压的预测价值，那么SS/LS比值也可能有助于确定疾病病因和疾病特异性并发症的概率[8]。

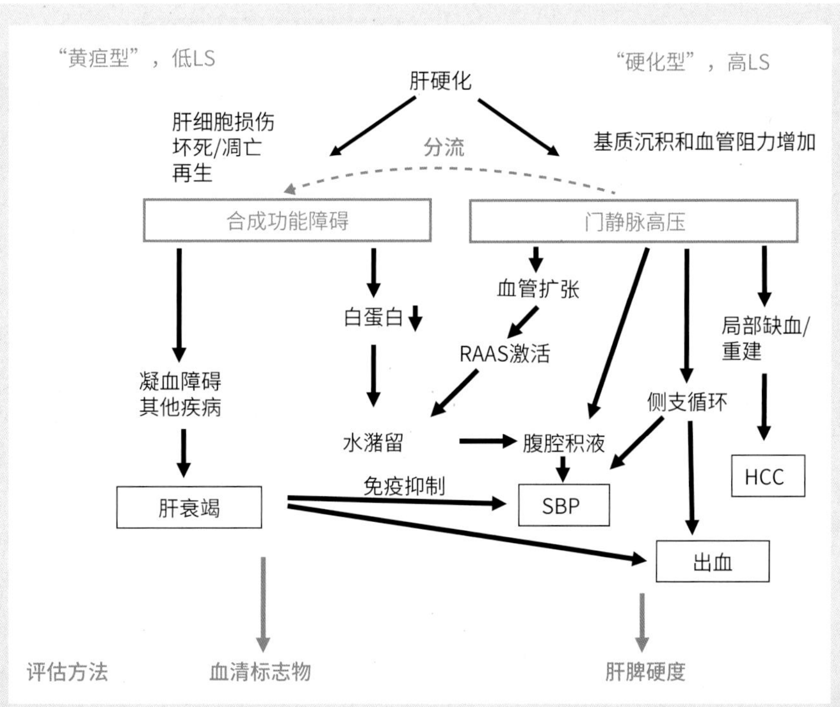

图30.3　肝硬化包括各种不同的功能障碍，各种亚型的正确分类还需要进一步优化分类标准。例如，临床上肝硬化既可表现为肝衰竭（合成障碍），也可表现为门静脉高压并发症，这两种情况都可以独立发生并决定个体预后。虽然实验室检查就可以评估肝脏合成功能，但弹性成像技术是未来甄别门静脉高压患者的首选方法。肝内和肝外门体分流（虚线箭头）不仅降低了门静脉高压，而且降低了功能性肝容量，最终导致SS和LS下降，而代表肝功能的血清标志物检查结果将恶化。HCC，肝细胞癌；LS，肝脏硬度；RAAS，肾素-血管紧张素-醛固酮系统；SBP，自发性细菌性腹膜炎

肝脏灌注系统的简易示意图如图30.4所示。它显示了肝后与肝前因素（如心力衰竭与门静脉血栓形成）及小叶与门静脉疾病（如酒精性肝病与HCV）对LS、SS和SS/LS比值的不同影响。有关更多详细信息，请参见附图8和附图9。肝动脉缓冲效应根据门静脉血流自动调整肝动脉流速，为了更好地理解肝动脉缓冲效应的作用及根据肝动脉缓冲效应来指导药物管理，还需要进一步研究[19]。

四、肝分流术的作用及其与肝脏硬度和纤维化进展的关系

最近研究发现，无论是肝内还是肝外门体分流的进展，都可能是肝硬化两种主要亚型（硬化型与黄疸型）的潜在机制[9]，如图30.5所示。有关更多详细信息，请参见第八部分“肝脏硬度的分子基础与细胞生物学”中的“肝窦压力假说”一章。尽管研

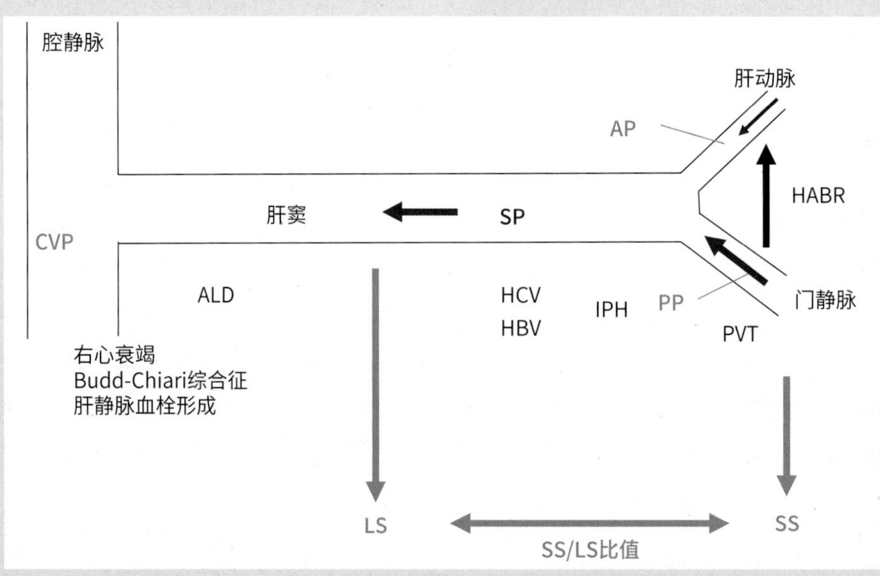

图30.4 肝脏灌注系统的简易示意图，用于解读肝前与肝后病变、门静脉与小叶病变及其与LS、SS和SS/LS比值的关系。ALD，酒精性肝病；CVP，中心静脉压；HBV，乙型肝炎病毒感染；HCV，丙型肝炎病毒感染；HABR，肝动脉缓冲效应；IPH，特发性门静脉高压症；LS，肝脏硬度；PP，门静脉压；PVT，门静脉血栓形成；SS，脾脏硬度；AP：肝动脉压；SP：肝窦压力

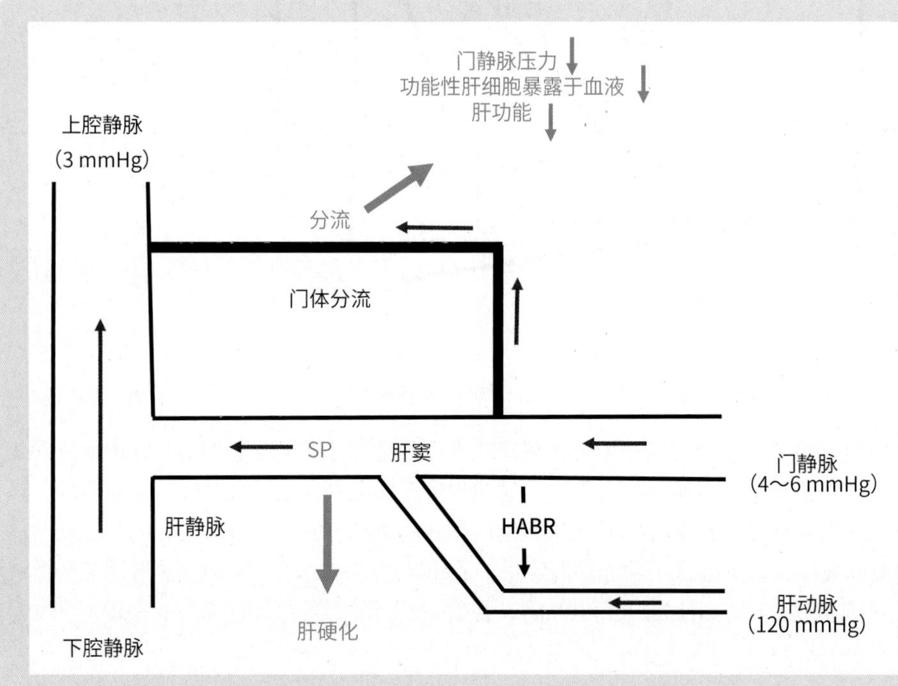

图30.5 肝脏灌注的简易示意图及门体分流与动脉化在鉴别肝硬化两种主要亚型（硬化型与黄疸型）中的作用。分流虽然改善了门静脉高压，但最终会减少流经肝细胞的血液，从而影响肝功能。分流减少会增加肝脏灌注，但会使肝脏暴露于有害的高压下

（详见参考文献[9]）

究仍处于初期阶段，但肝内和肝外分流形成之间的第一种关系变得清晰：当分流降低门静脉压力（及LS和SS）时，流经肝细胞的血液也减少，从而降低功能性肝脏储备（图30.3）。相比之下，分流量最小的患者很快就会出现门静脉压力升高及由压力驱动的纤维化进展的所有并发症，但肝脏合成功能会在相当长的一段时间内保持良好。因此，肝硬化可以描述为“身体在压力介导的纤维化和分流相关的肝衰竭之间持续而绝望的博弈过程，一个从油锅里跳到火里的过程”。因此，有必要区分肝硬化患者所谓的“硬化”与“黄疸”这两种表型。

如何通过肝脏硬度测量和脾脏硬度测量对肝硬化患者进行个体化分析并指导优化治疗管理（如选择经颈内静脉肝内门体分流或门静脉降压药物）仍有待研究。最后，需要进一步阐明其潜在的分子机制。

参考文献

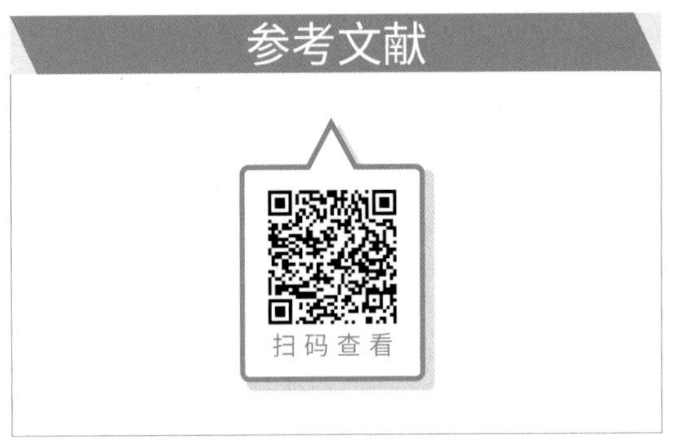

第三十一章

肝脾硬度预测门静脉高压及其并发症

Yuly P. Mendoza，Giuseppe Murgia，
Susana G. Rodrigues，Maria G. Delgado，
and Annalisa Berzigotti

一、门静脉高压导论：定义和术语

门静脉高压是一种常见的临床综合征，其特征是门静脉压力增加和肝脏的压力梯度增加（例如：门静脉系统与下腔静脉系统之间的压力梯度，或者门静脉压力梯度）。从血流动力学角度来看，流体系统中的压力是阻力和流量相互作用的结果（*P*=阻力×流量；欧姆定律）。门静脉高压可能是由肝前、肝内或肝后部位发生门静脉血流障碍所致。

从流行病学角度来看，晚期慢性肝病是西方国家最常见的门静脉高压病因。无论其病因如何，门静脉高压常引起严重的临床表现，如食管胃静脉曲张的发生和出血、腹腔积液、肝肾综合征及肝性脑病，这些都与高发病率和死亡率相关[1-2]。门静脉高压综合征是晚期慢性肝病（肝硬化）患者最常见的临床表现，并定义为“失代偿”阶段[3]。

在肝硬化的早期代偿期，门静脉高压主要是由肝脏结构扭曲和肝内血管收缩造成肝内门静脉血流阻力增加所致[4]。随后，病情继续进展，由于门静脉流入血量增加，内脏血管进行性扩张和门体侧支循环发展，门静脉压力进一步升高。

在肝硬化中，肝静脉压力梯度［为肝静脉“楔压”（或“阻塞”）和肝静脉“游离压”之间的差值[3]］等同于门静脉压力梯度，可作为评估肝硬化门静脉高压存在和严重程度的最佳方法[5]。只有在特定情况下，如心力衰竭，肝静脉压力梯度与门静脉高压可能存在差异。下面将详细介绍肝静脉压力梯度。

肝静脉压力梯度的正常值范围不超过5 mmHg；6～9 mmHg则定义为亚临床门静脉高压[6]；一旦超过10 mmHg的临界阈值，患者易发生食管静脉曲张[7]、临床失代偿[8-9]、术后失代偿[10]和肝细胞癌[11]，因此该阈值被定义为“临床显著性门静脉高压”。其他肝静脉压力梯度临界值也具有临床意义；肝静脉压力梯度≥12 mmHg可识别静脉曲张出血风险，肝静脉压力梯度≥16 mmHg提示更高的死亡率，肝静脉压力梯度≥20 mmHg可预测急性静脉曲张出血的治疗失败、早期再出血和急性静脉曲张出血期间的死亡率[3, 12]。

代偿期进展性慢性肝病包括早期代偿性肝硬化和严重肝纤维化[13]，临床显著性门静脉高压的存在具有重要的预后意义，应及早识别。根据是否存在食管胃静脉曲张，临床显著性门静脉高压患者可以分为两个预后不同的亚期[2, 14-15]。出现腹腔积液和（或）首次门静脉高压性出血和（或）肝性脑病标志着从代偿期转为失代偿期，而失代偿期意味着病情进展和死亡风险的进一步增加[16]。显然，所有失代偿期患者都存在临床显著性门静脉高压，因此无须进行血流动力学诊断（所有患者均存在血流动力学改变）。最后，晚期或进展性失代偿期定义为难治性腹腔积液、肝肾综合征、复发性/持续性脑病、黄疸或再次静脉曲张出血[2]。

根据不同的国际临床实践指南，该分期系统不仅有助于判断预后，而且阐明了导致疾病进展和并发症的主要病理生理机制，因此，对指导临床管理有着重要意义[2, 17]。肝硬化的门静脉高压阶段和各阶段的治疗目标如图31.1所示。

二、评估肝硬化门静脉高压的参考标准方法

如上所述，肝静脉压力梯度的测量是诊断慢性肝病门静脉压力的“金标准”[13]。如前所述，肝静脉压力梯度是肝静脉“楔压”和“游离压”之间的差值。在局部麻醉下，使用Seldinger技术和亲水导丝，一般选择右颈内静脉或右股静脉或右肘前静脉穿刺进入静脉系统。然后在荧光镜透视下将球囊尖端导管引入下腔静脉和肝内大静脉[3, 18]。一旦导管进入肝静脉，扩张导管尖端的球囊并注入少量碘造影剂以确认肝静脉血流被充分阻断。一旦确认不存在静脉–静脉交通血管，将导管连接至压力测量系统（测压仪类似于其他有创压力测量的测压仪）。压力数值稳定后（通常在1～2 min后），导管尖端闭塞后的压力等于肝窦压力；因此，发生窦型门静脉高压时，该压力等于门静脉压力。肝静脉“游离压”的测量方法是将球囊放气并测量距离肝静脉口水平2～3 cm处的压力，该测量值通常非常接近下腔静脉压力[19]，下腔静脉压力常用于测量肝静脉压力梯度[20-21]。

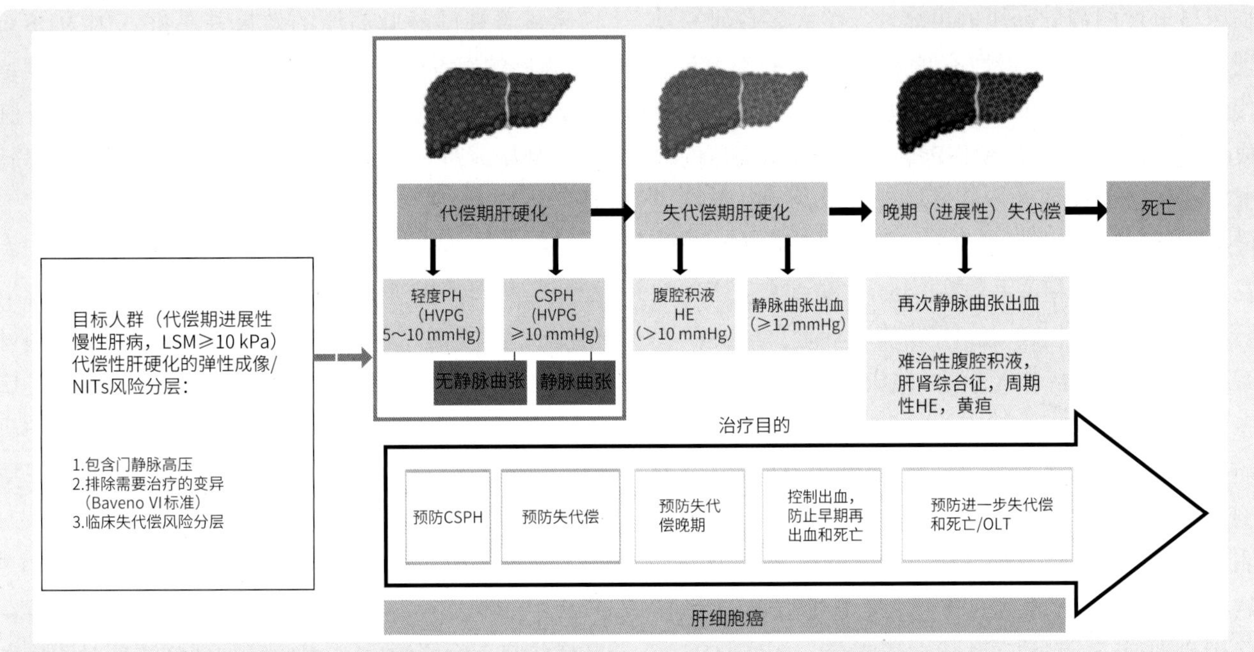

图31.1　慢性肝病的自然病史和门静脉高压症的治疗目的。如图所示，代偿期进展性慢性肝病患者是使用弹性成像的目标人群，旨在检测临床显著性门静脉高压，并甄别无须治疗的静脉曲张患者

三、门静脉高压领域无创检测的需求

尽管肝静脉压力梯度是识别临床显著性门静脉高压及对代偿期进展性慢性肝病并发症风险进行分层的最佳方法，但该检查相对昂贵，且无法在床边或非专业中心使用，需要经过充分培训的人员操作，并且可能发生手术并发症[3]。因此，评估门静脉高压需要可靠、可重复且易于操作的无创检测[22]。理想情况下，应通过无创诊断方法进行肝静脉压力梯度的定量检测。如果不可行，无创检测应至少能甄别伴或不伴临床显著性门静脉高压的患者和有无静脉曲张且需要治疗的患者，因为这些是决定预后的主要因素，并触发特定的处理措施。

四、代偿期进展性慢性肝病中测量肝脏硬度替代门静脉压力检测的病理生理学原理

肝纤维化是代偿期进展性慢性肝病患者肝内血管阻力增加的主要原因，而血管阻力增加又是导致门静脉压力升高的主要原因，这是门静脉高压发展早期的表现[3]。LS是肝脏组织的物理特性，主要反映肝纤维化的含量。在没有混杂因素的情况下，代偿期进展性慢性肝病患者最初使用瞬时弹性成像（最近使用其他超声弹性成像技术）进行肝脏硬度测量，其已作为门静脉高压的非侵入性替代检测。最初研究显示，肝静脉压力梯度低于10 mmHg的阈值时，与LS密切相关，而肝静脉压力梯度较高时，肝脏硬度测量与“金标准”之间存在差异。这归因于门静脉压力部分依赖于门静脉侧支流量的增加，而肝脏硬度测量无法正确反映这一点[23]。另外，Dietrich等详细研究了LS与几种复杂的非静态因素的关系，包括肝脏充血、坏死性炎症、动脉压、胆汁淤积和食物摄入，以及调节门静脉压力的药物（或机械性）[24]。因此，除肝纤维化导致肝脏结构改变而引起LS变化外，肝窦系统流入和流出之间的压力平衡也会影响肝脏硬度测量，这些是影响LS的动态因素[12, 25-26]。重要的是，这意味着肝脏硬度测量的变化可以反映门静脉压力的变化。有关更多详细信息，请参见本书第四部分“肝脏硬度的重要（病理）生理混杂因素”。

五、肝脏硬度测量与临床显著性门静脉高压

1. 瞬时弹性成像

有研究在不同病因的代偿期进展性慢性肝病患者中，评估了瞬时弹性成像技术测量肝脏硬度诊断

临床显著性门静脉高压的可靠性。绝大多数研究发现，肝脏硬度测量与慢性乙型肝炎和丙型肝炎引起的代偿期进展性慢性肝病有关。表31.1列出了瞬时弹性成像-肝脏硬度测量诊断临床显著性门静脉高压的概况。在代偿期进展性慢性肝病患者中，瞬时弹性成像-肝脏硬度测量与肝静脉压力梯度显著相关，目前发表的研究显示相关系数在0.55～0.82。如前所述，肝静脉压力梯度在10 mmHg阈值以下时，与LS的关系最密切，而在高于此阈值的临床显著性门静脉高压患者中，肝静脉压力梯度与LS的相关性降低，这可能是由于门静脉压力增加依赖血流量，而肝脏硬度测量无法反映这一点[23]。鉴于这一局限性，肝脏硬度测量无法准确估计肝静脉压力梯度的精确值[12，26]。然而，LS是一个可靠的非侵入性检查指标，可准确识别临床显著性门静脉高压患者，AUROC为0.74～0.94[27]。最新的荟萃分析证实了肝脏硬度测量的诊断价值，结果显示，汇总AUROC为0.93，灵敏性为87.5%（95%*CI* 75.8%～93.9%），特异性为85.3%（95%*CI* 76.9%～90.9%）；汇总相关系数为0.783（95%*CI* 0.737～0.823）[27]。

有研究提出了诊断临床显著性门静脉高压的不同LS临界值。肝静脉压力梯度＞10 mmHg时，21 kPa的临界值具有较高的特异性（超过90%）[18，23，28]。2015年，Baveno Ⅵ共识根据该研究指出，未经治疗的慢性乙型肝炎或丙型肝炎病毒患者中，LS＞20～25 kPa可甄别是否存在临床显著性门静脉高压[13]。在You等的荟萃分析中，该临界值的特异性超过90%[27]。另一项专门针对慢性病毒性肝炎患者进行的荟萃分析[29]建议使用两个临界值，即＜13.6 kPa排除临床显著性门静脉高压（汇总灵敏性为96%；95%*CI* 93%～97%）和＞22 kPa诊断临床显著性门静脉高压（汇总特异性为94%；95%*CI* 86%～97%）；该研究证实了Baveno Ⅵ共识的建议[29]。

已有研究发现丙型肝炎病毒患者行抗病毒治疗且获得持续病毒学应答后，门静脉压力通常会下降，LS迅速降低，有时也会显著降低[30-34]。尽管LS降低与肝静脉压力梯度密切相关，但迄今为止发表的最大研究发现，LS降低和肝静脉压力梯度之间的相关性较弱[33]。因此，患者获得持续病毒学应答后，使用先前确定的13.6 kPa临界值来排除临床显著性门静脉高压的效果并不好，因为LS＜13.6 kPa的患者中，几乎半数显示肝静脉压力梯度≥10 mmHg。另外，即使获得持续病毒学应答，肝脏硬度测量＞21 kPa也能准确提示临床显著性门静脉高压[33]。

根据这些研究的所有结果，很大一部分由于病毒性肝炎而出现进展性慢性肝病的患者在抗病毒治疗前后无须行肝静脉压力梯度这种侵入性检测即可确诊临床显著性门静脉高压。然而，在丙型肝炎病毒治疗后获得持续病毒学应答的患者中，目前的研究并没有阐明能有效排除临床显著性门静脉高压持续存在的LS具体数值。

目前的研究还有一个缺陷，即门静脉高压和LS研究中非病毒性肝炎病因的患者相当少。由于潜在肝病的病因会影响LS，因此肝脏硬度测量对非病毒性进展性慢性肝病患者的诊断准确性可能不高[24]。最近一项回顾性研究显示，LS与酒精性肝病患者的肝静脉压力梯度密切相关（相关系数为0.753；AUROC为0.925）[35]。用于诊断临床显著性门静脉高压的LS值中，30.6 kPa的临界值具有最高的诊断价值（灵敏性为81%，特异性为94%）[35]。最近一篇针对酒精性肝病的荟萃分析纳入了9项研究，研究者认为诊断临床显著性门静脉高压的LS临界值为21.8 kPa[36]。尽管具有较高的汇总灵敏性（0.89，95%*CI* 0.83～0.93），但特异性（0.71，95%*CI* 0.64～0.78）和阳性似然比（3.1，95%*CI* 2.4～4）均为中等[36]。因此，21.8 kPa的临界值可以有效地排除临床显著性门静脉高压，但用于诊断临床显著性门静脉高压则效果差强人意（类似于病毒性进展性慢性肝病中13.6 kPa的临界值）[29，36]。根据这些研究，酒精性肝病患者中用于诊断临床显著性门静脉高压的LS临界值可能高于病毒性进展性慢性肝病患者。关于胆汁淤积性肝病（一直表现为窦前型门静脉高压）患者，目前尚无诊断临床显著性门静脉高压的肝脏硬度测量准确数据，尚需进行具体研究。最近研究发现，肝脏炎症的发生部位（门静脉 *vs.* 小叶）可能影响肝脾硬度比值[37]。与酒精性肝病相比，伴有门静脉高压的丙型肝炎病毒患者不仅具有更高的脾脏硬度，而且更容易发生门静脉高压相关并发症[37]。

表 31.1　瞬时弹性成像法测量肝脏硬度用于诊断临床显著性门静脉高压的准确性

研究	年份	研究设计	人数	肝脏硬度测量和肝静脉压力梯度之间的相关系数	临床显著性门静脉高压的AUROC	临床显著性门静脉高压的临界值	灵敏性	特异性
Vizzutti等[23]	2007	回顾性	61例丙型肝炎病毒进展性慢性肝病患者	0.781	0.99	13.6 kPa	97%	92%
Bureau等[28]	2008	前瞻性	44例丙型肝炎病毒或酒精性肝硬化患者	0.858	0.945	21 kPa	89.9%	93.2%
Lemoine等[137]	2008	回顾性	92例丙型肝炎或酒精性肝硬化代偿期患者	0.728	0.84（全部） 0.94[138]	NA（全部） 34.9 kPa[138]	NA	NA 88%
Sanchez-Conde等[139]	2011	前瞻性	38例丙型肝炎肝硬化合并人免疫缺陷病毒感染患者	0.678	0.80	14 kPa	92.8%	52%
Colecchia等[77]	2012	前瞻性	100例丙型肝炎病毒肝硬化患者	0.836	0.836	24.2 kPa	52.3%	97.1%
Llop等[18]	2012	前瞻性	79例肝功能Child A级的可切除肝细胞癌患者（多数为病毒性）	0.552	0.84	排除：13.6 kPa 诊断：21 kPa	91% 58%	57% 91%
Reiberger等[140]	2012	回顾性	502例伴/不伴肝硬化患者，部分失代偿（多种病因）	0.794	0.871	18 kPa	82.2%	83.4%
Hong等[141]	2013	回顾性	59例肝硬化患者	0.704	0.851	21.9 kPa	82.5%	73.7%
Augustin等[142]	2014	前瞻性	40例进展性慢性肝病患者	NA	NA	25 kPa	65%	93%
Schwabl等[143]	2015	回顾性	188例慢性肝病患者	0.846	0.957	16.1 kPa	94.8%	86.9%
Kitson等[90]	2015	前瞻性	95例肝硬化患者	NA	0.90	29 kPa	71.9%	100%
Cho等[144]	2015	回顾性	219例酒精性肝硬化患者（部分失代偿）	NA	0.85	NA	NA	NA
Zykus等[145]	2015	前瞻性	107例肝硬化患者（多种病因）	0.750	0.949	17.4 kPa	88%	87.5%
Hametner等[146]	2015	回顾性	236例肝硬化患者（多种病因）	NA	0.92	24.8 kPa	81%	93%
Kumar等[147]	2017	回顾性	326例肝硬化患者（多种病因）	NA	0.74	21.46 kPa	79%	67%
Salavrakos等[35]	2018	回顾性	118例酒精性肝病患者	0.753	0.925	30.6 kPa	81%	94%

2. 点剪切波弹性成像

3项研究探讨了使用点剪切波弹性成像（声辐射力脉冲成像系统，Acuson Siemens 2000，德国）诊断临床显著性门静脉高压。与瞬时弹性成像相似，点剪切波弹性成像也与肝静脉压力梯度密切相关（r 0.609～0.650），证实点剪切波弹性成像可以准确诊断临床显著性门静脉高压（AUROC 0.83～0.93）[38-40]。然而，目前的数据尚无法确定排除和诊断临床显著性门静脉高压的准确临界值，且临界值变化很大（2.17～2.58 m/s），这可能是由纳入研究的人群异质性所致。由于这些局限性，尚不能推荐点剪切波弹性成像用于诊断临床显著性门静脉高压[26]（表31.2）。

表 31.2 点剪切波弹性成像测量肝脏硬度诊断临床显著性门静脉高压的准确性

研究	年份	研究设计	人数	肝脏硬度测量和肝静脉压力梯度之间的相关系数	临床显著性门静脉高压的AUROC	临床显著性门静脉高压的临界值	灵敏性	特异性
Salzl等[38]	2014	前瞻性	88例肝硬化患者	0.646	0.855	2.58 m/s	71.4%	87.5%
Attia等[39]	2015	前瞻性	78例慢性肝病患者	0.650	0.93	2.17 m/s	97%	89%
Takuma等[40]	2016	前瞻性	60例肝硬化患者	0.609	0.83	NA	NA	NA

3. 二维剪切波弹性成像

迄今为止，已有8项关于二维剪切波弹性成像诊断临床显著性门静脉高压的研究，并显示出良好的鉴别诊断能力（AUROC 0.80～0.87），大多数研究的灵敏性和特异性在80%～90%。在一项荟萃分析中，纳入截至2017年2月已发表的关于点剪切波弹性成像和二维剪切波弹性成像的研究，Suh等[41]证实了弹性成像方法能准确诊断临床显著性门静脉高压（AUROC 0.88，95%*CI* 0.85～0.91）。汇总灵敏性和汇总特异性分别为85%（95%*CI* 75%～91%）和85%（95%*CI* 77%～90%）。二维剪切波弹性成像测得的LS与肝静脉压力梯度密切相关（汇总相关系数0.741；95%*CI* 0.658～0.825）[41]。在乙型肝炎病毒相关代偿期进展性慢性肝病的特定情况下，该方法的鉴别诊断能力略有下降（AUROC 0.72，95%*CI* 0.49～0.95），但临界值＜13.2 kPa时可排除临床显著性门静脉高压，灵敏性为＞90%；临界值＞24.9 kPa时可诊断临床显著性门静脉高压，特异性＞90%[42]。

Jansen等纳入了两种非侵入性检查，开发了一种针对临床显著性门静脉高压的诊断模型。研究使用二维剪切波弹性成像进行肝脏硬度测量和脾脏硬度测量来排除和诊断临床显著性门静脉高压[43-44]。肝脏硬度＜16 kPa和脾脏硬度＜26.6 kPa能够排除临床显著性门静脉高压，灵敏性为98.6%[43]。肝脏硬度＞38 kPa可以诊断全部患者的临床显著性门静脉高压。在肝脏硬度＜38 kPa的患者中，脾脏硬度＞27.9 kPa的患者可以诊断临床显著性门静脉高压，特异性为91.4%。结合两种算法，能正确甄别91.6%的患者伴或不伴临床显著性门静脉高压，灵敏性为98.3%，特异性为96.3%[44]。然而，Elkrief等[45]在一项纳入191名肝硬化患者的大型独立队列研究中没有证实这两种算法的性能，这表明它们的准确性不足以应用于临床实践。重要的是，由于该研究包括代偿和失代偿肝硬化患者，因此在既往无失代偿病史的患者中测试了算法的性能，但没有改善[45]。总体而言，使用二维剪切波弹性成像测量肝脏硬度用于诊断临床显著性门静脉高压的结果可能与瞬时弹性成像一致[27]。然而，临界值（二维剪切波弹性成像16～38 kPa）存在明显的异质性，这可能凸显了标准化的缺失。尽管目前在临床实践中无法使用二维剪切波弹性成像测量的肝脏硬度来评估临床显著性门静脉高压，但该方法仍存在前景，还需要进一步的研究[26]（表31.3）。

表31.3　二维剪切波弹性成像测量肝脏硬度诊断临床显著性门静脉高压的准确性

研究	年份	研究类型	人数	肝脏硬度测量和肝静脉压力梯度之间的相关系数	临床显著性门静脉高压的AUROC	临床显著性门静脉高压的临界值	灵敏性	特异性
Choi等[148]	2014	回顾性	95例肝硬化患者（多种病因）	0.593	NA	NA	NA	NA
Elkrief等[68]	2015	前瞻性	79例肝硬化患者（多种病因）	0.578	24.6 kPa	0.87	81%	88%
Kim等[149]	2015	前瞻性	92例肝硬化患者（多种病因）	0.646	15.2 kPa	0.819	85.7%	80%
Procopet等[85]	2015	前瞻性	88例肝硬化患者	0.611	17 kPa	0.858	80.8%	82.1%
Jansen等[44]	2017	前瞻性	158例肝硬化患者（多种病因）	0.626	24.6 kPa；＜16 kPa排除＞29.5 kPa支持	0.86	68.3%	80.4%
Maruyama等[150]	2016	前瞻性	22例慢性肝炎或肝硬化患者（多种病因）	0.435	15.4 kPa	0.844	87.5%	83.3%
Elkrief等[45]	2017	前瞻性	191例肝硬化患者（多种病因），77例纳入先前研究[68]	NA	NA	0.80	NA	NA
Zhu等[42]	2019	回顾性	104例乙型肝炎相关肝硬化患者	0.607	16.1 kPa；＜13.2 kPa排除＞24.9 kPa支持	0.72	81%	83%

六、肝脏硬度测量的单独使用或联合其他非侵入性方法以诊断食管胃静脉曲张

肝硬化患者食管静脉曲张破裂的风险与静脉曲张程度密切相关[46]。鉴于这一研究结果，且内镜检查可以准确发现需要治疗的静脉曲张，因此诊断为进展性慢性肝病的患者中使用内镜筛查食管静脉曲张是疾病处理的关键，其可以降低出血风险[47]。需要治疗的静脉曲张定义为：内镜下呈红色条纹征的轻度曲张静脉，或肝功能Child–Pugh C级患者（失代偿患者），或中度或严重静脉曲张[13]。大量研究证实，肝脏硬度测量能够准确预测食管静脉曲张的存在和程度。就其本身而言，尽管不如肝脏硬度测量诊断临床显著性门静脉高压那样准确[48]，但它是唯一能够预测代偿期进展性慢性肝病患者食管静脉曲张和需要治疗的静脉曲张是否存在的最有效的非侵入性检查。最近一项纳入18项研究、共3644名患者的荟萃分析结果显示，对于食管静脉曲张或需要治疗的静脉曲张，肝脏硬度阳性测量结果（具有不同的临界值）的正确诊断概率不超过70%[48]。

由于缺乏准确性，不建议单独使用肝脏硬度测量结果来预测食管静脉曲张/需要治疗的静脉曲张。这也提示改善肝脏硬度测量的诊断准确性还有很多办法，如联合使用其他门静脉高压无创检测指标（脾脏大小和血小板计数等）。事实上，有研究使用肝脏硬度测量×脾脏直径/血小板计数的比值来构建LSPS评分，结果显示需要治疗的静脉曲张的诊断准确率提高到90%，明显优于单独使用肝脏硬度测量（AUROC 0.95 *vs*.0.88，P＜0.001）[49]。最近一项荟萃分析评估并比较了肝脏硬度测量、脾脏硬度测量和LSPS诊断食管静脉曲张和需要治疗的静脉曲张的价值，研究者认为，LSPS和脾脏硬度测量对食管静脉曲张的诊断价值优于肝脏硬度测量[50]。此外，一项针对代偿期进展性慢性肝病患者的前瞻性队列研究发现LSPS甄别食管静脉曲张的准确率约为80%[5]。随后，关于门静脉高压的Baveno Ⅵ共识会议建议，无创检测的简单联用，即血小板计数＞50 G/L与肝脏硬度测量＜20 kPa，可用于识别代偿期进展性慢性肝病患者，且需要治疗的静脉曲张风险极低（＜5%），因此可以免除内镜筛查（不必要）[13]。本章将重点介绍使用瞬时弹性成像、点剪切波弹性成像和二维剪切波弹性成像测量肝脏硬度±其他无关参数来预测食管静脉曲张和需要治疗的静脉曲张的最新证据，主要是在Baveno Ⅵ共识报告发表后的证据（图31.2）。

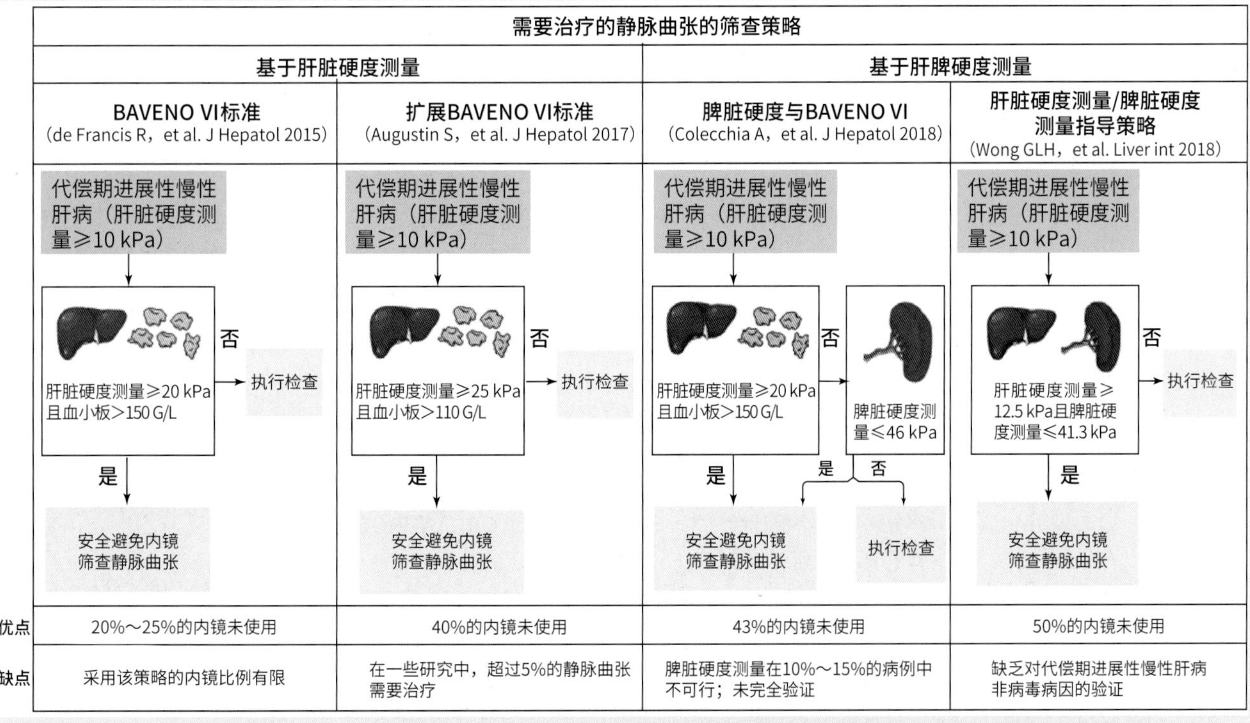

图31.2　代偿期进展性慢性肝病患者基于肝脏和脾脏硬度的内镜筛查策略

七、瞬时弹性成像±其他非侵入性检查

在Baveno Ⅵ共识报告发表后，大量研究证实了瞬时弹性成像±其他非侵入性检查在不同病因中的发现。表31.4总结了关系最密切的研究结果。“预期”研究表明，没有一项检查能甄别各种不同直径的静脉曲张风险极低的患者，但LSPS及瞬时弹性成像联用血小板计数的模型都能发现极低风险的（<5%）需要治疗的静脉曲张患者[51]。另一组显示，在20 kPa的临界值以下时，单独使用肝脏硬度诊断食管静脉曲张的AUROC为0.686，而肝脏硬度测量（20 kPa）联用血小板计数（150 G/L）则将AUROC提高到0.746[52]。一项纳入15项研究的荟萃分析（除5项采用Baveno Ⅵ标准外）认为，当肝脏硬度<20 kPa且血小板计数正常时，不超过4%的患者出现需要治疗的静脉曲张[53]。另一项荟萃分析表明，由于存在各种临界值和不同的病因，肝脏硬度测量无法提供较高的准确性，也限制了其在临床中的广泛使用[54]。此外，另一项研究分析了基于无创检查的诊断模型和Baveno Ⅵ共识标准的早期研究，发现存在食管静脉曲张误诊，当使用血小板计数这个指标时，误诊率为3.1%，使用瞬时弹性成像时，误诊率为3.7%，使用LSPS时，误诊率为10%，使用静脉曲张风险指数（variceal risk index，VRI）时，误诊率为11.3%，使用Baveno Ⅵ时，误诊率为1.8%，使用Augustin诊断模型时，误诊率为3.7%。使用血小板计数可免除约46%的胃镜检查，瞬时弹性成像为25%，LSPS为13%，静脉曲张风险指数为6%，Baveno Ⅵ为53%，Augustin诊断模型为39.1%[55]。

这一结果促使研究人员改进了Baveno Ⅵ标准，特别是减少了不必要的内镜检查。Jangouk等的报告称，通过将Baveno Ⅵ标准扩展到终末期肝病模型=6的患者，免除内镜检查的患者增加了12%（无额外需要治疗的静脉曲张漏诊）。此外，使用血小板计数>150 G/L、终末期肝病模型=5但无须肝脏硬度测量检查的逐级策略，可将免除内镜检查的比例显著提升至54%，需要治疗的静脉曲张漏诊率极低[56]。

其他学者发现，无肝脏硬度测量检查结果时，无法验证上述研究结果，因为它导致极高的需要治疗的静脉曲张漏诊率[57]。“扩展版Baveno Ⅵ标准”使用血小板计数>110 G/L和肝脏硬度测量<25 kPa可能免除40%的内镜检查（21%采用Baveno Ⅵ标准）。符合指标范围的患者中，需要治疗的静脉曲张漏诊率风险为1.6%，在评估的925名患者中为

表31.4 根据Baveno Ⅵ标准使用超声弹性成像技术（TE、PSWE和2D-SWE）测量胃食管静脉曲张患者肝脏硬度的准确性

研究	年份	研究设计	超声弹性成像技术类型 ± 其他联用方法	患者人群：EV 患者数，VNT 患者数	TE 临界值和 AUROC EV/VNT	结论
Maurice等[52]	2016	回顾性	TE+血小板计数	310例混合病因患者	LSM 20 kPa，AUROC 0.686 LSM 20 kPa且血小板150 G/L，AUROC 0.746	灵敏性67%，特异性55%，PPV 7%，NPV 97% 灵敏性87%，特异性34%，PPV 6%，NPV 98%
Abraldes等[51]	2016	回顾性	TE+血小板计数±脾脏大小； 肝脏硬度×脾脏直径/血小板比值（LSPS评分）和血小板计数/脾脏直径比值	518例混合病因患者	LSM 14.0 kPa，AUROC 0.67 LSM 20 kPa且血小板150 G/L，AUROC 0.76	LSPS、TE和血小板计数模型确定VNT风险极低（<5%）的患者
Marot等[53]	2017	荟萃分析	TE±血小板计数或单独TE	3364例混合病因患者	LSM<20 kPa，血小板>150 G/L	LSM+血小板（150 G/L）：灵敏性89%，特异性38%，PPV 43%，NPV 86%；灵敏性93%，特异性30%，PPV 14%，NPV 97%

续表

研究	年份	研究设计	超声弹性成像技术类型 ± 其他联用方法	患者人群：EV 患者数，VNT 患者数	TE 临界值和 AUROC EV/VNT	结论
Pu等[54]	2017	荟萃分析	仅TE	2697例混合病因患者	LSM（汇总）：20 kPa，AUROC 0.83；30 kPa，AUROC 0.83	LSM：合并：灵敏性84%，特异性62% 临界值20 kPa：灵敏性83%，特异性68% 合并：灵敏性78%，特异性76% 临界值30 kPa：灵敏性73%，特异性74%
Llop等[55]	2017	前瞻性数据的回顾性分析	单独使用TE和Baveno Ⅵ（LSM 20 kPa，血小板＞150 G/L）	161例混合病因患者	LSM 20.0 kPa；LSM 20 kPa且血小板＞150 G/L	LSM 单独：灵敏性76%，特异性71%，PPV 32%，NPV 94% LSM+血小板：灵敏性88%，特异性38%，PPV 21%，NPV 94%
Jangouk等[56]	2017	回顾性	Baveno Ⅵ（LSM 20 kPa，血小板＞150 G/L），终末期肝病模型 = 6	262例混合病因患者	LSM 20 kPa且血小板＞150 G/L；终末期肝病模型=6（150 G/L）	根据Baveno Ⅵ标准免除内镜检查：26%（美国）与16%（意大利）。灵敏性与NPV均为100%。
Augustin等[57]	2017	回顾性	TE ± 血小板计数，扩展版Baveno	925例混合病因患者	LSM 25 kPa 且血小板＞110 G/L	扩展版Baveno Ⅵ：免除40%；VNT遗漏1.6%
Petta等[58]	2018	前瞻性数据的回顾性分析	Baveno Ⅵ 和扩展版Baveno Ⅵ（TE ± 血小板计数）	790例 NAFLD/NASH	LSM 20 kPa +血小板150 G/L LSM 25 kPa+血小板110 G/L LSM 30 kPa+血小板110 G/L	排除VNT的最佳临界值：血小板＞110 G/L+LSM＜30 kPa（M探头），血小板＞110 G/L+LSM＜25 kPa（XL探头）
Manatsathit等[50]	2018	荟萃分析，45项研究	LSM单独 *vs.* SSM单独 *vs.* LSPS	4337例混合病因患者	AUROC：SSM和LSPS *vs.* LSM（0.899和0.851 *vs.* 0.817）	EV检测：SSM和LSPS *vs.* LSM（0.90和0.91 *vs.* 0.85），特异性（0.73和0.76 *vs.* 0.64） VNT检测：SSM（0.87）＞LSM（0.85）＞LSPS（0.82）；不推荐使用LSM、SSM和LSPS检测VNT
Bae等[61]	2018	横断面研究	TE	282例混合病因患者（60%HBV）	LSM 20 kPa和血小板＞150 G/L； LSM 25 kPa和血小板＞110 G/L	扩展版Baveno Ⅵ免除更多内镜检查（51.7% *vs.* 27.6%）；与原版（3.8%）相比，VNT遗漏率增加（6.8%），Baveno Ⅵ：NPV HBV 0.92，HCV 1.00，ARLD 1.00，NAFLD 1.00
Lee等[60]	2018	回顾性	Baveno Ⅵ与扩展版Baveno Ⅵ（TE ± 血小板计数）	1218（40% HBV）	LSM 20 kPa和血小板＞150 G/L； LSM 25 kPa和血小板＞110 G/L AUROC：LSPS 0.780（95%*CI* 0.774～0.820）	Baveno Ⅵ：免除25.7%内镜检查，VNT遗漏率1.9%；扩展版Baveno Ⅵ：免除内镜检查39.1%，VNT遗漏率＜5%

续表

研究	年份	研究设计	超声弹性成像技术类型 ± 其他联用方法	患者人群：EV 患者数，VNT 患者数	TE 临界值和 AUROC EV/VNT	结论
Moctezuma-Velazquez等[59]	2018	横断面研究	TE ± 血小板计数 Baveno Ⅵ和扩展版 Baveno Ⅵ	227例胆汁淤积性患者，147例PBC和80例PSC		Baveno Ⅵ标准在PBC和PSC中的假阴性率为0，免除39%和30%的内镜检查。PBC使用LSM-TE：假阴性率＞5%。PSC使用扩展版BavenoⅥ：足够有效。在这两种情况下
Thabut等[62]	2019	前瞻性辅助研究ANRS CO12 CirVir队列	TE ± 血小板计数（Baveno Ⅵ）	200例HBV（*n*=98）或HCV（*n*=94）或两者（*n*=8）并且抗病毒药物治疗后持续病毒学应答		关于代偿期病毒性肝硬化患者，即便已产生持续病毒学应答，Baveno Ⅵ均能有效甄别。低风险患者亚组无须内镜检查
Salzl等[38]	2014	横断面研究	PSWE；Acuson S2000型	88例混合病因患者	L-SWE 2.74 m/s（0.743）	EV：62.5%/89.5%；PPV：91.5%；NPV：56.9%
Takuma等[40]	2016	横断面研究	PSWE；Acuson S2000型	340例混合病因患者	EV：AUROC 0.789；VNT：AUROC 0.788	
Attia等[39]	2015	横断面研究	PSWE；Acuson S2000型	78例混合病因患者		两组患者的LSM（SSM 0.90和0.93 *vs*.LSM 0.84和0.88）
Lucchina等[63]	2018	横断面研究	PSWE，iU22	42例混合病因患者	L-SWE 12.27 kPa，AUROC 0.913	灵敏性100%，特异性66.67%
Grgurevic等[65]	2015	回顾性	2D-SWE，Aixplorer	44例混合病因患者	EV的临界值19.7（AUROC 0.796）	任何EV：L-SWE 19.7
Cassinotto等[64]	2015	前瞻性	2D-SWE，Aixplorer	401例混合病因患者	L-SWE：AUROC 0.80 LSM：AUROC 0.73	L-SWE：灵敏性92%，特异性36%
Kasai等[66]	2015	回顾性	2D-SWE，Aixplorer	273例混合病因患者	0.807	
Kim等[67]	2016	回顾性	2D-SWE，Aixplorer	103例混合病因患者	EV：L-SWE 13.9 kPa，AUROC 0.887；VNT临界值16.1 kPa；任何EV的AUROC 0.887和VNT 0.880；L-SWE：所有患者26.3 kPa；AUROC 0.683，cACLD 14.2 kPa（0.925）	EV：灵敏性75%；特异性88.9%；VNT：灵敏性84.6%；特异性85.6%
Elkrief等[68]	2015	前瞻性	2D-SWE，Aixplorer	79例混合病因患者	对于VNT：LS（TE）0.60（临界值32.4 kPa），L-SWE：0.63（临界值24.7 kPa）	LS（TE）VNT：灵敏性85%，特异性50%，PPV 71%，NPV 70%，诊断准确性77%；LS（SWE）VNT：灵敏性82%，特异性44%，PPV 74%，NPV 55%，诊断准确性：69%
Stefanescu等[69]	2017	前瞻性	2D-SWE，Aixplorer	73例混合病因患者	L-SWE：AUROC 0.753	L-2D SWE（SSI）＜19 kPa，EV改良算法血小板＞100 G/L，排除诊断的准确性83%（PPV 77.8%，特异性85%，NPV 87%，灵敏性81%），74%免除内镜检查

续表

研究	年份	研究设计	超声弹性成像技术类型 ± 其他联用方法	患者人群：EV 患者数，VNT 患者数	TE 临界值和 AUROC EV/VNT	结论
Jansen等[44]	2017	前瞻性	2D-SWE，Aixplorer	158例混合病因患者		排除EV的灵敏性98%，特异性50%，PPV 80%，NPV 93%，诊断准确性 83% 诊断EV的灵敏性90%，特异性60%，PPV 83%，NPV 73%，诊断准确性81%
Petzold等[70]	2019	前瞻性	2D-SWE，GE Logiq E9	100例混合病因患者	L-SWE：AUROC 0.781	EV：L-SWE联合胆囊壁厚度的灵敏性 86.3%，特异性 71.4%； 对于L-SWE ＞9 kPa或胆囊壁厚度＞4 mm：灵敏性 100%（NPV 1.0）

注：TE，瞬时弹性成像；PSWE，点剪切波弹性成像；2D-SWE，二维剪切波弹性成像；EV，食管静脉曲张；VNT，需要治疗的静脉曲张；AUROC，曲线下面积；L-SWE 肝脏硬度。

0.6%[57]。

Baveno Ⅵ和扩展版Baveno Ⅵ标准主要在病毒性肝炎［丙型肝炎和（或）酒精性肝病］患者中得到证实。对非酒精性脂肪性肝病相关肝硬化的研究[58]发现，扩展版Baveno Ⅵ标准比Baveno Ⅵ标准更适于排除需要治疗的静脉曲张，避免了不必要的手术。由于已经存在门静脉高压的窦前因素，胆汁淤积性肝病（PBC和皮PSC）可能不适用Baveno Ⅵ标准。作者认为，Baveno Ⅵ标准可以应用于这些患者，从而豁免30%～40%的内镜检查。Baveno Ⅵ标准在PBC和PSC中的假阴性率为0，分别豁免了39%和30%的内镜检查。在PSC中，扩展版Baveno Ⅵ标准也有足够的有效性。此外，PBC使用扩展版Baveno Ⅵ标准将导致假阴性率＞5%[59]。亚洲两项队列研究纳入以乙型肝炎为主要病因的患者。Lee等发现，根据Baveno Ⅵ标准，需要治疗的静脉曲张漏诊率为1.9%，内镜检查豁免率为25.7%；根据扩展版Baveno Ⅵ标准，需要治疗的静脉曲张漏诊率＜5%，内镜检查豁免率为39.1%[60]。Bae等证明，在主要与HBV相关的代偿期进展性慢性肝病患者中，扩展版Baveno Ⅵ标准可以比Baveno Ⅵ标准（27.6%）豁免更多的内镜检查（51.7%）。然而，与Baveno Ⅵ标准（3.8%）相比，扩展版Baveno Ⅵ标准导致需要治疗的静脉曲张的漏诊率更高（6.8%）[61]。这些研究最后表明，在某些情况下，扩展版Baveno Ⅵ标准可能导致需要治疗的静脉曲张漏诊率＞5%。一项法国多中心队列研究表明，即使在抗病毒治疗持续病毒学应答后，Baveno Ⅵ标准在HBV或HCV相关代偿期进展性慢性肝病患者中仍然有效[62]。

1. 点剪切波弹性成像

点剪切波弹性成像已广泛用于预测食管静脉曲张。总的来说，在过去5年里，研究结果喜忧参半。2014年的一项队列研究报告证实，使用点剪切波弹性成像预测食管静脉曲张的AUROC为0.743（与瞬时弹性成像的AUROC为0.802相比）[38]。随后，一项日本研究显示，任何静脉曲张的AUROC为0.789，需要治疗的静脉曲张的AUROC为0.788[40]。最近的一项小型研究发现，使用点剪切波弹性成像进行肝脏硬度测量诊断食管静脉曲张的AUROC为0.913，而基于点剪切波弹性成像的脾脏硬度测量的AUROC为0.675，缺点是无法甄别曲张静脉中的需要治疗的静脉曲张[63]。目前，建议使用点剪切波弹性成像排除或诊断需要治疗的静脉曲张，证据尚不足。

2. 二维剪切波弹性成像

过去5年中，已有研究支持使用二维剪切波弹性成像进行食管静脉曲张/需要治疗的静脉曲张筛查。3项研究表明，代偿期进展性慢性肝病患者肝脏硬度测量的AUROC约为0.80[64-66]。任何食管静脉曲张患者中，肝脏硬度测量的AUROC为0.887，需要治疗的静脉曲张的AUROC[67]为0.880（临界值16.1 kPa），但在另一项研究中未证实这一发现，该研究纳入79名患者，结果显示需要治疗的静脉曲张患者的肝脏硬度测量和脾脏硬度测量值（通过L-二维剪切波弹性成像和瞬时弹性成像测量）无差异[68]。Stefanescu等证明，采用逐步检测法，联合使用肝脏硬度测量<19 kPa与血小板>100 G/L的临界值，排除食管静脉曲张的准确率高达83%[69]。另一项针对代偿期进展性慢性肝病患者的队列研究也有类似发现[44]。一项单中心研究报告称，肝脏硬度测量≥10 kPa且同时测量胆囊壁厚度>4 mm对食管静脉曲张的诊断灵敏性高达100%[70]。

综上所述，关于弹性成像对食管静脉曲张/需要治疗的静脉曲张的诊断价值的大部分研究均基于瞬时弹性成像。特别是在Baveno Ⅵ标准发布后，这些研究也验证了这一标准。总的来说，常见肝病中非常适合联合使用瞬时弹性成像和血小板计数，大多数研究已证实这两者联用可以很好地诊断食管静脉曲张/需要治疗的静脉曲张。一些研究在筛查模型中不再使用肝脏硬度测量，仅依赖于简单的血液检测（血小板计数和终末期肝病模型评分），但需要进一步确认。基于点剪切波弹性成像和二维剪切波弹性成像的肝脏硬度测量在静脉曲张筛查中均显示出较好结果，但需要进行大规模研究以消除临界值之间的显著差异。目前，有确凿证据支持使用肝脏硬度测量和血小板计数，但未来的研究应重点关注脾脏硬度测量和其他非侵入性检查，以进一步完善代偿期进展性慢性肝病的食管静脉曲张筛查措施。

八、超声弹性成像测量脾脏硬度

脾脏在解剖上与门静脉系统相联系（脾静脉是门静脉系统的分支静脉之一，门静脉系统的引流需通过脾静脉），引起门静脉压力升高的疾病也会影响脾脏结构。脾大是门静脉高压症患者的最常见表现，由静脉充血所致，还受淋巴组织及血管生成和纤维细胞生成因子激活的影响[71]。这些变化可能导致脾脏硬度增加，这是该领域使用弹性成像的依据。

使用瞬时弹性成像测量的正常脾脏硬度范围为（13.8 ± 2.9）kPa至（17.3 ± 2.6）kPa[72-73]。脾脏硬度不受性别、年龄或脾脏大小的影响[73]。该方法的可重复性极高，观察者内一致性的组内相关系数为0.94，观察者间一致性的相关系数为0.87[64]。瞬时弹性成像使用传统探头进行脾脏硬度测量检查时，测量失败率较高，为20% ~ 29%[73]。最近，一种新开发的专用检查设备，在FibroScan®平台进行脾脏硬度测量，并提高了诊断性能[74]。脾脏硬度也可以用点剪切波弹性成像测量，成功率更高（约95%的病例）[40]。二维剪切波弹性成像在测量脾脏硬度方面可能存在技术局限性[75]。

目前已证实，应用瞬时弹性成像评估脾脏硬度测量可准确诊断临床显著性门静脉高压[76]，并且能准确诊断食管静脉曲张[77-78]。在HCV相关肝硬化患者中，脾脏硬度测量<40 kPa的临界值可以排除临床显著性门静脉高压，灵敏性为98%，脾脏硬度测量>52.8 kPa临界值诊断临床显著性门静脉高压的特异性为97%[76]。此外，脾脏硬度<41.3 kPa用于排除食管静脉曲张的灵敏性也较高，脾脏硬度>55 kPa对诊断食管静脉曲张则具有高度特异性[79]。联合使用脾脏硬度测量（临界值41.3 kPa）和肝脏硬度测量（临界值27.3 kPa）可提高诊断准确性[80]。最近一项荟萃分析表明，联合使用肝脏硬度测量和脾脏硬度测量对食管静脉曲张的预测具有高度灵敏性和特异性[50]。在该领域迄今为止发表的唯一一项随机对照试验中，Wong及其同事根据肝脏硬度测量和脾脏硬度测量结果进行食管静脉曲张筛查（肝脏硬度≥12.5 kPa或脾脏硬度≥41.3 kPa者进行内镜检查），并与普通内镜筛查相比较，发现前者在诊断高危静脉曲张方面不劣于普通内镜筛查[79]。最近一项临床试验发现，相较于Baveno Ⅵ标准，肝脏硬度测量可以豁免高达50%的内镜检查，而Baveno Ⅵ标准豁免33%的内镜检查。另一项欧洲多中心研究联合使用肝脏硬度和脾脏硬度（≥46 kPa），并与Baveno Ⅵ对照，再次证实前者可以豁免更多的内镜检查[81]。有趣的是，在一项针对儿童的研究中，脾脏硬度是预测高危静脉曲张的最佳无创检查指标；38 kPa的临界值对确定这一重要研究终点具有临床意义[82]。综上所述，所有这些研究表明，临床实践中可以使用瞬时弹性成像进行脾脏硬度测量检查，以便更好地甄别静脉曲张中需要内镜检查的患者。专用探头已于2019年进入市场，预计很快将有相应的研究来探讨使用该设备进行脾脏硬度测量检查的情况[74]。有关更多详细信息，请参见本书第二部分“肝脏硬度测量的技术”。

仅有少数研究评估了点剪切波弹性成像-脾脏硬度测量预测临床显著性门静脉高压和静脉曲张的准确性，结果显然与瞬时弹性成像研究相似[83]。不同的研究表明，通过点剪切波弹性成像进行脾脏硬度测量检查对临床显著性门静脉高压的诊断价值较高，AUROC介于0.80～0.90[39, 40, 84]。Takuma等证明，与肝脏硬度测量相比，点剪切波弹性成像-脾脏硬度测量与肝静脉压力梯度的相关性更强[40]。3.51 cm/s的临界值可以排除有破裂风险的食管静脉曲张，灵敏性为94%[40]。

很少有研究关注二维剪切波弹性成像用于测量脾脏硬度[43, 68, 85]。最近，一项多中心研究表明，脾脏硬度剪切波弹性成像≤21.7 kPa或≥35.6 kPa可以排除或诊断临床显著性门静脉高压，灵敏性为90%，特异性为91%[44]。

总之，通过瞬时弹性成像、点剪切波弹性成像和二维剪切波弹性成像进行脾脏硬度测量检查具有重要的发展前景，已越来越多地用于评估代偿期进展性慢性肝病患者是否存在临床显著性门静脉高压、食管静脉曲张和需要治疗的静脉曲张，并且，在本章的作者看来，该人群中使用这些方法进行脾脏硬度测量检查是标准无创检查之一。

九、肝脾硬度测量预测临床失代偿

代偿期肝硬化和失代偿期肝硬化的预后有显著差异，代偿期进展性慢性肝病患者治疗目的就是预防临床失代偿。要做到这一点，必须甄别伴有失代偿高危因素的代偿期患者[16]。如前所述，临床显著性门静脉高压是肝疾病进展和临床失代偿风险的关键预测因子[8]。Robic等[86]测量了100名代偿期进展性慢性肝病患者的瞬时弹性成像-肝脏硬度和肝静脉压力梯度，并进行了2年随访。结果发现，肝脏硬度和肝静脉压力梯度对首发失代偿期肝病的预测价值相似。所有临床事件均发生于肝脏硬度≥21.1 kPa的患者，这是目前公认的诊断临床显著性门静脉高压的最佳临界值。

不同的研究[86-91]均表明，肝脏硬度能较好地判断代偿期进展性慢性肝病患者的肝脏相关事件预后，不仅包括临床失代偿发生，还包括肝细胞癌的发生和死亡。尽管这些研究存在局限性，如样本量有限、随访时间短、肝脏相关事件存在异质性等，但这些研究无一例外都认为肝脏硬度测量是独立预测因子。最近，一篇纳入17项前瞻性队列研究（包括7058名慢性肝病患者）的系统综述和荟萃分析[92]证实了这一点。基线肝脏硬度测量与肝功能失代偿风险（相对风险1.07；95%*CI* 1.03～1.11）和死亡风险（相对风险1.22；95%*CI* 1.05～1.43）密切相关。另一项大型荟萃分析（35 249名研究对象）发现，肝脏硬度与肝脏相关事件风险呈非线性关系[93]。尽管可以使用临床事件风险的其他变量因素（如白蛋白、胆红素、INR）对肝脏硬度进行校准，但仍缺乏个体化风险分层模型，这将是未来的研究方向。在PBC[94]和HCV[95]患者中，肝脏硬度每年增加>1.5 kPa可能会提高基线肝脏硬度的预后价值。预测HBV相关代偿期进展性慢性肝病患者的首次失代偿方面，联用肝脏硬度测量与其他NIT、LSPS均优于单独使用肝脏硬度测量[96]。最近，我们的研究小组发现，在超重/肥胖和非酒精性脂肪性肝炎作为肝病主要病因的患者中，预测首次临床失代偿发作方面，肝脏硬度测量×脾脏直径/血小板比值优于肝脏硬度测量（使用XL探头）和门静脉高压风险评分[97]。

脾脏硬度还能预测慢性丙型肝炎和乙型肝炎所致代偿期进展性慢性肝病的临床失代偿。Colecchia等[98]发现，单独使用脾脏硬度或与终末期肝病模型联用，可以预测2年随访中的失代偿，价值与肝静脉压力梯度相似，优于肝脏硬度。预测失代偿的脾脏硬度最佳临界值>54 kPa。随后，其他研究也证实了脾脏硬度（瞬时弹性成像或点剪切波弹性成像或二维剪切波弹性成像）对肝脏相关事件的预测价值[65, 99-103]。具体到预测静脉曲张出血的首次发作，脾脏硬度与肝脏硬度测量联用的效果更好[104-105]。Wong等[105]对548名代偿期进展性慢性肝病患者进行3年随访，结果发现，肝脏硬度测量/脾脏硬度测量指导静脉曲张筛查策略与一般筛查相比，静脉曲张出血的发生风险很低。这些研究结果支持使用肝脏硬度测量/脾脏硬度测量指导筛查，可以同时预测需要治疗的静脉曲张风险和静脉曲张出血的发生。例如，代偿期进展性慢性肝病发生临床显著性食管静脉曲张的低风险患者中，肝脏硬度测量/脾脏硬度测量能甄别最低风险的静脉曲张破裂出血患者（3年内<1%）[105]。就肝细胞癌预测因素而言，门静脉高压是肝细胞癌进展和复发的因素之一[11]。许多前瞻性研究表明，病毒性肝硬化患者的肝脏硬度测量值与肝细胞癌发病风险相关[106-110]。Jung等[110]在1130名慢性乙型肝炎患者中验证了先前描述的肝脏硬度临界值（>8 kPa），但还需进行更多的前瞻性纵向研究，包括慢性肝病的多种病因研究，以评估肝脏硬度测量是否可以与其他变量联用，并优化代偿期进展性慢性肝病的肝细胞癌风险分层。最后，有学者对肝细胞癌有效治疗后复发患者的肝脏硬度测量[111]和脾脏硬度测量[112]也进行了研究。Marzano等[112]认为脾脏硬度测量（危险比1.046，95%*CI* 1.020～1.073）是肝切除术后晚期肝细胞癌复发（>24个月）的唯一独立预测因素。

十、肝脾硬度测量用于门静脉高压患者随访

尽管门静脉高压患者使用非选择性β受体阻滞剂（nonselective beta-blockers，NSBB）治疗可以增强肝脏硬度测量和肝静脉压力梯度之间的相关性[113]，但NSBB也可能降低血流因素对肝脏硬度测量的影响[114]，且患者的HPVG并未出现相应改变[113]。使用NSBB治疗的患者中，由于肝脏硬度无法监测门静脉高压，Kim等[115]选择了脾脏硬度。研究纳入106名肝硬化和高危食管静脉曲张患者，通过点剪切波弹性成像（Virtual Touch，西门子公司，德国）测量NSBB治疗前后的脾脏硬度，同时测量肝静脉压力梯度，以此评估NSBB对血流动力学的影响。Δ脾脏硬度测值［ΔSSM（=SSM2–SSM1）］能预测卡维地洛对肝静脉压力梯度的显著影响（*OR* 0.039；95%*CI* 0.008～0.135；*P*<0.0001）。基于预测模型的计算（模型=0.0490–2.8345*ΔSSM）和使用0.530作为临界值，可以很好地预测血流动力学的影响（AUROC 0.803）。在验证队列中，该模型辨别能力较强（AUROC 0.848）。如果进行外部验证，点剪切波弹性成像检测的脾脏硬度变化将作为预测NSBB对血流动力学影响的首选非侵入性检查。

此外，经颈静脉肝内门体静脉分流术后，可选择肝脏硬度和脾脏硬度的差值变化进行随访。至于脾脏硬度，Novelli等[116]初步研究后发现经颈静脉肝内门体分流术后脾脏硬度显著降低；然而，只有58%的患者出现脾脏硬度下降，且脾脏硬度与门静脉压力无关。近期几项研究[117-122]发现结果相反，经颈静脉肝内门体静脉分流术后脾脏硬度差值变化与门静脉压力（portal venous pressure，PVP）变化（ΔPVP）之间呈正相关（例如，最大ΔSSM和ΔPVP *r*=0.871，*P*≤ 0.001）[122]。Ran等使用点剪切波弹性成像检查后发现，ΔSSM>0.36 m/s的临界值提示经颈静脉肝内门体分流术的良好疗效（AUROC 0.869；灵敏性77%；特异性100%）。至于经颈静脉肝内门体静脉分流术后的肝脏硬度测量，研究显示经颈静脉肝内门体静脉分流术后出现肝脏硬度普遍下降[123]，但未发现肝脏硬度下降与门静脉压力下降存在密切相关[120，122，124-125]。最近有学者假设，经颈静脉肝内门体静脉分流术后只有部分患者出现肝脏硬度降低；经颈静脉肝内门体静脉分流术后早期出现肝脏硬度降低的患者预后较好，早期升高的患者预后较差[125]。经颈静脉肝内门体静脉分流术后肝脏硬度增加可能是由炎症反应所致，并引发急性或慢性肝衰竭和死亡。这一初步研究结果尚需进一步研究证实。

十一、不明原因或非肝硬化门静脉高压患者的肝脏硬度和脾脏硬度

对于有明显门静脉高压症状的患者，病因诊断是首位。在西方国家，90%以上的门静脉高压患者由慢性肝病/肝硬化引起，但仍存在其他类型的门静脉高压，需要正确识别。

肝前门静脉高压在儿童和亚洲国家中很常见，主要是由于门静脉血栓形成[肝外门静脉阻塞（extrahepatic portal vein obstruction，EHPVO）]，可造成门静脉海绵状变。肝静脉/下腔静脉血栓（Budd-Chiari综合征）是肝后门静脉高压的最常见原因。影像学检查（超声、CT扫描和MRI）可诊断这些疾病。

肝内非肝硬化门静脉高压症是一组异质性疾病，其特征是门静脉压力升高而无肝硬化。在非肝硬化门静脉高压症的病因中，门–窦血管病（porto-sinusoidal vascilar disease，PSVD）[126]是一个新术

语，从临床角度分为特发性门静脉高压和非肝硬化门静脉高压，组织学改变包括原发性门静脉纤维化、闭塞性静脉病、结节性再生性增生、非肝硬化门静脉纤维化、门静脉性肝硬化和不完全性间隔肝硬化。该病在西方国家很常见；而其他地区肝内非肝硬化门静脉高压的常见原因是血吸虫病。PSVD临床表现与肝硬化门静脉高压相似，包括脾大引起的血小板减少、静脉曲张的发生和出血，由于肝功能未受明显影响，患者耐受性通常比肝硬化患者更好[127]。肝内非肝硬化门静脉高压症尤其是PSVD的诊断，需要进行肝活检和肝静脉压力梯度测量，因为影像学无法鉴别非肝硬化门静脉高压症与肝硬化。更多细节，参见第三部分“肝脏硬度与肝病的各种病因”。一些观察研究表明，肝脏和脾脏的联合弹性成像有助于鉴别肝硬化和肝内非肝硬化门静脉高压症。诊断代偿期进展性慢性肝病的肝脏硬度阈值通常为10 kPa，但许多非肝硬化门静脉高压患者的肝脏硬度常高于此阈值。在一项包括肝前门静脉高压、PSVD和肝后门静脉高压的研究中，31%的肝外门静脉梗阻患者、50%的结节性再生性增生患者和75%的其他病因（Budd-Chiari综合征、结节病等）患者肝脏硬度>10 kPa。重要的是，95%的患者在肝活检时没有发现明显的纤维化，这表明肝脏硬度的升高常由其他因素所致[128]。另一项纳入30名结节性再生性增生患者的前瞻性研究发现，47%的患者肝脏硬度≥7.1 kPa（提示明显纤维化），但肝活检未发现纤维化。正如预想的那样，这些患者中LS与HVPG无关[129]。Seijo等证明，与cACLD患者和具有类似PH表现（静脉曲张大小相同等）的患者相比，特发性门静脉高压患者的LS值明显降低；然而，特发性门静脉高压患者的LS值明显高于EHPVO患者[130]，后者肝脏通常完全正常。另外，无论病因如何，SS升高可见于所有类型的门静脉高压。因此，出现门静脉高压症状的患者一旦发生SS升高且显著大于LS，以及患者肝硬化疑似门静脉高压所致且LS<20 kPa，应进一步检查以排除PSVD和其他非肝硬化肝内PH的原因。图31.3总结了这些概念。

Colecchia等证实，存在罹患肝窦阻塞综合征（hepatic sinusoidal obstruction syndrome，HSOS）风险等特殊情况时，瞬时弹性成像测量的肝脏硬度值在临床症状或体征出现前即开始显著升高。作者认为，肝窦阻塞首先导致肝淤血，随着病情进展而发生典型的肝窦阻塞综合征。起病后第2～12天可以发现肝脏硬度升高，肝脏硬度诊断肝窦阻塞综合征具有75%的灵敏性和98%的特异性[131]。至于肝前型门静脉高压，肝脏硬度通常正常或轻度升高；肝外门静脉梗阻患者（肝脏硬度测量常表现为正常或轻度升高）脾脏硬度显著升高，而既往有静脉曲张出血史的患者，瞬时弹性成像检测的脾脏硬度值更高[132]。该研究表明脾脏硬度可能作为肝外门静脉梗阻的预后因素。然而，一项使用二维剪切波弹性成像测量脾脏硬度的研究发现，患者有无静脉曲张出血史并不影响脾脏硬度[133]。

至于肝后型门静脉高压，一项纳入7例Budd-Chiari综合征患者的研究表明，出现临床症状时，肝脏硬度和脾脏硬度接近最大可测量值[134]。在最近的一个系列病例报告[134]中，肝脏硬度和脾脏硬度值可以对Budd-Chiari综合征的严重程度进行分层，脾脏

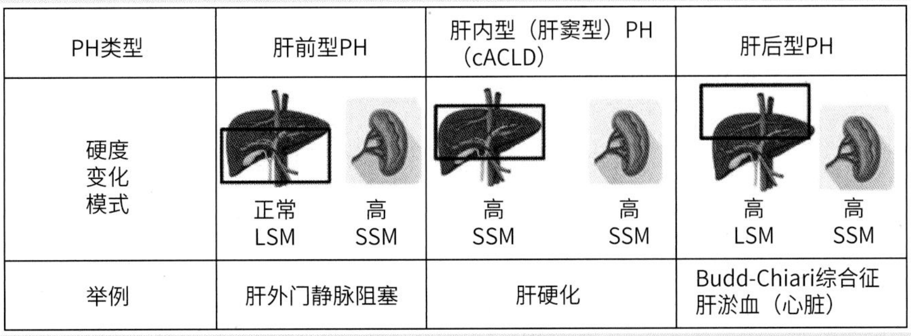

PH类型	肝前型PH	肝内型（肝窦型）PH（cACLD）	肝后型PH
硬度变化模式	正常 LSM　高 SSM	高 SSM　高 SSM	高 LSM　高 SSM
举例	肝外门静脉阻塞	肝硬化	Budd-Chiari综合征 肝淤血（心脏）

图31.3　肝前型、肝内型和肝后型门静脉高压的肝脾硬度变化模式。请注意，与门静脉高压（肝硬化）的肝窦型相反，窦前型肝内门静脉高压，如门-窦血管病，尽管脾脏硬度明显升高（类似于肝硬化中观察到的情况），但通常表现为轻度至中度的肝硬化。PH，门静脉高压；LSM，肝脏硬度测量；SSM，脾脏硬度测量；cACLD，代偿期进展性慢性肝病

硬度还能更准确地预测需要经颈静脉肝内门体静脉分流手术的患者。有趣的是，两项研究（分别纳入7名和25名患者）发现血管内治疗后肝脏硬度显著降低[134-135]。这些研究发现肝脏硬度的变化完全相反，且与通过METAVIR评分进行的纤维化分期无关，提示Budd-Chiari综合征患者的高肝硬度值主要由肝淤血所致。在最近的一项研究中，Wang使用二维剪切波弹性成像测量的肝脏硬度值也发现了类似的结果，其与血管内治疗后肝静脉压力梯度的降低相关[136]。

总之，肝脏硬度和脾脏硬度联合使用可能有助于非肝硬化型门静脉高压患者的诊断和预后。然而，超声弹性成像在这方面的具体应用仍有待确定。

感谢Yuly P.Mendoza获得了瑞士政府卓越奖学金ESKAS编号：2018.0666；Susana G.Rodrigues获得了伯尔尼勒伯克兰海滕基金会（Stiftung für Leberkrankheiten Bern）的资助。

参考文献

第三十二章

肝脏硬度与肝功能失代偿

Omar Elshaarawy and Sebastian Mueller

一、肝脏硬度与肝功能失代偿

目前已有研究探讨了LS与肝功能失代偿之间的关系（表32.1），结果发现LS对肝功能失代偿有较高的预测价值。Gomez-Moreno等进行了一项队列研究，纳入了343名慢性肝病患者，其中60名患有肝硬化，发现LS自然对数（Ln）每增加一个单位，肝脏相关事件的发生风险就增加14.7倍（$P<0.001$）[1]。与LS＜25 kPa的患者相比，LS＞25 kPa的患者发生肝功能失代偿的风险更高，其HR为30.9（$P<0.001$）。值得注意的是，就LS预测肝功能失代偿情况而言，LS的预测性能在总体病例中表现很好，其AUROC为0.876，而在肝硬化患者中表现较差（AUROC为0.72）。Kim等进行了一项类似的队列研究，共纳入了26名肝硬化患者，结果显示LS可作为肝功能失代偿的独立预测因素[2]。该研究根据LS水平将患者分为3组：＜13 kPa，13～18 kPa，＞18 kPa，结果发现LS为13～18 kPa的患者发展为肝功能失代偿的HR为4.5（P=0.044），而LS＞18 kPa患者的HR更高，为12.4。Singh等于2013年发表了一篇系统综述与荟萃分析，纳入了17篇研究共7508名慢性肝病患者，结果显示LS与肝功能失代偿的发生风险（相对风险1.07，95%CI 1.03～1.11）及肝细胞癌的进展密切相关（共9项研究；相对风险1.11，95%CI 1.05～1.18）[3]。近来，Lee等应用磁共振弹性成像评估了217名代偿期进展性慢性肝病患者的LS，结果发现LS每增加1 kPa，发展为肝细胞癌的HR为1.59，发生肝功能失代偿的HR为2.02[4]。

表32.1　各种肝功能失代偿的LS临界值

研究	病因	慢性肝病阶段	失代偿终点	LS（kPa）	肝功能失代偿病例数	总病例数	HR/RR（95%CI）	校正因素
Park等（2011）[16]	HBV	未提供（NP）	HD（食管-胃底静脉曲张破裂出血，腹腔积液，HE，SBP或HRS）	每升高1 kPa	47	1126	1.03（1.01～1.06）	NP
Jung等（2012）[17]	HBV	肝硬化197（17.4）	HCC	≤8	8	595	1	年龄、性别、饮酒、血清白蛋白水平和乙肝抗原阳性
				8.1～13	13	285	3.07（1.01～9.31）	
				13.1～18	10	130	4.68（1.40～15.64）	
				18.1～23	10	53	5.55（1.53～20.04）	
				＞23	16	67	6.60（1.83～23.84）	
Kim等（2012）[18]	HBV	F4 217（100）	HD（腹腔积液、HE、食管-胃底静脉曲张破裂出血、肝功能Child-PughB级或C级）	＜13	NP	110	1	年龄、白蛋白、胆红素、血小板、脾大小、终末期肝病模型评分
				13～18		52	4.55（1.14～19.81）	
				≥18		55	12.45（3.06～50.65）	
Merchante等（2012）[19]	HIV/HCV	肝硬化239（100）	HD和（或）HCC	每升高1 kPa	31	239	1.03（1.01～1.05）	乙肝病毒表面抗原、丙肝病毒携带、CDC C级、CD4细胞数、血小板、Child-Turcotte-Pugh分级、终末期肝病模型评分、年龄、性别和SVR
Chon等（2012）[20]	HBV	肝硬化197（17.5）	HD（食管-胃底静脉曲张破裂出血、腹腔积液、HE、SBP或HRS）	每升高1 kPa	68	1126	1.03（1.01～1.06）	年龄、性别、肝硬化、Child-Pugh评分、凝血酶原时间、血小板

续表

研究	病因	慢性肝病阶段	失代偿终点	LS（kPa）	肝功能失代偿病例数	总病例数	HR/RR（95%*CI*）	校正因素
Calvaruso等（2012）[21]	HCV	肝硬化239（100）	HD（腹腔积液、食管-胃底静脉曲张破裂出血或HE）	每升高1 kPa	20	239	1.06（1.03～1.09）	NP
Kim等（2013）[22]	HBV	F3 15（14.5）；F4A 12（11.7）；F4B 60（58.3）；F4C 16（15.5）	HD（腹腔积液、食管-胃底静脉曲张破裂出血、HE、SBP和HRS）	<11.6	2	51	1	未调整
				11.6～18.2	2	31	1.65（0.24～11.09）	
				≥18.2	5	21	6.07（1.28～28.87）	
Calvaruso等（2012）[23]	HCV	肝硬化 155（100）	HD（腹腔积液、食管-胃底静脉曲张破裂出血、HE）	每升高1 kPa	16	155	1.06（1.01～1.10）	NP
Macías等（2013）[24]	HIV/HCV	NP	HD	每升高5 kPa	NP	NP	1.37（1.21～1.54）	NP
Poynard等（2014）[25]	HCV	F0 1127（29）；F1 733（19）；F2 377（10）；F3 644（16）；F4 1046	HD	≤5	7	790	1	未校正
				5～7.1	25	1049	2.69（1.17～6.19）	
				7.1～9.5	14	505	3.13（1.27～7.70）	
				9.5～12.5	8	276	3.27（1.20～8.94）	
				12.5～20	27	210	14.51（6.41～32.86）	
				20～50	42	184	25.76（11.80～56.42）	
				>50	5	17	33.19（11.71～94.12）	
Colecchia等（2014）[12]	HCV	肝硬化 92（100）	HD	每升高1 kPa	30	92	1.10（1.04～1.16）	未调整
Merchante等（2015）[26]	HIV/HCV	肝硬化 275（100）	HD（PHGB、腹腔积液、HRS、SBP和HE）和（或）HCC	<21	7	145	1	年龄、性别、随访期间SVR、血小板、Child-Turcotte-Pugh A级
				≥21	12	130	1.9（0.59～6.07）	
Bihari等（2016）[27]	HBV	F0 250（26）；F1 328（34）；F2 135（14）；F3 138（14.3）；F4 113（11.7）	HD（腹腔积液、HE、HRS、食管-胃底静脉曲张破裂出血、SBP、Child-Turcotte-Pugh评分>7）	每升高1 kPa	57	964	1.11（1.08～1.14）	
Macías等（2013）[24]	HIV/HCV	F3 149（47）；F4 168（53）	HD（SBP、PHGB、腹腔积液、HRS、HE、非梗阻性黄疸和HCC）	9.5～14.5	NP	NP	1	年龄、性别、CDC C级、CD4细胞数量、血清、血小板
				≥14.6			5.67（2.27～14.10）	
Macías等（2013）[24]	HIV/HCV	F0 42（14）；F1 97（33）；F2 79（27）；F3 39（13）；F4 40（14）	HD（SBP、PHGB、腹腔积液、HRS、HE、非梗阻性黄疸和HCC）	≤6	2	86	1	未校正
				6.1～8.9	0	99	0.43（0.04～4.71）	
				9～14.5	1	49	0.88（0.08～9.43）	
				14.6～21	4	26	6.62（1.28～34.09）	
				>21	14	37	16.27（3.89～68.03）	

续表

研究	病因	慢性肝病阶段	失代偿终点	LS（kPa）	肝功能失代偿病例数	总病例数	HR/RR（95%*CI*）	校正因素
Perez-Latorre等（2014）[28]	HCV（24）、HIV/HCV（36）	肝硬化60（100）	HD（腹腔积液、HE、食管-胃底静脉曲张破裂出血、黄疸）、HCC和死亡	<25	1	32	1	未校正
				≥25	11	28	12.57（1.73～91.35）	
			HD（腹腔积液、HE、食管-胃底静脉曲张破裂出血和黄疸）或HCC	每升高1 kPa	12	60	1.07（1.01～1.13）	HIV感染情况、白蛋白浓度
			HD（腹腔积液、HE、食管-胃底静脉曲张破裂出血和黄疸）	每升高1 kPa	8	60	1.06（0.99～1.13）	

注：HR，危险比；RR，相对风险；NP，未提供；PHGB，门静脉高压性消化道出血；HE，肝性脑病；CLD，慢性肝病；HD，肝功能失代偿；SBP，自发性细菌性腹膜炎；SVR，持续病毒学应答；HRS，肝肾综合征。

二、脾脏硬度预测肝功能失代偿和静脉曲张出血

多个研究表明SS可预测食管静脉曲张甚至是曲张出血的发生[5-13]。Takuma 等[9]报道SS预测肝功能失代偿的准确率接近70%，AUROC达0.843；判断患者肝功能是否失代偿的临界值为3.25 m/s（约31.6 kPa），其阴性预测率为98.8%，准确率为68.9%。此外，在代偿性肝硬化患者中准确预测食管静脉曲张出血的SS临界值为3.64 m/s（约39.7 kPa），而在肝功能失代偿患者中该值为3.75 m/s（约42.2 kPa）。值得注意的是，SS预测食管静脉曲张出血的AUROC（0.857）高于脾脏直径、血小板计数和LS（AUROC分别为0.746、0.720和0.688）[9]。Wang等的近期研究显示，类似的SS临界值在预测食管静脉曲张出血方面优于LS（SS=45.5 kPa，AUROC=0.923；LS=29.6 kPa，AUROC=0.860）[13]。Meister等进行了一项纳入210名患者的队列研究，结果发现预测肝功能失代偿的SS临界值为39 kPa，该研究也报道了SS可鉴别急性肝损伤和慢性肝损伤：当LS值相同时，慢性肝损伤患者的SS值明显高于急性肝损伤患者[14]。

最近，有学者提出SS/LS比值可以反映肝脏炎症活动的组织学改变及疾病的特异性并发症[15]。据报道，HCV患者的SS/LS比值高于酒精性肝病患者。值得注意的是，在首次出现失代偿改变时，73%的HCV患者更易发生静脉曲张出血，65%的酒精性肝病患者发生肝细胞性黄疸。总之，LS和SS均有助于预测肝病患者特异性并发症，即各种形式的肝功能失代偿。尚需长期的前瞻性研究来证实这些弹性检查参数的作用及性能。

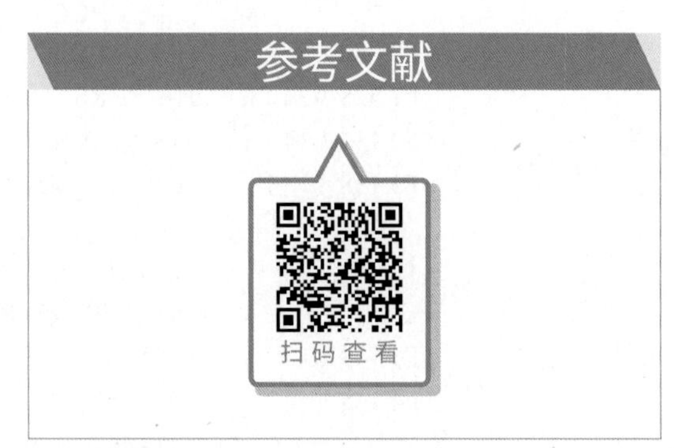

第三十三章

脾脏硬度与肝脏硬度比值和疾病病因

Omar Elshaarawy，Johannes Mueller，and Sebastian Mueller

一、前言

SS作为新型无创检测指标，已广泛应用于门静脉高压的筛查[1-2]。此外，目前已有研究证实，预测门静脉高压并发症（如食管静脉曲张和静脉曲张出血风险）方面，SS优于LS或血小板计数[3-9]。目前有学者认为，联用LS与SS是预测门静脉高压是否存在的最佳指标[1，10]。尽管瞬时弹性成像最初是为测量LS而设计，但是也可用于评估SS[1，11]，只是在正常偏小的脾脏和肥胖患者中应用受限。此外，由于SS检测值通常高于LS，所以很容易达到FibroScan设备检测的上限值75 kPa，故市面上出现经改良的专用于脾脏检测的技术[12]。临床显著性门静脉高压的发生提示预后较差、肝功能失代偿及肝细胞癌可能[13-14]。

然而，目前对于SS与疾病病因之间的关系的研究较少。而关于LS，早有研究发现LS值受疾病病因影响，且不同的病因存在不同的LS临界值，如F4肝硬化[15-16]。虽然确切的LS临界值目前一直存在争议，但人们公认常见肝病（如病毒性肝炎或酒精性肝病）患者中炎症活动是影响LS的关键因素。此外，已有研究证实，丙型肝炎患者[17]病毒清除和酒精性肝病患者酒精解毒治疗后，炎症消退可引起LS下降[18-19]。最近一项大型多中心试验纳入丙型肝炎和酒精性肝病确诊患者，分析超过1500份活检组织，结果发现，疾病病因不同，炎症对LS的影响也不同。另一研究发现，具有相同转氨酶和纤维化阶段的丙型肝炎患者和酒精性肝病患者，前者LS值明显更低[15]，因此，有学者认为炎症的发生部位（门静脉与小叶）可能是决定LS的另一个关键因素（图33.1）。最近的肝窦压力假说也引入了这些研究结果，该假说认为肝窦压力是决定肝脏硬度和纤维化进展的关键因素[20]。

二、酒精性肝病患者与丙型肝炎患者脾脏硬度/肝脏硬度比值的显著差异

最近，我们进行了一项研究分析对比了门静脉慢性肝病（丙型肝炎）和肝小叶慢性肝病（酒精性肝病）患者的SS和LS值[21]，结果显示，门静脉性丙型肝炎患者的SS和SS/LS比值更高。图33.2展示了丙型肝炎与酒精性肝病患者的LS、SS和脾脏大小，两组患者根据LS值进行匹配以排除队列特异性差异；同时按照年龄和性别进行队列匹配，两组患者的LS水平无显著差异（19.0 kPa *vs*. 19.8 kPa，P=0.63）。图33.2显示，丙型肝炎患者的脾脏更大，SS值更高。值得注意的是，丙型肝炎患者更容易发生甚至死于门静脉高压并发症。相反，小叶性酒精性肝病患者LS更高且更易出现黄疸等肝脏合成功能障碍。此外，本研究结果显示LS/SS比值不仅与肝硬化或门静脉高压的程度有关，还有助于定位肝内炎症及预测潜在并发症。

出乎意料的是，两组队列（酒精性肝病和丙型肝炎）的SS/LS比值具有显著差异（分别为1.7与3.8，P<0.001）。此外，两组患者的脾脏长径/LS比值同样具有显著差异（0.95 *vs*. 1.46，

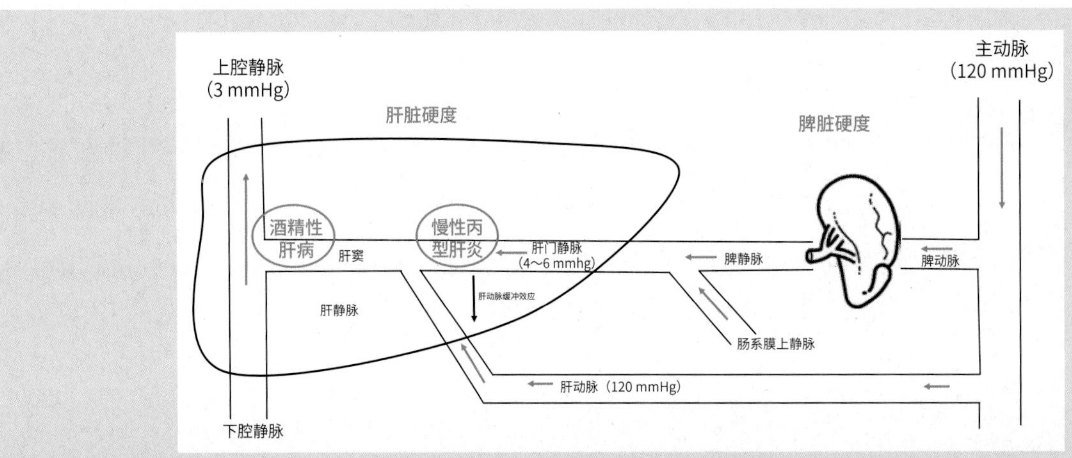

图33.1 疾病病因和炎症部位（肝小叶疾病与门静脉疾病对比）对肝脾硬度的影响

（修改自参考文献[15]）

P＜0.0001）。这些结果表明，LS值更高时，提示丙型肝炎患者的炎症位于门静脉，而更高的SS值与酒精性肝病和肝小叶疾病有关。这两组队列中，由于肝纤维化决定炎症的发生部位，且纤维化最终累及整个肝脏，因此有必要研究肝硬化程度对SS/LS比值的影响。两组队列均显示，随着纤维化的进展，各阶段SS/LS比值均显著下降。有趣的是，在丙型肝炎患者队列中，所有不同LS水平的脾脏相关参数均较高。如图33.3所示，即使是简单的脾脏长径也显示出明显差异。在丙型肝炎患者肝硬化的各阶段，SS/LS比值均较高。此外，根据临床显著性门静脉高压的SS临界值对患者进行分层后（表33.1），丙型肝炎患者的SS/LS比值也显著高于酒精性肝病患者，并且随着门静脉高压进展，两种疾病患者的SS/LS比值均显著降低[1]。因此，SS/LS比值可为肝脏炎症/肝纤维化的定位提供更多的信息（附图8、附图9）。

表33.1　根据临床显著性门静脉高压的SS临界值对患者进行分层，组间SS/LS比值的差异

病因 / 脾脏硬度	脾脏硬度＜40 kPa	脾脏硬度≥40 kPa	*P*
酒精性肝病	1.8	1.34	＜0.001
丙型肝炎	4.19	3.32	＜0.001
P	＜0.001	＜0.001	

资料来源：参考文献[1]。

三、脾脏硬度与脾脏长径

人体研究表明SS与脾脏长径呈线性相关，与潜在的肝疾病无关[21]，特别是酒精性肝病和丙型肝炎患者的SS及脾脏长度无显著差异。由硫代乙酰胺

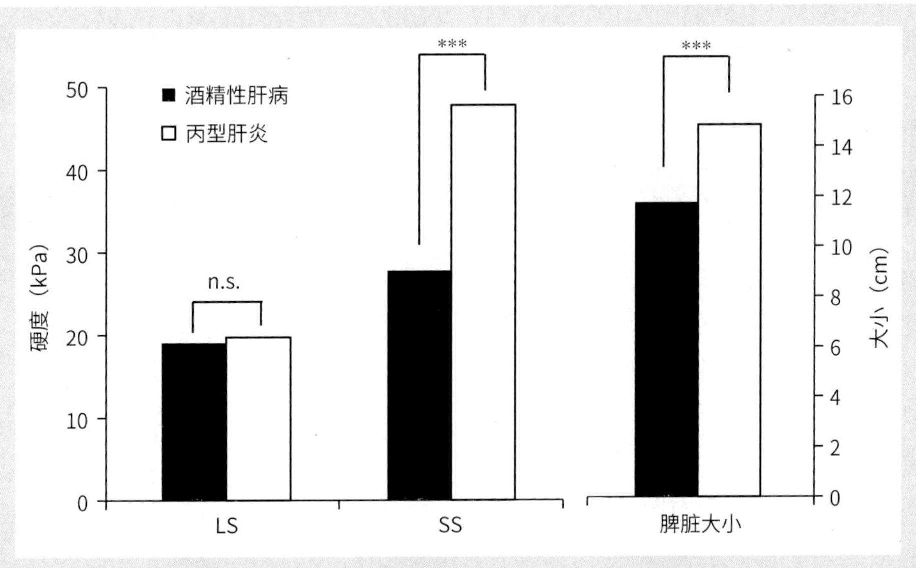

图33.2　门静脉性丙型肝炎患者脾脏硬度和径线均高于酒精性肝病。酒精性肝病患者（*n*=191）和丙型肝炎患者（*n*=220）两组间进行了肝脏硬度、年龄、性别和身体质量指数的差异性检验。***：P＜0.001；ns：无统计学差异（修改自参考文献[21]）

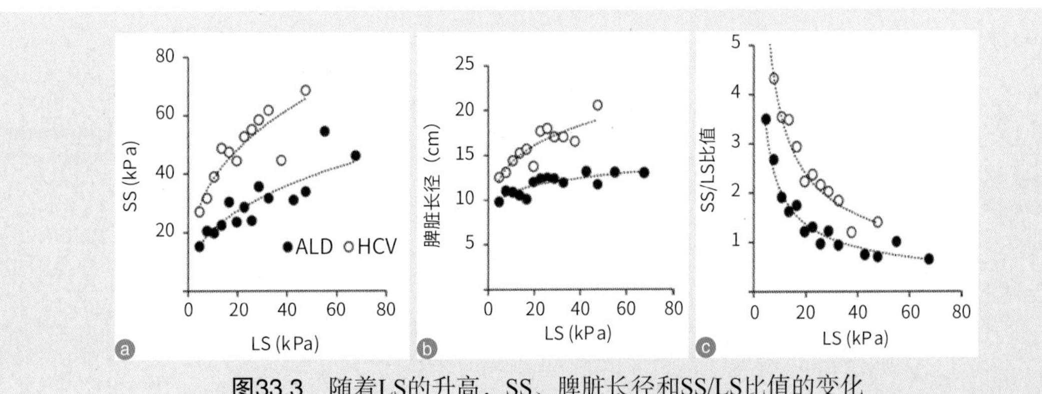

图33.3　随着LS的升高，SS、脾脏长径和SS/LS比值的变化

诱导的肝纤维化动物模型中也有同样发现。这表明SS和脾脏长度可能是影响门静脉高压的唯一因素，而其他的（如肝外）疾病特异性混杂因素可忽略不计。可以确定的是脾脏长径与SS密切相关，二者呈线性关系且相关系数为0.91，但在两种疾病中无显著差异[21]。值得注意的是，丙型肝炎患者的脾脏长径和硬度、门静脉实际压力（有创检测）更高，且更易出现门静脉高压相关并发症。此外，肝脏大小与LS的比值在丙型肝炎与酒精性肝病患者间明显不同。丙型肝炎患者的肝脏随着肝纤维化进展而持续变小，而酒精性肝病患者的肝脏则是在LS达到30 kPa后才开始变小。这些发现进一步证实，丙型肝炎与酒精性肝病患者的SS/LS比值产生差异的主要原因在于肝脏。特别是这些研究发现与之前的研究结果一致，均提示酒精性肝病患者的LS值显著高于非酒精性脂肪性肝病患者（40.4 kPa *vs.* 25.7 kPa），可据此诊断重度食管静脉曲张[22]。

四、脾脏硬度与肝脏硬度比值的应用前景

由于SS/LS比值在丙型肝炎与酒精性肝病患者中无交叉，因此SS/LS也许可以更好地评估丙型肝炎患者饮酒量。关于SS/LS对门静脉血栓、病毒性肝炎（包括乙型肝炎）甚至是例如血吸虫性肝硬化和充血性心力衰竭等疾病的价值，目前暂无前瞻性研究。然而，如图33.4、附图8和附图9所示，不同肝脏疾病的SS/LS值不同。因此，SS/LS比值在门静脉血栓等肝前型病理类型中更高（个体患者为17），而在心力衰竭所致肝淤血等肝后型病理类型中低至0.3。总之，SS/LS比值可能为肝疾病的鉴别诊断提供额外有价值的无创检查信息。

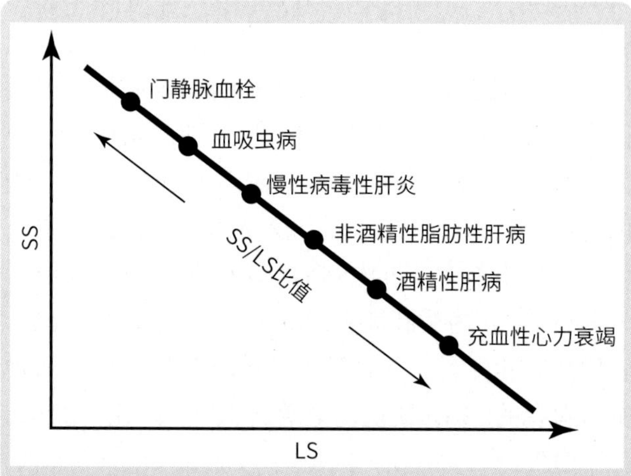

图33.4 潜在肝病、炎症组织学定位或压力升高部位的SS/LS比值

参考文献

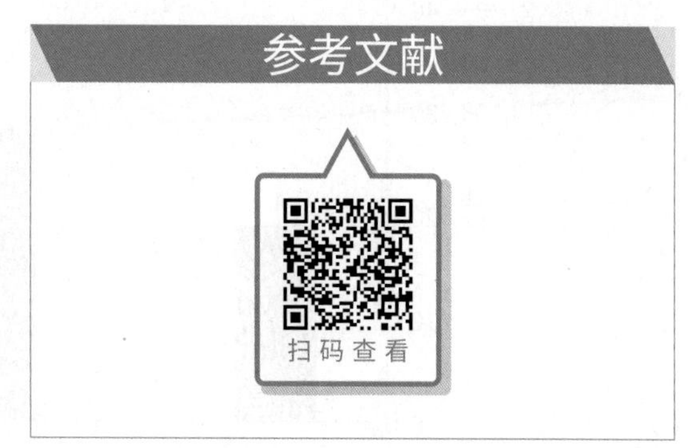

第三十四章

肝脏硬度预测原发性肝癌

Grace Lai-Hung Wong

一、前言

肝纤维化是所有慢性肝病中的重要病理变化，是慢性肝病（如慢性乙型和丙型肝炎、非酒精性脂肪性肝病或酒精中毒）继发的肝实质损伤而形成的瘢痕组织[1]。肝细胞持续被细胞外基质和纤维组织取代引起肝硬化，而肝硬化是肝细胞癌的主要危险因素[2]。通过瞬时弹性成像进行肝脏硬度测量已被证实可预测多种肝脏相关并发症，特别是肝细胞癌。在本章将详细阐述肝脏硬度在预测肝细胞癌方面的作用。

二、肝脏硬度预测肝细胞癌的发生

过去十余年，有研究首次揭示了肝脏硬度测量与肝细胞癌发病之间的剂量-反应关系。日本一项队列研究纳入了866名慢性丙型肝炎（chronic hepatitis C，CHC）患者，LS为10.1～15.0 kPa、15.1～20.0 kPa、20.1～25.0 kPa和>25.0 kPa（以LS≤10.0 kPa为标准）的患者发生肝细胞癌的危险比分别为17、21、26和46[3]。随后韩国一项纳入了1130名慢性乙型肝炎（chronic hepatitis B，CHB）患者的队列研究中，LS为8.1～13.0 kPa、13.1～18.0 kPa、18.1～23.0 kPa和>23.0 kPa（慢性乙型肝炎患者LS临界值稍低，以LS≤8.0 kPa为标准）的患者其发生肝细胞癌的危险比分别为3.1、4.7、5.6和6.6（图34.1）[4]。丙型肝炎相关性肝硬化患者中，亚肝硬化阶段（定义为LS<13.0 kPa）患者发生肝细胞癌的风险较LS属于肝硬化阶段的患者低50%以上[5]。

一项欧洲多中心研究中证实，除了慢性肝炎患者，混合病因肝硬化患者中LS值也与肝细胞癌发生风险有关。这项回顾性队列研究共纳入了432名肝脏硬度测量≥20 kPa的肝硬化患者，再次揭示肝脏硬度测量与肝细胞癌发生风险的剂量-反应关系：30～40 kPa组危险比为3.0；>40 kPa组危险比为4.8（以肝脏硬度测量在20～25 kPa作为参考值）[6]。

弹性成像对肝细胞癌也有诊断价值，因为点剪切波弹性成像可通过声触诊组织成像和声触诊组织量化鉴别肝脏良恶性肿瘤。与肝脏良性肿瘤相比，恶性肿瘤声触诊组织成像表现为硬度更高，声触诊组织量化值更高[7]。对于磁共振弹性成像，恶性肿瘤则表现为损耗模量更高[8]。

三、抗病毒治疗后原发性肝癌的预测

肝脏硬度测量不仅可以用于在某个时间点预测肝细胞癌，也可在不同时间点对肝细胞癌进行动态预测，尤其在抗病毒治疗前后。

1. 基于干扰素的治疗

一般而言，慢性丙型肝炎患者抗病毒治疗后肝

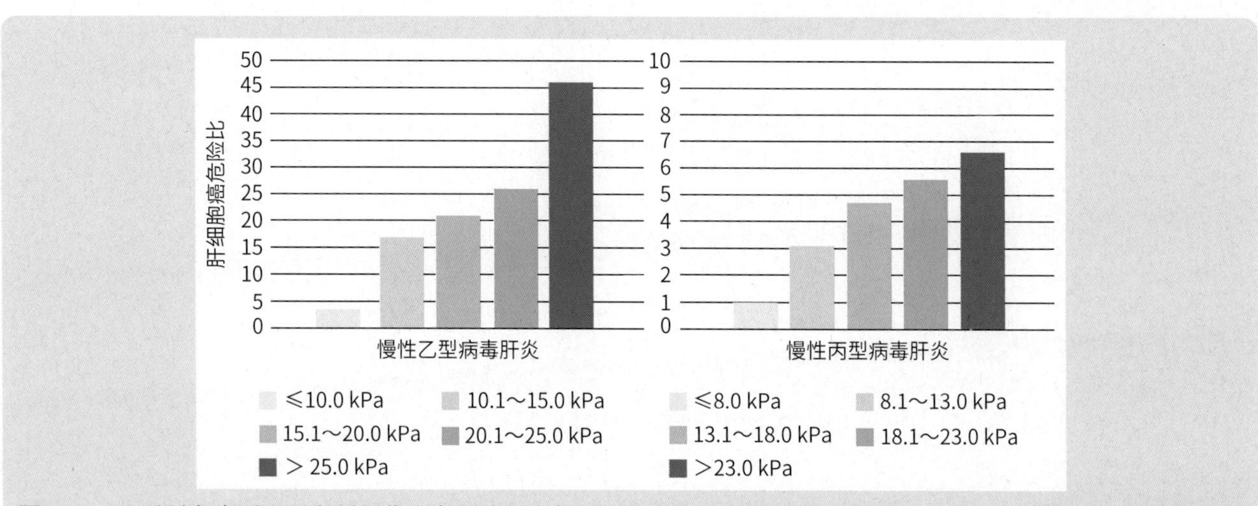

图34.1 乙型肝炎或丙型肝炎肝硬化患者肝脏硬度与肝细胞癌发生的剂量-反应关系。注意，LS值超过25 kPa时，慢性乙型肝炎患者的肝细胞癌风险比丙型肝炎患者约高出6倍

脏硬度测量会显著下降[9]。慢性丙型肝炎患者接受干扰素治疗后发生肝细胞癌的风险预测，除了血小板计数和持续病毒学应答，LS≥14.0 kPa是独立危险因素[10]。对于出现持续病毒学应答的患者，有学者提出了一个肝细胞癌风险评分系统（0～4分）来预测肝细胞癌，该系统联合使用晚期纤维化/肝硬化、糖尿病和LS＞12 kPa这3个指标[11]。

2. 直接抗病毒治疗

近年来，由于直接抗病毒药物治疗可获得更高的持续病毒学应答率及药物的最佳安全性，可增强进展肝硬化患者的疗效[12-13]，故慢性丙型肝炎肝硬化患者使用直接抗病毒药物也可改善疗效。肝硬化患者使用直接抗病毒药物后新发或复发肝细胞癌风险的早期研究结果不一，仅有一小部分研究显示持续病毒学应答能阻止肝细胞癌的发生[14-16]。因此，需要预测直接抗病毒药物治疗后新发或复发肝细胞癌的风险。一项回顾性队列研究纳入了565名慢性丙型肝炎肝硬化患者，结果显示LS、男性、糖尿病及FIB-4评分是新发肝细胞癌的独立预测因素[17]，据估计，基线LS＞30 kPa的患者3年内新发肝细胞癌的概率为20%（相较于肝脏硬度测量＜30 kPa的5%）[17]。值得注意的是，慢性丙型肝炎合并肝硬化的患者在进行直接抗病毒药物治疗后，并发肝细胞癌的患者LS下降幅度高于未并发肝细胞癌的患者（−18% *vs.* −28.9%）。LS下降＞30%是肝细胞癌发生的独立预测因素[18]。

四、基于肝脏硬度测量的风险预测模型

由于LS与肝细胞癌发生风险密切相关，目前多种基于LS和临床参数的预测模型已建立，LS已经成为部分肝细胞癌风险评分系统的重要内容。

1. LSM-HCC 评分系统

将CU-HCC评分系统[19]中的临床肝硬化指标替换为LS，即优化成LSM-HCC评分系统[20]，分值范围0～30分。这种优化使该评分系统对于慢性乙型肝炎患者3～5年肝细胞癌发生的阴性预测值提升至接近100%。一项研究以LS＜11 kPa作为临界值对患者进行分组，低风险组和高风险组患者分别为706名（68.2%）和329名（31.8%），结果发现，两组中分别有4名（0.6%）和29名（8.8%）患者在5年后发生了肝细胞癌；LSM-HCC评分系统的AUROC高于CU-HCC评分系统（0.83～0.89 *vs.* 0.75～0.81）。该评分系统预测5年内发生肝细胞癌的敏感性为87.9%、阴性预测值为99.4%[20]。

2. 韩国模型

韩国一项研究应用LS、年龄、男性和血清HBV DNA＞20 000 IU/L四个参数建立了一个复杂的预测模型[21]，三年内发生肝细胞癌的概率公式如下：概率=1-PA[A=exp（0.0536×年龄+1.106×男性+0.048 58×LS+0.509 69×HBV DNA≥20 000 IU/L）]。在Bootsrap分析中，AUROC在迭代之间基本保持不变，平均值为0.802[21]。

3. 改良 REACH-B（mREACH-B）评分

在抗病毒治疗时代之前，REACH-B评分系统是一个简单的肝细胞癌预测模型，其预测效果并不理想[22]，由于病毒完全抑制时HBV DNA水平在该评分系统无法起任何作用，所以需要选择另一个能预测长期预后的评分系统，尤其是抗病毒治疗获得CVR的慢性乙型肝炎患者。改良REACH-B模型（mREACH-B）中使用LS替代血清HBV DNA，能更好地预测恩替卡韦治疗后出现完全病毒抑制的患者发生肝细胞癌的风险[23]。研究者将抑制后的HBV DNA更换为LS，并在患者达到完全病毒抑制时重新评估了分数。当对LS＜8.0 kPa、8.0～13.0 kPa和＞13.0 kPa分别赋分为0、1和2时，3年随访AUROC风险值为0.805，而原版REACH-B评分系统的AUROC风险值为0.629；当LS＜8.0 kPa、8.0～13.0 kPa和＞13.0 kPa分别赋分为0、2和4时，AUROC风险值为0.814（95%*CI* 0.709～0.912）[23]。mREACH-B评分系统对3～5年发生肝细胞癌的预测价值明显高于LSM-HCC及其他传统的、未使用基于肝脏硬度测量的预测模型（如GAG-HCC、REACH-B和CU-HCC）[24-25]。与LSM-HCC评分相比，无论随访时长和基线ALT水平如何，mREACH-B评分对肝细胞癌的预测价值更高[26]。

五、肝脏硬度预测肝细胞癌的预后

1. 肝细胞癌的复发

对于已确诊肝细胞癌的患者，LS也是一项重要的预测指标。一项研究纳入了150名慢性丙型肝炎并发肝细胞癌的患者，所有患者均接受了不同的肝细胞癌治疗方法。结果显示，经肝动脉化疗栓塞术（transarterial chemoembolization，TACE）后LS显著升高，而微波消融治疗后LS无明显升高，消融前较低的LS可以预测肿瘤的完全消融[27]。对于接受肝脏部分切除术或经肝动脉化疗栓塞术的患者，LS和天冬氨酸氨基转移酶/血小板比值指数是患者生存的两个独立预测因素[28-30]。LS也可以用于预测根治后（如手术切除[31]或射频消融[32-33]）肝细胞癌的复发。另一项纳入133名肝细胞癌患者的研究结果显示，相较于LS＜13.4 kPa患者，LS≥13.4 kPa的肝细胞癌晚期复发风险几乎升高两倍[34]。

意大利一项研究结果与上述研究不同，其认为脾脏硬度测量值是晚期肝细胞癌复发的唯一预测指标[35]。该研究发现，仅单因素分析显示肝细胞癌晚期复发与LS相关，而在多因素分析中肝细胞癌晚期复发仅与脾脏硬度测量值密切相关，而之前的韩国研究中并未纳入脾脏硬度测量值[34]。出现这些不同结果的一个可能原因在于脾脏硬度测量值预测门静脉高压的准确性更高，而门静脉高压在肝细胞癌的发展和复发中起着重要作用[36]。更多有关脾脏硬度与门静脉高压关系的内容详见本书第五部分。

2. 肝细胞癌患者的术后并发症

一项纳入了105名肝细胞癌患者的前瞻性研究显示，LS临界值为12.0 kPa时，预测肝细胞癌术后主要并发症的敏感性和特异性分别为86%、72%[37]。此临界值也能甄别术中失血更严重、输血率更高的患者[37]。一项研究纳入了51名接受肝切除术的早期肝细胞癌患者，结果显示肝脏硬度测量值预测3个月内发生肝功能失代偿的价值可以媲美肝静脉压力梯度[38]。

3. 术后生存期

中国一项研究中纳入了263名乙型肝炎病毒阳性的肝细胞癌患者，均进行根治性手术，结果发现，相较于术前LS＜13.2 kPa的患者而言，LS≥13.2 kPa的患者总生存期（中位数，61.3个月 *vs.* 48.2个月）和无复发生存期（中位数，60.4个月 *vs.* 47.0个月）更短[39]。同一项研究结果显示LS与肝癌巴塞罗那临床分期和TNM分期相关，这表明肝细胞癌患者的LS水平更高时，分期更晚[39]。一项包含了13项队列研究（12项前瞻性和1项回顾性研究）、共942名患者的荟萃分析结果显示，术前LS水平与总体术后并发症密切相关（*OR* 1.76，95%*CI* 1.46 ± 2.11）[40]。研究者按照种族对LS临界值进一步分析后发现，预测术后并发症总体发生率的最佳LS临界值为LS加权平均值，亚洲和欧洲患者分别为14.2 kPa和11.3 kPa[40]。

六、结论

综上，肝脏硬度测量在肝细胞癌治疗前、治疗中和治疗后均具有重要作用（图34.2）。基于肝脏硬度测量的风险预测模型为肝细胞癌抗病毒治疗前后提供了一个准确的风险分层。此外，肝脏硬度测量也可以预测肝细胞癌的治疗效果（包括复发、术后并发症及生存期）。因此，无论是具有肝细胞癌风险的患者还是已经发生肝细胞癌的患者均应定期

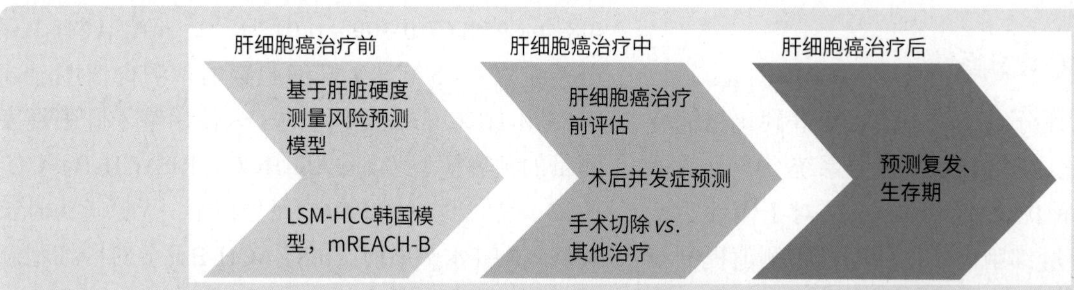

图34.2 肝脏硬度测量在预测肝细胞癌风险、生存期和指导肝细胞癌管理中的作用

进行肝脏硬度测量检查。

作者声明 Grace Wong提供所有数据，并对数据的完整性和数据分析的准确性负责，还负责研究解读及起草和修订重要知识内容的手稿。

资金支持 无。

权益声明 Grace Wong曾担任Gilead Sciences公司的顾问委员会成员，并担任Abbott、Abbvie、Bristol-Myers Squibb、Echosens、Furui、Gilead Sciences、Janssen和Roche公司的发言人。

参考文献

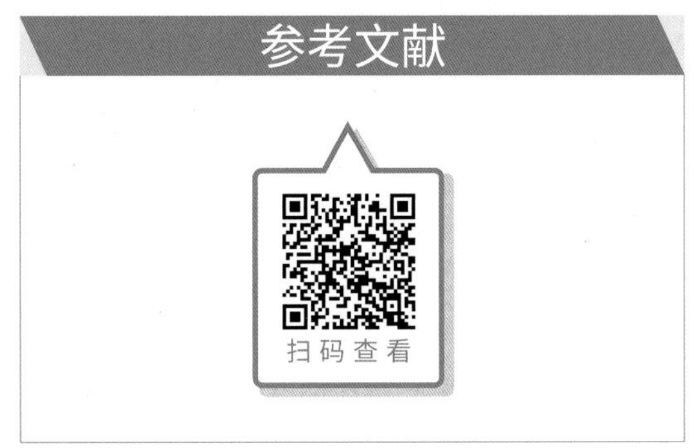

第三十五章

肝脏硬度是生存的预测因素

Sebastian Mueller

一、前言

总生存期是临床肝脏病学最重要的临床终点，其他重要的临床终点包括肝脏相关性死亡、疾病特异性并发症（如肝细胞癌）等所导致的死亡、肝衰竭或肝功能失代偿。大多数初始研究侧重于比较肝脏硬度测量与其他方法对纤维化的诊断价值。然而，评估LS和总生存期关系的前瞻性研究仍然很少。表35.1和表35.2展示了所有可获取的有关LS、全因死亡率和肝脏相关死亡率的研究。最近一项荟萃分析纳入了2017年7月1日前发表的所有相关研究，并评估了LS对慢性肝病患者的肝脏相关事件和全因死亡率的预测价值，最终纳入了54项观察性队列研究[1]。该研究发现肝脏硬度每升高1个单位，全因死亡率的相对风险为1.06[1]。然而，对纳入的54项研究进行详细分析后发现大多数研究的纳入对象为

表35.1　LS预测全因死亡率

研究	病因	纤维化分期	病例数	肝脏硬度（kPa）	HR/RR（95%*CI*）	校正因素
Vergniol等（2011）[13]	HCV	F0～F2 67.1% F3～F4 32.9%	789	＜9.5 ≥9.5 5～7.1 7.1～9.5 9.5～12.5 12.5～20 20～50 ＞50	1 2.9（2.0～4.3） 1.43（0.67～3.06） 1.56（0.66～3.73） 4.01（1.80～8.92） 5.64（2.57～12.38） 14.60（7.35～29.00） 9.29（2.20～39.23）	FibroTest专利检测、ActiTest检测、治疗、年龄
Vergniol等（2014）[11]	HCV	NP	975	每个LS基线水平（ln kPa）	5.76（3.74～8.87）	年龄、男性、酗酒、持续病毒学应答、肝脏硬度测量随访、肝脏硬度差值
Hansen等（2019）[12]	HCV	＜10 kPa 68.4% 10～16.9 kPa 16.9% 17～75 kPa 14.7%	591	＜10kPa 10～16.9kPa 17～75kPa	1 1.33（0.63～2.76） 6（3.55～10）	年龄、性别、酗酒和吸毒
Cepeda等（2017）[14]	HCV/HIV～HCV	F0～F2 86% F3～F4 14%	964	＜8.0 8.0～12.3 ＞12.3	1 1.39（0.92～2.09） 2.19（1.44～3.33）	社会人口特征、行为习惯、HIV感染和合并症
Mueller等（摘要）[3]	ALD	F0～F2 71%， F3～F4 28%	675	每kPa ＜12.5kPa ≥12.5kPa	1.013（1.003～1.023） 1 2.049（1.367～3.072）	年龄、心绞痛、血红蛋白

注：HR，危险比；NP，未提供；RR，相对风险；HCV，丙型肝炎；HIV，人免疫缺陷病毒；ALD，酒精性肝病。

表35.2　LS预测肝脏相关死亡

研究	病因	CLD 分期	患者人数	肝脏硬度（kPa）	HR/RR（95%*CI*）	校正因素
Hansen等（2019）[12]	HCV	＜10 kPa 68.4% 10～16.9 kPa 16.9% 17～75 kPa 14.7%	560	＜10 kPa 10～16.9 kPa 17～75 kPa	1 9.5（0.98～91.3） 97（13.2～713）	年龄、性别、酗酒和吸毒
Tuma等（2009）[15]	HIV	肝硬化	194	≤28.8 ＞28.8	1 3.5（1.24～9.70）	NP
Cheng等（2016）[16]	HBV	NP		≤8.0 ＞8.0	1 1.9（1.1～3.2）	NP
Mueller等（摘要）[3]	ALD	F0～F2 71%， F3～F4 28%	623	每1 kPa ＜12.5 ≥12.5kPa	1.034（1.017～1.054） 1 8.346（2.697～26.395）	总胆红素

注：CLD，慢性肝病；HR，危险比；NP，未提供；RR，相对风险；HCV，丙型肝炎；HIV，人免疫缺陷病毒；HBV，乙型肝炎；ALD，酒精性肝病。

病毒性肝炎患者，大部分为HCV/HBV感染，小部分为HIV感染，仅少部分研究纳入全因死亡率和肝脏相关死亡率。尽管肝脏疾病的全因死亡率及肝脏相关死亡率备受关注，但有关非酒精性脂肪性肝病和酒精性肝病的长期随访数据尚未见发表。最近一项前瞻性研究[2]纳入2251名非酒精性脂肪性肝病患者，中位随访时间为27个月（IQR 25～38）。最终55名患者死亡，3名患者进行了肝移植。在随访期间仅21名患者（0.9%）发生了肝脏相关事件（肝功能失代偿或肝细胞癌），而142名患者（6.3%）进展为恶性肿瘤（不包括肝细胞癌），151名患者（6.7%）发生了心血管事件。此外，该研究还发现随着基线LS的增加，总生存期显著下降。总体而言，在随访期间，21名患者（0.9%）发生了肝脏相关事件，142名患者（6.3%）进展为肝癌（除外肝细胞癌）及151名患者（6.7%）发生了心血管事件。多因素分析显示总生存期的独立预测因素为LS基线水平［校正风险比=2.8（1.65～4.92），P=0.0002］、年龄［校正风险比=1.11（1.08～1.13），P<0.0001］、男性［校正风险比=2.05（1.17～3.57），P=0.012］。LS升高的患者发生心血管和肝脏事件的概率更高，但其他癌症的发生没有区别。随LS基线水平的升高，肝细胞癌的发生率也随之升高（<12 kPa为0.32%；12～18 kPa为0.58%；18～38 kPa为9.26%；≥38 kPa为13.3%）。研究者认为，基于肝脏硬度测量的初始评估可以预测生存率、心血管事件及肝脏并发症[2]。

仅有部分文献纳入少量非病毒性疾病的患者，因此，尚无法获得病因特异性的结论。但我们进行了一项针对酗酒者的前瞻性、10年随访研究，最近以摘要形式发表[3]。另一个困难在于目前研究缺乏特征化、标准化和信息化，许多研究使用不同的标准、临界值及不同的研究终点。

另外，有研究首次发现，在特定且高度相关的情况下，LS的预测价值极高，例如，预测急诊患者的30天总死亡率[4]。该研究还强调了导致LS升高的其他混杂因素。Danish的研究表明，30天总死亡率与心力衰竭或肝硬化有关，尤其是酒精性肝硬化。必须注意，还有LS和心力衰竭[5]及重症监护室中[6]LS的首次研究[6]。很少有研究对LS进行动态评估。因此，经颈静脉肝内门体静脉分流术干预[7]或非选择性β受体阻滞剂治疗[8]后LS的降低提示预后更好。最后，虽然学者们认为脾脏硬度对门静脉高压的预测价值更高，但几乎没有相应研究。首次研究数据提示脾脏硬度可为肝脏失代偿和预后提供额外信息[9-10]。

综上所述，关于LS与总生存期的研究非常少且有限，需要进行更多前瞻性、疾病特异性和多中心研究以明确二者的关系。首次有研究表明，LS是短期和长期生存的重要预测因素。由于疾病病因不同，预测长期结局时有必要确定脾脏硬度的作用及其与LS的关系。此外，首次有研究表明，不同病因的LS变化趋势可能不同，并且由病因治疗引起的LS动态变化可以预测治疗效果。最后，不同的重要临床情况中（如急诊室和重症监护室），LS和脾脏硬度可评估肝脏相关死亡率和全因死亡率。在下文中，将更详细地讨论这些特定情况下的研究。

二、肝脏硬度和全因死亡率

如上所述，首次关于全因死亡率的荟萃分析中纳入了54项观察性研究，共35 249名患者[1]。使用随机效应模型计算相对风险，并使用限制性立方样条（restricted cubic spline function）对剂量–反应关系进行建模。结果发现，LS水平较高的患者全因死亡率也随之升高（相对风险为4.15），LS每升高一个单位，总体全因死亡率相对风险为1.06。剂量–反应荟萃分析结果显示，LS与肝脏相关事件和全因死亡率的非线性趋势呈正相关（P<0.001）。当按照病因对患者进行分层时，发现感染丙型肝炎病毒的患者及同时感染丙型肝炎病毒和人免疫缺陷病毒的患者也存在类似的非线性关系。相反，没有证据表明在感染乙型肝炎病毒的患者中存在此种非线性关系（P-非线性=0.072）。然而，仔细分析这些研究后发现，只有三项研究明确且前瞻性地评估了全因死亡率。这些研究及我们尚未发表的酗酒者生存研究如表35.1所示。有趣的是，LS似乎可以完全独立于病因进行全因死亡率的预测。对于丙型肝炎病毒和酒精性肝病患者，当LS临界值为9～12.5 kPa时全因死亡率的危险比约为2[3, 11]。在酗酒者中，LS是预测死亡的最佳单变量因素，多变量分析显示其是独立变量[3]。一项大型前瞻性队列研究（n=675）利用LS预测酗酒者的死亡率，研究持续11年。图35.1a

（文后彩图35.1a）展示了LS＜6 kPa、6～12.5 kPa和≥12.5 kPa的患者的生存曲线。LS≥12.5 kPa患者的死亡风险约为LS＜6 kPa患者的5.4倍，但该结果未经校正。多变量分析结果显示，LS是全因死亡率和肝脏相关死亡率的独立预测因子。在多变量模型中，LS值每升高1 kPa，全因死亡率风险增加1.1%，肝脏相关死亡率风险增加2.8%。图35.1b（文后彩图35.1b）展示了LS＜6 kPa（未校正）与LS平均值相比的相对风险。可以看出，相较于LS＜6 kPa，LS＞70 kPa的患者因任何原因死亡的风险高出8倍。LS也是预测5年生存率的最佳因素。

如图35.1a所示，若基线LS＞12.5 kPa，大约一半的酗酒者（每天摄入酒精约180 g）将在5年后死亡[3]。尽管随着LS持续增加，死亡风险比也随之升高，但二者可能存在非线性关系，并且在LS＞50 kPa时其他因素对死亡的预测价值更高[11]。

最近一项研究纳入了591名慢性丙型肝炎患者，所有患者根据基线LS水平分为3组：＜10 kPa，10～16.9 kPa和17～75 kPa。主要预后指标为全因死亡率和肝脏相关死亡率，分别使用cox回归和竞争风险回归模型；随访时间中位数为46.1个月；LS中位数为6.8 kPa（IQR 5.3～11.6），其中68.4%的患者LS＜10 kPa，16.9%为10～16.9 kPa，14.7%为17～75 kPa。共69名患者死亡，其中27名与肝脏疾病相关。17～75 kPa组的年死亡率为9.7/100人，而10～16.9 kPa和＜10 kPa组分别为2.2/100人和1.1/100人（P＜0.005）。各组的肝脏相关死亡率增加了10倍（P＜0.005）。如果基线透明质酸测量值≥200 ng/mL，LS为17～75 kPa患者的死亡、肝脏相关死亡和肝硬化并发症的风险显著升高，风险比分别为3.2（95%*CI* 1.48～7.25）、7.7（95%*CI* 2.32～28）和3.2（95%*CI* 1.35～7.4）。这些数据表明，与单独使用LS相比，联用LS和血清透明质酸水平可显著提高预后的预测价值。因此，联用LS和肝纤维化的血清标志物对风险的预测价值更高。

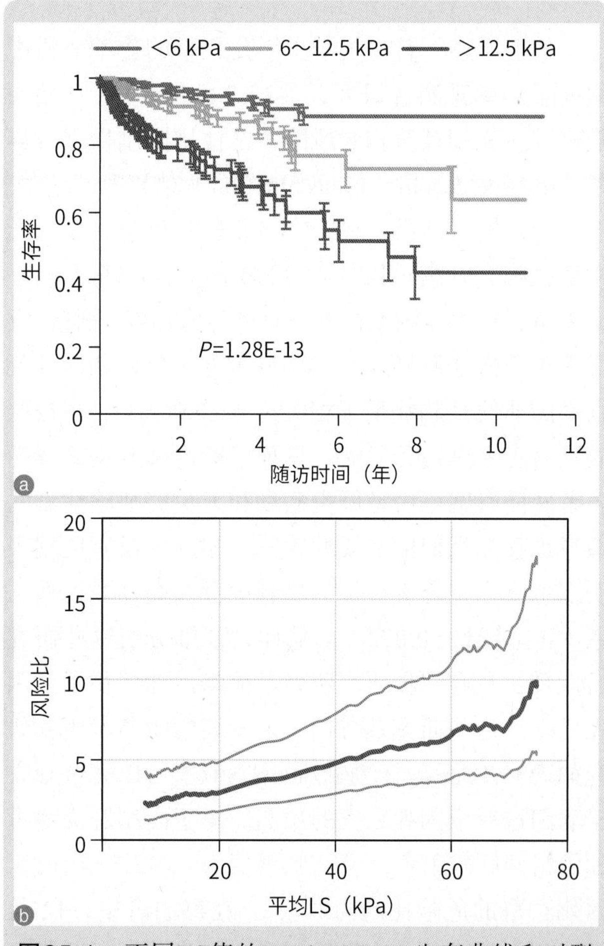

图35.1 不同LS值的KaplanMeyer生存曲线和对酗酒者进行10年以上随访的前瞻性海德堡队列研究（n=675），危险比随LS升高而增加

三、急诊室和重症监护室的肝脏硬度和死亡率

一项研究评估了急诊患者使用瞬时弹性成像测量初始肝脏硬度测量，并分析其是否与30 d死亡率增加有关[4]。该研究在≥18岁的患者入院后进行瞬时弹性成像连续检查，研究终点为30 d死亡率。急诊室24 d内共收治568名患者，289名（50.8%）纳入研究，其中212名（73.4%）瞬时弹性成像测量有效，结果发现，22.6%（48/212）的患者出现LS增加（定义为＞8 kPa），与肝硬化（P＜0.001）和充血性心力衰竭（P＜0.01）独立相关。估计肝硬化的患病率为7%。瞬时弹性成像检查LS＞8 kPa的患者30 d死亡率为20.8%，而LS≤8 kPa的患者30 d死亡率为3.7%，研究者认为LS＞8 kPa是死亡的独立预测因子。另一项有价值的研究来自重症监护室[6]。肝功能不全是重症监护室危重症患者的常见症状，直接影响患者的生存。该研究对重症监护室的108名重症患者连续入组，前瞻性评估LS，即入院时、第3天、第7天及之后于重症监护室住院期间每周进行LS测量。出院后继续随访，中位随访时间为237 d。71%的重症监护室患者入院时可以准确测量

LS（第3天65%，第7天63%）。与根据性别和年龄分组的标准护理患者相比，危重症患者的LS显著升高（n=25）。重症监护室患者发生失代偿性肝硬化者LS值最高，而其他危重疾病（如败血症）和合并症（如糖尿病、肥胖）不影响LS。重症监护室患者入院时，LS值与肝损伤（肝合成、胆汁淤积、纤维化标志物）密切相关。在重症监护室治疗期间，液体负荷过重（肾功能衰竭、容量治疗）和中心静脉压升高（机械通气、心力衰竭）是决定LS水平的主要因素。即使在非肝硬化患者中，重症监护室患者入院时LS＞18 kPa也与重症监护室住院时间延长和长期死亡率升高相关。总之，急诊室和重症监护室的两项研究表明，肝脏硬度测量可能有助于识别肝功能障碍和预测死亡率。导致LS升高的众多混杂因素中，心力衰竭和肝病可能是主要原因。急诊和重症监护室中仍有许多患者（20%～30%）无法有效测量LS，导致LS在急诊和重症监护室应用受限。

四、治疗后肝脏硬度变化对预后的影响

最近有研究表明，使用经颈静脉肝内门体静脉分流术或降低门静脉压药物等治疗门静脉高压后LS的早期变化具有预后价值。

2018年一项前瞻性研究评估了经颈静脉肝内门体静脉分流术患者（不考虑手术适应证）的LS水平[7]。研究纳入了83名患者，16名在经颈静脉肝内门体静脉分流术前和经颈静脉肝内门体静脉分流术后30 min立即进行瞬时弹性成像检查（时组），67名在术前1天和术后7天进行肝脏和脾脏的剪切波弹性成像检查（慢性组），并进一步随访。结果发现，56名患者的LS降低或保持不变（＜10%）。重要的是，慢性组的所有患者通过剪切波弹性成像测量的脾脏硬度均降低。不论LS升高与否，患者的临床或实验室参数无差异。需注意LS升高的患者，在经颈静脉肝内门体静脉分流术前患者促炎细胞因子的总体水平和（或）肝静脉水平更高，经颈静脉肝内门体静脉分流术后器官衰竭的发生率更高且生存率更低，C-反应蛋白值和经颈静脉肝内门体静脉分流术后肝脏硬度升高＞10%是预测这些患者死亡率的唯一独立因素。

另一项队列研究纳入了38名肝硬化患者，根据临床转归评估普萘洛尔治疗后LS和肝静脉压力梯度的变化[8]。大多数患者（n=25，66%）在服用普萘洛尔后出现LS下降且与肝静脉压力梯度密切相关（r=0.518，P＜0.01），但治疗前后转氨酶或终末期肝病模型评分的变化无统计学意义。在多变量分析中，无论肝静脉压力梯度水平如何，服用普萘洛尔后LS降低的患者相较于LS升高的患者而言，肝移植或死亡的风险降低。

综上所述，无论终末期肝病模型评分如何，使用降低门静脉压药物治疗或经颈静脉肝内门体静脉分流等手术后LS降低提示预后改善，未来随访工作中可使用LS。

五、死亡率和脾脏硬度

日本最近一项研究发现，通过声辐射力脉冲成像测量的SS与肝硬化患者的死亡率和肝功能失代偿相关，并将其与肝脏硬度和其他标志物进行比较[9]。研究测量了393名肝硬化患者的SS。患者每3个月或6个月进行一次生化、声辐射力脉冲成像、超声和内镜检查以筛查肝脏相关并发症，直至死亡、肝移植或研究结束。主要研究目标为通过Cox比例风险模型分析SS预测死亡率和失代偿的准确性。在中位随访44.6个月期间，67名患者死亡，35名患者出现肝功能失代偿。在多变量分析中，经丙氨酸氨基转移酶和血清钠及终末期肝病模型评分校正后，SS是与死亡率相关的独立指标（P＜0.001）。校正Child-Pugh和终末期肝病模型评分后，SS与失代偿独立相关。值得注意的是，SS预测死亡率和失代偿的准确性高于LS。当SS临界值为3.43 m/s时预测患者死亡的阴性预测值为95.3%，准确率为75.8%。SS临界值为3.25 m/s时，预测失代偿的阴性预测值为98.8%，准确率为68.9%。

除了这些已发表的研究，最近研究发现疾病病因可能影响SS/LS比值，故SS/LS比值可能用于预测疾病特异性并发症[10]。

六、结论

在最初的几项前瞻性研究中，LS和SS都是全因死亡率和肝脏相关死亡率的独立预测因子。

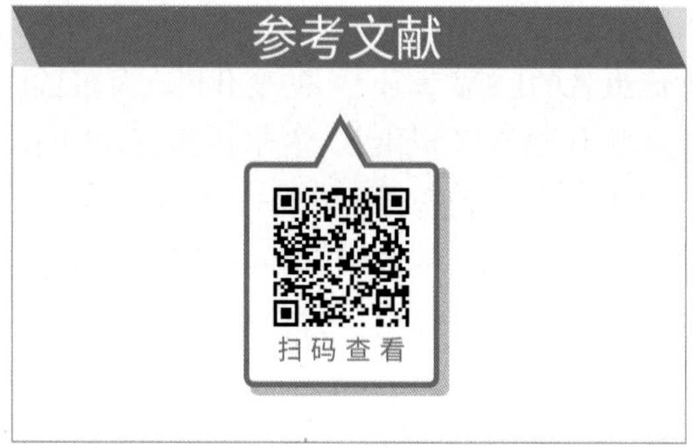
参考文献
扫码查看

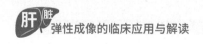

第三十六章

肝脏硬度在肝移植管理中的作用：初步经验和临床实践

Guido Piai，Giovanna Valente，and Luca Rinaldi

一、肝移植导论

本章将简要总结肝移植研究中有关LS的研究。肝脏硬度测量实际上可以在移植肝移植的任一过程中发挥作用。移植肝既会受到移植相关性疾病的特异影响，也会受到普通人群所患疾病的影响。肝移植是终末期肝病和其他治疗无效的肝肿瘤患者的最终治疗手段[1]。根据世界移植登记处[2]的数据，世界范围内进行的肝移植数量已超过30 000例/年，而不直接参与移植手术的专家、超声医师甚至放射科医师，也越来越多地接触到肝移植患者。根据肝脏功能的不同将肝移植过程中LS的研究分为以下几类：移植前、移植后第一天至稳定期、长期随访期及儿童肝移植。本书的其他章及主要科学学会的指南中均描述了LS的定义并介绍了多种检测LS的方法[3]。详见本书第二部分“肝脏硬度测量的技术”。

LS测量最早使用的是瞬时弹性成像技术，这也是一种古老的超声检查，而评估LS对肝移植的重要性绝大部分都由瞬时弹性成像完成。事实上，肝移植患者在术后持续多年的随访中需要进行LS检测，并且可能在不同的地方使用不同的设备和方法进行检测。因此，最好谨慎对待不同测量方法的互换性[4]。

二、肝移植前管理中的肝脏硬度

1. 肝移植等待患者的预后

对等待肝移植的肝硬化患者而言，终末期肝病模型评分对预后有较高的预测价值。Nacif等应用瞬时弹性成像法对等待肝移植的终末期肝硬化患者进行LS测量，并比较了[5]肝细胞癌对死亡率风险的影响。这项研究强调了LS升高提示死亡率增加，与终末期肝病模型评分一致。该研究共纳入103名患者，根据是否患有肝细胞癌分为两组［无肝细胞癌患者例数n=58（66%）；肝细胞癌患者例数n=45（44%）］，平均终末期肝病模型评分为（14.7 ± 6.4）分，门静脉高压发生率为83.9%，平均LS为（32.7 ± 22.5）kPa。两组中存活患者的平均LS为（31.6 ± 22.2）kPa *vs.*（50.8 ± 20.9）kPa（P=0.098），且存活患者的终末期肝病模型评分较高（P=0.035）。尽管尚需更多前瞻性研究，但作者认为弹性成像是肝硬化和肝细胞癌及死亡率预测的重要非侵入性检查。

2. 活体供肝的评估

在亚洲，文化、宗教和社会信仰在很大程度上阻碍了死亡供体的肝移植，因此活体肝移植（living donor liver transplantation，LDLT）已成为主要的移植方式。而在北美和欧洲国家，由于死亡供体器官严重短缺，活体肝移植也越来越普遍。选择健康的肝移植供体对于移植的成功至关重要。LS升高提示肝脏病理改变的持续发生，详见本书第四部分“肝脏硬度的重要（病理）生理混杂因素”。因此，弹性成像可能是普通人群进行筛查、甄别需要进一步检查的人群，然后选择活体肝移植潜在候选人群的理想方法。

评估和选择活体肝脏捐献志愿者的过程非常复杂。所有捐献者均需初步进行捐献动机及社会和精神问题的全面筛查，然后进行一系列复杂的生化和影像学检查。腹部多普勒超声是评估肝脏质量的第一项检查，包括肝纤维化和脂肪变性的评估。由于脂肪肝容易受到保存损伤而引起原发性无功能、早期同种异体移植功能障碍及移植后血管和胆道并发症[6]，故肝脂肪变性程度是肝移植质量的主要选择标准之一，决定移植是否可以成功进行。手术前可行肝脏超声检查排除严重脂肪变性或其他肝实质、血管或胆道形态异常。目前，由于机器灌注减少保存相关损伤等保护策略的发展，捐献者的肝脂肪变性不超过30%均可进行肝脏捐献[6-7]。重度脂肪肝患者术前必须进行肝活检。

有少部分应用肝脏硬度测量来选择肝移植术前的供肝。埃及一项研究[8]纳入50名19～42岁的活体肝移植候选捐献者，完成了亲体供肝的所有阶段评估，并达到了基于临床、化学、影像学和组织学评估的严格标准且没有证据表明存在脂肪肝或纤维化。瞬时弹性成像测得的LS为2.6～6.8 kPa，平均值为4 kPa。因此，这些LS值可视为阿拉伯人群的正常参考值并应用于临床。供体肝脏的纤维化程度可能影响移植后的临床疗效。Lee等[9] 进行了一项活体肝移植的回顾性研究，纳入了48名接受活体肝移植的患者，评估移植前瞬时弹性成像与围手术期临床和实验室检查结果的相关性。所有供肝者和受者在移植前1个月和移植后1周内进行了瞬时弹性成像、

CT和生化检查。研究者将诊断显著纤维化的肝脏硬度测量临界值设为7.5 kPa（任意指定），据此将患者分为两组：≤7.5 kPa（L组；*n*=15，31.3%）*vs*.＞7.5 kPa（H组；*n*=33，68.8%）。结果显示，H组受者移植前血清总胆红素、国际标准化比值和终末期肝病模型评分显著高于L组；关于移植前供体特征，H组中的移植物–受体重量比明显更小（*P*=0.039）。此外，尽管H组在移植后1周进行腹部CT检查未发现胆道并发症或肝脏淤血，但血清总胆红素水平显著升高（2.3 mg/dL *vs*. 1.2mg/dL，*P*=0.015）。作者认为，无论是否存在肝纤维化、流出道梗阻或是胆道梗阻，活体肝移植后高LS水平均提示移植肝内胆汁淤积和门静脉高循环，且只有总胆红素与肝脏硬度测量呈正相关。据此推断，活体肝移植后第一阶段的高肝脏硬度测量水平可能提示移植肝的再生、肝内胆汁淤积和持续的门静脉高循环。

Hong等[10]通过对供体进行受控衰减参数评估和超声引导肝活检，以此评估受控衰减参数诊断活体供肝潜在脂肪变性的准确性。详见本书第六部分“使用受控衰减参数评估肝脂肪变性”。肝脏活检证实，19名患者（34.5%）脂肪变性＜5%，30名患者（54.5%）脂肪变性在5%～33%，6名患者（11.0%）脂肪变性在34%～66%。受控衰减参数值与身体质量指数、腰围、臀围、磁共振脂肪信号分数和组织学脂肪变性分级呈正相关，诊断显著脂肪变性的AUROC为0.88 （≥S2）。研究者认为，受控衰减参数可能足以甄别并排除潜在供肝的显著脂肪变性（＞33%）。

3. 死亡供肝的评估

评估脑死亡供体的肝脏质量存在一定困难，需在有限时间内快速客观地确定脂肪变性的程度。在理想情况下，肝脏采集团队可使用可靠、可重复、无创、简单、快速的手段以客观地识别和量化肝脂肪变性，提高肝移植的数量和质量。

Mancia等[11]通过瞬时弹性成像测量了LS和受控衰减参数以评估肝移植脑死亡供体肝脏的脂肪变性和纤维化程度。研究者在10个月内连续入组23名接受肝脏采集的脑死亡供体，进行瞬时弹性成像和肝活检。以肝活检为“金标准”，不同的肝脏再恢复预测模型的AUROC：仅基于受控衰减参数时为76.6%（95%*CI* 48.2%～100%），仅基于LS时为75.0%（95%*CI* 34.3%～100%）和基于受控衰减参数与LS时为96.7%（95%*CI* 88.7%～100%）。因此，这些数据表明，瞬时弹性成像评估潜在肝移植的供体质量的预测价值较高。另一项针对16名肝脏捐献者的小型研究[12]旨在评估肝脏再恢复过程中瞬时弹性成像的可行性，结果发现，3名供体的LS值升高（19%）与组织学改变密切相关。其余13名LS正常的移植肝组织学检查正常。Yen等[13]开展了另一项针对54名肝脏供体的研究，旨在确定活体肝移植期间受控衰减参数定量诊断脂肪变性的准确性，结果证实受控衰减参数对东亚活体供肝有很高的诊断价值。47名供体中未发现脂肪变性，而其余7名供体的脂肪变性范围为10%～30%。受控衰减参数对脂肪变性的诊断价值较高，AUROC为0.96（95%*CI* 91%～100%；*P*＜0.001）。诊断脂肪变性的最佳临界值为257 dB/m，阳性预测值为58.3%，阴性预测值为100%。在受控衰减参数＜257 dB/m的42名候选人中，没有一例脂肪变性。相比之下，受控衰减参数≥257 dB/m的12名候选人中，有7名供体被证实存在脂肪变性。多变量线性回归分析发现身体质量指数与无脂肪变性患者的受控衰减参数独立相关。总之，目前还需要进行更大的多中心研究来证实瞬时弹性成像是否可作为术前选择肝移植供体的客观检查，而不是只应用LS这一指标来评估健康供肝的可行性。

三、肝移植术后早期治疗中的肝脏硬度

理论上，新移植的肝脏在结构和功能方面应该是一个足够健康的器官，但它同时是因缺血/再灌注损伤（ischemia/reperfusion injury，IRI）而引起炎症反应的器官。而炎症又影响肝脏硬度，因此无法可靠地评估纤维化程度。

1. 缺血/再灌注损伤

缺血/再灌注损伤是指肝脏在获取、保存、手术和再灌注过程中受到的损伤。缺血/再灌注损伤直接取决于手术切除过程中的肝脏缺血时间及血运重建、再灌注后的代谢/免疫变化。缺血/再灌注损伤临床表现为移植后即出现肝酶和胆红素升高。肝酶

常在肝移植后一周内恢复正常，胆红素变化与之类似但存在一定的滞后。然而，如果移植物遭受了严重的保存损伤，功能恢复正常需要时间，肝脏整体存活能力也需要仔细监测，这是因为缺血/再灌注损伤是移植物不同程度功能性损伤的先决条件，例如，移植物初始无功能可导致移植早期功能恶化。目前已证实，无论是否存在肝脏慢性结构性改变，瞬时弹性成像可用于监测普通人群急性肝功能损伤所致的LS动态变化[14-15]。因此，可以假设瞬时弹性成像作为一种无创检查，可动态监测肝移植术后的肝功能及围移植期的并发症。

Inoue等[16]对24名活体供体与相应的受体在活体肝移植围手术期应用瞬时弹性成像的可行性和有效性进行了研究。LS值在术后第1周达到顶点，此后缓慢下降，但是即使在移植后1个月时仍高于术前。术后第4周、第5周或其后，出现并发症的受体LS值明显高于无并发症者。所有出现急性细胞排斥反应的病例均伴有LS的急剧升高，而且根据研究者的经验，多普勒超声可发现门静脉血流迅速消失。

2. 急性细胞排斥反应

急性细胞排斥反应（acute cellular rejection，ACR）是一种发生于内皮细胞和胆道上皮细胞的炎症反应，肝活检可确诊。大约30%的肝移植受体会发生这种情况且需要及时治疗。最常发生在移植的第1周内，肝移植的第1年内随着时间的推移而发生率降低。晚期发作即移植1年以上的发作可怀疑免疫抑制治疗不足。部分研究[17]显示急性细胞排斥反应患者行瞬时弹性成像检查可发现LS升高，移植肝损伤定义为LS>7.9 kPa，而当LS<5.3 kPa时则可排除（AUROC 0.93；$P<0.001$）。在一项纳入27名急性细胞排斥反应患者的前瞻性研究中[18]，LS>8.5 kPa可预测中度至重度急性细胞排斥反应（特异性100%，AUROC 0.924），而LS<4.2 kPa则可以排除任何急性细胞排斥反应。在第7天、第30天和第90天，中/重度排斥反应患者的LS改善分别为7%、21%和64%。

在另一项纳入15名可能发生急性细胞排斥反应的肝移植患者的小型研究中[19]，研究者利用超声剪切波弹性成像及衰减测量成像技术（attenuation measuring ultrasound shear wave elastography，AMUSE）测量移植肝的剪切波速度和衰减并将结果与活检进行了比较，结果显示一致性极高，这表明衰减测量成像技术可以甄别移植肝是否发生急性排斥反应。根据这些研究结果，肝脏硬度测量可应用于监测急性细胞排斥反应。

四、肝脏硬度在肝移植随访管理中的应用

多年来，肝移植已成为终末期肝病患者的一种可行性治疗手段，并且显著改善终末期肝病的生存预后。如何处理数以千计且越来越多的肝移植存活患者，对所有发达国家而言都是一个严峻的挑战。

肝移植患者的管理旨在预防和治疗所有移植相关的疾病并提高患者的生活质量。移植后随访期间，肝移植专家需定期进行大量实验室和仪器检查以确定是否存在移植损伤。发病率和死亡率与肝纤维化发展密切相关，而肝纤维化是任何病因所致的所有慢性肝病进展的共同因素，并最终导致肝硬化和终末期肝病。由于肝活检除了可以评估纤维化还可以排除排斥反应，并确定肝损伤的不同病因[1, 20]，故肝活检在肝移植中仍起着核心作用。然而，肝活检有很大的局限性，包括采样误差、观察者内和观察者间的变异性、罕见但潜在的严重并发症、成本高昂，并且几乎无法重复进行[3]。因此，肝移植中需要选择其他非侵入性检查来诊断移植肝的纤维化。

自从证实多种临床疾病的患者使用瞬时弹性成像测量肝脏硬度测量能够准确预测肝纤维化后，官方指南已明确提出肝脏硬度测量可用于移植肝的评估[1, 20]。丙型肝炎是肝移植的首要原因，使用瞬时弹性成像可应对慢性丙型肝炎病毒感染患者管理过程中的部分特殊挑战。丙型肝炎患者进行肝移植后因丙型肝炎易复发，导致存活率最低[21]。事实上，根据遵循研究方案分析（per-protocol）或需肝活检的研究所示，肝移植受体若出现丙型肝炎复发，则纤维化进展加快[22]。因此，20%～54%肝移植患者在术后5年内会发展为桥接性纤维化肝硬化[23]。故早期识别和治疗肝移植后快速进展的复发性丙型肝炎是改善患者预后的唯一策略。

由于直接抗病毒药物在肝移植领域的应用，实

际上已解决了肝移植后丙型肝炎复发的问题[24]，丙型肝炎复发的肝移植受体已不再是难治性人群，如今的问题在于是移植前还是移植后立即进行病毒根除治疗[25]。关于肝移植后的存活率，丙型肝炎患者与其他原因导致需要进行肝移植的患者相同[26]。

五、肝脏硬度测量与肝组织学的比较

有研究表明，瞬时弹性成像能准确甄别显著性[27-29]和进展性纤维化患者[27，30-31]、预测伴或不伴丙型肝炎感染的移植性肝病患者的纤维化进展[32-35]及预测移植后存活的预后[36]。在这些有关瞬时弹性成像的研究中，根据METAVIR评分系统定义为肝纤维化F2期的患者，诊断的最佳LS临界值范围为7.0～12.3（显著纤维化），而METAVIR评分系统定义为F4期时LS临界值范围为12.6～17.6（肝硬化）。

LS能够甄别适合抗病毒治疗的患者[37]，并可预测轻度丙型肝炎的远期预后[38]。从2014年左右开始，直接抗病毒药物已成为肝移植后复发性丙型肝炎的标准治疗手段。为了防止过度使用昂贵的索福斯布韦治疗复发性丙型肝炎[39]，显著纤维化（METAVIR＞F2）是必要条件，即使在那些未进行肝活检的肝移植患者中也是如此。意大利指南[40]建议，诊断显著（F3）纤维化和肝硬化患者的最小LS临界值分别为10 kPa和12 kPa。

六、肝脏硬度连续测量的作用

与肝活检相比，瞬时弹性成像的优点之一是可作为常规检查或在需要时进行检查，并可重复进行以提供LS“动态”检测值。肝移植后丙型肝炎复发患者的治疗过程中瞬时弹性成像有着至关重要的作用。

在肝移植后1年，重复进行肝脏硬度测量可甄别慢速和快速“纤维化者”[35，37]，这样可以使预期长期存活率较高的患者避免进行不必要的抗病毒治疗，同时敦促可能有疾病进展的高风险患者进行早期治疗。治疗后存在持续病毒学应答的患者的LS随着时间推移而降低[33，41]，而无应答的患者则出现LS升高[41-42]。在一项纳入了162名移植患者（80名复发性丙型肝炎患者）的研究中，Rinaldi等[43]将连续肝脏硬度测量（增加、稳定或减少）定义为随时间变化的趋势参数，结果发现，连续肝脏硬度测量的显著变化可影响移植肝的临床转归：至少进行3次肝脏硬度测量且每次检测至少间隔3个月，肝脏硬度测量值增加20%（kPa）的患者全部于肝活检中检测到肝损伤或有肝硬化发展的明确临床表现。普通人群中也有同样的发现[44-45]。在丙型肝炎治疗成功后纤维化和坏死性炎症消退的患者[46]和普通人群[47]中可发现LS降低。

众所周知，肝脏硬度测量受许多因素影响，除纤维化外，还包括活动性坏死性肝炎、胆汁淤积和血管充血[40]、脂肪变性[48]、餐后测量[49]及肝外梗阻性胆汁淤积[50-51]等，这些因素都可能导致纤维化阶段被高估。然而根据我们的经验，在肝移植管理方面，LS升高提示肝脏的病理改变，应立即进行随访检查，因此瞬时弹性成像的无创性和高敏感性的获益远大于特异性降低带来的影响。详见本书第四部分“肝脏硬度的重要（病理）生理混杂因素”。

LS持续升高常提示需要立即进行其他检查以确诊，如肝活检等。活检可以确定移植肝损伤的原因[43]，如丙型肝炎复发、疾病谱重叠（肝硬化、胆管炎、急性和慢性排斥反应）、非酒精性脂肪性肝炎和酗酒。接下来两个病例可以进一步揭示这一点：尽管生化检验结果正常或轻度异常，但肝脏硬度测量的持续升高提示肝损伤，经肝活检证实严重纤维化。其中一例患者基线肝脏硬度测量提示F4期纤维化且肝脏硬度测量值持续升高，肝活检证实F2期纤维化，结果这名患者在随访期间出现腹腔积液，证实了肝脏硬度测量结果的重要性，也说明了肝脏活检存在高达30%的采样误差。另一名患者在胆管炎复发期间出现临床症状阵发性加重，基线LS明显逐渐升高（6 kPa *vs.* 8.7 kPa），影像学没有发现确切的肝外导管病理改变相关表现，而肝脏活检显示严重的慢性排斥反应。因此，持续监测肝脏硬度所获得的信息完全不同于肝活检，不能用肝活检替代肝脏硬度连续监测，这两种检查方法应互补而并非矛盾存在。

瞬时弹性成像受纤维化等多种因素影响，可能限制了其在随访监测中的应用，但为了早期发现危险症状仍有必要使用瞬时弹性成像。总之，连续的肝脏硬度测量作为一种无创检查有助于临床决策，适合用于肝移植后患者肝纤维化进展的连续评估[41]，在随访期间肝脏硬度测量值改善或稳定的患者可以免除肝活检[35]。

七、肝移植后肝脂肪变性

随着非酒精性脂肪性肝炎导致的肝硬化成为目前美国第2个肝移植适应证，肝脂肪变性的评估变得越来越重要。另外，由于肝移植等待患者的高死亡率和器官短缺迫使移植中心考虑次优移植，如脂肪肝移植。肝移植患者经常出现非酒精性脂肪性肝病，通常继发于移植前非酒精性脂肪性肝炎肝硬化或肝移植后新发。非酒精性脂肪性肝病是由体重增加和免疫抑制剂之间的代谢失衡所致，常表现为高血糖、动脉高血压和高脂血症。接受移植的患者中，大部分符合代谢综合征标准[52]。目前研究者非常关注肝移植后的临床病程[53]，弹性成像在其中发挥了重要作用。

Bhati等[54]回顾性地描述了非酒精性脂肪性肝炎肝硬化患者行肝移植后的疾病复发和临床病程，通过瞬时弹性成像评估纤维化和肝活检评估脂肪变性。在49名（87.5%）通过瞬时弹性成像检查确定为复发性非酒精性脂肪性肝病的患者中检测到脂肪变性。大多数患者的LS值与无纤维化（42.9%）或F1～F2期纤维化（30.4%）一致，诊断进展性纤维化的一致率为26.8%，而肝硬化的一致率为5.4%，但这部分肝硬化患者属于临床代偿期。在接受肝活检的患者中，88.2%的患者出现复发性非酒精性脂肪性肝病，而41.2%出现复发性非酒精性脂肪性肝炎，20.6%发生桥接性纤维化，但没有患者发生肝硬化。在该队列研究中，癌症是主要死亡原因，32名患者死于癌症（25%），其余死因有感染性并发症（25%）和心血管疾病（21.9%），只有9%死于移植肝硬化。研究者认为，肝移植后复发性非酒精性脂肪性肝病很常见，将近88%的患者发生，而近25%的患者出现进展性纤维化。目前认为，普通患者疑似发生非酒精性脂肪性肝病时，LS和受控衰减参数评估其纤维化和脂肪变性方面具有一定的诊断价值[55]。Karlas等[56]研究了204名肝移植受者（移植前疾病：102名非酒精性肝硬化；102名酒精性肝病），通过瞬时弹性成像评估肝移植纤维化，受控衰减参数评估脂肪变性，结果与临床、超声和遗传危险因素（*PNPLA3*）相关。超声检查发现36%的患者出现肝脏回声增强，以受控衰减参数值＞252 dB/m和＞300 dB/m分别表示脂肪变性和重度脂肪变性，结果分别有44%和24%的患者发生。晚期纤维化（瞬时弹性成像＞7.9 kPa）与受控衰减参数升高相关（266 dB/m *vs*. 229 dB/m，*P*=0.012）。携带*PNPLA3G*等位基因患者的受控衰减参数升高（257 dB/m *vs*. 222 dB/m，*P*=0.032），肝脏硬度升高（瞬时弹性成像6.4 kPa *vs*. 5.5 kPa，*P*=0.005），糖尿病患病率增加（40% *vs*. 22%，*P*=0.016）。总之，肝移植的无创检查常可发现酒精性和非酒精性肝脂肪变性，尤其是在酒精性肝病患者中更容易发现，这与移植肝纤维化、代谢综合征和受体*PNPLA3*rs738409基因型有关。最后，在诊断丙型肝炎患者移植后显著纤维化（≥F2）或肝硬化的准确性方面，基于瞬时弹性成像的肝脏硬度测量明显优于其他临床和血清学无创检查指标[28, 30, 57]。

八、肝移植状态中的点剪切波弹性成像（声辐射力脉冲成像）

瞬时弹性成像已成为“金标准”，可以替代剪切波弹性成像等新型弹性成像技术[58]。事实上，一项研究发现大多数弹性成像仪和瞬时弹性成像之间的一致性为中等[59]，而另一项研究[60]认为瞬时弹性成像表现优秀到卓越。因此，其他弹性成像技术不能机械套用瞬时弹性成像临界值。详见本书第三部分“肝脏硬度与肝病的各种病因”。考虑到这一局限性，全球范围内部分已发表的肝移植后点剪切波弹性成像（声辐射力脉冲成像技术）作用研究再现了瞬时弹性成像获得的结果。Crespo等的一项研究[61]证实点剪切波弹性成像的诊断价值优于瞬时弹性成像，在移植患者（AUROC分别为0.867和0.902）和非移植患者（AUROC分别为0.897和0.890）中点剪切波弹性成像诊断显著纤维化（F≥2）的准确性与瞬时弹性成像相同。根据Hong等的研究[10]，二维剪切波弹性成像技术有可能在丙型肝炎和非丙型肝炎患者肝移植术后早期（4周）准确诊断排斥反应或复发性肝炎。Haberal等[62]进行的研究纳入

28名肝移植患者，评估点剪切波弹性成像诊断纤维化的有效性。根据肝活检的纤维化评分系统，4名样本为F0（14.3%），16名样本为F1（57.1%），4名样本为F2（14.3%），4例样本为F3（14.3%）。F0期点剪切波弹性成像肝脏硬度测量的平均值为（1.4 ± 0.07）m/s，F1期为（1.74 ± 0.57）m/s，F2期为（2.19 ± 0.7）m/s，F3期为（2.18 ± 0.35）m/s。结果发现，F0期与F1期、F0期与F2期纤维化的平均LS值无统计学差异，而F0期和F3期纤维化的平均LS值在统计学上密切相关。研究者认为，诊断肝移植受者显著肝纤维化时，点剪切波弹性成像是一种有效的筛查。其他研究也证实点剪切波弹性成像在显著纤维化中的可靠性[62-63]，并且能够识别丙型肝炎复发后病情进展缓慢的患者[64]。

Perry等[65]进行了一项前瞻性研究评估点剪切波弹性成像诊断肝纤维化的作用及确定肝脏硬度测量检查的最佳部位和有效性。研究者连续不断地检测了100名拟进行经皮肝活检的患者肝脏（已行或未行肝移植）。探头置于肋间测量右上肝叶（Ⅶ/Ⅷ段）和经皮测量右下肝叶（Ⅴ/Ⅵ段）的肝脏硬度测量：右上肝叶与右下肝叶的肝脏硬度测量值可以联合使用或者单独使用。肝脂肪变性存在与否并不影响点剪切波弹性成像的准确性，但点剪切波弹性成像可以准确区分无/轻度肝纤维化（F0/F1）与中/重度肝纤维化患者（≥F2），敏感性为72%，特异性为69%。然而，身体质量指数高于40 kg/m^{2}的患者的点剪切波弹性成像值应谨慎判读。

最近一项研究[66]展示了实时二维剪切波弹性成像技术在肝移植后丙型肝炎复发患者中鉴别肝脏轻度纤维化和进展性纤维化的作用。Valente等[67]在196名肝移植患者中进行了队列研究，比较点剪切波弹性成像和瞬时弹性成像用于肝纤维化分期和评估的情况，结果显示这两种检查方法完全可行、可靠，同一纤维化阶段的患者中有93%的患者两种检查结果一致。应用点剪切波弹性成像和瞬时弹性成像所获得的肝脏硬度测量值密切相关，以至于检测值之间微弱的百分比差异可能没有任何实际临床意义。在现实生活中，患者持续数年的随访可能在不同的地方使用不同的设备进行，因此需要牢记这两种检查结果可以互相替代。尽管如此，作者建议仍需谨慎对待检查结果的互换性，因为两种不同技术的检查结果无论重叠范围有多大，永远不可能完全重叠[68]。总之，所有研究均表明点剪切波弹性成像和二维剪切波弹性成像技术作为无创检查可以用于随访肝移植患者的肝脏硬度。详见本书第二部分“肝脏硬度测量的技术”。不同弹性成像技术的LS临界值如附表4所示。

九、磁共振弹性成像与肝移植

Lee[69]首次证实了磁共振弹性成像在检测肝移植后显著纤维化的实用性，相较于FIBROSpect Ⅱ（一种基于血清α2-巨球蛋白、PⅢNP和TIMP-1的计算模型）、天冬氨酸氨基转移酶/血小板比值指数和天冬氨酸氨基转移酶/丙氨酸氨基转移酶比值，磁共振弹性成像的诊断价值更高。Singh等[70]以肝活检作为“金标准”，评估磁共振弹性成像诊断肝移植受者肝纤维化分期的准确性。该研究报告了141名肝移植受者的数据（平均年龄57岁；75.2%男性；平均身体质量指数27.1 kg/m^2）。0期、1期、2期、3期或4期纤维化所占比例分别为37.6%、23.4%、24.8%、12%和2.2%。诊断任何（≥第1期）、显著（≥第2期）、进展性（≥第3期）纤维化和肝硬化的平均AUROC值分别为0.73（0.66 ~ 0.81）、0.69（0.62 ~ 0.74）、0.83（0.61 ~ 0.88）和0.96（0.93 ~ 0.98）。根据性别、肥胖和炎症程度进行分层分析后也发现类似的诊断效能，因此研究者认为，磁共振弹性成像诊断肝移植受者晚期纤维化的准确性较高，并且与身体质量指数和炎症程度无关。

十、小儿肝移植中的肝脏硬度

儿童肝病的预后主要取决于肝纤维化的严重程度和进展。移植后5 ~ 10年，三分之二的儿童会出现移植肝纤维化[71-72]，但因肝功能检测正常而表现为“静默”纤维化，最终可能导致移植物丢失。肝活检是公认的纤维化评估标准，而且随着移植时间延长，活检需重复进行，且儿童肝活检需要镇静、存在取样误差及出血风险，常导致活检困难。2013年，Fitzpatrick等[73]进行了一项儿童队列研究，比较了瞬时弹性成像和活检评分在评估肝纤维化方面的效果，该队列包括16名移植后出现复杂移植病理改变的儿童亚组（急性细胞排斥、非特异性肝炎、新发自身免疫性肝炎、移植后淋巴增生性疾病、晚期肝动脉血栓形成、胆道狭窄、肝动脉门静脉瘘和活检时免疫抑制撤除的病例）。从移植到活检/瞬时弹性成像的中位间隔时间为10.2年（IQR 5.1～11.4年）。瞬时弹性成像检测失败3例（19%），失败的主要原因为移植物的位置（左侧段）。瞬时弹性成像能很好地鉴别显著纤维化（≥F2；$P<0.001$）、严重纤维化（≥F3；$P<0.001$）和肝硬化（F4；$P=0.003$），同时对≥F2、≥F3和F4纤维化分期的预测价值也较高（AUROC分别为0.78、0.79和0.96）。

一项研究[74]比较了瞬时弹性成像与无创性血清学检测指标（FT：Fibrotest评分系统；ELF：增强型肝纤维化测试）对儿童同种异体肝移植后纤维化的诊断价值。结果发现，瞬时弹性成像与组织学纤维化程度的相关性最好。肝移植后未发生肝纤维化的患者肝脏硬度值明显高于健康对照组。排斥反应可能是影响瞬时弹性成像诊断效能的混杂因素。对全部16名患者进行连续测量后发现，瞬时弹性成像和FT均能反映患者的临床变化（急性排斥反应、胆汁淤积、纤维化加重）。与FT或ELF相比，瞬时弹性成像与肝移植儿童组织学纤维化程度的相关性更好，但需要确定每个患者的个体基线值。依据研究者的经验，非移植儿童纤维化程度的病理学分级标准的正常值或临界值无法直接应用于移植儿童。

Vinciguerra等[75]评估了瞬时弹性成像诊断儿童肝移植后纤维化的可靠性，并将瞬时弹性成像和天冬氨酸氨基转移酶/血小板比值指数评分与肝活检纤维化组织学评分进行了比较。研究共纳入36名肝脏移植患儿。瞬时弹性成像测量的LS值和METAVIR评分之间存在统计学差异（$P=0.005$）。瞬时弹性成像诊断显著纤维化（F≥2）的准确性较高，而天冬氨酸氨基转移酶/血小板比值指数与METAVIR相比，诊断移植肝纤维化的准确性较差。研究者将LS=5.6 kPa定为肝活检中移植肝显著纤维化的最佳预测值，其敏感性为75%，特异性为95.8%，阳性预测值为90%，阴性预测值为88.5%。

综上所述，这些研究都证实瞬时弹性成像作为一种无创、可靠的检查手段，可以评估移植肝纤维化，也可以用于儿童肝移植后肝纤维化程度评估，而且在移植患儿的随访中为临床医师提供肝活检指征以减少计划肝活检的次数。

十一、结论

到目前为止，已有足够的证据证实通过弹性成像技术进行肝脏硬度测量是监测移植肝脏的有效方法，尤其是在终身随访过程中。此外，弹性成像作为一种简单且易于重复进行的检查方法，已经成为常规临床实践的一部分。肝脏硬度测量连续检测也已被证实可以有效地早期识别肝脏病理改变。

参考文献

第六部分

使用受控衰减参数评估肝脂肪变性

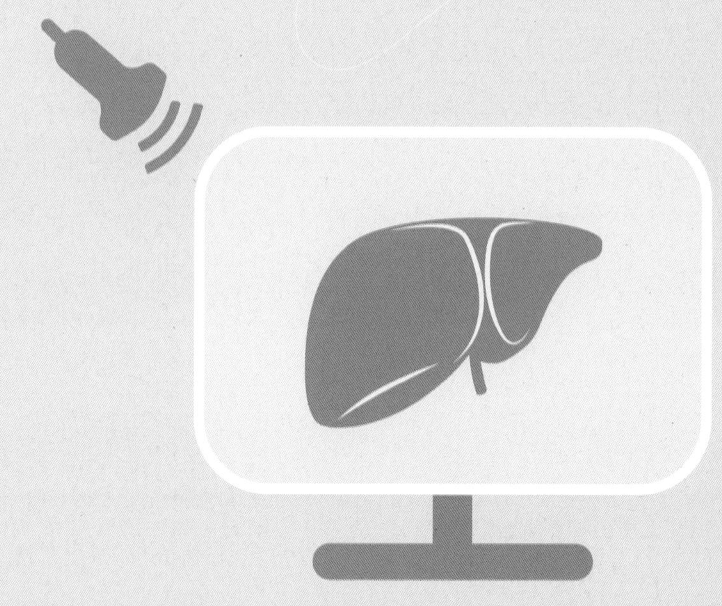

第三十七章

受控衰减参数评估脂肪变性

Magali Sasso and Laurent Sandrin

一、前言

肝脂肪变性是一种常见的组织学改变，其本质为肝细胞中脂质（主要是甘油三酯）堆积。当肝脏脂肪含量超过肝脏重量的5%，或超过5%的肝细胞含有脂滴时可以认为脂肪变性是病理性的。脂肪变性可由多种原因引起，如酗酒、病毒感染或代谢因素（肥胖、2型糖尿病、高血糖、高甘油三酯血症）[1]。随着非酒精性脂肪性肝病的全球流行，其患病率正在增加[2]。据估计，非酒精性脂肪性肝病在普通人群中的患病率约为25%，但全球存在地区差异性，非洲患病率较低约13%，中东患病率较高约32%[2-3]。在高危人群中，酗酒、慢性丙型肝炎、肥胖及严重肥胖人群的脂肪变性患病率分别为46%[4]、50%[5-6]、50%～80%[7]与86%～96%[8-9]。

单纯性脂肪变性是一种良性、可逆性疾病。然而，最近的研究表明，脂肪变性与肝纤维化进展[10-12]、抗病毒治疗效果差[13-14]甚至是肝细胞癌的发生[15-16]独立相关。因此，脂肪变性的定性、定量诊断对于患者的常规照护和临床研究具有重要临床意义[17]。

肝活检是诊断脂肪变性的“金标准”，但它存在许多不足之处[18]。肝活检作为一种侵入性、有创性操作，不可避免地存在抽样误差[19]，并可能导致严重的并发症[20]。此外，它只适于特定的患者，且难以重复进行，无法用于患者的随访评估。

由于脂肪堆积会改变肝脏的物理特性，因此学者建议使用其他非侵入性检查来诊断脂肪变性，主要是常规影像学检查。超声是最常见的肝脏成像技术，由于它具有安全性高、使用方便和成本低廉等优点，因此常作为脂肪肝筛查的一线检查[21-22]。然而，超声检查敏感性较差，无法准确诊断轻度脂肪变性，并高度依赖于设备性能和检查者的经验[21]，且无法用于病态肥胖患者。常规非增强CT可诊断中度至重度脂肪变性，但无法准确诊断轻度脂肪变性，由于其具有电离辐射，不能作为常规检查[23]。基于磁共振的技术可以测量甘油三酯特异性信号强度，是诊断脂肪变性敏感性和特异性最高的检查技术[23-25]。磁共振波谱成像作为诊断脂肪变性的非侵入性检查的“金标准”，目前已广泛使用[23]，但需要有特定专业知识的放射科医师进行复杂的后处理。磁共振成像质子密度脂肪分数（proton density fat fraction，PDFF）检查可以获得整个肝脏的图像，且在一次或两次屏气间快速获得[23]。此外，还可以使用高级序列来纠正铁过载等关键混杂因素[23]。尽管基于磁共振成像的技术具有极高的诊断价值，但其成本高昂且不同的磁共振技术之间缺乏标准化，因此不适合作为即时床旁诊断方法[17，21]。此外，受成本或硬件限制，并非所有医学中心都可使用处理质子密度脂肪分数所需的软件包[23]。具有幽闭恐惧症、不适症状、植入设备或高身体质量指数的患者也不推荐进行磁共振检查[23]。

最近，FibroScan®弹性成像仪基于振动控制瞬时弹性成像技术开发了一种名为CAP™的受控衰减参数的无创检查指标，用于评估肝脂肪变性[26]。受控衰减参数不仅可以克服肝脂肪变性影像检查的大部分局限性，还适用于即时诊断评估[17]，是一种很有前景的技术[17，27]。2017年亚太地区非酒精性脂肪性肝病指南推荐受控衰减参数作为准确诊断脂肪变性的方法，可以代替腹部超声检查[28]。美国肝病研究协会2018年关于非酒精性脂肪性肝病诊断和管理指南提到受控衰减参数是在动态条件下肝脏脂肪的定量检测技术，临床前景广阔[29]。世界超声医学和生物学联合会在最新的肝脏超声弹性成像指南中推荐受控衰减参数作为一种即时、标准化和可重复检查，有望用于诊断肝脂肪变性[30]。

本章内容如下。首先，介绍受控衰减参数测量原则和基本原理，并详细介绍受控衰减参数在各种慢性肝病中的应用。本书将总结诊断脂肪变性时受控衰减参数与其他无创检查指标的比较，以及受控衰减参数在监测或随访中的应用。最后，探讨受控衰减参数的可重复性和影响受控衰减参数的因素。

二、受控衰减参数原则

1. 超声衰减评估肝脂肪变性

受控衰减参数是FibroScan®仪使用的一种测量超声衰减度的方法，用于评估肝脂肪变性。由于超声衰减受组织成分影响，能反映组织的病理状态[31]，故测量生物组织中的超声衰减非常有意义。

超声衰减是超声的一种物理特性，指超声在介质中传播时的能量损失。由于衰减的存在，发射的超声强度I_0随深度z呈指数下降：

$$I_z=I_0\exp^{-\alpha(f)z} \quad (37.1)$$

其中I_z是深度z处的超声强度，α是频率（f）相关衰减系数。超声波衰减主要取决于超声波频率和传播介质的特性。在特定频率下，超声衰减系数α可以用dB/m表示。将超声频率设定为3.5 MHz时，一些人体组织的标准衰减系数[32]：脂肪组织为175～630 dB/m，肝脏为140～245 dB/m，肌腱为315～385 dB/m，软组织为105～280 dB/m。

众所周知，脂肪是一种衰减介质，因此从20世纪80年代初开始，许多研究人员试图通过定量衰减参数来评估脂肪肝的脂肪含量[33-34]。特别是许多研究发现超声衰减可诊断人体肝脂肪变性[35-40]。在大多数研究中，研究人员已经根据参照物校准了他们的测量结果，并考虑到光束衍射、换能器聚焦和增益效应等影响。

2. 受控衰减参数测量原理

受控衰减参数是FibroScan弹性成像仪基于振动控制瞬时弹性成像技术所使用的超声衰减系数的测量值[26]。有关振动控制瞬时弹性成像的更多详细信息，另请参阅第二部分“肝脏硬度测量的技术”。这种超声波衰减系数是M型探头、中心频率为3.5 MHz时对超声波总衰减（往返路径）的估计，以dB/m表示。受控衰减参数使用与肝脏硬度测量相同的射频数据，并在相同的目标区域进行测量，并且只有在获取“有效值”时才进行评估。因此，受控衰减参数由振动控制瞬时弹性成像引导，确保检查者能够自动获得肝脏的超声衰减值。

受控衰减参数最初是在FibroScan的M型探头上开发的[26]，最近在XL型探头上也开发了受控衰减参数[41]。由于XL型探头的中心频率为2.5 MHz，因此受控衰减参数必须进行校正，以便能够像M型探头那样在3.5 MHz下测量超声衰减，并确保无论使用何种探头，测量值都可进行比较。“XL型探头受控衰减参数的开发和验证”一节中提供了XL型探头校正的详细信息。

三、验证受控衰减参数超声衰减的估计值

1. 超声场仿真结果

受控衰减参数在3.5 MHz频率下的衰减系数的有效性评估最初是在衰减系数为100～350 dB/m[43]的均匀介质中使用超声场仿真软件Field Ⅱ进行[42]。受控衰减参数值非常接近超声场仿真的参考值。均方误差非常低（<2 dB/m，<衰减参考值的2%）。

2. 组织模拟模型的结果

受控衰减参数在3.5 MHz衰减系数下的有效性在CIRS公司（CIRS Inc.，Norfolk，VA）制造的组织模拟体模上进一步进行评估[26]。共使用了两种类型的体模，第一种是定制的弹性体模，根据CIRS标准将超声波衰减设定为0.48 dB/（cm·MHz）。第二种是多功能多组织超声体模（模型040），其具有两个不同的超声波衰减（0.50±0.05）dB/（cm·MHz）和（0.70±0.07）dB/（cm·MHz）。该体模每一层都使用了均匀介质。使用夹具固定的FibroScan探头进行采集。为了能够比较受控衰减参数值与制造商提供的衰减参考值，基于超声波衰减随频率和零截距线性变化的假设，将受控衰减参数值除以3.5 MHz，将其转换为dB/（cm·MHz）。在定制的组织模拟体模中测量的受控衰减参数为0.56 dB/（cm·MHz），衰减参考值为0.48 dB/（cm·MHz）。双层衰减体模中的受控衰减参数为0.60 dB/（cm·MHz）和0.79 dB/（cm·MHz），衰减参考值分别为0.50 dB/（cm·MHz）和0.70 dB/（cm·MHz）。受控衰减参数值虽略高于制造商提供的参考值，但数量级相同。微小差异可能由不同实验条件而影响测量所致，例如，温度、使用的换能器（CIRS使用5 MHz中心频率换能器来表征其体模），或者甚至是超声衰减随频率线性变化的拟合值接近零截距。

3. XL 型探头受控衰减参数的开发和验证

最初，受控衰减参数仅能用于FibroScan仪的M型探头[26]。然而，一些超重和肥胖患者仅使用M型探头测量的研究证实身体质量指数的增加会影响受控衰减参数的诊断价值[44-45]。这是由于超重或肥

胖患者的皮下脂肪较厚而导致皮肤到肝包膜距离增加。在这些情况下，M型探头上的受控衰减参数检测区域不仅包含肝实质，还包含一部分皮下脂肪层，正如组织模拟体模上测得的结果那样，导致受控衰减参数测值偏高[41]。

（1）由于Echosens公司开发出专用于超重和肥胖患者的探头并进行商业生产[46]，因此随即使用XL型探头进行受控衰减参数测量[41]。有关详情，另请参阅第二部分“肝脏硬度测量的技术”。由于XL型探头的中心频率为2.5 MHz，因此开发商的棘手问题在于如何将3.5 MHz左右的受控衰减参数值应用于XL型探头，这样才能使M型和XL型探头测量的受控衰减参数值可互相比较，有助于检查者获取相同范围的受控衰减参数值以进行判读和诊断，从临床角度而言更能防止误诊发生。实际上，在同一介质上使用2.5 MHz或3.5 MHz中心频率测量的衰减值并无巨大差别，因此如果检查者不得不使用M型探头和XL型探头并从不同范围读取受控衰减参数值，可能很容易混淆。对XL型探头采集的信号进行受控衰减参数开发需要3个步骤[41]：使用与M型探头采集信号的相同算法评估XL型探头中心频率2.5 MHz附近的原始衰减。

（2）使用类似于Wear（2003）描述的方法评估衰减的频率依赖性[47]。

（3）使用频率相关衰减作为校正因子估计3.5 MHz附近的受控衰减参数。在这一步中，假设衰减与频率呈线性关系。

模拟数据和组织模拟体模超声波衰减的估计值已经证实XL型探头上的受控衰减参数检测的有效性，尚需进一步评估M型探头的受控衰减参数值的有效性[41]。在Field Ⅱ模拟场的均匀衰减介质上，3.5 MHz时衰减值变化范围为100 ~ 400 dB/m，每20 dB/m进行一次模拟。使用M型探头和XL型探头在3.5 MHz下进行衰减估测的均方误差分别为2.1 dB/m和5.6 dB/m。在组织模拟体模上，M型探头和XL型探头的组内相关系数变异均等于1，两者一致性极高[41]。

四、受控衰减参数脂肪变性评估

1. 首版研究

最早的受控衰减参数研究为一项纳入115名不同原因慢性肝病患者的回顾性研究[26]。该研究将脂肪变性程度分级如下。S0为≤10%肝细胞脂肪堆积，S1为11% ~ 33%肝细胞脂肪堆积，S2为34% ~ 66%肝细胞脂肪堆积，S3为≥67%肝细胞脂肪堆积。受控衰减参数与脂肪变性分级密切相关（Spearman ρ =0.81；P为10 ~ 16）。此外，研究还发现受控衰减参数与纤维化阶段无关。使用受控衰减参数检测脂肪变性的效果很好，诊断脂肪变性程度≥S1、≥S2和=S的AUROC分别为0.91（95%CI 0.86 ~ 0.97）、0.95（95%CI 0.91 ~ 1）和0.89（95% CI 0.75 ~ 1）。

2. 以肝活检为“金标准”评价受控衰减参数的诊断准确性

许多研究以肝活检为“金标准”，多次证实了受控衰减参数首次研究的结果。表37.1汇总了使用AUROC评估诊断性能的研究摘要。研究发现，受控衰减参数在评估慢性肝病患者肝脂肪变性中具有较高的诊断价值。在病毒性肝炎中，一些研究证实了首次研究的准确性[43, 48-50]，而其他研究无类似发现[51-53]。在非酒精性脂肪性肝病中，除了Runge等[54]和Siddiqui等[55]，其他学者发现受控衰减参数在评估非酒精性脂肪性肝病患者肝脂肪变性中具有较高的诊断价值，特别是Eddowes等[56]根据诊断准确性报告标准指南发现受控衰减参数诊断非酒精性脂肪性肝病患者脂肪变性的价值较高。只有一项研究[57]评估了受控衰减参数对酒精性肝病的诊断价值，结果发现，诊断轻中度脂肪变性（S≥S1和S≥S2）的价值一般，但诊断重度脂肪变性的结果令人满意。在表37.1中可以看到，即使受控衰减参数对于脂肪变性的诊断价值较高，但诊断重度脂肪变性（S=S3）时准确率通常较低，这表明受控衰减参数鉴别中度和重度脂肪变性的准确性较差或一般。

然而，Shen等提出，皮肤到包膜的距离（或身体质量指数）较大的患者使用M型探头可能影响测量结果的准确性[58]。其他因素也可能影响结果，如研究队列规模较小[54]、FibroScan仪检查与肝活检[59]之间的间隔时间长、肝活检结果判读或操作者经验等。Naveau等[60]开展了一项针对病态肥胖患者的研究，结果表明，FibroScan仪的检查质量可能对受控衰减参数的诊断价值产生重大影响。事实上，一组患者的回顾性分析（XL型探头尚未商业化使用时，对XL型探头所检测的受控衰减参数原始文档进行再处理）显示，受控衰减参数对脂肪变性和更严重程度的脂肪变性的诊断价值一般。对于具有相似特征的患者，检查者使用带有肝脏靶向工具的FibroScan仪（能保证操作者在肝脏的均质部位进行检查）进行前瞻性测量时，不同程度脂肪变性的检测性能均有所提升。这些结果表明，正确进行FibroScan检查应选择肝实质区域并避开血管或异质性组织。最后，少数荟萃分析评估了受控衰减参数的总体表现，确定了诊断脂肪变性及更严重程度脂肪变性的可靠临界值。

表37.1　以肝活检组织学为“金标准”，以AUROC为指标，关于受控衰减参数诊断价值的已发表的研究汇总

病因	参考文献	N	使用探头	BMI（kg/m^2）	AUROC（95%CI）S ≥ S1	AUROC（95%CI）S ≥ S2	AUROC（95%CI）S=S3
慢性肝病	[26]	115	M	–	0.91（0.86～0.97）* 患病率=58%	0.95（0.91～1） 患病率=39%	0.89（0.75～1） 患病率=8%
	[67]	112	M	均值：25.8 ± 4.2	0.84（0.76～0.92）* 患病率=51%	0.86（0.78～0.95） 患病率=31%	0.93（0.84～1） 患病率=15%
	[45]	153	M	中位数：32 （IQR：30～34）	0.81（0.74～0.88）* 患病率=75%	0.76（0.69～0.84） 患病率=35%	0.70（0.60～0.81） 患病率=10%
	[116]	155	M	中位数：24.4 （范围：15.4～39.2）	0.88（0.82～0.94） 患病率=35%	–	–
	[99]	423	M	均值：26.6 ± 5.9	0.79（0.75～0.84）* 患病率=52%	0.84（0.80～0.88） 患病率=32%	0.84（0.80～0.88） 患病率=15%
	[100]	135	M	中位数：24.4 （范围：14.3～33.5）	0.89（0.82～0.93） 患病率=69%	0.89（0.83～0.94） 患病率=25%	0.80（0.72～0.86） 患病率=7%
	[102]	161	M	中位数：24.4 （范围：14.3～34.3）	0.86（0.81～0.92） 患病率=74%	0.90（0.84～0.95） 患病率=24%	0.74（0.56～0.91） 患病率=4%
	[101]	151	M	中位数：26.0 （IQR：24.4～29.3）	0.92（0.88～0.97） 患病率=59%	0.92（0.87～0.97） 患病率=30%	0.88（0.82～0.94） 患病率=9%
	[117]	201	M	均值：26.4 ± 4.6	0.81（0.75～0.86） 患病率=45%	0.82（0.76～0.87） 患病率=16%	0.84（0.78～0.88） 患病率=6%
	[58]	SCD <25 mm： 332 SCD ≥25 mm： 49	M	SCD<25 mm： 中位数：24.3 （IQR：21.9～26.5） SCD≥25 mm： 中位数：27.7 （IQR：25.1～29.6）	SCD<25 mm：0.88 （0.84～0.92） 患病率=43% SCD≥25 mm：0.81 （0.66～0.96） 患病率=90%	SCD<25 mm：0.90 （0.86～0.95） 患病率=19% SCD≥25 mm：0.85 （0.74～0.96） 患病率=57%	SCD<25 mm：0.84 （0.74～0.94） 患病率=5% SCD≥25 mm：0.72 （0.52～0.92） 患病率=20%
	[109]	754	M	均值：27.2 ± 5.3	0.85（0.82～0.88） 患病率=71%	–	–
	[64]	236	M和XL	中位数：24.4 （IQR：6.3）	M：0.82 （0.77～0.88） XL：0.83 （0.77～0.88） 患病率=48%	M：0.89 （0.84～0.93） XL：0.88 （0.82～0.93） 患病率=26%	M：0.92 （0.89～0.96） XL：0.93 （0.89～0.97） 患病率=16%
	[69]	79	M	均值：26.0 ± 5.1	0.90（0.83～0.97） 患病率=48%	–	–
	[118]	159	M	17%，身体质量指数>30	0.82（0.73～0.91） 患病率=81%	0.96（0.93～0.99） 患病率=48%	0.98（0.96～1.00） 患病率=26%
	[66]	180	M和XL	均值：29.5 ± 4.8	M：0.84 （0.78～0.89） XL：0.91 （0.85～0.94） 患病率=91%	M：0.76 （0.69～0.82） XL：0.78 （0.71～0.84） 患病率=62%	M：0.61 （0.54～0.69） XL：0.65 （0.58～0.72） 患病率=18%

续表

病因	参考文献	N	使用探头	BMI（kg/m²）	AUROC（95%*CI*）S ≥ S1	AUROC（95%*CI*）S ≥ S2	AUROC（95%*CI*）S=S3
	[72]	182	M	中位数：25.9（IQR：22.4 ~ 28.4）	0.83（0.74 ~ 0.91）患病率=63%	0.84（0.73 ~ 0.95）患病率=24%	0.82（0.70 ~ 0.93）患病率=9%
	[119]	462	M 或 XL	中位数：23.4（IQR：20.8 ~ 26.4）	0.88（0.84 ~ 0.92）患病率=28%	0.89（0.86 ~ 0.93）患病率=12%	0.88（0.82 ~ 0.94）患病率=4%
慢性丙型肝炎	[43]	615	M	均值：24.1 ± 3.7	0.80（0.75 ~ 0.84）* 患病率=31%	0.86（0.81 ~ 0.92）患病率=13%	0.88（0.73 ~ 1）患病率=1%
	[51]	108	M	均值：24.7 ± 3.3	0.66（0.56 ~ 0.75）患病率=52%	0.67（0.57 ~ 0.75）患病率=22%	0.92（0.85 ~ 0.96）患病率=7%
	[48]	312	M	中位数：27.2（IQR：24.0 ~ 28.6）	0.94 患病率=81%	–	–
慢性乙型肝炎	[51]	146	M	均值：24.3 ± 3.6	0.68（0.60 ~ 0.76）患病率=52%	0.79（0.72 ~ 0.86）患病率=19%	0.84（0.77 ~ 0.90）患病率=6%
	[52]	88	M	均值：24.2 ± 5.0	0.71（0.59 ~ 0.87）患病率=54%	0.87（0.75 ~ 0.99）患病率=28%	0.97（0.92 ~ 1.00）患病率=9%
	[49]	136	M	均值：25 ± 4	0.82（0.73 ~ 0.92）* 患病率=22%	0.82（0.69 ~ 0.95）患病率=12%	0.97（0.84 ~ 1.00）患病率=3%
	[50]	189	M	中位数：22.5（范围：16.9 ~ 30.1）	0.88（0.82 ~ 0.95）患病率=52%	0.92（0.87 ~ 0.97）患病率=20%	0.94（0.90 ~ 0.99）患病率=7%
	[68]	366	M	中位数：23.4（范围：17.2 ~ 30）	0.78（0.74 ~ 0.82）患病率=38%	0.93（0.90 ~ 0.96）患病率=4%	0.99（0.97 ~ 1.00）患病率=1%
慢性乙型肝炎和慢性丙型肝炎	[53]	115	M	均值：24.8 ± 4.2	0.76（0.67 ~ 0.84）患病率=53%	0.82（0.74 ~ 0.89）患病率=14%	–
非酒精性脂肪性肝病	[59]	46	M	均值：28.0 ± 5.5	–	0.78（0.58 ~ 0.99）患病率=74%	0.72（0.57 ~ 0.86）患病率=46%
	[51]	63	M	均值：25.1 ± 2.0	–	0.79 患病率=59%	0.76 患病率=11%
	[44]	对照组 101+60	M	均值：29.4 ± 3.9（20.8 ± 3.4 in control）	0.97 患病率=61%	0.86 患病率=40%	0.75 患病率=9%
	[120]	261	M	均值：30.2 ± 5.1	–	0.80（0.73 ~ 0.86）患病率=70%	0.66（0.59 ~ 0.72）患病率=32%
	[73]	127	M	均值：28.1 ± 4.6	0.88（0.80 ~ 0.95）患病率=93%	0.73（0.64 ~ 0.81）患病率=55%	0.70（0.58 ~ 0.83）患病率=16%
	[92]	183	M	均值：27.9 ± 4.3	0.95（0.93 ~ 0.98）患病率=95%	0.86（0.80 ~ 0.91）患病率=54%	0.73（0.65 ~ 0.81）患病率=18%
	[74]	104	M 或 XL	均值：30.4 ± 5.2	0.85（0.75 ~ 0.96）患病率=91%	0.70（0.58 ~ 0.82）患病率=38%	0.73（0.58 ~ 0.89）患病率=14%
	[65]	对照组 57+22	M 和 XL	均值：30.2 ± 5.0	M：0.94（0.86 ~ 0.98）XL：0.97（0.90 ~ 0.99）患病率=99%	M：0.80（0.69 ~ 0.88）XL：0.81（0.71 ~ 0.89）患病率=76%	M：0.69（0.57 ~ 0.79）XL：0.67（0.56 ~ 0.77）患病率=26%
	[54]	55	M	中位数：27.8（IQR：26.0 ~ 33.1）	0.77（0.64 ~ 0.87）患病率=91%	0.78（0.65 ~ 0.88）患病率=47%	0.79（0.65 ~ 0.88）患病率=16%
	[55]	393	M 或 XL	均值：34.4 ± 6.4	0.76（0.64 ~ 0.89）患病率=95%	0.70（0.64 ~ 0.75）患病率=58%	0.58（0.51 ~ 0.64）患病率=27%

续表

病因	参考文献	N	使用探头	BMI（kg/m²）	AUROC（95%CI）S≥S1	AUROC（95%CI）S≥S2	AUROC（95%CI）S=S3
	[56]	380	M或XL	中位数：33.8（IQR：9.2）	0.87（0.82～0.92） 患病率=88%	0.77（0.71～0.82） 患病率=64%	0.70（0.64～0.75） 患病率=36%
酒精性肝病	[57]	269	–	Mean：26±5	0.77（0.71～0.83） 患病率=72%	0.78（0.72～0.83） 患病率=37%	0.82（0.75～0.88） 患病率=13%
减肥手术后患者	[60][a]	Retro：194 Prosp：123	M或XL	Retro均值：44±0.4 Prosp均值：44±0.6	回顾性分析 0.73（0.61～0.71） 患病率=82% 前瞻性分析 0.84（0.71～0.91）[a] 患病率=81%	回顾性分析0.77 （0.69～0.83） 患病率=56% 前瞻性分析0.83 （0.74～0.90）[a] 患病率=58%	回顾性分析0.79 （0.71～0.74） 患病率=36% 前瞻性分析0.84 （0.75～0.90）[a] 患病率=37%
	[80]	76	XL	均值：45.2±7.1	0.75（0.61～0.89） 患病率=92%	0.74（0.62～0.86） 患病率=30%	0.82（0.73～0.91） 患病率=5%
	[76]	182	XL	均值：45.1±8.3	0.75（0.56～0.94） 患病率=83%	0.69（0.56～0.81） 患病率=46%	0.54（0.38～0.70） 患病率=14%
人类免疫缺陷病毒	[121]	140	–	中位数：26（IQR：24～30）	0.88（0.76～0.99） 患病率=76%	–	–
活体肝脏捐赠者	[122]	54	M	均值：24.0±4.2	0.96（0.91～1） 患病率=13%	–	–

注：S，脂肪变性；SCD，皮肤到包膜距离。

*S1相当于5%～33%脂肪变性。

[a] 使用受控衰减参数评估患者，通过回顾性分析或原始检查数据的再处理（患者使用XL探头检测受控衰减参数且检测设备未使用靶向工具）或者前瞻性分析（当患者使用XL探头检测受控衰减参数且检测设备已使用靶向工具）。

3. 受控衰减参数准确性和荟萃分析的临界值

已有4篇荟萃分析评估了受控衰减参数诊断肝脂肪变性的准确性，其中有3篇是汇总数据的荟萃分析[61-63]，1篇是个体患者数据的荟萃分析[27]。表37.2总结了这4篇荟萃分析结果，前3篇荟萃分析针对各类慢性肝病患者，Pu等[63]最近的荟萃分析针对非酒精性脂肪性肝病患者。对于各类慢性肝病，3篇荟萃分析结果一致，各类慢性肝病的AUROC均处于较高水平，S≥S1为0.82～0.85，S≥S2为0.87～0.88，S=S3为0.87～0.94。3项研究中的临界值并不完全相同，但非常一致。个体患者数据的荟萃分析提出：分别以248 dB/m、268 dB/m、280 dB/m为临界值来定义脂肪变性程度≥S1、≥S2和=S3。然而，非酒精性脂肪性肝病患者的荟萃分析没有提出任何临界值。在非酒精性脂肪性肝病患者中，受控衰减参数诊断S≥S1的准确性非常好，S≥S2的准确性较好，S=S3的准确性中等（AUROC分别为0.96、0.82和0.70）。

五、受控衰减参数的比较研究

1. M型探头和XL型探头的受控衰减参数比较

3项研究比较了M型探头与XL型探头检测受控衰减参数的区别。XL型探头检测受控衰减参数的第1个验证研究中，对59名慢性肝病患者使用两种探头，并以MRI-PDFF作为参考标准比较两者的诊断效能[41]。研究结果表明两种探头的诊断能力相似（$P>0.50$），对于脂肪分数为1%、5%、10%或30%的诊断AUROC［（范围在0.84（95%*CI* 0.73～0.94）和0.92（95%*CI* 0.84～0.99）］均在较高水平[41]。此外，本研究中两种探头的临界值相似。

另外3项研究均以肝活检为“金标准”，比较了M型探头和XL型探头检测受控衰减参数的区别。第1项研究纳入237名慢性肝病患者，平均身体质量指数为（24±6）kg/m²[64]。第二项研究纳入57名非酒精性脂肪性肝病患者和22名对照者，平均身体质量指数为（30±5）kg/m²[65]。两种探头的受控衰减参数检测值对S≥S1、S≥S2、S=S3的诊断准确性相似。de Ledinghen等发现两种探头的临界值相似[64]，而Chan等发现，使用XL型探头时，各个程度的脂肪变性的临界值均稍高[65]，然而，该研究队列非常小，在这样一个小队列研究中无法确定最佳临界值。此外，该队列研究的患者身体质量指数值高于de Ledinghen等[64]研究中的患者。在大多数患者中，M型探头无法避免皮肤至包膜距离增加对结果的影响，如研究[41]所示，M型探头测得的受控衰减参数值偏高。

最后，Karlas等进行了一项荟萃分析，旨在确定是否可以在M型探头和XL型探头上使用相同的受控衰减参数临界值来诊断脂肪变性。研究纳入[66] 180名平均身体质量指数为（30 ± 5）kg/m^{2}的患者，M型探头和XL型探头均使用相同的M型探头的诊断临界值，结果发现诊断S≥S1、S≥S2、S=S3的临界值及诊断的敏感性、特异性、阳性和阴性预测值均相同或相似，表明M型探头或XL型探头可使用相同的受控衰减参数临界值诊断肝脂肪变性分级。

表37.2　受控衰减参数对肝脂肪变性的诊断准确性及受控衰减参数临界值的荟萃分析结果

参考文献	荟萃分析种类	研究数量	患者总数	主要肝脏疾病	诊断正确率				
					脂肪变性等级[a]	AUROC（95%*CI*）	受控衰减参数截止值（dB/m）	灵敏性汇总	特异性汇总
[61]	汇总数据荟萃分析	9	1771	慢性乙型肝炎、慢性丙型肝炎、酒精性肝病、非酒精性脂肪性肝病	S≥S1	0.85（0.81 ~ 0.88）	232.5	0.78（0.69 ~ 0.84）	0.79（0.68 ~ 0.86）
					S≥S2	0.88（0.85 ~ 0.91）	255	0.85（0.74 ~ 0.92）	0.79（0.71 ~ 0.85）
					=S3	0.87（0.84 ~ 0.90）	290	0.83（0.76 ~ 0.89）	0.79（0.68 ~ 0.87）
[62]	汇总数据荟萃分析	11	2076	慢性乙型肝炎、慢性丙型肝炎、酒精性肝病、非酒精性脂肪性肝病	S≥S1	0.86（0.82 ~ 0.88）	244	0.78（0.71 ~ 0.84）	0.79（0.70 ~ 0.86）
					S≥S2	0.88（0.85 ~ 0.90）	261	0.82（0.74 ~ 0.88）	0.79（0.73 ~ 0.85）
					S=S3	0.94（0.91 ~ 0.96）	287	0.86（0.82 ~ 0.89）	0.89（0.86 ~ 0.92）
[27]	个别患者数据荟萃分析	19	2735	慢性乙型肝炎、慢性丙型肝炎、非酒精性脂肪性肝病	S≥S1	0.82（0.81 ~ 0.84）	248	0.69（0.60 ~ 0.75）	0.82（0.76 ~ 0.90）
					S≥S2	0.87（0.85 ~ 0.88）	268	0.77（0.69 ~ 0.84）	0.81（0.75 ~ 0.88）
					S=S3	0.88（0.86 ~ 0.91）	280	0.88（0.77 ~ 0.96）	0.78（0.72 ~ 0.82）
[63]	汇总数据荟萃分析	9	1297	非酒精性脂肪性肝病	S≥S1	0.96（0.93 ~ 0.99）		0.87（0.84 ~ 0.90）	0.91（0.85 ~ 0.96）
					S≥S2	0.82（0.76 ~ 0.88）		0.85（0.82 ~ 0.88）	0.74（0.69 ~ 0.78）
					S=S3	0.70（0.65 ~ 0.75）		0.76（0.71 ~ 0.80）	0.58（0.55 ~ 0.61）

注：S，脂肪变性。

[a] 脂肪变性程度：S1 11% ~ 33%、S2 34% ~ 66%、S3 ≥ 67% 的肝细胞伴有脂肪浸润。

2. 与超声评价脂肪变性的比较

一些研究以肝活检为“金标准”，对比分析了受控衰减参数与B超评估脂肪变性的诊断价值。de Ledinghen等[67]在71名慢性肝病患者中比较了受控衰减参数和超声诊断脂肪变性的准确性，Xu等[68]比较了137名慢性乙型肝炎患者。两项研究都发现受控衰减参数在肝脂肪变性的评估和分级方面明显优于超声。Jun等[69]在79名慢性肝病患者中比较了受控衰减参数和超声诊断脂肪变性的准确性，受控衰减参数的AUROC均高于超声［分别为0.90（95%*CI* 0.83 ~ 0.97）和0.86（95%*CI* 0.78 ~ 0.94）］。Thiele等[57]在269名酒精性肝病患者的大规模队列研究中比较了受控衰减参数和超声诊断脂肪变性的准确性，结果发现脂肪变性程度较高者受控衰减参数的诊断准确性明显高于超声，诊断其他各种程度脂肪变性时，受控衰减参数均处于有统计学意义的临界（*P*=0.051）。

最后，Ferraioli等以不完美的“金标准”作为参考（Bayesian潜在类别模型）进行了两项研究。第1项研究纳入了726名受试者，包括589名慢性病毒性肝炎患者，137名无肝炎患者[70]。在慢性病毒性肝炎患者中，受控衰减参数的诊断价值优于超声，而在无肝炎患者中，超声诊断性能最佳。第2项研究纳入了305名超重或肥胖儿童，结果表明受控衰减参数的诊断价值优于超声[71]。

最近，Fujiwara等[72]将受控衰减参数与超声引导衰减参数（ultrasound-guided attenuation parameter，UGAP）进行了比较，超声引导衰减参数是超声系数的测量，需要对超声组织模拟体模进行校准。结果显示，仅在S≥S2与S=S3的鉴别诊断中超声引导衰减参数的AUROC显著高于受控衰减参数。

3. 与基于磁共振成像技术的脂肪变性诊断方法比较

以肝活检作为“金标准”的研究发现，尽管受控衰减参数是一种快速、廉价的肝脂肪变性床旁检查，但诊断价值逊于磁共振成像质子密度脂肪分数。Imajo等[73]在127名非酒精性脂肪性肝病患者和10名对照者中进行受控衰减参数和磁共振成像质子密度脂肪分数对比研究，发现磁共振成像质子密度脂肪分数对脂肪变性的诊断价值优于受控衰减参数［AUROC 0.96（95%*CI* 0.92～1.00）*vs*. 0.88（95% *CI* 0.80～0.95），P=0.048］，诊断中度和重度脂肪变性时也具有显著统计学意义，结果分别为$P<0.001$和P=0.01。Park等[74]对104名非酒精性脂肪性肝病患者研究后也得出了类似的结果，显示各种程度脂肪变性的AUROC为0.99（95%*CI* 0.98～1.00），显著高于受控衰减参数［0.85（95%*CI* 0.75～0.96）］。Runge等[54]在55名非酒精性脂肪性肝病患者的研究中也有类似发现，磁共振成像质子密度脂肪分数诊断脂肪变性的准确性优于受控衰减参数（AUROC分别为0.99和0.77，P=0.03）。最近，一项队列研究纳入一组有非酒精性脂肪性肝病风险的单纯HIV感染患者，比较了受控衰减参数与磁共振成像质子密度脂肪分数，疑似显著纤维化的患者［通过振动控制瞬时弹性成像检测肝脏硬度≥7.1 kPa和（或）FibroTest≥0.49］进一步行肝脏活检（n＝140）。研究结果显示磁共振成像质子密度脂肪分数的诊断价值优于受控衰减参数，AUROC分别为0.98（95%*CI* 0.96～1.00）和0.88（95%*CI* 0.76～0.99）。

一项研究在50名非酒精性脂肪性肝病患者和15名对照组中比较了受控衰减参数与氢质子-磁共振波谱成像技术（1 H-magnetic resonance spectroscopy，1H-MRS），发现这两种方法定量诊断肝脂肪变性的效果相似[75]。另一项研究在病态肥胖患者中比较了受控衰减参数与氢质子-磁共振波谱成像技术[76]。发现在磁共振成像检查成功的患者中，氢质子-磁共振波谱成像技术诊断脂肪变性的价值极高。然而，由于磁共振成像检查的适用人群比例较低（65%），意向诊断分析后发现其诊断价值优于受控衰减参数。

4. 与其他非侵入性检查诊断脂肪变性的比较

de Ledinghen等[67]进行了一项纳入112名慢性肝病患者的队列研究，以肝活检为“金标准”，比较受控衰减参数与SteatoTest和脂肪肝指数（fatty liver index，FLI）。受控衰减参数对各级脂肪变性的诊断效能均优于SteatoTest和脂肪肝指数：S≥S1（分别为P=0.04和P=0.02）、S≥S2（分别为P=0.02和$P<0.001$）和S=S3（$P<0.001$）。另外一项更大规模的队列研究纳入了423名慢性肝病患者，进行了同样的分组并比较受控衰减参数与SteatoTest和脂肪肝指数。受控衰减参数诊断S≥S1、S≥S2和S=S3这3种程度脂肪变性的AUROC分别为0.79（95%*CI* 0.75～0.84）、0.84（95%*CI* 0.80～0.88）和0.84（95%*CI* 0.80～0.88），脂肪肝指数的AUROC分别为0.74（95%*CI* 0.69～0.79）、0.79（95%*CI* 0.75～0.84）和0.76（95%*CI* 0.70～0.82）。Myer等[45]比较了受控衰减参数与脂肪肝指数和肝脂肪变性指数（hepatic steatosis index，HSI）对脂肪变性的诊断价值，受控衰减参数的AUROC为0.81（95%*CI* 0.74～0.88），而肝脂肪变性指数为0.65（95%*CI* 0.57～0.74，P=0.02），脂肪肝指数为0.72（95%*CI* 0.63～0.82，P=0.12）。Xu等[68]比较了366名慢性乙型肝炎患者的受控衰减参数和肝脂肪变性指数，发现受控衰减参数对各种程度脂肪变性的诊断价值均优于肝脂肪变性指数（$P<0.002$）。Jun等[69]在79名慢性肝病患者中比较了受控衰减参数和肝脂肪变性指数对脂肪变性的诊断价值，发现受控衰减参数的AUROC显著高于肝脂肪变性指数［分别为0.90（95%*CI* 0.83～0.97）和0.77（95%*CI* 0.66～0.88），P=0.039］。Eddows等[56]在一项纳入380名非酒精性脂肪性肝病患者的队列研究中比

较了受控衰减参数与肝脂肪变性指数，结果显示，诊断膈肌脂肪变性时，受控衰减参数明显优于肝脂肪变性指数（$P<0.01$）。有研究针对仅有HIV感染的患者合并非酒精性脂肪性肝病风险时，若疑似存在显著纤维化则进行肝脏活检，结果发现受控衰减参数诊断脂肪变性的价值优于SteatoTest［分别为0.88（95%*CI* 0.76～0.99）和0.68（95%*CI* 0.51～0.85）］。

六、受控衰减参数用于随访

1. 非药物治疗

一项研究评估了14 d低热量饮食对60名非酒精性脂肪性肝病患者的影响[77]。14 d后的结果显示，受控衰减参数测值与体重、肝脏硬度测量、谷氨酰转移酶和血脂均显著降低（$P<0.001$）。同样，Rezende等[78]纳入了40名有久坐习惯的绝经后非酒精性脂肪性肝病患者，评估有氧运动对肝脂肪变性的影响。该研究将患者随机分为两组：运动组和对照组，运动组接受为期24周的有氧运动训练。然而，结果发现运动组患者肝脂肪变性的受控衰减参数检测值并未出现显著降低。另一项研究纳入了20名肥胖患者，手术置入EndoBarrier®胃肠道衬垫对2型糖尿病患者进行试验性治疗[79]。在置入后（11.6±0.5）个月，受控衰减参数显著下降（$P<0.05$），肝脏硬度测量、体重、糖化血红蛋白也明显下降（$P<0.05$）。Garg等[80]评估了减重手术对肝脂肪变性和受控衰减参数的影响，研究纳入了32名患者，配对使用肝活检与受控衰减参数，随访1年后发现受控衰减参数显著降低（分别为$P<0.001$和$P=0.001$）。

有研究纳入了37名非酒精性脂肪性肝病患者进行生活方式干预，建议患者每周至少进行3 d中等强度运动，每次45 min，持续6个月[81]。此外，卡路里摄入量根据理想体重计算，限制在25～30 kcal/（kg·d）。6个月后，受控衰减参数均值显著改善（$P=0.03$），表明改变生活方式可以改善肝脂肪变性。

2. 药物治疗

关于药物治疗对受控衰减参数影响，目前已有少量研究，但主要是小样本研究。一项研究[82]纳入了40名合并维生素D缺乏的非酒精性脂肪性肝病患者，补充维生素D治疗6个月后发现血清维生素D水平恢复，受控衰减参数较基线水平显著降低（$P=0.007$）。另外一项研究[83]纳入了42名合并2型糖尿病的非酒精性脂肪性肝病患者，旨在确定一种新的噻唑烷二酮类药物洛贝格列酮对患者肝脏的影响。治疗24周后受控衰减参数显著降低（$P=0.02$），糖化血红蛋白、血脂和肝脏指标也显著下降。另一项单臂试验研究评估了29名非酒精性脂肪性肝病患者行谷胱甘肽治疗的效果[84]。在治疗结束时患者分为两组：丙氨酸氨基转移酶应答者（丙氨酸氨基转移酶显著下降）和丙氨酸氨基转移酶无应答者（丙氨酸氨基转移酶与基线数据相比没有显著变化）。丙氨酸氨基转移酶应答者的受控衰减参数较基线水平显著降低（$P<0.05$），无应答者的受控衰减参数与基线水平无显著差异（$P=0.31$）。

Ogasawara等[85]对214名HCV基因1b型的老年患者使用直接抗病毒药物治疗（联用达卡他韦和阿舒瑞韦，口服，疗程24周），通过振动控制瞬时弹性成像测量肝脏硬度与受控衰减参数来评估药物对肝纤维化和脂肪变性的影响。治疗结束时振动控制瞬时弹性成像检测的肝脏硬度值显著低于基线水平，但治疗结束48周后受控衰减参数显著高于基线水平（$P=0.02$），总胆固醇在治疗后也显著升高。Kobayashi等[86]研究了57名接受直接抗病毒药物治疗并获得持续病毒学应答的丙型肝炎患者，通过振动控制瞬时弹性成像检测肝脏硬度值的连续变化及受控衰减参数，治疗结束48周后受控衰减参数较基线水平显著降低（$P=0.02$）。

Shizumu等[87]对57名合并2型糖尿病的非酒精性脂肪性肝病患者使用钠-葡萄糖协同转运蛋白-2（sodium-glucose co-transporter-2，SGLT2）抑制剂进行了随机、开放标签试验。治疗24周后，治疗组受控衰减参数较对照组显著降低（$P=0.04$），治疗组丙氨酸氨基转移酶、谷氨酰转移酶和内脏脂肪量也显著下降。

最近Leite等[88]在一项为期24个月的随机双盲安慰剂对照试验中，研究了84名合并2型糖尿病的非酒精性脂肪性肝病患者使用抗感染药双醋瑞因的疗效。安慰剂组和治疗组的受控衰减参数与基线水平无差异（P=0.32）。

七、受控衰减参数的预后价值

关于受控衰减参数预后价值的研究很少，结果相互矛盾。Liu等[89]研究了4282名患者，平均随访26个月，旨在确定受控衰减参数对肝脏相关事件、恶性肿瘤（非肝细胞癌）和心血管事件的预后价值。结果发现，肝脂肪变性的存在与严重程度都无法预测肝脏相关事件、恶性肿瘤或心血管事件，而振动控制瞬时弹性成像检测的肝脏硬度值和病因可以独立预测肝脏相关事件。病毒性肝炎和非酒精性脂肪性肝病患者的亚组分析显示了相似的结果。Margini等[90]对193名代偿期进展性慢性肝病患者进行了回顾性研究，以评估受控衰减参数的预后意义。平均随访18个月后，18名患者发生了临床相关事件（失代偿或严重细菌感染），且所有患者受控衰减参数＞220 dB/m。多变量分析显示受控衰减参数＞220 dB/m与临床相关事件密切相关，且独立于振动控制瞬时弹性成像检测的肝脏硬度值。Scheiner等[91]对430名进展性慢性肝病和失代偿期肝硬化患者进行了类似的回顾性研究，该研究使用的受控衰减参数临界值为248 dB/m，与Karlas等荟萃分析中使用的临界值相同，研究还发现，受控衰减参数与首次或进一步失代偿的发生无关[27]。

受控衰减参数联用振动控制瞬时弹性成像－肝脏硬度测量诊断非酒精性脂肪性肝炎

Imajo等[73]进行了一项纳入127名非酒精性脂肪性肝病患者的队列研究，通过振动控制瞬时弹性成像检测的肝脏硬度联合受控衰减参数诊断非酒精性脂肪性肝炎，结果显示诊断非酒精性脂肪性肝炎的AUROC为0.80（95%CI 0.73～0.88），诊断NAS≥5的AUROC为0.65（95%CI 0.73～0.78）。联用CK-18或丙氨酸氨基转移酶进行诊断时，AUROC无显著差异：诊断非酒精性脂肪性肝炎时分别为0.82（95%CI 0.75～0.89）和0.80（95%CI 0.82～0.88），诊断NAS≥5时分别为0.66（95%CI 0.54～0.78）和0.67（95%CI 0.56～0.78）。Lee等[92]开发了一个联用振动控制瞬时弹性成像检测肝脏硬度、受控衰减参数和丙氨酸氨基转移酶的评分系统来诊断非酒精性脂肪性肝炎，结果在衍生队列中有较高的诊断价值［AUROC 0.81（95%CI 0.72～0.88）］和良好的引导置信区间［AUROC=0.83（95%CI 0.74～0.89）］。Echosens公司最近开发了一种新的评分系统，将振动控制瞬时弹性成像检测的肝脏硬度、受控衰减参数和天冬氨酸氨基转移酶相结合，以识别有发生肝纤维化风险的非酒精性脂肪性肝炎，结果发现该评分系统在衍生队列中表现出良好的诊断性能，且在来自不同临床环境和地理环境的外部验证队列中也有较高的诊断价值[93-94]。

八、受控衰减参数检查的可重复性

一项研究纳入22名非酒精性脂肪性肝病手术患者，检查者使用FibroScan仪M型探头测量受控衰减参数，通过组内相关系数评估了组内检查者的可重复性，整个研究期间组内相关系数为0.92（95%CI 0.83～0.97），数周内组内相关系数为0.65（95%CI 0.33～0.84）[54]。另一项研究纳入59名慢性肝病患者，使用M型探头和XL型探头对组内相关系数进行评估和比较[41]，两种探头的组内相关系数分别为0.83（95%CI 0.76～0.89）和0.84（95%CI 0.77～0.90），提示组内相关系数均有意义且结果相当。最近，NASH-CRN一项纳入838名患者的研究使用带有自动探头选择工具的检测仪，同时使用M型探头和XL型探头[95]，结果发现观察者间信度总体较高，r=0.82，但探头间比较时存在显著差异（M型探头r=0.85 *vs.* XL型探头r=0.75；P=0.003）。

3项独立研究评估了检查者使用M型探头的可重复性，结果均显示良好。Ferraioli等[96]的研究中，335名健康人群或慢性肝病患者的一致性相关系数为0.82（95%CI 0.78～0.85）。Recio等[97]的研究中，118名慢性丙型肝炎或人免疫缺陷病毒感染患者的组内相关系数为0.84（95%CI 0.77～0.88）。Runge等[54]的研究中，16名非酒精性脂肪性肝病患者的组内相关系数为0.83（95%CI 0.57～0.93），结果与之前的研究一致。Vuppalanchi等[95]的研究中，M型探头的观察者间信度为0.64，XL型探头为0.68（P=0.71）。

九、受控衰减参数的影响因素

1. 纤维化、炎症和其他协变量

一些研究使用多因素分析评估受控衰减参数的影响因素，目前已证实脂肪变性和身体质量指数可影响受控衰减参数[26, 44-45, 51, 53, 98-104]，而纤维化[26, 44-45, 51, 100, 102]、炎症[26, 44-45, 51, 100, 102, 104]、肝功能检测[44, 51, 98, 100-104]、血脂分析[44, 51, 53, 98, 100-101, 103-104]、血糖值[44, 98-100, 103]、高血压[98-99, 103]、年龄[26, 44, 51, 53, 98, 103-104]、性别[26, 44, 51, 98, 103]和腰围[26, 98-99]对受控衰减参数无影响。Karlas等的荟萃分析发现，影响受控衰减参数的相关协变量为病因、糖尿病和身体质量指数[27]。

2. 膳食摄入对受控衰减参数的影响

4项研究评估了膳食摄入量对受控衰减参数值的影响，结果相互矛盾。Ratchatasettakul等[105]选择前1个月进行肝活检的40名慢性肝病患者，使用FibroScan仪检测受控衰减参数，在整夜禁食后及标准工作餐后多次检测，整夜禁食后检测受控衰减参数作为基线水平。结果发现，在餐后15～120 min，所有患者的受控衰减参数值均显著降低，60 min达峰，餐后平均下降值为18.1 dB/m，餐后150 min恢复到基线水平。Kjaergaard等[106]选择60名慢性肝病患者进行研究，连续两天分别摄入625 kcal和1250 kcal的流质饮食，结果发现，两种热量的饮食均能导致餐后受控衰减参数轻度升高（总体升高22 dB/m），受控衰减参数升高比例分别为7%与10%，并分别在餐后60 min和120 min时达峰。最后，另一项研究纳入85名慢性肝病患者和健康志愿者，在整夜禁食前和标准早餐后30 min测量受控衰减参数，结果发现摄食后受控衰减参数值没有显著增加，但餐后30 min以后没有继续追踪受控衰减参数。Vuppalanchi等[107]的研究选择24名患者，测量受控衰减参数基线水平，以及餐后连续测量6 h，结果发现受控衰减参数变化幅度不超过3%（P>0.1）。因此，膳食对受控衰减参数的影响尚需进一步研究才能充分理解并得出结论。

十、受控衰减参数质量标准

目前受控衰减参数检查并没有统一的标准，一项研究表明脂肪变性的程度分级（S）和高受控衰减参数值均能独立影响受控衰减参数诊断价值[102]。Galaski等的[108]研究也有同样发现，高受控衰减参数值（>300 dB/m）诊断脂肪变性具有高度特异性，但无法对S1和S3级脂肪变性进行分层，因此需要谨慎判读高受控衰减参数测量值，判读时需结合临床参数，特别是IQR值较高时更需谨慎对待。

有两项研究试图评估受控衰减参数的质量标准。Wong等[109]对来自4个中心的754名慢性肝病患者进行大型回顾性研究，所有患者均用M型探头检测受控衰减参数。结果发现，IQR>40 dB/m时，受控衰减参数的诊断准确性较低（S≥S1：IQR>40 dB/m时AUROC=0.77，IQR<40 dB/m时AUROC=0.90；P=0.004）。因此，研究者建议将IQR<40 dB/m作为质量标准。Caussy等的另一项研究[110]发现了类似的结果，但IQR为30 dB/m。最近，Eddow等[56]进行了一项针对非酒精性脂肪性肝病患者的大型队列研究，试图验证这两种标准，但研究者发现当IQR<30 dB/m或40 dB/m时受控衰减参数的准确性均较低，因此无法复现Wong等[109]和Caussy等[110]的研究结果。Thiele等[57]在酒精性肝病患者中也观察到同样的结果。因此，需要进一步的研究来评估真正的受控衰减参数质量标准或验证已经提出的标准。

十一、肝脂肪变性对振动控制瞬时弹性成像–肝脏硬度测量的影响

一些研究表明，肝纤维化分期较低的患者存在大量脂肪变性时，振动控制瞬时弹性成像检测肝脏硬度值出现升高，从而导致肝纤维化被高估[111]。然而，这些研究仅在超重或肥胖患者中进行，且使用M型探头检测，部分患者皮肤至肝包膜距离可能超过25 mm，而且超重或肥胖患者更有可能发生脂肪变性，这些都导致肝脏硬度测量可能被高估。研究中未考虑到这些重要的混杂因素和其他方法学问题[112-113]，因此脂肪变性对肝脏硬度测量的影响仍不明确[114]。最近，Eddows等[56]研究表明，当每位患者都根据FibroScan设备中的自动推荐探头工具选择合适的探头时，影响振动控制瞬时弹性成像的肝脏硬度测量值的唯一组织学因素是肝纤维化。Karlas

等[115]评估受控衰减参数是否有助于判读振动控制瞬时弹性成像检测的肝脏硬度值，结果发现受控衰减参数几乎完全不影响肝脏硬度测量诊断纤维化的准确性。

十二、结论

受控衰减参数是诊断肝脂肪变性的一种快速、廉价的床旁检查。在各种疾病中，尤其是各种慢性肝病、病毒性肝炎和非酒精性脂肪性肝病，受控衰减参数诊断脂肪变性的价值优于常规超声。然而，受控衰减参数鉴别高级别脂肪变性的准确性一般。使用FibroScan仪检测受控衰减参数，与振动控制瞬时弹性成像检测的肝脏硬度值联用可以更好地评估脂肪变性。因此，医师可在肝脏的同一部位同时评估脂肪变性和纤维化并获得这两个检查指标，对非酒精性脂肪性肝病的评估尤其重要。研究表明，M型探头和XL型探头可使用相同的临界值。最近的研究表明，在评估生活方式干预和药物治疗对肝脏的影响方面，受控衰减参数敏感性极高。最近的研究还表明，受控衰减参数与振动控制瞬时弹性成像检测的肝脏硬度值及其他可能有效的生物临床指标（如转氨酶水平）联用，可能对评估非酒精性脂肪性肝炎或非酒精性脂肪性肝炎相关的组织学损伤有很高的临床价值。

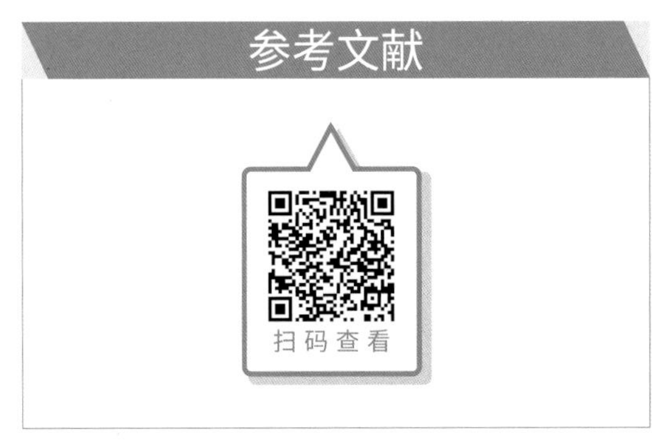

第三十八章

受控衰减参数评估各种疾病的脂肪变性

Charlotte Wernberg, Mie Balle Hugger, and Maja Thieler

一、脂肪变性在肝病中的作用

肝脂肪变性是指肝细胞中脂滴（主要是甘油三酯）的堆积。组织学定义是指肝脏活检证实≥5%的肝细胞中存在脂滴；放射学/化学定义是指脂质重量≥5%肝实质净重[1]。脂肪变性是由各种急慢性肝病中的肝损伤引起的肝脂质代谢失衡所致，包括药物性肝损伤、酒精性肝病、慢性乙型肝炎和慢性丙型肝炎。值得一提的是，肝脂肪变性是非酒精性脂肪性肝病的特征，非酒精性脂肪性肝病是指患者在无过量饮酒史和其他已知慢性肝病史的情况下肝脏出现脂质堆积[2]。因此，使用简单快捷的方法评估脂肪变性对诊断非酒精性脂肪性肝病而言至关重要。在西方国家，非酒精性脂肪性肝病患病率高，是增长最快的慢性肝病。因此，迫切需要非侵入性方法诊断有非酒精性脂肪性肝病风险患者的脂肪变性并进行分级。由于肝脏脂肪堆积提示肝细胞功能障碍，因此除非酒精性脂肪性肝病外，诊断和量化脂肪变性的无创检查可用于其他慢性肝病的筛查、随访和疗效评估[3]。

二、脂肪变性的非侵入性检查：超声、血清标志物、CT和MRI

尽管肝脏活检存在缺陷，但它仍是诊断脂肪肝的“金标准”[2，4]。肝活检是一种有创操作，耗时且仅能在专业机构进行，并存在抽样误差及观察者自身主观误差和观察者间误差[5]。超声由于其使用广泛和成本低，因此一直是诊断肝脂肪变性的最常用方法。然而，超声诊断轻度脂肪变性的敏感性较低，因为只有肝脏脂质含量超过20%时，超声才可显示回声增强的“明亮”肝脏（bright liver echo pattern，BLEP），伴或不伴声束衰减[6-7]。回声增强的“明亮”肝脏指肝脏回声与右肾皮质相比，弥漫性增强变亮，声束衰减导致肝内管道纹理模糊，膈肌清晰度降低。一篇纳入49项研究的荟萃分析显示，在诊断中重度脂肪变性时，伴或不伴声束衰减的回声增强的“明亮”肝脏的AUROC为0.93[8]。回声增强的“明亮”肝脏的主要缺陷除了敏感性低，还存在观察者间误差大，由于患者肝纤维化或炎症造成肝实质高回声而容易导致假阳性[9]。此外，肥胖患者的皮肤至包膜距离过大，严重影响超声成像质量。对超声图像进行计算机后处理（如肝肾声像图指数[10]）能提高诊断的准确性，脂肪变性程度≥S1的AUROC为0.99，敏感性为100%，特异性为91%。其他研究也证实了这些结果[11-12]。

目前，已研究了一些诊断脂肪变性的血清标志物，并且利用超声、磁共振波谱成像或肝活检进行了验证（表38.1）[13-14]。然而，血清标志物并不常规使用，可能是因为超声成像准确性更好，且能够即时诊断，因此超声成像较血清标志物在临床诊断中应用更为广泛。

CT的优点是可以评估整个肝脏，但CT伴有电

表38.1　结合临床资料和血清检测诊断肝脂肪变性的算法

评分	评分系统组成							
	性别	身体质量指数	糖尿病	丙氨酸氨基转移酶	天冬氨酸氨基转移酶/丙氨酸氨基转移酶比值	谷氨酰转移酶	甘油三酯	其他
脂肪肝指数（FLI）		×				×	×	腰围
肝脂肪变性指数（HSI）		×	×		×			
非酒精性脂肪性肝炎指数（ION）	×			×			×	腰臀比、HOMA
脂质蓄积指数（LAP）	×						×	腰围
非酒精性脂肪性肝病脂肪肝评分（NAFLD-LFS）			×		×			代谢当量和胰岛素
SteatoTest™	×	×		×		×	×	年龄 α_2-巨球蛋白、载脂蛋白A-1、结合珠蛋白胆红素、胆固醇、葡萄糖

注：TM＝具有专利保护的检测。

离辐射，且当脂肪变性<30%[15]时敏感性较低。因此，CT并未常规用于诊断脂肪变性，但是因其他适应证而行CT检查时常可偶然发现脂肪变性。

相比之下，基于MRI的技术定量检测肝脂肪变性的灵敏性极高，特别是磁共振波谱成像和磁共振成像质子密度脂肪分数[16-18]。磁共振波谱成像和磁共振成像质子密度脂肪分数能够准确鉴别中度/重度脂肪变性（≥S2）和轻度/无肝脂肪变性，两种方法准确性相当，与脂肪变性组织学评分密切相关[17]。尽管MRI诊断准确性高，但是其成本高，且需要专业设备和专业人员，目前MRI仅限于三级医疗单位和科研使用。

三、受控衰减参数：一种诊断肝脂肪变性的新型超声技术

FibroScan瞬时弹性成像仪彻底改变了对慢性肝病患者肝纤维化的诊断能力[19]。2010年，FibroScan软件新增受控衰减参数这一功能[20]。受控衰减参数测量肝实质衰减（单位：dB/m）时可以和肝脏硬度测量同时进行，此外，受控衰减参数还可以进行连续测量，对0～3级脂肪变性的鉴别诊断能力优于超声检查。

最初，受控衰减参数测量依赖于FibroScan仪的M型探头，但中心性肥胖或身体质量指数>30 kg/m^{2}患者的检测失败率很高。一项纳入5323名患者的前瞻性研究发现，使用M型探头测量受控衰减参数，检测失败率达7.7%[21]。幸运的是，从2015年开始临床应用XL型探头检测受控衰减参数，大大降低了诊断失败率[22]。2018年一项研究纳入992名非酒精性脂肪性肝病患者，同时使用M型探头和XL型探头测量受控衰减参数，诊断失败率降至3.2%[23]。然而，是否应该根据探头类型判读受控衰减参数值仍然存在争议：Vuppalanchi等[23]对这992名非酒精性脂肪性肝病患者研究后发现，经身体质量指数和组织学脂肪变性严重程度校正后，同一患者使用XL型探头的受控衰减参数值比M型探头平均高16 dB/m[23]。然而，最近Eddowes等进行的一项同类型研究认为，探头类型既不是假阳性也不是假阴性结果的预测因素[24]。

2010—2016年的8项研究以肝活检作为“金标准”，分析了受控衰减参数诊断肝脂肪变性的总体表现[20, 25-31]。在这些研究中，受控衰减参数诊断脂肪变性的灵敏性为64%～91%（≥S1），特异性为64%～94%。同时，研究报告中诊断脂肪变性的最佳临界值范围较大，为214～289 dB/m，脂肪变性≥S2和≥S3的诊断临界值也有区别。研究间的异质性说明数据间存在明显的范围偏差，可能是由患者选择偏倚所致。因此，一项针对个体患者数据的荟萃分析（纳入19项研究、2735名不同病因患者的受控衰减参数临界值）试图确定M型探头的受控衰减参数临界值（排除了身体质量指数>30 kg/m^{2}或皮肤到包膜距离超过2.5 cm的患者）[32]。S0/S1/S2/S3的脂肪变性比例为51%/27%/16%/6%。结果发现，诊断任何脂肪变性（≥S1）的最佳临界值为248 dB/m（AUROC 0.82，灵敏性69%），中度脂肪变性（≥S2）为268 dB/m（AUROC 0.87，灵敏性77%），重度脂肪变性（=S3）为280 dB/m（AUROC 0.88，灵敏性88%）。

四、受控衰减参数在非酒精性脂肪性肝病中的应用

由于受控衰减参数作为一种无创检查，可以甄别和监测非酒精性脂肪性肝病风险，故疑似非酒精性脂肪性肝病的患者应特别注意其受控衰减参数结果。

迄今为止已有15项研究评估了受控衰减参数对脂肪变性的诊断价值（表38.2）。

从目前的研究证据来看，受控衰减参数诊断重度脂肪变性（≥S3）的AUROC始终低于0.80，因此其诊断效能可能并不可靠。然而，除了美国Siddiqui及其同事进行的一项多中心研究，其余大型研究发现受控衰减参数诊断各种程度脂肪变性（≥S1）的AUROC均高于0.85，诊断准确性较高[33]。然而，由于临界值变化较大，限制了研究结果的广泛应用。此外，各研究中诊断脂肪变性程度≥S1的最佳临界值的敏感性和特异性远低于90%，这意味着，现有研究无法确定排除各级脂肪变性的可靠通用临界值（临界值敏感性高于90%将导致10%的假阳性率）或诊断各级脂肪变性的通用临界值（临界值特异性高于90%将导致10%的假阴性）。

目前，二级和三级医疗机构中非酒精性脂肪性

肝病的脂肪变性患病率较高，绝大多数关于受控衰减参数诊断非酒精性脂肪性肝病脂肪变性的研究都在这些医疗机构中开展，但在患病率较低的初级医疗机构中，受控衰减参数的诊断价值尚不清楚。

表38.2　以肝活检为“金标准”，评估非酒精性脂肪性肝病患者受控衰减参数诊断价值的研究

作者	年份	非酒精性脂肪性肝病患者	脂肪变性分级（%）	探头	均值 ±SD 或中位数（IQR）受控衰减参数（dB/m）	最佳临界值（dB/m）	AUROC（95%*CI*）	灵敏性（%）	特异性（%）
Friedrich-Rust[51]	2012	46	S0=1（2）	M					
			S1=11（24）		S1=241 ± 71				
			S2=13（28）		S2=298 ± 30	≥S2=245	0.78（0.58 ~ 0.99）	97	67
			S3=21（46）		S3=314 ± 39	≥S3=301	0.72（0.57 ~ 0.86）	76	68
Kumar[52]	2013	63	S0=0（0）	–					
			S1=26（41）		S1=213（100 ~ 324）				
			S2=30（48）		S2=248（117 ~ 359）	≥S2=258	0.79	78	73
			S3=7（11）		S3=291（266 ~ 373）	≥S3=283	0.76	71	68
Chan[53]	2014	101	S0=3（3）	M					
		+60C	S1=33（33）		S1=305（276 ~ 430）	≥S1=263	0.97	92	94
			S2=51（51）		S2=320（305 ~ 346）	≥S2=263	0.86	97	68
			S3=14（14）		S3=324（291 ~ 351）	≥S3=281	0.75	100	53
Karlas[54]	2014	46	S0=0（0）	M					
		+15C	S1=18（36）		S1=253 ± 43	≥S1=233	0.93（0.86 ~ 1.00）	93	87
			S2=20（40）		S2=321 ± 42	≥S2=268	0.94（0.88 ~ 0.99）	97	81
			S3=12（24）		S3=335 ± 43	≥S3=301	0.82（0.70 ~ 0.93）	82	76
Imajo[30]	2016	127	S0=0（0）	M					
		+10C	S1=59（42）		S1=263	≥S1=236	0.88（0.80 ~ 0.95）	82	91
			S2=59（42）		S2=290	≥S2=270	0.73（0.64 ~ 0.81）	78	80
			S3=24（17）		S3=305	≥S3=302	0.70（0.58 ~ 0.83）	64	74
de Ledinghen[55]	2016	261	S0=0（0）	M					
			S1=78（30）		S1=264 ± 45				
			S2=100（38）		S2=298 ± 48	≥S2=310	0.80（0.73 ~ 0.86）	79	71
			S3=83（32）		S3=331 ± 37	≥S3=311	0.66（0.59 ~ 0.72）	87	47
Lee[56]	2016	183	S0=9（5）						
			S1=76（42）		S1=265（173 ~ 377）	≥S1=247	0.95（0.93 ~ 0.98）	88	100
			S2=65（36）		S2=313（192 ~ 350）	≥S2=280	0.85（0.80 ~ 0.91）	85	80
			S3=33（18）		S3=322（230 ~ 400）	≥S3=300	0.73（0.65 ~ 0.81）	73	61
Chan[57]	2017	57	S0=1（2）	M	S1=324（268~350）	≥S1=266	0.94（0.86~0.98）		
		+22C	S1=13（23）		S2=321（299~341）	≥S2=266	0.80（0.69~0.88）	91	87
			S2=28（49）		S3=330（299~344）	≥S3=267	0.69（0.57~0.79）	100	41
			S3=15（26）	XL	S1=339（302~368）	≥S1=271	0.97（0.90~0.99）	95	91
					S2=345（298~389）	≥S2=271	0.81（0.71~0.89）	95	61
					S3=345（305~368）	≥S3=304	0.67（0.56~0.77）	80	55
Park[35]	2017	78	S0=9（9）	M, XL					
			S1=49（48）			≥S1=261	0.85（0.75 ~ 0.96）	72	86
			S2=29（28）			≥S2=305	0.70（0.58 ~ 0.82）	63	69
			S3=16（16）			≥S3=312	0.73（0.58 ~ 0.89）	64	70

续表

作者	年份	非酒精性脂肪性肝病患者	脂肪变性分级（%）	探头	均值 ±SD 或中位数（IQR）受控衰减参数（dB/m）	最佳临界值（dB/m）	AUROC（95%*CI*）	灵敏性（%）	特异性（%）
Naveau[58]	2017	123	S0=23（19）	XL					
			S1=29（24）		S1=323 ± 10	≥S1=298	0.84（0.71 ~ 0.91）	78	83
			S2=25（20）		S2=358 ± 8	≥S2=303	0.83（0.74 ~ 0.90）	90	69
			S3=46（37）		S3=358 ± 8	≥S3=326	0.84（0.75 ~ 0.90）	83	71
Siddiqui[33]	2018	358	S0=19（5）	M, XL					
			S1=150（38）		S1=306（270 ~ 338）	≥S1=285	0.76（0.64 ~ 0.89）	80	77
			S2=119（30）		S2=340（312 ~ 369）	≥S2=311	0.70（0.64 ~ 0.75）	77	57
			S3=105（27）		S3=340（311 ~ 360）	≥S3=306	0.58（0.51 ~ 0.64）		
Garg[59]	2018	76	S0=6（8）	XL					
			S1=47（62）		S1=320（296 ~ 345）	≥S1=323	0.75（0.61 ~ 0.89）	59	83
			S2=19（25）		S2=354（328 ~ 366）	≥S2=336	0.74（0.62 ~ 0.86）	74	76
			S3=4（5）		S3=362（361 ~ 369）	≥S3=357	0.82（0.73 ~ 0.91）	100	78
Runge[36]	2018	55	S0=5（9）	M					
			S1=24（44）			≥S1=260	0.77（0.64 ~ 0.88）	90	60
			S2=17（31）			≥S2=296	0.78（0.65 ~ 0.88）	92	55
			S3=9（16）			≥S3=334	0.79（0.65 ~ 0.88）	79	76
Darweesh[60]	2019	60	S0=0（0）	–					
			S1=22（37）		S1=262（245 ~ 299）				
			S2=25（42）		S2=323（278 ~ 345）	≥S2=297	0.77（1.01 ~ 1.03）	81	85
			S3=13（22）		S3=378（366 ~ 400）	≥S3=366	0.92（1.01 ~ 1.08）	73	96
Eddowes[24]	2019	380	S0=47（12）	M, XL					
			S1=89（23）			≥S1=302	0.87（0.82 ~ 0.92）	80	83
			S2=107（28）			≥S2=331	0.77（0.71 ~ 0.82）	70	76
			S3=137（36）			≥S3=337	0.70（0.64 ~ 0.75）	72	63

注：C 为对照组，非酒精性脂肪性肝病患者且未肝活检；IQR 为四分位距；S1、S2、S3 肝细胞脂肪堆积率分别为 5% ~ 33%、33% ~ 66%、> 66%。

两项研究提出了受控衰减参数检测的质量标准[18，34]。Wong等[34]的研究建议受控衰减参数有效检测10次后IQR低于40 dB/m作为受控衰减参数测量的质量标准。Caussy等[18]对119名经磁共振成像质子密度脂肪分数确诊的非酒精性脂肪性肝病患者进行研究，建议受控衰减参数测量的质量标准为有效检测10次后IQR低于30 dB/m。然而，这两项研究都没有考虑到受控衰减参数中位数增高时IQR也随之升高，而且，低IQR值的质量标准更偏向于受控衰减参数值较低的患者。因此，受控衰减参数值在100 ~ 400 dB/m范围仍然需要通用的质量标准。有3项研究比较了受控衰减参数和磁共振成像质子密度脂肪分数的诊断准确性（表38.3），结果均发现受控衰减参数在鉴别所有各级脂肪变性方面明显劣于磁共振成像质子密度脂肪分数[30，35-36]。

五、受控衰减参数在慢性病毒性肝炎中的应用

脂肪变性是慢性HCV感染患者常见的组织学表现。HBV也存在一定程度的脂肪变性，但与代谢合并症、酗酒或病毒感染有关的肝脏脂肪积累似乎在HCV中更为明显[37]。

HCV患者脂肪变性的患病率是普通人群的1.5 ~ 3倍（40% ~ 86% *vs.* 25% ~ 30%）[38-39]。脂肪变性不仅影响抗病毒疗效[40]，还可能促进肝纤维化进展[41-42]及增加肝细胞癌风险[43]。

与HCV相比，HBV患者肝脂肪变性患病率与普通人相当，均为30%左右[44]。荟萃分析也发现，HBV肝脂肪变性与代谢合并症（肥胖、身体质量指数、糖尿病）有关，但与病毒载量无关。

表38.3　以肝活检为“金标准”，非酒精性脂肪性肝病患者中比较受控衰减参数与磁共振成像质子密度脂肪分数诊断准确性研究

作者	年份	脂肪变性水平	受控衰减参数				磁共振成像质子密度脂肪分数			
			临界值（dB/m）	AUROC（95%*CI*）	灵敏性（%）	特异性（%）	临界值（%）	AUROC（95%*CI*）	灵敏性（%）	特异性（%）
Imajo[30]	2016	≥S1	236	0.88（0.80～0.95）	82	91	5.2	0.98（0.96～1.00）	90	93
		≥S2	270	0.73（0.64～0.81）	78	80	11.3	0.90（0.81～0.98）	79	84
		≥S3	302	0.70（0.58～0.83）	64	74	17.1	0.79（0.64～0.95）	74	81
Park[35]	2017	≥S1	261	0.85（0.75～0.96）	72	86	3.7	0.99（0.98～1.00）	96	100
		≥S2	305	0.70（0.58～0.82）	63	69	13.1	0.90（0.82～0.97）	80	83
		≥S3	312	0.73（0.58～0.89）	64	70	16.4	0.92（0.84～0.99）	82	84
Runge[36]	2018	≥S1	260	0.77（0.64～0.88）	90	60	4.1	0.99（0.91～1.00）	94	100
		≥S2	296	0.78（0.65～0.88）	92	55	15.7	0.98（0.89～0.99）	92	97
		≥S3	334	0.79（0.65～0.88）	79	76	20.9	0.96（0.86～0.99）	100	83

注：S1、S2、S3肝细胞脂肪堆积率分别为5%～33%、33%～66%、>66%。

7项以肝活检作为诊断“金标准”的研究分析了受控衰减参数在慢性病毒性肝炎中的应用（表38.4）。

六、受控衰减参数与酒精相关性肝疾病

所有长期过量饮酒的患者均可能发生单纯性脂肪变性。然而，肝脏脂肪堆积在酒精性肝病中的作用尚不清楚。许多学者认为酒精相关脂肪肝是一种相对良性的病变，但活检证实7%的单纯脂肪变性患者可能发展为肝硬化[45]。

目前，受控衰减参数用于诊断、监测酒精性肝病患者肝脂肪变性方面的研究不多。只有一项单一病因学研究评估了受控衰减参数的诊断准确性和戒酒对受控衰减参数的影响[46]。该研究纳入296名因酗酒入院的患者，在入院和出院时均进行受控衰减参数测量，其中269名患者进行了肝脏活检（脂肪变性程度为S0、S1、S2、S3的患者比例分别为28%、35%、24%、13%）。受控衰减参数对非酒精性脂肪性肝病的诊断准确率较高：≥S1的AUROC为0.77，≥S2的AUROC为0.78，S3的AUROC为0.82。受控衰减参数优于超声回声增强的“明亮”肝脏检查，但并未进行MRI检查。受控衰减参数>290 dB/m诊断任何脂肪变性的特异性均为88%，阳性预测值均为92%。在入院戒酒治疗6 d后（IQR 4～6），293名患者中除体重指数超过30 kg/m^{2}的肥胖患者外，受控衰减参数均显著下降。研究还发现，与持续饮酒的患者相比，戒酒超过4周的患者受控衰减参数显著降低［（253±56）dB/m *vs*.（284±59）dB/m］，说明低受控衰减参数值与饮酒量呈负相关，与de Ledinghen等的研究一致[47]。

七、受控衰减参数作为预后标志物的应用

伴有肥胖和脂肪变性的代偿期进展性慢性肝病患者发生肝功能失代偿的可能性高于正常体重患者[48]。因此，受控衰减参数可能是代偿期进展性慢性肝病患者向代偿失调发展的预测指标。然而，两项回顾性研究的结果相互矛盾。

瑞士一项研究对193名患者平均随访18个月［病毒性肝病患者=58%；瞬时弹性成像=15.1 kPa；受控衰减参数=（255±62）dB/m；受控衰减参数以220 dB/m为临界值］。研究显示，受控衰减参数值较高时可能导致不良事件的发生，且不受身体质量指数的影响。与175名未发生疾病进展的患者相比，18名发生不良事件的患者受控衰减参数值较高［（275±46）dB/m *vs*.（252±63）dB/m，*P*=0.07］，而两组患者身体质量指数相似。受控衰减参数≥220 dB/m的患者更有可能发生不良事件（12.9% *vs*. 1.6%；*P*=0.013）。研究者认为，高受控衰减参数值具有潜在的有害影响，且与身体质量指数无关。然而，该研究结果与最近一项来自奥地利的研究相矛盾。研究纳入430名进展性慢性肝病患者

表38.4　在HBV或HCV患者中以肝活检作为“金标准”，评估受控衰减参数诊断价值的研究

作者	年份	病例数	病因	探头	脂肪变性患病率（%）	最佳临界值（dB/m）	AUROC	灵敏性（%）	特异性（%）
Sasso[61]	2012	615	HCV	M	S0=55				
					S1=31	≥S1=222	0.80	76	71
					S2=13	≥S2=233	0.86	87	74
					S3=1	≥S3=290	0.88	78	93
Wang[62]	2014	88	HBV	M	S0=9				
					S1=54	≥S1=219	0.71	70	72
					S2=28	≥S2=230	0.87	83	78
					S3=9	≥S3=283	0.97	100	97
Ferraioli[63]	2014	115	HBV/HCV	M	S0=29				
					S1=53	≥S1=219	0.76	91	52
					S2=14	≥S2=296	0.82	60	91
					S3=4				
Cardoso[64]	2015	136	HBV	M	S0=63				
					S1=22		0.82		
					S2=12		0.82		
					S3=3		0.97		
Mi[65]	2015	340	HBV	M	S0=58				
					S1=34	≥S1=224	0.81	73	76
					S2=5	≥S2=236	0.90	92	70
					S3=2.6	≥S3=285	0.97	100	93
Chen[66]	2016	189	HBV	M	S=49				
					S1=32	≥S1=222	0.90	89	85
					S2=12	≥S2=247	0.92	91	93
					S3=7	≥S3=274	0.94	100	86
Xu[67]	2016	366	HBV	M	S0=56				
					S1=40	≥S1=224	0.78	69	76
					S2=2.2	≥S2=246	0.93	100	78
					S3=1.4	≥S3=284	0.99	100	96

（代偿期n=292和失代偿期n=138）[49]，以受控衰减参数=248 dB/m作为诊断肝脂肪变性的临界值，结果发现，不论有无肝脂肪变性，患者发生不良事件的概率相似，说明受控衰减参数既不能预测患者首次失代偿的发生（危险比=0.97；95%*CI* 0.91～1.03），也不能预测肝功能是否进展为失代偿。因此，为了评估受控衰减参数是否可以预测肝脏相关预后，有必要开展晚期肝病患者的纵向研究和前瞻性研究。

亚洲一项针对早期肝硬化患者的大型研究发现，受控衰减参数无法预测肝脏相关不良事件、肝细胞癌、非肝细胞癌恶性肿瘤或心血管事件。该研究充分随访4282名患者（年龄中位数为57岁；肝硬度检测值中位数为6.1 kPa；非酒精性脂肪性肝病患者占41%；受控衰减参数中位数为250 dB/m）[50]。另一项对8540名患者进行数年的随访发现，34名患者发展为肝细胞癌，33名进展为失代偿肝硬化，说明肝脏相关不良事件发生率不高。

今后的主要问题：抗纤维化药物的Ⅱ期和Ⅲ期试验中，受控衰减参数是否可以预测脂肪变性消退，以及脂肪变性消退或进展的临床意义。

参考文献

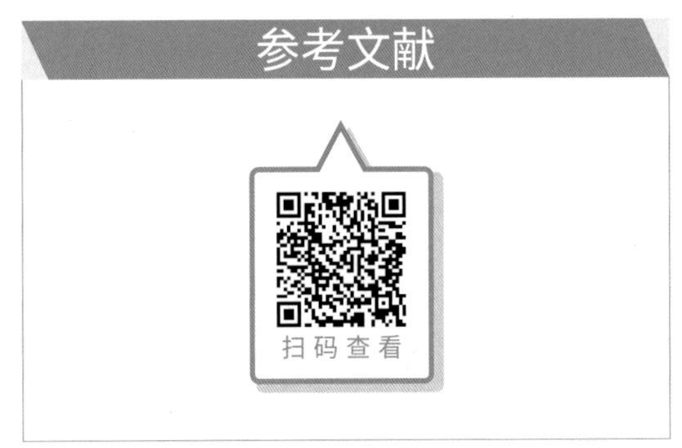

第三十九章

肝脂肪变性（受控衰减参数）作为肝脏硬度的校正因子

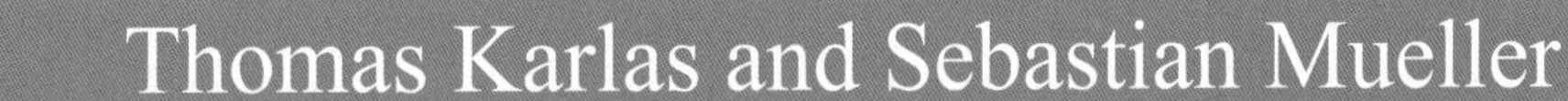

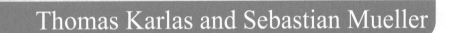

Thomas Karlas and Sebastian Mueller

一、肝脂肪变性对肝脏硬度测量的校正作用

肝脂肪变性是指肝细胞内出现脂滴堆积，此过程常由糖尿病或肥胖患者的代谢异常所致，偶见于体形偏瘦的人群。脂肪变性的传统组织学分类：根据受累肝细胞的相对数量确定脂肪变性程度，而严重程度与肝脏的绝对或相对脂质含量无关[1-2]。脂滴能影响超声信号在肝脏中的传播，主要体现在以下几方面。

（1）肝细胞内脂滴越多，超声信号的反射也越多。在常规超声中，这种机制不仅导致肝脏表面出现典型的高亮回声，还会导致更深层实质区域内超声信号的衰减。对超声弹性成像而言，信号衰减可能会影响检查的质量和可靠性[1, 3-4]。

（2）超声弹性成像涉及复杂的算法，包括物理特性的假设，例如，在剪切波速度和弹性模量的转换公式中，肝脏密度假设为1 g/cm^3[5]。重度脂肪变性的肝脏密度会发生改变，导致这种假设的准确度降低，因此可能会影响肝脏硬度测量结果。

脂肪变性除了直接影响LS，相关的代谢状况改变还会影响超声信号和机械脉冲在肝脏中的传播。更重要的是，皮下脂肪沉积增加了检查部位处皮肤到肝包膜的距离，并阻碍超声信号从外界到肝组织的传播[6]。还有研究表明，脂肪还可导致LS下降[7]。更多详细信息，另请参阅第二部分“肝脏硬度测量的技术”。LS和脂肪变性彼此相互影响的分子基础尚不清楚，例如，酗酒患者的队列研究显示，LS与脂肪变性无关，甚至出现轻微的负相关[8-9]。

二、脂肪变性对于肝脏硬度不同测量方法的影响

几项研究分析了脂肪变性对肝脏硬度可能存在的影响，但这些研究的结果并不一致，提示可能存在其他影响肝脏硬度的因素，例如肝脏疾病的病因、“金标准”的定义不一致及肝脏硬度测量方法的不同导致各种方法无法进行比较[10-11]。此外，一些研究未能明确区分肝脏硬度的变化是真的由脂肪变性所致还是人体测量值和代谢状况校正后的影响所致。表39.1列出了该领域相关的研究。此外，在脂肪变性的肝组织（脂肪性肝炎）中，炎症活动是肝脏硬度测量的一个重要混杂因素：由炎症导致的肝脏改变与脂肪变性相似，如果在多变量因素分析中未能正确考虑这一点，则结论可能认为炎症与肝脏硬度呈正相关[9]。更多详细信息，另请参阅第四部分“肝脏硬度的重要（病理）生理混杂因素”。

三、基于超声评估脂肪变性：肝硬化判读指南？

根据表39.1中总结的研究资料，几项研究旨在根据肝脂肪变性严重程度制定肝脏硬度测量的判读规则。由于超声可以无创诊断肝纤维化且结果可靠，故无须再行肝脂肪变性的组织学分级。同时，磁共振检查在临床实践中应用受限，而超声检查可以在大型队列人群同时进行脂肪变性的评估和肝脏硬度的测量[12-13]。

在过去十年里，有两种基于超声检查诊断脂肪变性的新方法：

（1）超声信号衰减分析。肝实质亮点密度声像与肝脂肪变性的程度相关。目前建议使用的标准化评估工具有几种，例如肝肾实质的计算机辅助比较（computer-aided comparison of liver and renal parenchyma，CA-CLRP）；瞬时弹性成像仪中利用软件计算受控衰减参数[14]。受控衰减参数能准确地对肝脂肪变性进行无创分级[15]。最近，有学者提议使用衰减成像（attenuation imaging，ATI）替代传统超声设备来检测受控衰减参数[16]，值得进一步研究。

（2）回声模式分布分析。肝实质斑点回声受脂肪变性的影响。声学结构量化（acoustic structure quantification，ASQ）是一种软件工具，可将患者肝脏的实质结构与理想的实质模型进行比较。实际和理想曲线的偏差与脂肪变性程度相关[17-18]，也可以通过纤维化的程度进行校正[19]。迄今为止，只有受控衰减参数作为肝脏硬度测量的校正因素被深入研究，而衰减成像和声学结构量化的作用需要在进一步的活检对照研究中确定。然而，大多数关于受控衰减参数的数据来自使用M型探头检测的队列研究，但M型探头专用于体形偏瘦的受检者，这导致研究结果无法外推到非酒精性脂肪性肝病肥胖患

表39.1　评估脂肪变性对肝脏硬度影响的研究

作者（年份）	研究方法	主要发现	评价
Boursier等[22]（2013）	纳入650名慢性丙型肝炎患者 纤维化的评估：瞬时弹性成像、组织学检查 脂肪变性的评估：METAVIR、计算机形态分析	瞬时弹性成像测量肝脏硬度时发现，肝脏硬度与纤维化、炎症活动和脂肪变性有关。高级别脂肪变性可能极大地影响肝脏硬度的诊断准确性	该研究证明脂肪变性可作为肝脏硬度测量的校正因素，但仅限于肝脏硬度测量变化几千帕时。高级别脂肪变性导致肝脏硬度测量值相差较大（可靠性差）
Macaluso等[23]（2014）	纳入618名慢性丙型肝炎患者 纤维化的评估：瞬时弹性成像、组织学检查 脂肪变性的评估：组织学（Scheuer评分）和常规超声	脂肪变性患者的肝脏硬度测量平均值较高。脂肪变性导致肝脏硬度测量产生假阳性风险	尽管超过半数的队列人群超重或肥胖，但该研究仅使用瞬时弹性成像仪的M型探头
Petta等[24]（2015）	纳入253名经活检证实为非酒精性脂肪性肝病的患者 纤维化的评估：瞬时弹性成像、组织学检查 脂肪变性的组织学评估：使用Kleiner评分和常规超声	脂肪变性与较高的肝脏硬度相关，尤其是患者没有显著纤维化时。研究发现肝脏硬度测量存在假阳性	此研究中，肥胖队列的所有患者（80%患者BMI>25 kg/m^2）均使用瞬时弹性成像仪的M型探头进行检查。研究结果可能与人体测量参数相关
Karlas等[25]（2015）	纳入41名病态肥胖患者（40名无显著纤维化），经活检证实为非酒精性脂肪性肝病 纤维化的评估：瞬时弹性成像、点剪切波弹性成像、ELF评分 脂肪变性的组织学评估：磁共振波谱、组织学	点剪切波弹性成像和瞬时弹性成像（M型探头和XL型探头）的无效测量和（或）不可靠测量的发生率都很高，其余检查的测量结果显著高于已报道的进展性纤维化的诊断临界值	研究数据未根据脂肪变性或人体测量参数进行分层。严重肥胖患者的弹性成像结果需要仔细判读
Harris等[26]（2016）	纳入349名肝脂肪变性患者（53名活检） 纤维化的评估：活检、点剪切波弹性成像（已发表的临界值） 脂肪变性的评估：活检和常规超声	点剪切波弹性成像经常高估低级别的纤维化。脂肪变性患者的点剪切波弹性成像检查失败率较高	未提供人体测量数据 结论：该研究“未能确定脂肪变性的存在或其严重程度是否独立影响”点剪切波弹性成像
Conti等[27]（2016）	纳入211名丙型肝炎患者，并进行肝活检 纤维化的评估：点定量弹性成像、组织学 脂肪变性的评估：组织学（METAVIR）	脂肪变性不影响患者的肝脏硬度，肥胖很有可能导致纤维化的错误分级	认为肥胖是肝脏弹性值误判的影响因素

注：METAVIR，肝纤维化分期。

者，而这类患者的脂肪变性对肝脏硬度测量的影响尤为明显。表39.2总结了相关研究数据，这些研究并未就受控衰减参数对肝脏硬度测量的影响给出明确结论。与肝脏硬度测量时使用既定临界值相比，较高的受控衰减参数值无法准确诊断纤维化，需要谨慎对待这种情况（图39.1）。此外，图39.2显示了2名不伴炎症的酒精性脂肪肝患者（转氨酶水平正常）在戒酒期间，受控衰减参数值（脂肪变性）明显下降，但肝脏硬度却呈上升趋势[20]。在2名患者中均观察到此类现象，有待进一步确认。

表39.2　受控衰减参数影响肝脏硬度测量的研究

作者（年份）	研究方法	主要发现	用于纤维化扫描的探头类型的评论
Petta等[28]（2016）	纳入324名经活检证实为非酒精性脂肪性肝病患者，根据受控衰减参数三分位数对每个纤维化阶段的肝脏硬度测量值进行分层	根据脂肪变性的严重程度确定纤维化分级，纤维化程度低（F0～F2，Kleiner评分）的患者肝脏硬度测量值较高。因此，在受控衰减参数值较高的患者中，诊断进展性脂肪变性的准确率会降低。文中提供了肝脏硬度测量联用受控衰减参数的决策流程图	尽管受检者中有40%的肥胖患者，但均使用M型探头测量受控衰减参数和肝脏硬度，导致肝脏硬度测量值诊断严重脂肪变性的准确性降低，可能与影响肝脏硬度测量的真正因素有关，但也可能仅代表人体测量数据（测量部位皮肤到肝包膜距离）与脂肪变性的影响

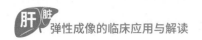

续表

作者（年份）	研究方法	主要发现	用于纤维化扫描的探头类型的评论
Karlas等[29]（2018）	来自19项研究的患者个体数据。在2058名患者中分析了脂肪变性［根据组织学和（或）受控衰减参数判断］对肝脏硬度测量（使用M型探头）的影响	肝脏硬度测量值诊断肝硬化或进展性纤维化的阳性预测值较低，尤其是在非酒精性脂肪性肝病患者中。受控衰减参数在一定程度上提高了肝脏硬度测量的诊断价值	该研究中只有M型探头检测的数据可用。因此，排除身体质量指数较高和（或）皮肤到包膜距离较大的患者
Eddowes等[30]（2019）	前瞻性多中心研究，以活检作为对照，评估受控衰减参数和肝脏硬度测量在具有非酒精性脂肪性肝病风险的患者中的诊断价值	研究纳入了450名肝活检患者（根据NASHCRN评估）。肝脏硬度测量值的诊断准确性较高，但对更高级别的纤维化阶段的阳性预测价值一般。脂肪变性或探头类型（M或XL）不影响肝脏硬度测量值	根据制造商的建议，使用M型探头和XL型探头。67%的受检者使用XL型探头
Shen等[31]（2019）	连续纳入593名慢性乙型肝炎患者，将受控衰减参数和肝脏硬度测量与组织学比较（METAVIR）	脂肪变性（根据组织学或受控衰减参数值分类为S2～S3）而无明显纤维化的患者，肝脏硬度测量值较高。因此，肝脏硬度测量诊断纤维化时，受控衰减参数≥268 dB/m有轻度影响	该研究只有M型探头测量的数据。排除身体质量指数>30 kg/m²或皮肤到包膜距离大（>25 mm）的患者

注：METAVIR，肝纤维化分期。

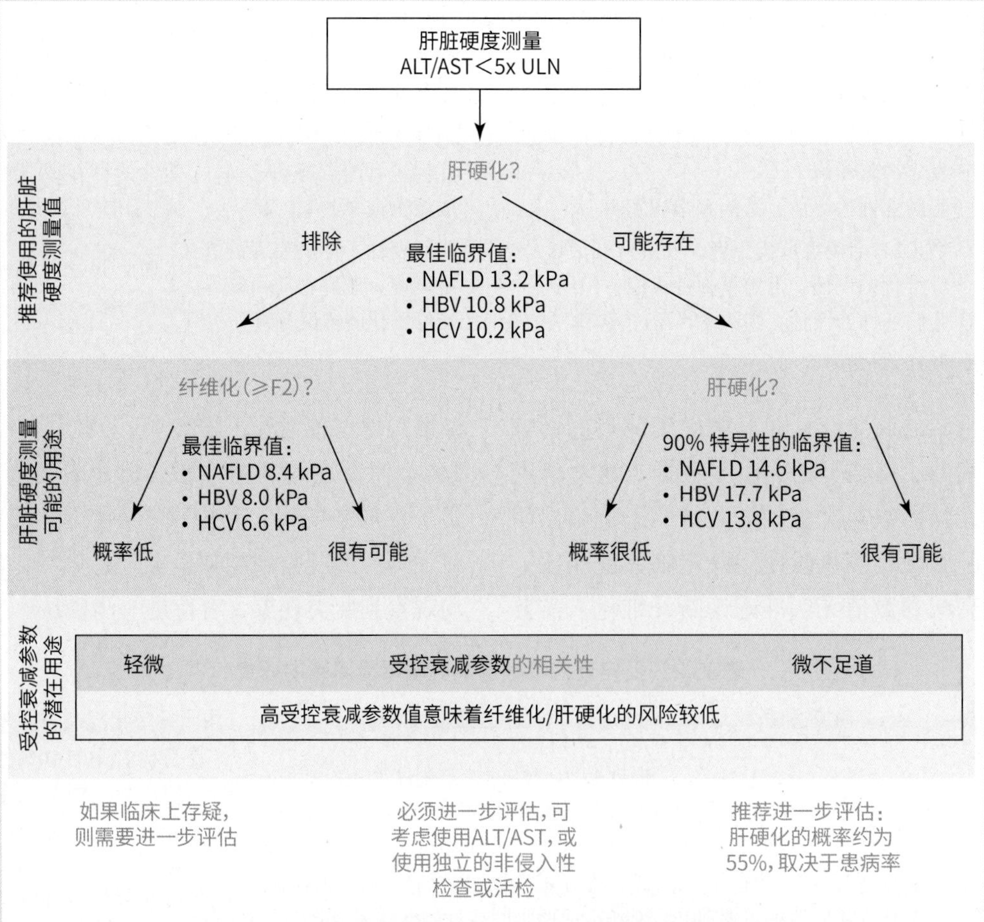

肝脏硬度测量
ALT/AST＜5x ULN

推荐使用的肝脏硬度测量值

肝硬化？

排除　　可能存在

最佳临界值：
- NAFLD 13.2 kPa
- HBV 10.8 kPa
- HCV 10.2 kPa

肝脏硬度测量可能的用途

纤维化（≥F2）？

最佳临界值：
- NAFLD 8.4 kPa
- HBV 8.0 kPa
- HCV 6.6 kPa

概率低　　很有可能

肝硬化？

90% 特异性的临界值：
- NAFLD 14.6 kPa
- HBV 17.7 kPa
- HCV 13.8 kPa

概率很低　　很有可能

受控衰减参数的潜在用途

轻微　　受控衰减参数的相关性　　微不足道

高受控衰减参数值意味着纤维化/肝硬化的风险较低

如果临床上存疑，则需要进一步评估

必须进一步评估，可考虑使用ALT/AST，或使用独立的非侵入性检查或活检

推荐进一步评估：肝硬化的概率约为55%，取决于患病率

图39.1　根据受控衰减参数判读肝脏硬度测量的示例

（经 John Wiley & Sons Ltd. 许可改编自参考文献 [29]©2018）

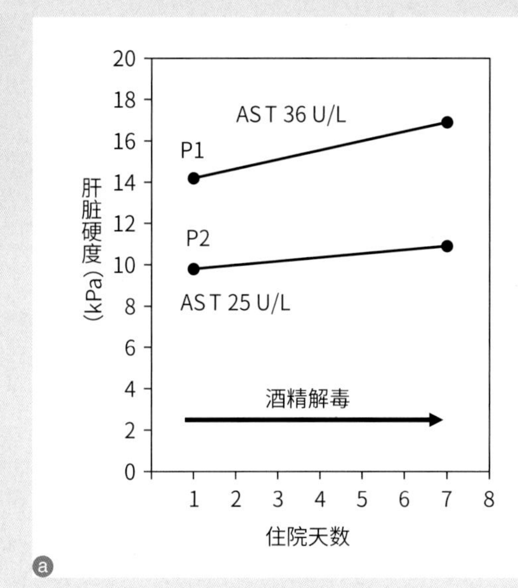

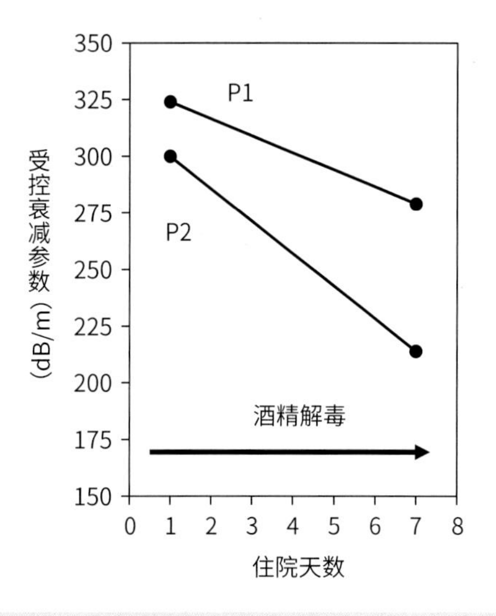

图39.2 2名患者（P1和P2）在戒酒期间的肝脏硬度和受控衰减参数变化情况。由图可知，不存在炎症活动时（AST水平正常），肝脏硬度增加而脂肪变性/受控衰减参数降低，表明脂肪变性可以降低肝脏硬度，与其他研究的结果一致。仍需要更多的研究来揭示分子水平上脂肪和硬度之间复杂的相互作用

（经 John Wiley & Sons Ltd. 许可改编自参考文献 [29]©2018）

四、结论

脂肪变性与肝脏硬度变化的关系一直存在争议。尽管尚无定论，但大多数研究表明肝脏硬度测量在重度脂肪变性和肥胖患者中的诊断准确性降低，尤其表现为肝脏硬度测量对进展性纤维化患者的阳性预测值较低。与二维剪切波弹性成像相比，使用瞬时弹性成像时，上述现象更明显[21]。判读肝脏硬度测量结果时应考虑到这一点，尤其在非酒精性脂肪性肝病肥胖患者中。高受控衰减参数值可能有助于甄别受弹性成像准确性影响的患者。适当使用超声/弹性成像换能器有助于确定肥胖患者的最佳肝脏硬度测量值。在分子水平上，脂肪变性和脂肪组织都是柔软的，且有研究表明，在没有炎症/气球样变等混杂因素的情况下，脂肪含量升高会降低肝脏硬度。还需要更多前瞻性研究来深入探究脂肪含量和肝脏硬度之间复杂的相互作用。

参考文献

第七部分

如何在临床实践中应用肝脏硬度

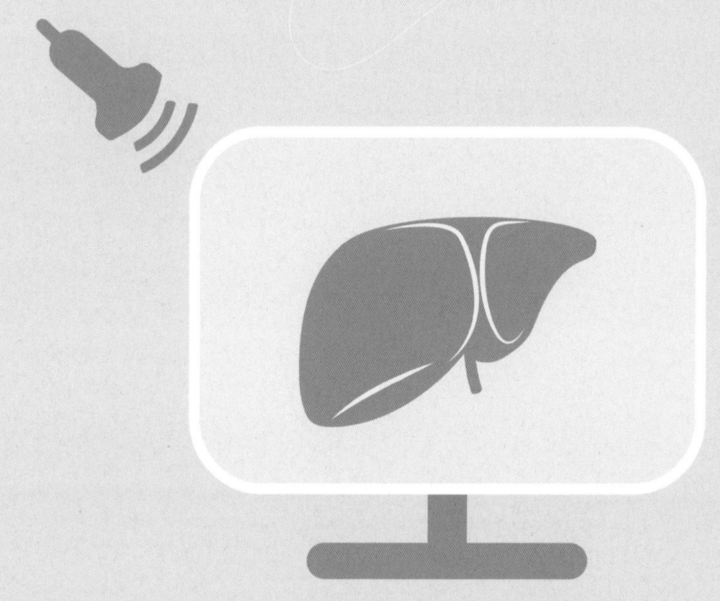

第四十章

临床实践中的肝脏硬度测量

Sebastian Mueller

一、前言

在临床实践中，弹性成像仪的初学者经常会遇到很多问题，例如，我应该使用哪种设备？LSM对患者意味着什么？不同设备的LSM如何相互关联？LSM检测值是否可信，还是应将它归因于测量伪差、临床混杂因素或确实是肝纤维化？本书的第七部分将从不同章来解决这些实际问题，包括如何实施高质量LSM和患者准备等需要考虑的要点。

二、弹性技术的选择

弹性技术的选择取决于多方面，包括价格、医疗保健组织的地域特征、医疗保健服务机构的报销情况和专业人士的个人经验（如超声）。在法国、英国和美国等许多国家，腹部超声检查由放射科医师进行，而在其他国家（如德国、奥地利），腹部超声检查可由胃肠道专家或实习医师在床旁及时进行。后者具有明显的优势，即可在超声检查的同时看到弹性成像结果。此外，专业的超声知识可以改善LSM质量。

每个人经过短时间学习后都可以开展FibroScan等一维弹性成像技术。通常，检查者可以在测量过几个患者后进行第一次独立检查。1周后可以常规开展检查，但偶尔会遇到需要进一步培训或讨论的问题。FibroScan仪有一种可拒绝无效LSM的质量控制算法，这种实用性无疑是弹性成像技术在过去15年间得以在全球范围内取得突破的原因之一。二维剪切波弹性成像检查平台需要基本甚至高级的超声知识，同时，该检查平台的自由度很高，这也增加了测量伪差的风险。举个简单的例子，虽然二维剪切波弹性成像允许定义所谓的感兴趣区域（regions of interest，ROI），且可以将该区域设为组织或器官边缘及液体（胆囊、血管结构）内，完全通过人工进行组织硬度的测量。换句话说，二维剪切波弹性成像提供了更多检测机会，但检查者应该更全面地了解其缺陷、限制和标准程序。弹性成像仪的成本会在短期内发生变化，甚至一些公司更多地按月来租赁。

市场上商用检测平台呈指数级增长，但医师的选择并未因此变得容易。在我看来，这显然意味着弹性成像将发展为一个拥有自身专业知识和经验的亚专业。它也与影像检查明显不同，需要更多的“临床背景知识”。换句话说，从长远来看，弹性成像技术将成为许多不同临床学科中必不可少的诊断方法。MRE经常被宣传为具有“一体化解决方案”的技术，未来会有很大的发展空间，尤其是人工智能和机器学习在医学图像处理中的作用。然而，到目前为止，反而是“简单”的床边TE检查首次揭示了临床混杂因素对LS升高的影响，为全球范围内LSM的成功应用铺平了道路。

三、标准化、腹腔积液、肥胖和弹性图评估

LSM面临的挑战之一是缺乏标准化流程，主要有以下几个原因。

（1）自2003年以来，随着商业化竞争，弹性成像技术得以快速发展。

（2）许多市面上可买到的设备既没有明确的规范/批准，也没有与既定的技术进行比较，而将其测量结果的判读任务留给“医生”。

（3）LS是复杂的物理系数，给专家们留下许多悬而未决的问题。

表40.1列出了几个成功的LSM标准。附录表A.13和附录表A.14中给出了各种弹性成像技术的详细信息。Jérôme Boursier将在下一章深入讨论这些质量标准和剪切波传播图（简称为“弹性图”）。本章详细介绍病理生理状况的影响，如肥胖和腹腔积液。其他章旨在进一步阐明导致LS偏高的临床混杂因素、LS联用其他无创血清标志物用于筛查肝硬化。本部分最后将展示一系列临床案例，从更实际的角度来说明LSM在众多临床情景中的应用。

四、筛查和专业检查模式

如图40.1所示，筛查模式不同于专业检查模式，前者主要为了排除慢性肝病。LSM用于筛查基于以下几个原因。

（1）LSM的阴性预测值极高。换言之，LS正常时可以排除任何肝病或潜在的混杂因素（参见图40.1或附图4）。

（2）所有潜在的混杂因素都会导致LS升高，

表40.1　适用于所有技术的肝脏硬度测量的最佳标准化条件

序号	状态
1	患者理想状况和体位。患者平卧至少5 min。保持正常呼吸。禁食。血流动力学稳定，例如，在体育锻炼后注意休息。请注意，某些剪切波弹性成像特定检查要求屏气，否则可能影响LSM
2	根据所使用的弹性成像技术对检查者进行正确的培训。TE等一维剪切波弹性成像的学习曲线较短，二维剪切波弹性成像需要专业的超声知识。三维磁共振弹性成像需进行特定的放射学培训
3	正确的LS测量方法：检查者需要具备基本解剖学和特定的知识，如探头的选择、探头压力、肝脏LSM检测区域的定位
4	对剪切波速度进行正确和标准化的分析可能需要结合其他方法，如弹性图。二维剪切波弹性成像检查需要考虑其他因素，如血液黏度和声速
5	正确的统计学分析，例如，LS中位数和四分位数
6	根据临床情况正确判读LS，包括炎症、充血、胆汁淤积等混杂因素的影响。排除这些混杂因素需要其他检查资料，如实时腹部超声或实验室指标。此外，探讨潜在测量伪影也至关重要
7	确定LSM是用于筛查还是专业检查。筛查模式主要用于排除肝脏有无异常。专业检查可以通过排除潜在的混杂因素或伪影后确诊LS升高，从而指导纤维化分期、预后评估或治疗

但不会导致LS降低。此外，技术伪影只会导致LS偏高。总之，这是LSM在全球范围内迅速推广使用的一个重要原因，也是LS经常被低估的原因，只有LS升高时才需要仔细鉴别潜在的混杂因素或考虑潜在的伪影，而LS正常时无须考虑。

（3）此外，1D-SWE（如TE）不需要专业的超声知识。未经培训的医疗助理人员也可经过快速学习曲线后开展TE检查，TE作为无创检查在5 min内即可完成，且样本误差小。

由此可见，TE适合人群筛查，检查者不需要超声知识，且学习曲线很短。正常LS可排除显著的肝脏疾病，而技术伪影对正常LS无影响。相比之下，专业检查模式适用于LS升高的情况，最好由具备专业超声知识且训练有素的肝病专家进行。此时应排除所有潜在的伪影，并考虑所有可能导致LS升高的（病理）生理混杂因素。

相比之下，专业检查模式适用于LS升高的情况，最好由具备专业超声知识且训练有素的肝病专家进行。此时应排除所有潜在的伪影，并考虑可能导致LS升高的（病理）生理混杂因素。希望性价比更高的设备或新的商业模式能让更多的患者可以进行LSM，这些商业模式包括租赁或免费增值服务。关于肝弹性成像的一般临床应用场景和技术建议见附表15。

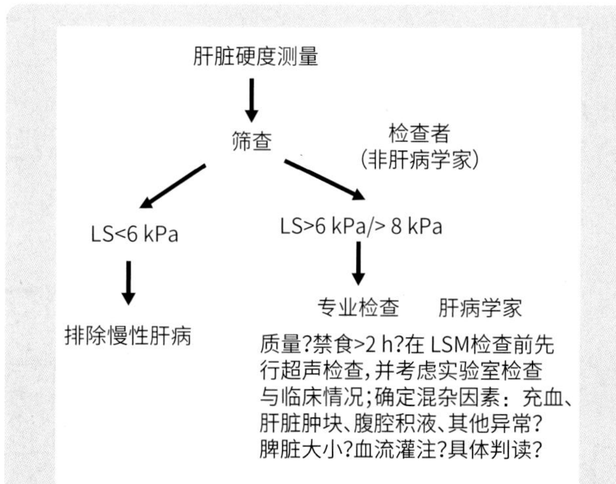

图40.1　筛查模式和专业检查模式的介绍。由此可见，TE适合人群筛查，检查者不需要超声知识，且学习曲线很短。正常LS可排除显著的肝脏疾病，而技术伪影对正常LS无影响。相比之下，专业检查模式适用于LS升高的情况，最好由具备专业超声知识且训练有素的肝病专家进行。此时应排除所有潜在的伪影，并考虑所有可能导致LS升高的（病理）生理混杂因素

五、LSM的算法

图40.2为典型的LS判读案例。TE在腹部超声和血液常规检查后进行。为了保持血流动力学稳定和LS的稳定检查，患者至少应仰卧5 min。行超声检查需评估肝脏和脾脏大小及形态、是否存在异常（如充血、胆汁淤积、肝硬化体征、腹腔积液），以及评估下腔静脉直径。如果患者发生心力衰竭，应考虑使用利尿剂等干预措施[1]。发生胆汁淤积时需行胆道引流[2]。TE检查时使用M探头，若无法使用M探头或患者明显肥胖（BMI＞30 kg/m^2）[3-5]或出现腹腔积液[6]时需更换为XL探头。

如果患者LS升高且AST＞50 U/mL，甚至＞

100 U/mL，应考虑治疗基础肝脏疾病，包括饮酒者至少戒酒2周，非酒精性脂肪性肝病患者减重，自身免疫性肝炎患者使用皮质类固醇治疗，或HCV或HBV患者进行抗病毒治疗，待转氨酶正常后再重新测量LS，两次测量应间隔2~4周。当患者LS>30 kPa时，基本可以确诊肝硬化，且极有可能发生腹腔积液，但确诊脂肪性肝炎还需根据转氨酶水平来判断。重要组织学参数与身体、血清和临床参数的Spearman等级相关性见附表17。

该检查方法可以无创性确诊95%的患者纤维化。与常规超声相比，TE诊断的进展性纤维化/肝硬化患者数量是前者的两倍（Mueller S，未发表）；与组织学检查相比，TE检查的样本误差较小（3%~5% *vs.* 20%~50%）。所谓“根据AST水平校正的临界值”可根据AST值立即调整而无须重新预约检查随访[7]。测量脾脏硬度有助于诊断门静脉高压症及其并发症[8-13]。此外，SS/LS[14]比值可进一步明确疾病病因。综上所述，LSM的实用算法需要超声和肝病学知识，但现阶段没有更简化的算法或公式。

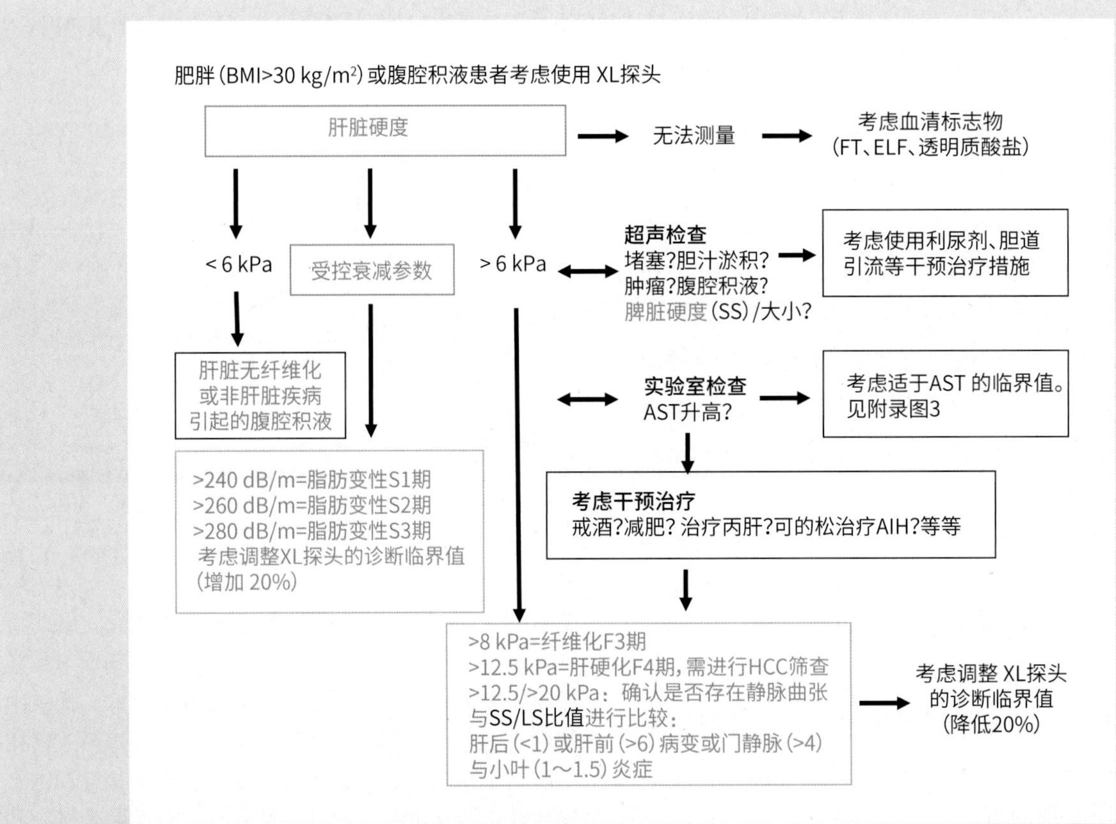

图40.2 根据临床情况判读肝脏硬度和受控衰减参数。明显肥胖（BMI>30 kg/m^2）或腹腔积液患者应使用XL探头。LS<6 kPa可排除早期纤维化或由肝脏引起的腹腔积液。LS升高需要进行腹部超声和实验室检查（AST水平等）。在肝脏充血或胆汁淤积时，应考虑胆道引流或使用利尿剂等干预措施。肝脏发生炎症（AST>50/100 U/L）时，临界值需根据AST水平进行校正或病因治疗后重新测量LS。需要注意的是，XL探头的LSM临界值下调20%，而CAP临界值则升高20%。对于门静脉高压，脾脏大小或脾脏硬度有助于诊断门静脉高压，且SS/LS比值可进一步甄别肝前 *vs.* 肝后病变或门静脉 *vs.* 小叶炎症。因此，LS、SS、SS/LS比值和CAP应始终根据临床情况进行具体分析

六、对肝硬化患者利用SS和LSM进行附加评估

测量脾脏硬度有助于诊断门静脉高压及其并发症[8-13]，不同探头检测食管静脉曲张患者的脾硬度临界值见附表18。最近研究表明SS/LS比值可提供有关疾病病因的信息，甚至可以预测疾病的并发症[14]。有研究显示，与小叶性ALD相比，门静脉性HCV患者的SS/LS比值更高。由此可见，LS联用SS/LS比值可了解疾病病因和疾病特异性并发症。

推荐阅读本书第五部分的第三十三章“脾脏硬度与肝脏硬度比值和疾病病因”的相应内容及附图8和附图9。

最后两章将讨论LSM在肝硬化确诊患者中的新发现，例如，肝硬化患者出现LS下降提示预后较差，因为患者可能存在新近发生的食管静脉曲张[15]，在经颈静脉肝内门体分流术术后患者中已经证实这一发现[15-16]。值得注意的是，针对肝脏血流动力学的干预治疗并因此降低门静脉高压也会导致大多数患者LS值降低，且LS的降低通常提示预后改善。因此，LS的连续测量在肝硬化患者的随访中非常重要，有助于疾病监测的决策。

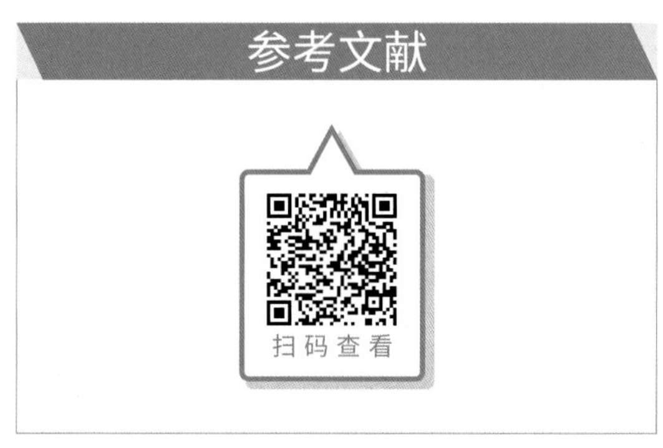

第四十一章

通过瞬时弹性成像评估肝脏硬度检查的质量标准

Jérôme Boursier

一、前言

肝脏弹性成像的原理是产生弹性剪切波并测量其在肝脏中的传播速度，由此计算出与慢性肝病严重程度相关的肝脏硬度。更多详细信息，另请参阅第二部分“肝脏硬度测量的技术”。在肝脏硬度测量之前和测量时必须采取一些措施以确保获得最需要且具有临床意义的结果。因此，必须控制患者状态（禁食、戒酒）、检查者（仪器使用经验）和检查过程（检查部位、FibroScan仪探头的选择、检查项目的内在特征）等相关条件，以高质量完成肝脏硬度测量。

二、禁食

几项研究评估了进食对弹性成像结果的影响（表41.1）。大多数研究通过TE评估LS，结果表明，进食后约半数患者出现LS值显著增加[1]。LS峰值常见于餐后15～60 min[2-5]，且超过基线值20%～40%[2，3，6-7]。LS在餐后2～3 h[1，2，5，8]恢复到初始水平。二维剪切波弹性成像的研究也显示LS在餐后第一个小时内升高并达到峰值[3，9]，但增幅范围较小，平均升高10%～20%[3，9-10]。于TE而言，LS在餐后2 h内恢复到初始水平[9]。使用磁共振弹性成像测量时，LS在餐后升高5%～20%[11-13]。

表41.1　膳食摄入对LSM的影响

研究	患者	设备方法	饮食种类	进餐后评估时间	肝脏硬度的演变	恢复时间
Mederacke 2009[1]	纳入56名慢性丙型肝炎患者	瞬时弹性成像	标准化早餐	15 min、30 min、60 min、90 min、120 min和180 min	43名患者中有22名患者基线LSM≤10 kPa，（+2 kPa至+3 kPa）	3 h
Yin 2011[12]	纳入25名慢性肝病患者和20名健康的志愿者	磁共振弹性成像	流质饮食测试餐	30 min	25名慢性肝病患者中有22名患者LS增加＞10%（平均LS：+21.1%±14.5%）20名健康的志愿者中有7名受试者LS增加＞10%（平均LS：+8.1%±10.3%）	–
Arena 2013[2]	纳入125名慢性丙型肝炎患者	瞬时弹性成像	标准化流质饮食	15 min、30 min、45 min、60 min和120 min	进食后15～45 min LS达峰值，增加幅度为+17%（F4期患者）至+34%（F0～F1期患者）	2 h
Berzigotti 2013[7]	纳入19名肝硬化患者	瞬时弹性成像	标准化半流质饮食	30 min	LS平均增加：+27%	–
Popescu 2013[67]	纳入57名健康志愿者	点剪切波弹性成像	标准化固体膳食	1 h和3 h	57名患者中有26名患者的LS增加幅度＞15%	3 h
Jajamovich 2014[11]	纳入19名慢性丙型肝炎患者和11名健康的志愿者	磁共振弹性成像	标准化流质饮食	20 min	LS平均增加：+4.5%±10.1%（慢性丙型肝炎患者）和+9.3%±12.6%（健康的志愿者）	–
Alvarez 2015[8]	纳入24名慢性肝病患者	瞬时弹性成像	标准化流质饮食	30 min	从（7.8±3.3）kPa（基线LSM）显著升高至（10.3±4.1）kPa（评估时）	2 h
Barone 2015[6]	纳入54名慢性肝病患者	瞬时弹性成像	标准化流质饮食	30 min	LS平均增加：16%±4%	–
Zhang 2016[13]	纳入20名健康的志愿者	磁共振弹性成像	标准化固体膳食	30 min和60 min	从尾侧至头侧方向测量时LS平均增加：+13.4%±18.0%；左右方向测量时LS增加：+9.9%±25.0%。前后方向测量时LS在进餐前后无显著差异	–
Gersak 2016[9]	纳入31名健康的志愿者	二维剪切波弹性成像	标准化固体膳食	20 min、40 min、60 min、80 min、100 min和120 min	LS的峰值出现在进食后20～40 min，女性受试者中LS增加7%，男性受试者中LS增加12%	2 h

续表

研究	患者	设备方法	饮食种类	进餐后评估时间	肝脏硬度的演变	恢复时间
Ratchatasettakul 2017[4]	纳入40名慢性肝病患者	瞬时弹性成像和受控衰减参数	标准化流质饮食	15 min、30 min、45 min、60 min、90 min和120 min	瞬时弹性成像：进餐后15 minLS峰值增加2.4 kPa； 受控衰减参数：进餐后60 min出现谷值，下降-18.1 dB/m	2.5 h
Kjaergaard 2017[3]	纳入60名慢性肝病患者	瞬时弹性成像、二维剪切波弹性成像、受控衰减参数	标准化流质饮食	20 min、40 min、60 min、120 min和180 min	瞬时弹性成像：进餐后60 min LS的峰值增加37%； 二维剪切波弹性成像：进餐后60 min LS峰值增加19%； 受控衰减参数：进餐后60 min时，峰值增加7.4%至9.9%	–
Simkin 2018[68]	纳入20名健康的志愿者	二维剪切波弹性成像	非标准化固体膳食	30 ~ 40 min	膳食状态不影响LSM	–
Vuppalanchi 2019[5]	纳入16名非酒精性脂肪肝患者	瞬时弹性成像和受控衰减参数	固体膳食	30 min、1 h、2 h、3 h、4 h、5 h和6 h	瞬时弹性成像：进餐后2 h LS峰值增加26% ± 25%； 受控衰减参数：进餐后无明显变化	3 h
Silva 2019[18]	纳入59名慢性肝病患者和22名健康的志愿者	瞬时弹性成像、受控衰减参数	标准化早餐	30 min	瞬时弹性成像：慢性肝病患者的LS从6.1 kPa（基线）显著升高至6.8 kPa（进餐后30 min），健康的志愿者LS在进餐前后没有显著差异； 受控衰减参数：基线水平和进餐后30 min之间没有显著差异	–
Petzold 2019[10]	纳入100名健康的志愿者	二维剪切波弹性成像	标准化流质饮食	30 ~ 40 min	肝脏硬度平均增加21.6%	–

有研究发现，进食后门静脉血流增加[3, 6-8, 11]，其中有两项研究发现门静脉血流与LS变化密切相关[6, 11]。可惜其他学者未能重复证实这些结果[3, 7-8]。进食后肝动脉血流减少、门静脉血流增加，这是一种生理反应（肝动脉缓冲效应）。一项针对19名肝硬化患者的研究发现，患者缺乏餐后肝动脉缓冲效应时，LS升高更显著，这表明肝动脉缓冲效应是影响餐后LS变化的重要因素[7]。餐后LS升高明显影响个体水平的肝纤维化诊断。在LS正常的健康志愿者中，11%出现餐后LS升高，＞6.0 kPa[1]或＞6.7 kPa[10]。在慢性肝病患者中，进食后早期进行TE检查来测量LSM将可能导致大约1/3患者的肝纤维化分期被高估[1, 3]。因此，国际指南建议LSM应至少禁食2小时以上[14-15]。

受控衰减参数是指在使用FibroScan仪进行TE检查时，通过超声衰减的定量分析来评估肝脂肪变性的程度[16-17]。更多详细信息，另请参阅第六部分“使用受控衰减参数评估肝脂肪变性”。关于进食后受控衰减参数变化的情况，目前的研究结果仍存在矛盾（表41.1）：一些研究显示受控衰减参数在餐后显著下降[4]，而另一些研究则显示显著增加[3]或没有变化[5, 18]。

三、戒酒

慢性病毒性肝炎[19, 20]等慢性肝病经过治疗后，肝脏硬度下降显著且迅速。事实上，肝脏硬度的早期降低主要是由炎症消退所致，而不是因为纤维化情况的即刻改善。酒精性肝病也是如此。有研究表明，戒酒后1个月内半数患者LS下降约3 kPa[21-24]，戒酒6个月后LS仍可能继续下降，最高可达6 kPa[24]。因此，应谨慎判读戒酒患者的LS结果，以免漏诊肝纤维化[22, 24]。根据炎症反应校正临界值可以更好地判读LS结果[25]。有一项研究表明，78%的戒酒患者受控衰减参数显著降低[26]。更多详细信息，另请参阅第四部分“肝脏硬度的重要（病理）生理混杂因素”。

四、检查者经验

临床实践中的一个重点是评估检查者是否接受过足够的专业培训且可以准确测量肝脏硬度（表41.2）。一项大型研究使用FibroScan仪进行了约13 369次系列肝脏硬度检查，实操次数少于500次的检查者与较高的测量失败率和不可靠检查率独立相关[27]。然而，另外两项针对2335名慢性肝病患者[28]和992名非酒精性脂肪性肝病患者[29]进行的研究发现，检查者经验与FibroScan仪检查结果的可靠性之间不存在独立关联。

培训效果的评估除依赖检查技术的可靠性外，还可以通过初学者和经验丰富的检查者之间的观察者间重复性来评估。有一项研究表明，使用

表41.2 检查者经验对肝脏硬度测量的影响

参考文献	设备方法	患者	检查者	结果
Boursier 2008[31]	瞬时弹性成像	250名慢性肝病患者	5位知识水平不同的初学者与专家们进行比较	初学者，尤其是两名非内科医师进行肝脏硬度测量的成功率逐渐提高。对于肝脏硬度，初学者和专家前十次检查结果的一致性极高
Boursier 2010[35]	点剪切波弹性成像	101名慢性肝病患者	1位初学者与1位专家进行比较	初学者和专家在肝脏硬度检查结果和成功率方面的一致性极高
Castéra 2010 [27]	瞬时弹性成像	在慢性肝病患者中共进行13 369项检查	7位经验丰富的检查者	检查者的实操次数少于500次与较高的失败率（至少进行10次尝试后未获得测量值）和较高的不可靠检查率（＜10次有效测量或成功率＜60%或四分位间距/中位数＞30%）独立相关
Gradinaru-Taşcau 2013[33]	二维剪切波弹性成像	371名慢性肝病患者和健康志愿者	1位初学者（实操次数＜300次）与1位专家（实操次数＞500次）相比较	初学者对肥胖患者的不可靠检查率较高，初学者和专家在正常体重患者和超重患者中开展的肝脏硬度测量结果无显著差异
Pang 2014[28]	瞬时弹性成像	2335名慢性肝病患者	经验不同的2名检查者	检查者经验（实操次数＜500次 *vs.* ≥500次）无法独立预测检查结果的不可靠（四分位间距/中位数＞30%，LSM≥7.1 kPa）
Carrion 2015 [32]	瞬时弹性成像	334名慢性肝病患者	3位经验不同的检查者	诊断显著纤维化的准确度（AUROC）从0.89（中等经验：实操次数50～500次）显著提高到0.91（经验丰富的检查者：实操次数＞500次）。诊断肝硬化的准确性无显著差异
Fraquelli 2016[36]	点剪切波弹性成像	186名慢性肝病患者	2位瞬时弹性成像检查专家（检查经验＞3年）且没有点剪切波弹性成像检查经验	诊断F≥2、F≥3和F4的总体准确度（AUROC）分别为0.77、0.85和0.88。检查者需要一年的时间来提升点剪切波弹性成像的诊断准确性。在调查的第二年，诊断F≥2、F≥3和F4的AUROC分别为0.86、0.94和0.91
Perazzo 2016 [30]	瞬时弹性成像	276名慢性丙型肝炎患者和（或）健康志愿者	1位初学者与1位专家（实操经验＞500次）相比较	随着检查次数的增加，初学者和经验丰富的检查者之间的观察者一致性没有增加（前100次检查的组内相关系数为0.95，后200次检查的组内相关系数为0.96）
Lee 2017[34]	二维剪切波弹性成像	115名慢性肝病患者	1位初学者与1位拥有9年丰富经验的检查者相比较	初学者和专家在剪切波弹性成像测量方面的观察者一致性较高，组内相关系数为0.88（*CI*: 0.82～0.92）
Vuppalanchi 2018[29]	瞬时弹性成像	992名非酒精性脂肪肝患者	具有不同经验水平的检查者	在校正身体质量指数、种族和年龄后，检查者经验无法独立预测检查结果的不可靠（四分位间距/中位数＞30%）
Simkin 2018[68]	二维剪切波弹性成像	20名健康志愿者	1位初学者与1位专家相比较（实操经验＞500次）	受试者的个体差异影响了约86.3%的硬度中位值，检查者经验对统计结果没有影响

FibroScan仪时，初学者在前100次检查内即可和专家[30]达成一致结果。由于FibroScan简单易用，可以将使用该仪器检测LSM的任务委托给非医务人员，如护工或专业技师。为了探讨这种方式是否可行，一项研究纳入5名具有一定知识储备的初学者（肝病学专业医师、实习医师、三年级医学生、护士和非医师临床研究助理）并开展FibroScan培训[31]，评估培训结果后发现，初学者的LSM检测成功率逐渐提高，尤其是两名非内科医师最终仅实操50次即完成了培训。有趣的是，5位初学者未经过任何学习曲线即在最初10例患者的LS检查结果与专家一致。综上所述，这些研究表明，随着检查者经验的丰富，检查者可以更熟练地开展LSM，但这些结果与第一次检查结果相关。一项针对经活检证实为慢性肝病患者的研究也获得了类似结果，使用FibroScan仪诊断肝硬化时，中等经验（LSM实操50～500次）的检查者与经验丰富的检查者具有相同的准确性（AUROC：0.93 *vs.* 0.94），但在诊断显著纤维化时，前者的诊断准确性稍低（AUROC：0.89 *vs.* 0.91）[32]。

二维剪切波弹性成像或点剪切波弹性成像培训的研究较少。与接受过培训的检查者相比，初学者使用二维剪切波弹性成像诊断肥胖患者LS的准确性较差，但诊断体重正常和超重患者的准确性并无显著差异[33]。使用二维剪切波弹性成像[34]和点剪切波弹性成像[35-36]检测LS时，初学者和专家的观察者一致性很高。然而，一项将肝活检作为"金标准"的研究表明，检查者大约需要进行130次点剪切波弹性成像检查才能提升诊断准确性[36]。由于这两种技术均需要使用传统的超声机器，因此检查者通常需要专业的超声知识。

总而言之，检查者约需经过100次肝脏硬度检查训练后才能熟练运用弹性成像设备。

五、FibroScan探头

FibroScan仪的经典M探头的测量失败率在超重患者中达8%，在肥胖患者中高达17%[27]，这限制了其临床应用。为了克服这一缺陷，制造商开发了XL探头，专门用于皮肤-肝包膜距离＞25 mm的肥胖患者。与经典的M探头相比，XL探头的中心频率较低（XL探头为2.5 MHz 、M探头为3.5 MHz），直径较大（XL探头为12 mm、M探头为9 mm），皮肤下方的测量深度更大（XL探头3.5～7.5 cm、M探头2.5～6.5 cm）。相较于M探头，XL探头的测量失败率更低，而诊断准确性相似[37-40]。然而，XL探头诊断肝纤维化的准确性低于M探头，因此使用XL探头可能漏诊肝纤维化。与拟人模型相比，XL探头在人体中测量的LS值始终比M探头低20%左右[40]。出现这种不一致的原因除皮肤-肝包膜距离较大外，高度脂肪变性也是原因之一。调整XL探头的临界值（F0、F1～F2、F3和F4期纤维化的临界值依次为＜5.5 kPa、5.5～7 kPa、7～10 kPa和＜10 kPa）能显著提高两种探头检查结果的一致性，*r*值从0.655提升到0.679[40]。然而，有一项研究表明，BMI＜30 kg/m^{2}的患者使用M探头与肥胖患者（BMI≥30 kg/m^2）使用XL探头检测LS值没有显著差异[41]。因此，根据EASL-ALEH临床实践指南（M探头用于BMI＜30 kg/m^{2}的患者、XL探头用于肥胖患者）[14]，两种探头使用相同的诊断临界值时诊断准确性也相似[41]。另一项研究也证实了这一发现，该研究还评估了FibroScan仪的最新版软件[42]中包含的探头自动选择工具。该工具通过自动测量皮肤-肝包膜距离来判断患者体型，据此提示探头类型。学者根据研究结果建议，BMI＜32 kg/m^{2}的患者先使用M探头，再根据探头自动选择工具的提示是否切换到XL探头；所有BMI≥32 kg/m^{2}的患者均使用XL探头。

六、测量部位

患者进行肝脏硬度测量的体位是仰卧位，且右臂放在头部后面并充分外展。检查者首先要选择正确的测量部位，常选取肝右叶水平的肋间隙。有学者评估了4个不同的测量部位后认为，选择腋中线和肝浊音上界水平的肋间隙交界处进行测量时，FibroScan仪测量结果的观察者间重复性最高[43]（表41.3）。

另一项研究表明，在不同的测量部位之间，显著肝纤维化AUROC与肝硬化AUROC并无差异，肝脏硬度测量值也没有显著差异[44]。事实上，正确放置探头很重要，即置于肝脏前方并确保肝脏检测区域厚度至少6 cm且避开大血管结构。要做到这一点，检查者应控制FibroScan仪屏幕上的实时超声信号，以获得肝脏的典型声学特征，即肝脏内部回声

表41.3　测量部位对LSM的影响

参考文献	设备方法	患者	检测测量部位	结果
Boursier 2008[43]	瞬时弹性成像	46名慢性肝病患者	腋中线/肝浊音上界下方的第1个肋间隙；腋中线/肝浊音上界下方的第2个肋间隙；腋前线/肝浊音上界下方的第1个肋间隙	在腋中线与肝浊音上界以下的第1个肋间隙处进行LS测量时，测量结果的观察者间一致性非常高
Kim 2010[44]	瞬时弹性成像	91名慢性乙型肝炎	与肝活检部位相同：腋中线和腋前线之间：第5肋间、第6肋间、第7肋间	评估不同测量部位的LS测值，结果显示，显著纤维化患者的AUROC和肝硬化患者的AUROC无显著差异
Kaminuma 2011[45]	点剪切波弹性成像	20名健康志愿者	肝外侧段（距探头3.5 cm）与肝右叶浅部（距探头3.5 cm）与肝右叶深部（距探头5.5 cm）。探头选择肋间与肋下入路	与浅表部位相比，右叶深部的LS值显著降低。相较于肋下，肋间的LS值往往较低
Koizumi 2011[69]	实时组织弹性成像	70名慢性丙型肝炎	腋中线/肝浊音上界下方的第1个肋间隙；腋中线/肝浊音上界下方的第2个肋间隙；腋前线/肝浊音上界的第1个肋间隙	不同测量部位（组内相关系数0.91～0.95）的观察者间一致性较高
Beland 2014[46]	二维剪切波弹性成像	50名慢性肝病患者	探头从剑突下入路置于肝左叶，随后置于肝右叶；患者仰卧位或轻度左侧卧位，两次测量选择肝右叶不同的头尾相位置；计划进行肝活检的区域	在左叶进行测量时，尤其是在慢性丙型肝炎患者的亚组中，显著纤维化的诊断准确率没有显著降低
Samir 2015[47]	二维剪切波弹性成像	136名慢性肝病患者	肝左叶；右肝上叶；右肝下叶；肝活检部位	除左叶外，所有测量部位的结果与纤维化阶段密切相关

在分层TM模式中无异质性，而在A模式中线性下降。每次采集图像都需保证弹性图在FibroScan仪屏幕上的整个窗口中均可见，且边缘平行。包括弹性成像模量在内的成像设备的优势在于可以直观地选择肝实质内的最佳感兴趣区域。然而，点剪切波弹性成像检测肝脏硬度时，肝右叶深部的检测值显著低于浅部，肋间入路的检测值也显著低于肋下[45]。二维剪切波弹性成像诊断显著纤维化时，若选择肝左叶进行测量，则诊断价值较低[46-47]。

七、可靠性标准

正确判读弹性成像结果不仅对患者很重要，而且对于医师也是一个挑战，因为除肝纤维化之外，还有一些情况会导致LS升高，如肝脏炎症[48-49]、胆汁淤积[50]和中心静脉压[51]。关于脂肪变性影响LS的研究结果尚存在矛盾[52-55]，详见本书第四部分“肝脏硬度的重要（病理）生理混杂因素”一章和第六部分“肝脂肪变性（受控衰减参数）作为肝脏硬度的校正因子”一章。此外，还应仔细考虑弹性成像检查的内在特征，以更好地判读弹性成像结果。

1. FibroScan 仪

最初将可靠的FibroScan检查定义为≥10次有效扫描、检查成功率≥60%和四分位间距/中位数≤30%的检查。然而，有研究发现，遵循这一“经典”定义并没有显著改善肝纤维化的诊断效能[56-57]。第一个评估FibroScan检查的内在特征的研究认为四分位间距/中位数（interquartile range/median ratio，IQR/M）是关键参数[58]。根据目前公布的诊断纤维化的LS临界值，与肝活检诊断的纤维化分期相差≥2定义为“不一致”，多变量分析确定IQR/M与这种“不一致”独立相关。FibroScan检查时IQR/M≥0.21的不一致率为15%，而IQR/M<0.21的不一致率为7%。另一项研究中也证实了这一发现，其中FibroScan检查时IQR/M≥0.17的不一致率为22%，而IQR/M<0.17的不一致率为7%[57]。在最后一项研究中，<10次有效扫描和检查成功率均与FibroScan和肝活检的检查结果不一致有关。

可靠性差的检查提示诊断准确性较低，不推荐用于临床实践中患者的管理。

Myers和Lucidarme研究发现，IQR/M的不一致并未转化为AUROC的诊断准确性[57-58]。因此，另一项研究选择诊断准确性作为研究终点，替代FibroScan检查与肝活检之间的不一致[56]。多变量分析表明，IQR/M与肝脏硬度值独立相关，可以预测肝纤维化，研究者据此将“诊断可靠性”分为三种（表41.4）：“非常可靠”（IQR/M≤0.10）、“可靠”（0.10< IQR/M≤0.30，或IQR/M>0.30且肝脏硬度<7.1 kPa）、“可靠性差”（IQR/M>0.30且肝脏硬度≥7.1 kPa）。相较于“非常可靠”“可靠”这两组，在“可靠性差”的检查组中，AUROC和分类较准确的患者的比例均显著降低。依据上述定义，FibroScan检查中有9.1%的结果不可靠，而根据“经典”定义，“可靠性差”比例为24.3%（≥10次有效扫描，成功率≥60%，IQR/M≤0.30）。IQR/M比值反映了检查期间有效检查的分散性，当比值增加时，表明诊断肝脏硬度的准确性较差。然而，根据定义，高IQR/M意味着肝脏硬度较低时，IQR差值增加。例如，当肝脏硬度为5.0 kPa时，IQR/M=0.30表示IQR差值为1.5 kPa；当肝脏硬度为15.0 kPa时，则相当于IQR差值为4.5 kPa。因此，对肝脏硬度较低的患者而言，IQR/M比值几乎没有影响，这就解释了为什么当肝脏硬度<7.1 kPa时，FibroScan检查中IQR/M >0.30可以认为检查结果“可靠”。因此，若仅基于IQR/M而不考虑LS水平来判断诊断是否可靠，会出现排除可靠检查的错误情况，从而人为地增加了不可靠检查的发生率。一项独立的验证研究证实，新的可靠性标准增加了FibroScan有效检查的患者数量而不影响其诊断准确性[59]。该研究中肝硬化患者占55%，根据“经典”定义，可靠检查率为71.6%，而根据新标准定义，非常可靠/可靠检查率为83.2%。与经典定义的可靠检查相似，根据新标准定义的可靠/非常可靠检查与纤维化阶段和肝静脉压力梯度存在相关性，诊断显著纤维化或肝硬化的准确性也无区别。一项纳入938名非酒精性脂肪性肝病患者的队列研究也再次证实FibroScan的新可靠性标准的有效性[60]。

2. 点剪切波弹性成像

PSWE检查使用IQR/M≥0.30诊断显著纤维化和严重纤维化/肝硬化的准确性较低[61]，与肝活检结果的不一致率较高。一项研究纳入1094名经活检证实为慢性肝病患者，进行PSWE检查并使用FibroScan检查的分类法：“非常可靠”（IQR/M<0.15）、“可靠”（0.15≤IQR/M < 0.35，或IQR/M≥0.35且PSWE<1.37 m/s）和“可靠性差”（IQR/M≥0.35且PSWE≥1.37 m/s）[60]。可靠性差的PSWE检查无法准确诊断进展性纤维化（AUROC为0.657，正确分类的患者比例为57.8%）和肝硬化（AUROC为0.659，正确分类的患者比例为50.0%），这导致临床上无法使用PSWE来诊断肝纤维化。可靠性差的PSWE检查占比约为21.4%，此外，在皮肤-肝包膜距离>30 mm的患者中，PSWE检查的不可靠发生率随着该距离的增加而显著增加，可达到52.7%。PSWE检查的可靠性标准需要独立验证。

表41.4　使用FibroScan测量肝脏硬度的可靠性新标准

肝脏硬度测量值（kPa）	IQR/M		
	≤0.10	0.11～0.30	>0.30
<7.1	非常可靠	可靠	可靠
≥7.1			可靠性差

3. 二维剪切波弹性成像

一项纳入88名慢性肝病患者的小型研究评估了二维剪切波弹性成像检查的可靠性，以临床显著性门静脉高压（肝静脉压力梯度≥10 mmHg）作为研究终点，二维剪切波弹性成像检查的可靠性根据标准差/平均值比值和测量深度来分类：“非常可靠”（标准差≤0.10且深度<5.6 cm）、“可靠”（标准差>0.10或深度≥5.6 cm）、“不可靠”（标准差>0.10且深度≥5.6 cm）[62]，结果发现，二维剪切波弹性成像无创诊断门静脉高压的准确性在三组间存在显著差异，正确分类患者的比例分别为96%、76%和44%。另一项研究纳入142名酒精性肝病或慢性丙型病毒性肝炎患者，结果发现标准差低于0.10不影响诊断的可靠性[63]。在这项研究中，相较于标准差>1.75 kPa且ROI直径<18 mm，标准差≤1.75 kPa且ROI直径≥18 mm诊断肝硬化的准确性较高（AUROC=0.99）。综上，标准差可能是判读二维剪切波弹性成像结果可靠性的一个重要指标，但尚需进一步大型队列研究，以明确二维剪切波弹性成像可靠性标准的定义并验证。

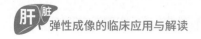

4. 受控衰减参数

最近有学者提出，受控衰减参数检查结果若为IQR/M＞30 dB/m[64]或＞40 dB/m[65]，对脂肪肝的诊断价值不高。一项针对酒精性肝病患者的研究证实[26]，IQR/M＞40 dB/m可以作为甄别受控衰减参数不可靠的标准，但另一项对非酒精性脂肪性肝病患者的研究没有证实这一发现[66]。受控衰减参数检查的可靠性标准尚需进一步的研究来确定和验证。

参考文献

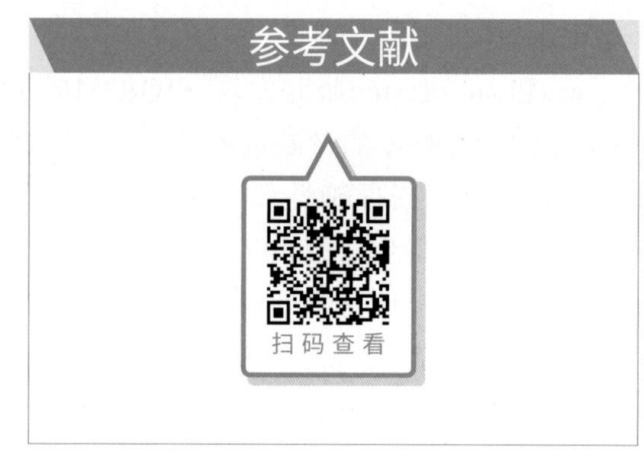

第四十二章

使用瞬时弹性成像判读剪切波传播图（弹性图）

Sebastian Mueller, Johannes Mueller,
and Omar Elshaarawy

一、前言

瞬时弹性成像利用探头瞬时机械振动产生剪切波并在组织中传播[1-2]。更多详细信息，另请参阅第二部分“肝脏硬度测量的技术”。使用超声追踪剪切波的传播，以评估剪切波速度，在均匀性、各向同性和纯弹性的假设下推导出杨氏模量。瞬时弹性成像提供组织硬度的定量、一维（线）图像，可对剪切波在组织中的运行轨迹成像。然后将每次的超声图像显示在剪切波传播图或弹性图等二维图中。从弹性图中，使用基于软件的算法自动导出剪切波速度，并转换为杨氏模量或肝脏硬度。

TE检查可获得大约80%的有效自动测量结果。TE在全球范围内广泛应用有如下原因：首先，检查者的学习曲线很短；其次，不需要专业超声知识；最后，该设备使用自动算法决定是否计算剪切波速度，进而计算LS。除了少数例外情况，TE测量结果可靠并可重复测量，患者在不同机构随访时可以进行不同结果的比较，这也是多中心研究或药理学研究首选TE的原因。

二、正常的弹性图

弹性图（图42.1，文后彩图42.1）提供了有关肝组织内剪切波传播的重要信息，但很少有团队对其进行深入研究。一旦设备完成测量且计算出LS值，测量结果仍有可能完全错误或不准确，而回顾弹性图可以再次验证。制造商不允许手动校正是可以理解的，因为LS自动计算是FibroScan仪的优点之一。然而，一些经验丰富的肝病学家觉得手动校正非常有用，例如，在分散的情况下对齐回归分析曲线的斜率。有时，临床重症患者因伦理、时间、解剖学或肾衰竭等原因无法进行其他诊断检查（如活检或CT），而TE测量结果又较少（3～4次有效测量），在这种极端情况下，使用精确的弹性图进行几次（＜10次）测量可以给临床提供巨大的帮助。当然，这种情况下的责任不应由制造商承担，而应由检查医师承担，这在测量方案中也有所说明。

图42.1a为正常的弹性图。M模式超声图像展示了随着时间推移而呈现的典型肝脏纹理，A模式超声图像显示了实时超声信号，在此示例中，该信号是未受干扰的超声线性衰减信号。虽然起始压缩波未清晰显示，且略有分散，但产生了一个明确的剪切波。实际上，紧随其后的是其他延迟剪切波。图42.1b展示了一个简化的弹性图示例（灰色为压缩波，红色为剪切波），本章使用该示例类型来显示潜在的剪切波和压缩波干扰。尽管弹性图看上去很简单，但它实际上记录了随着时间推移而呈现的相当复杂的波形模式，且易受衍射、反射、叠加和色散影响，即使对声学成像专家来说也很难完全判断这些影响。由于压缩波与超声波射频信号在水/肝脏中以1450 m/s的相同速度传播，故超声波射频信号无法检测到压缩波。需要注意的是，由于压缩波与超声波射频信号传播速度一致，因此无法认定起始波就是压缩波，同理，也可认为起始波是压缩剪切波的图像伪影。研究表明，在点源振动器的近场中，可以观察到纵向压缩波与剪切波以相同的速度传播[3]。相比之下，剪切波在肝脏中的正常传播速度为1～1.1 m/s。图42.1c显示了一名肝硬化患者的完美弹性图，同时呈现了正常压缩波和剪切波。弹性图所测肝脏硬度为（73.9 ± 2.8）kPa，以橙色显示；CAP为（217 ± 30）dB/m，以浅蓝色显示。

回归算法还显示了一条完全对齐的回归线（白色虚线）。剪切波传播速度快表明肝硬化患者的肝脏硬度较高。即使没有肝脂肪变性（低CAP值），肝硬化也存在。

三、用于质量控制的A模式和M模式图像的判读

首先，应检查A模式和M模式图像以确保高质量的LS测量（图42.2，文后彩图42.2）。图42.2a展示了具有典型肝脏纹理的M模式图像和具有线性衰减的A模式图像。相反，在图42.2b中，A模式的衰减呈非线性，这将增加无效测量的概率或降低图像质量。图42.2c展示了由血管结构和相应的干扰导致测量不准确的M模式和A模式图像。同样，如图42.2d所示，图像中断，很可能是由较小的血管所引起。图42.2e和图42.2f显示了探头非垂直定位检查的两种非线性A模式图像（图42.3，文后彩图42.3）。由此可见，A模式检查尤为重要，因为在最终的弹性图中通常无法发现错误的探头定位。总之，应在LS测量之前获得最佳A模式和M模式图像。

M模式超声图像
A模式超声图像
弹性图（剪切波传播图）
初始压缩波/伪影
实际剪切波
延迟剪切波
随着时间推移显示出的肝脏纹理
回归分析曲线的斜率
501 dB/m
6.6 kPa
以mm为单位的肝深度轴
以ms为单位的时间轴
a
b
CAP (dB/m)
E (kPa)
IQR
30
MEDIAN
MEDIAN
IQR
217
73.9
2.8
IQR/med
4 %
c

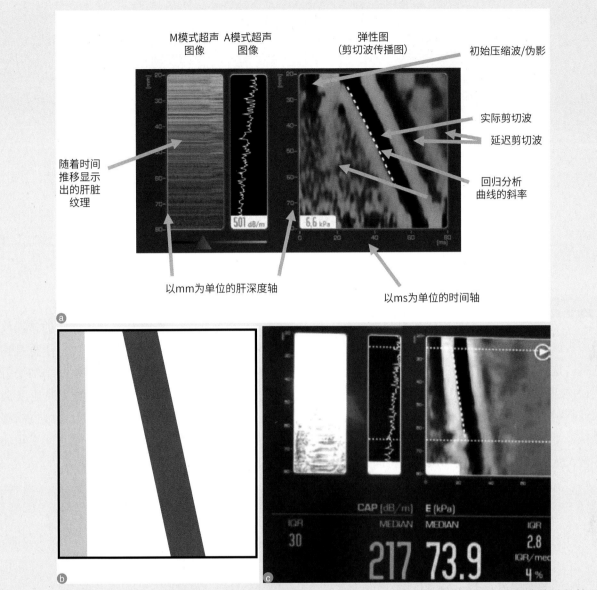

图42.1　正常弹性图。a.具有详细信息的弹性图（或剪切波传播图）；b.正常弹性图的示意；c.在没有脂肪的情况下肝硬化显著患者的正常弹性图（低CAP）。当初始压缩波在肝脏/水中以1450 m/s的速度传播时，正常肝脏中的剪切波速度为1～1.1 m/s，比前者慢1000倍以上，因此射频超声波信号能够测量剪切波传播的速度。由于50 Hz的TE探头的振动会引起剪切波延迟，重复的剪切波被取代

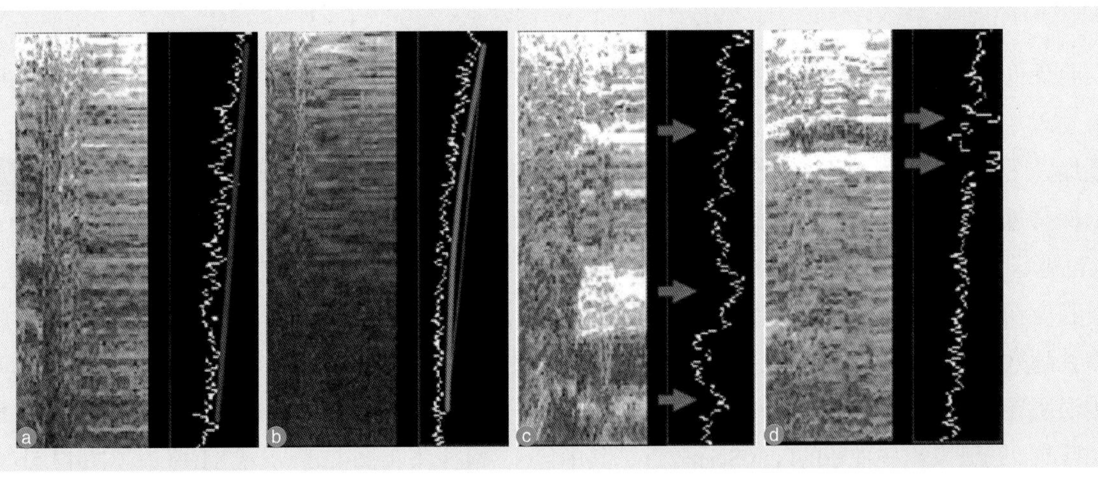

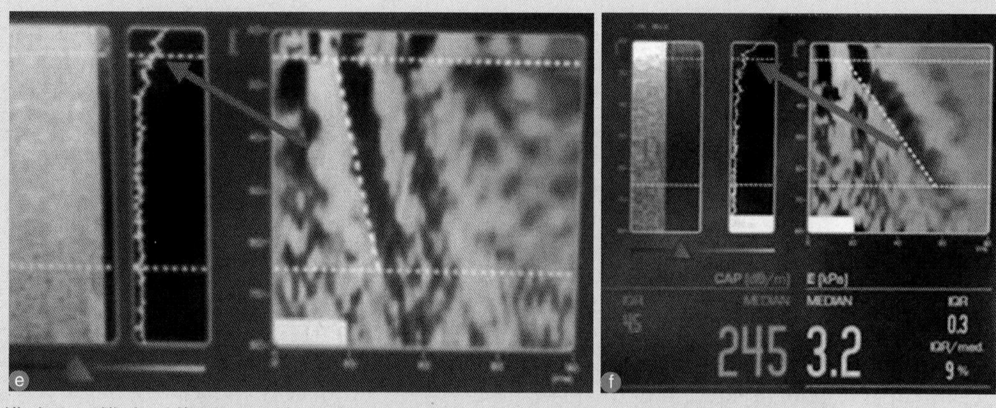

图42.2　A模式和M模式图像对LSM检测质量有着至关重要的影响。a.具有线性衰减的A模式图像；b.A模式图像的衰减呈非线性，将导致无效LSM的概率增加；c、d.由血管或结节（红色箭头）引起的干扰；e、f.由探头定位错误导致A模式呈非线性衰减

四、探头放置

探头放置错误可能导致LS检测值错误。值得一提的是，这些错误在弹性图中并不常见，但会严重影响LS的测量精度。图42.3a表示探头垂直于皮肤表面放置的最佳测量值，A模式图像均匀且呈现线性衰减。相比之下，图42.3b显示了探头未垂直放置导致A模式呈非线性衰减，从而使得同一患者的测量结果不一致。尽管弹性图的准确度较好，但LS常被高估50%以上。图42.3c解释了探头的错误放置对LS测量的影响。事实上，剪切波倾向于垂直胸腔表面进行传播。探头也要垂直，以使两个轴平行。如果探头未垂直放置，则测量的剪切波速度会被高估。一个简单的几何模型即可计算出弹性图测得的速度是实际剪切波速度除以两个轴之间夹角的余弦值。

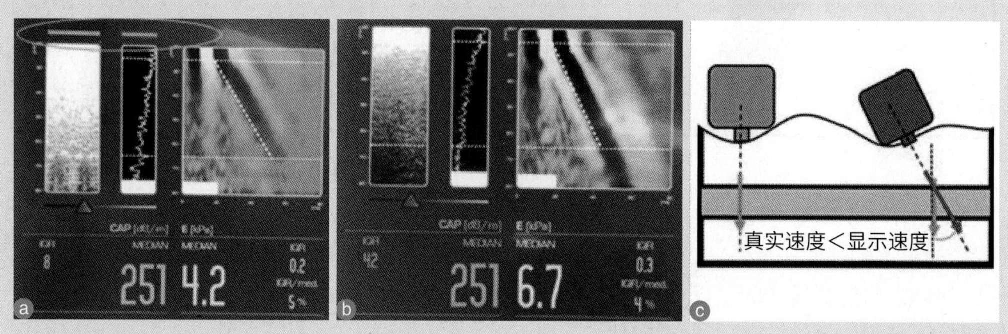

图42.3　TE探头非垂直放置对LS的影响。a.正确测量LSM需将探头垂直于皮肤表面，A模式图像显示均匀且呈现线性衰减；b.探头未垂直放置时，同一患者的错误测量结果；c.探头未垂直放置导致剪切波传播速度被高估

肋骨也会干扰LS的检测，这些干扰在弹性图中不易发现。在这种情况下，可以观察到两个剪切波的叠加。图42.4a显示了正常测量结果，而图42.4b则显示探头过于靠近肋骨时同一患者的异常测量结果（文后彩图42.4）。当LS为原来的2倍时，仅可见压缩波和剪切波的轻微干扰。因此，检测开始前应先触诊，避免探头接触肋骨。表42.1还列出了由探头放置错误所导致的LS测量误差及潜在的原因和典型示例。目前，已开发出一种新的FibroScan软件，其中包括改进的算法，可以区分起始的剪切波与肋骨回声。

五、探头选择

有个重要的问题是如何选择探头。本书在第四十四章“XL探头在肥胖和非肥胖患者中的应用”中进行了更详细的说明。为了使本章更加完整，在此也简要提及。图42.5（文后彩图42.5）显示了通过M探头（图42.5a）或XL探头（图42.5b）获得的具有代表性的弹性图。从图中可以看出，M探头在该肥胖患者的肝外区域就发射了剪切波，从而导致LS被高估，M探头能量较低，所发出的剪切波迅速衰减和分散，导致LS进一步被高估。此外，M探头所探及的深度较小。相比之下，在所有患者中，XL探头可发出明确的剪切波并正确计算LS。

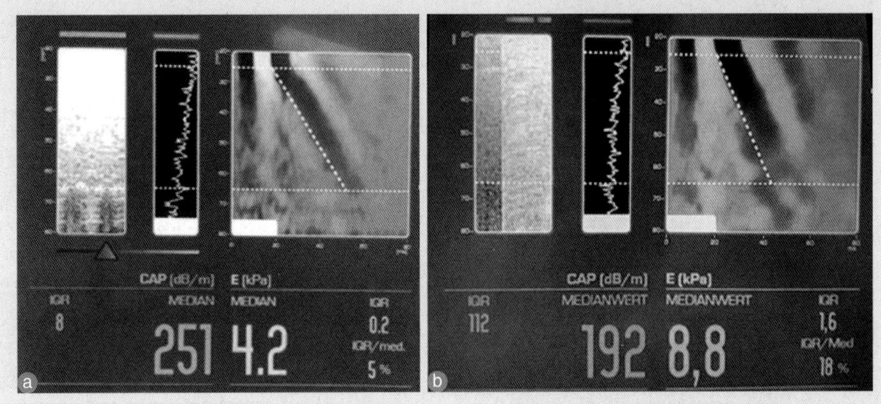

图42.4　肋骨对弹性图的影响。a.正常测量；b.TE探头过于靠近肋骨，致肋骨图像叠加到剪切波图像中，从而高估肝脏硬度

表42.1　各种弹性图特征、受影响的压缩波或剪切波及对应解释

弹性图特征	压缩波	剪切波	说明	图片	是否高估肝脏硬度
正常	正常	正常		图42.1	
重复	正常	由复制得出	延迟剪切波	图42.1和图42.7	
探头位置					
未垂直	正常或受干扰	正常或受干扰	剪切波速度计算错误（图42.3c）	图42.2和图42.3	是
接触肋骨	正常	正常	超声横波定位	图42.4	是
XL探头与M探头	正常或受干扰	正常或受干扰	（1）M探头的回归算法始于肝外剪切波的压缩部分 （2）M探头频率太低，导致图像出现色散和圆锥形状，回归算法对齐后斜率增大	图42.5	是（通过M探头）
剪切波或压缩波或两者的干扰					
压缩波-剪切波间转换	正常	正常	剪切波无法在液相（腹腔积液）中传播。当通过正常组织后，压缩波转换到剪切波。腹腔积液和腹内压均不影响肝脏中剪切波的传播速度[4]	图42.8	是
剪切波和压缩波的中断	正常或中断	正常或中断	血管、钙化可以中断传播	图42.9	
剪切波的反射	正常	反射	剪切波击中目标（如骨头）并引起反射	图42.10	
剪切波分叉	正常	分叉	产生的压缩波或叠加的剪切波会导致回归算法对齐错误	图42.11	是
剪切波和压缩波的分散	正常或分散	正常或分散	异质性组织结构或脂肪会导致剪切波分散。压缩波的色散很可能是成像伪影	图42.12	是
压缩波的位移或反射	位移/反射	总被干扰	压缩波的位移（很可能通过背反射）导致剪切波受到严重干扰	图42.13	是

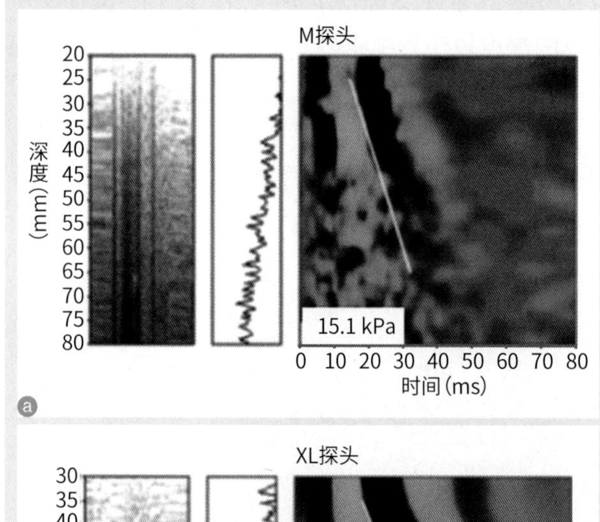

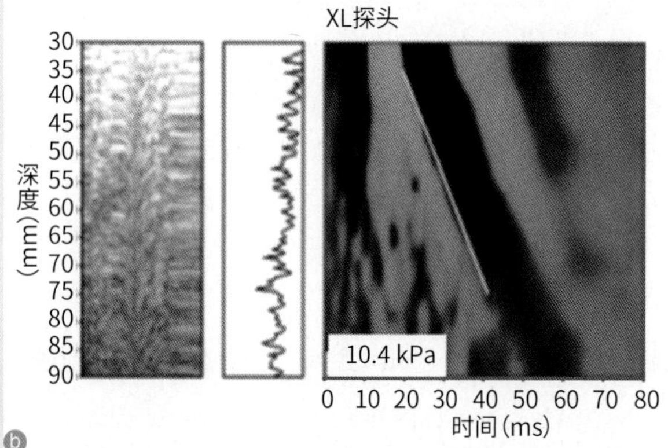

图42.5 通过M探头和XL探头所获得的具有代表性的弹性图。a.通过M探头所获得的具有代表性的弹性图；b.通过XL探头所获得的具有代表性的弹性图。能量较低的M探头导致剪切波色散和高估LS。此外，M探头所发出的剪切波无法进入到肥胖患者的肝组织中，导致仍在压缩波部分就出现了回归算法的对齐

六、弹性图的干扰：概述

在弹性图中可以看到常见的干扰，这些干扰可能涉及压缩波和剪切波，或者仅涉及剪切波。图42.6（文后彩图42.6）简述了这些典型的干扰。图42.6a展示了正常弹性图。图42.6b可以称为“复制”，实际上代表了一个正常的弹性图，但在主剪切波的右侧显示了另一个位移延迟20 ms的延迟剪切波（TE探头可发出50 Hz的振动），这很可能是阻尼不良导致激励延长所致。弹性图复制的其他示例在图42.1和图42.7（文后彩图42.7）中有所体现。图42.6c～图42.6e展示了3种形式的剪切波中断，都涉及压缩波和剪切波。主要原因在于血管、钙化或结节引起肝脏实质不均匀。图42.6c是血管存在的典型情况。图42.6f显示了没有明显压缩波干扰的反射剪切波。由于各种体腔边界的存在（如剪切波无法通过骨组织），剪切波很可能在肝脏的下表面进行反射。有个重要特征通常只涉及剪切波的分叉，可能是肝脏组织的不均匀性导致剪切波转换为压缩波，但真正的原因仍然未知。图42.6h和图42.6i表示剪切波的分散很可能是由肝脏组织内均匀分布的干扰所致。正如前面所述，这里所说的压缩是否反映了真实的压缩波仍值得商榷，而弹性图的宽度增加可能是电子伪影所致。最后，图42.6j显示了由压缩波反射引起的压缩波明显位移，将始终干扰剪切波，从而影响LS测量。

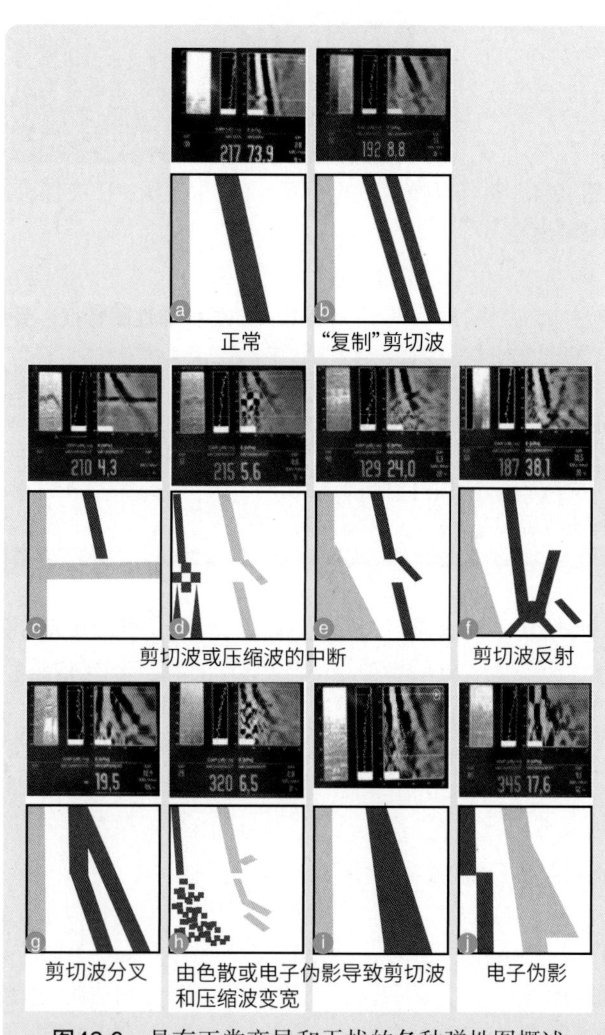

图42.6 具有正常变异和干扰的各种弹性图概述

七、关于剪切波干扰的详细说明

表42.1列出了所有干扰、参考示例图，并进行了相应解释。剪切波干扰的一个重要特征是压缩波和剪切波在通过液体和组织时相互转换，如本书第四十三章“肝源性与非肝源性腹腔积液患者的肝脏硬度测量”中所述。如图42.8（文后彩图42.8）及腹腔积液相关章所示，初始压缩波直接通过或振动通

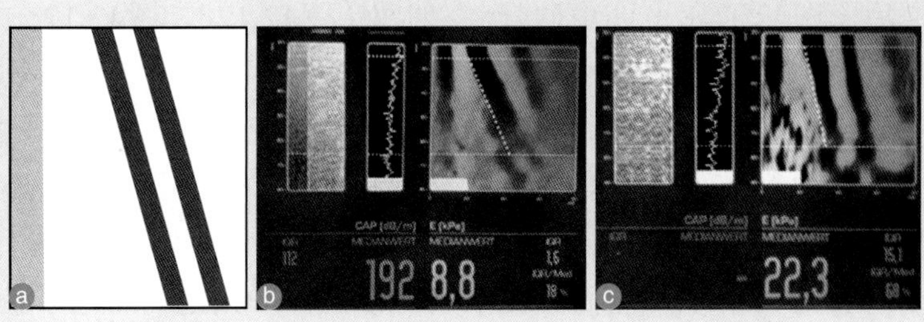

图42.7　具有正常变异和干扰的各种弹性图概述

过液相，然后转换为剪切波，进一步在肝组织中传播。液相中没有任何切变弹性，因此剪切波不能在液体中传播。当剪切波到达液体表面时，它们会引起水平振动。正如在第四十三章关于腹腔积液和基于体模测量[4]中讨论的那样，液相和腹内压力不会改变LS。此外，无论是否存在腹腔积液或者腹内压力升高，肝剪切波传播速度不会发生变化[4]。尽管尚未对此进行更详细的研究，但由于剪切波可以撞击许多不同大小的血管结构，这一观察结果可能有助于更好地理解肝脏等组织中的剪切波传播。假设肝脏富集血管结构，如充血的肝脏，可能通过压缩波和剪切波之间的多次转换导致剪切波速度提高。此外，这种转换可能是图42.6h和图42.6i中所见的波色散的原因。图42.9（文后彩图42.9）展示了剪切波在肝脏组织中的传播受阻而造成中断的各种示例。中断的原因很容易识别，并且导致LSM结果错误。值得注意的是，M模式图像中已可以检测到图像中断，并可能与压缩波干扰有关。相比之下，根据波传播的典型物理定律，例如，在组织密度快速变化时，似乎只有剪切波会受到反射（图42.10，文后彩图42.10）的影响。反射可能发生但不一定会导致LS计算错误。

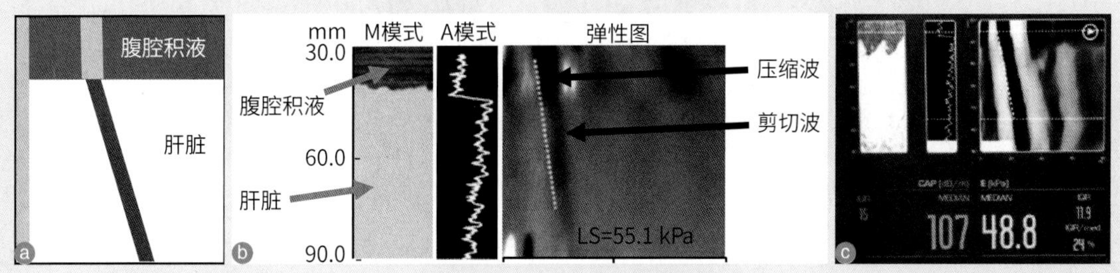

图42.8　液固相交界处压缩波和剪切波之间的转换。压缩波穿过腹腔积液层并在进入实体肝组织时转换为剪切波，而剪切波无法在液体中传播

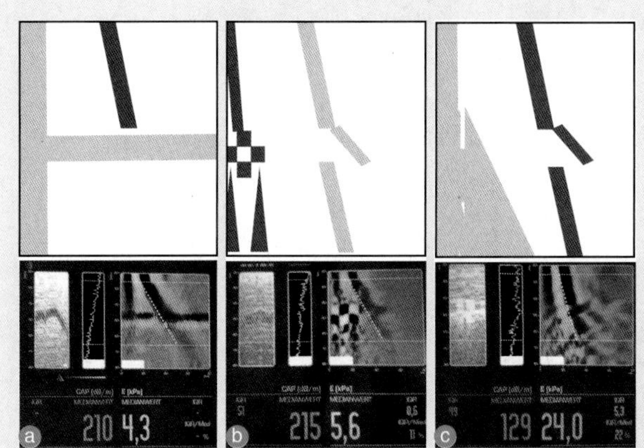

图42.9　关于压缩波和剪切波中断的各种示例。请注意，这里仅记录了压缩波的图像伪影，术语“压缩波”的表述并不完全正确。由于压缩波的传播速度与成像的超声射频信号相同，故超声可能无法对压缩波进行成像

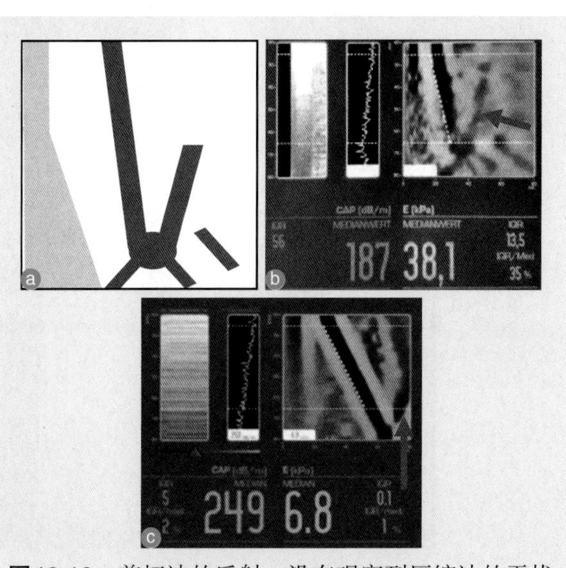

图42.10　剪切波的反射。没有观察到压缩波的干扰

分叉（图42.11，文后彩图42.11）可能由肋骨回声所致，是一个导致LS被高估的关键且常见的原因，并且可能被仪器的回归算法误认为剪切波。上面提到的手动调整剪切波斜率有可能提高部分患者LSM结果的准确性。图42.11a、图42.11b显示了弹性图中剪切波正确对齐时的斜率。然而，在图42.11c中，斜率与后续压缩波对齐后将严重高估LS。压缩波（图42.12a～图42.12c）或主要为剪切波（图42.12d、图42.12e）都可能发生波形变宽（文后彩图42.12）。由于回归算法将变宽的剪切波中较陡的左侧缘与后续压缩波对齐，将进一步高估LSM。同样，由于这种情况很常见，手动调整可以提高LSM结果的准确性。图42.13（文后彩图42.13）似乎只是一个电子伪影，显示为压缩波位移突然改变。LSM检测应消除这类干扰或进行手动调整。

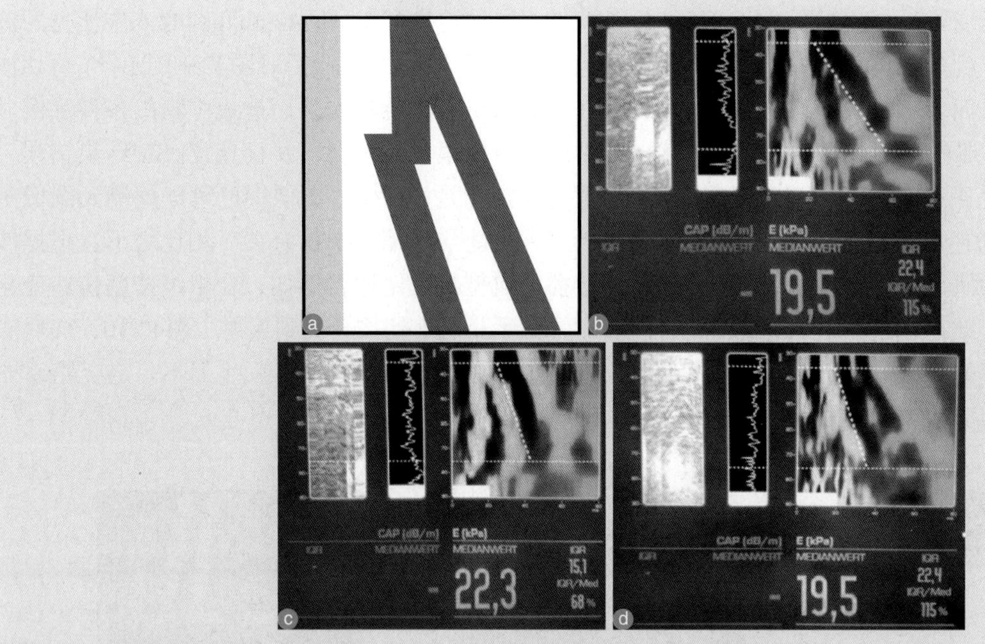

图42.11 剪切波的分叉（a）。这些干扰是由后续压缩波引起的，通常可导致LS被高估。在b和c中进行了剪切波对齐。而在d中，受到干扰的压缩波伪影中斜率的计算错误

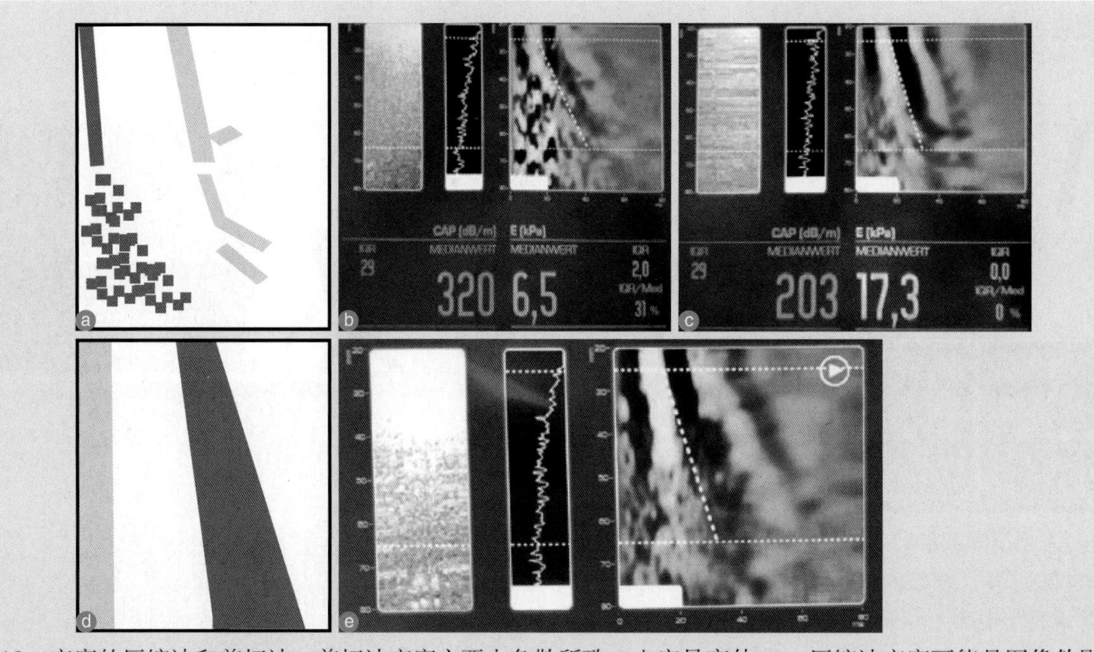

图42.12 变宽的压缩波和剪切波。剪切波变宽主要由色散所致，也容易高估LS。压缩波变宽可能是图像伪影所致

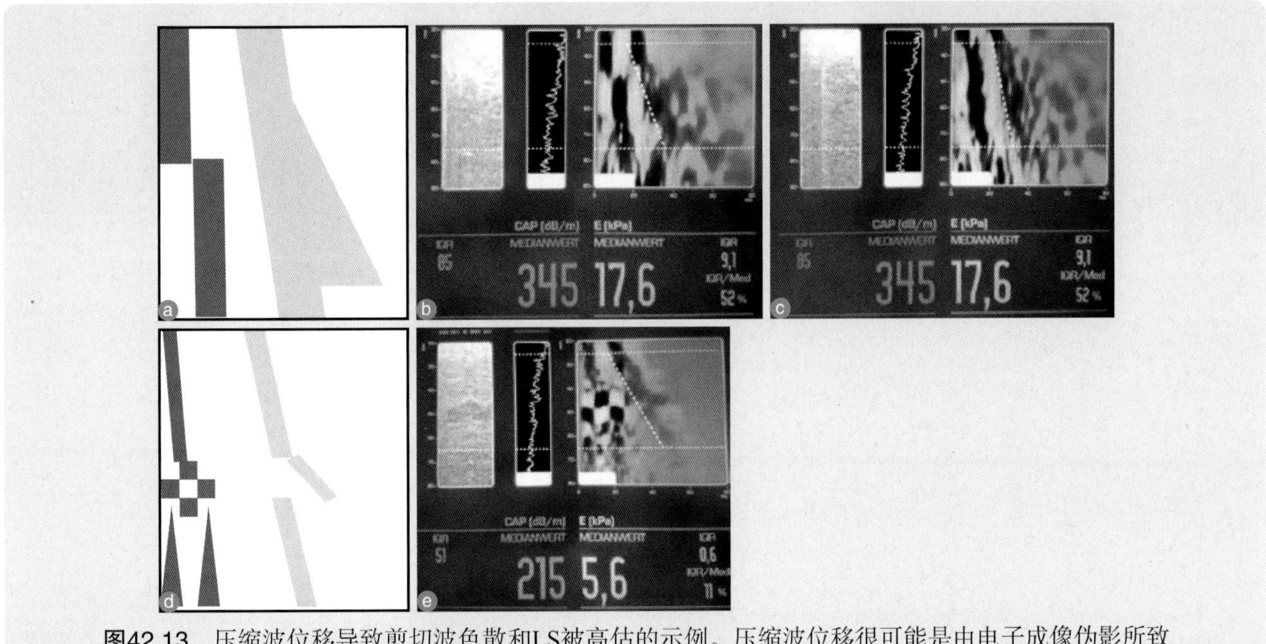

图42.13　压缩波位移导致剪切波色散和LS被高估的示例。压缩波位移很可能是由电子成像伪影所致

八、结论

总之，本章首次对压缩波和剪切波的典型干扰进行分类说明，如同在FibroScan设备中的弹性图里经常所见。虽然弹性图无法发现探头位置放置错误（仅限于M模式和A模式图像），但很容易检测到中断、反射、图像变宽、位移和分叉，这意味着色散和分叉是剪切波中导致LS被高估的常见干扰。手动调整，即所谓的“专家模式”有助于通过TE检查提高LSM结果的准确性。

参考文献

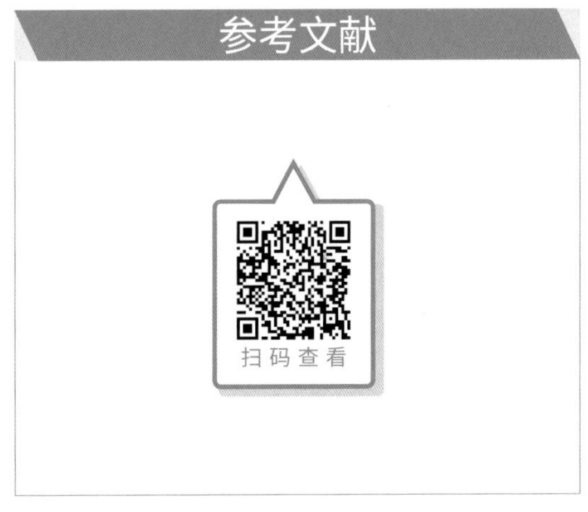

第四十三章

肝源性与非肝源性腹腔积液患者的肝脏硬度测量

Sebastian Mueller

一、前言

腹腔积液原因的诊断仍然是一个严峻的挑战。导致腹腔积液的可能疾病有很多，从肝硬化、肝癌、肝静脉栓塞等各种肝脏疾病到胰腺炎、结核病、浆膜炎、门静脉血栓及腹膜恶性肿瘤等非肝脏疾病。虽然80%的腹腔积液都由失代偿性肝硬化引起[1]，但仍有大量患者需要进行漫长而细致的临床检查才能确诊腹腔积液的非肝脏性病因。

遗憾的是，目前肝硬化诊断检查的特异性和敏感性都不够，难以做出准确诊断。约40%的肝硬化患者无临床症状，常规实验室检查结果也正常[2-3]。此外，现代超声设备和其他成像技术只有在出现明确肝硬化征象时才能诊断。这些征象包括肝表面结节状改变或脐静脉再通，但不包括脾大[4]。由于腹腔积液常导致肝静脉变细，影像学检查可能会据此提示肝硬化，导致部分患者的诊断过程更为复杂。在鉴别门静脉高压或其他原因引起的腹腔积液时，虽然血清-腹腔积液白蛋白梯度（serum-ascites albumin gradient，SAAG）的鉴别价值高于既往渗出液-漏出液参数，但该梯度指标易受双重感染的影响[5]。

二、用水围绕肝脏仿真模体进行肝脏硬度测量的验证

已有研究证实，在肝脏腹腔积液模拟油性共聚物模体中，这种人工腹腔积液不影响瞬时弹性成像对肝脏硬度的测量[6]。所有模体均有3个不同的硬度（4.8 kPa、11 kPa和40 kPa），代表不同程度的纤维化（F0、F3和F4）[7]。图43.1a、图43.1b（文后彩图43.1）显示了硬度为4.8 kPa和40 kPa模体中弹性成像和M模式图像的测量结果，测量时在XL探头与模体之间放置了约20 mm厚度的水膜。首先，尽管有水膜存在，但仍然可以看到清晰的剪切波。其次，这与无腹腔积液时的模体硬度检测值一致。这些研究还表明，探头放置的位置，即探头朝向模体的角度非常关键，这在瞬时弹性成像中已证明[8]。检查时要求探头保持垂直，以免高估弹性硬度。水与模体之间的新界面（水模体、塑料袋的水壁）可以通过叠加改变剪切波，有时会产生衍射和反射。综上所述，这些模体研究表明，肝脏固体仿真模体周围有液体环绕时可以产生剪切波，所测得的弹性硬度值与模体周围没有水的条件下的测值一致。

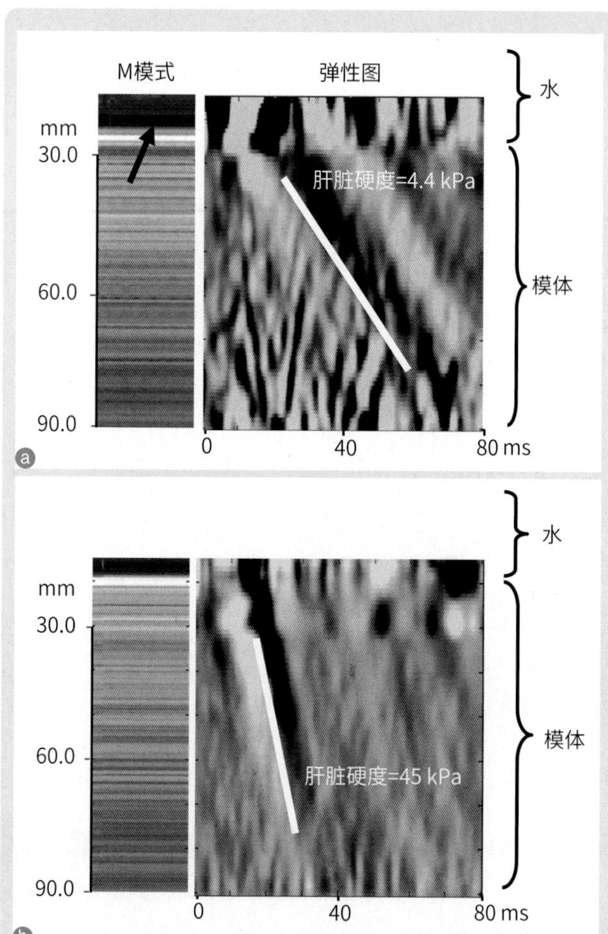

图43.1 用水围绕肝脏仿真模体中的剪切波传播图（弹性图）和硬度测量。a、b.显示了硬度为4.4 kPa和45 kPa肝脏仿真模体且被约20 mm厚度水层包围时进行硬度测量而获得的具有代表性的M模式图像和剪切波传播弹性图。尽管有水存在，横波的传播仍然清晰可见。值得注意的是，此时的硬度测值与无腹腔积液情况下的测值相一致。在上图的水层中可以发现一些波的反射

（修改自参考文献[6]）

三、腹腔积液患者肝脏硬度测量

有研究表明，使用XL探头的瞬时弹性成像测量肝脏硬度时不受腹腔积液和腹内压升高的影响，从而鉴别非肝源性腹腔积液。图43.2a（文后彩图43.2a）显示了一例使用FibroScan设备成功测量酒精性肝硬化腹腔积液患者的肝脏硬度（左侧图：M型和A型超声；右侧图：弹性图）。虽然M模式图像中可见厚度高达39 mm的大量腹腔积液层（箭头），但仍可观察

到清晰的剪切波，且无衍射伪影。该患者的肝脏硬度值高达55.1 kPa，可明确诊断为肝硬化。图43.2b（文后彩图43.2b）显示了一名门静脉栓塞形成所致轻度腹腔积液患者的正常肝脏硬度测量值，为6.4 kPa。

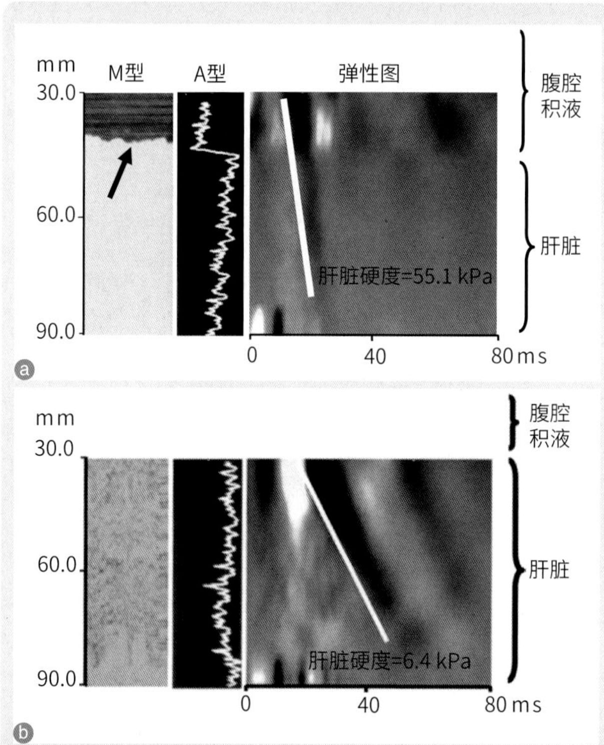

图43.2 肝源性腹腔积液和非肝源性腹腔积液患者的弹性图。a.酒精性肝硬化伴大量腹腔积液的患者使用XL探头进行检查，腹腔积液厚度39 mm。尽管在M模式图像（箭头）中发现腹腔积液的存在，但仍可以看到清晰的剪切波，对应的肝脏硬度为55.1 kPa。b.门静脉栓塞伴有少量腹腔积液的患者，腹腔积液厚度11 mm，肝脏硬度测量值正常，为6.4 kPa

四、腹腔积液伴有腹内压升高不会增加肝脏硬度

有研究表明，腹内压升高不影响肝脏硬度[6]。针对腹腔积液动物模型的大型研究探讨了腹腔积液和腹内压（intra-abdominal pressure，IAP）对肝脏硬度的影响[9-10]。研究使用腹腔镜套管针向腹膜腔内注射等渗盐水溶液产生人工腹腔积液，并调节腹内压，持续监测腹内压和中心静脉压。图43.2为一个典型的示例：将腹内压在140 min内持续升高至18 mmHg，然而，尽管腹内压急剧升高，但肝脏硬度并未升高。CVP也随着时间推移而升高，可能有助于防止中心静脉塌陷和维持血液循环[11-12]。与前述模体实验相似，根据这些动物研究进一步发现在没有肝淤血的情况下，周围腹腔积液或腹内压升高并不影响肝脏硬度（图43.3）。

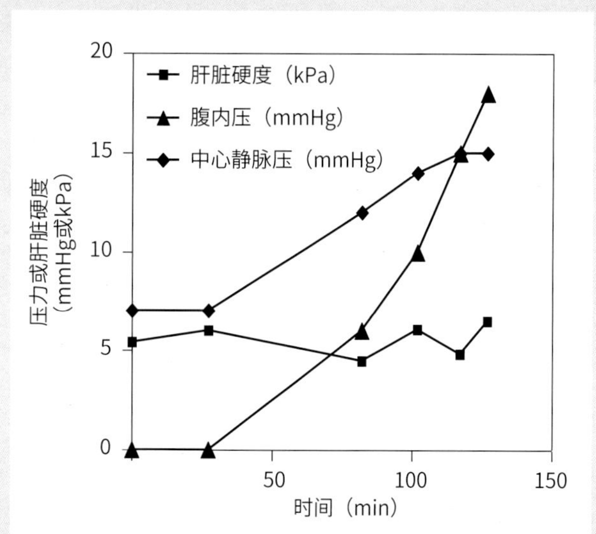

图43.3 腹腔积液动物模型中腹内压升高不会引起肝脏硬度增加。对德国长白猪麻醉后使用腹腔镜套管针注射等渗盐水溶液产生人工腹腔积液，并调节腹内压升高至18 mmHg。尽管腹内压增加，但肝脏硬度仍然正常。中心静脉压也随着时间推移而增加，防止中心静脉塌陷和维持血液循环。每个时间点的肝脏硬度为10次测量的结果。所有测量的IQR均小于30%。图中是三个独立实验的结果

（修改自参考文献[6]）

五、肝脏硬度测量可甄别非肝源性腹腔积液

如表43.1所示，目前共有三项研究探讨了肝脏硬度测量对腹腔积液患者的诊断价值[6, 13-14]。在第一项研究中，Bota等[13]评估了在腹腔积液患者中进行声辐射力脉冲弹性成像的可行性及其对肝硬化或非肝硬化腹腔积液病因的预测价值，该研究纳入了153名腹腔积液患者，平均年龄58.5岁。75.2%为肝源性腹腔积液，其中绝大多数为肝硬化，其余18.9%为非肝硬化性腹腔积液。通过临床、超声、内镜和（或）腹腔镜标准排除肝硬化，但仍有5.9%的患者无法明确诊断。3.2%无法测得有效肝脏硬度值。肝源性腹腔积液患者的平均肝脏硬度显著升高（3.04 m/s *vs.* 1.45 m/s；$P<0.001$）。以1.8 m/s为临

界值预测肝硬化腹腔积液，声辐射力脉冲成像的敏感性为98.1%，特异性为86.2%。Kohlhaas等[6]的研究首次证明了瞬时弹性成像可以使用XL探头测量腹腔积液患者的肝脏硬度。实际上，95.8%的患者可以用XL探头测量肝脏硬度，而传统M探头仅适于45.8%的患者。24%非肝硬化腹腔积液患者的肝脏硬度接近正常，均＜8 kPa；肝源性腹腔积液患者的肝脏硬度＞30 kPa。

Lindner等的另一项研究评估了LSM和SSM对经颈静脉肝内门体分流术术后或保守治疗的难治性腹腔积液患者的预测价值[14]。尽管学者不建议使用LS和SS对肝硬化难治性腹腔积液患者进行风险分层，但仍证实了点剪切波弹性成像和瞬时弹性成像均可有效测量肝脏硬度。

表43.1　通过TE或PSWE测量肝脏硬度以鉴别肝源性和非肝源性腹腔积液

研究	肝脏硬度测量方法	病例数	非肝源性腹腔积液患者的肝脏硬度		肝源性腹腔积液患者的肝脏硬度		肝脏硬度测量失败	有效
			平均值	临界值	平均值	临界值	腹腔积液深度（mm）	肝脏硬度测量（%）
Bota等，2011[13]	ARFI/PSWE	153	29		115			97
			（1.45 ± 0.59）m/s		3.04 ± 0.70	1.8 m/s		
Kohlhaas等，2012[6]	TE（XL探头）	23	（5.4 ± 1.3）kPa	＜8 kPa	（66.2 ± 13.2）kPa	＞30 kPa	＞37	＞90
Lindner等，2018[14]	TE（XL探头）	20/经颈静脉肝内门体分流术			46.8 kPa		＞27	＞90
		23/穿刺术			55.2 kPa			
	PSWE	20/经颈静脉肝内门体分流术			3.21 m/s		＞27	＞90
		23/穿刺术			3.48 m/s			

注：3 项研究的患者临床基本信息及肝脏硬度值。

六、结论

不应还认为腹腔积液不适于瞬时弹性成像检查。尽管存在腹腔积液，点剪切波弹性成像和瞬时弹性成像仍能准确评估肝脏硬度。瞬时弹性成像检查应使用XL探头。肝脏周围腹腔积液和腹内压升高并不会增加肝脏硬度。使用瞬时弹性成像进行LS测量时，肝脏硬度＜8 kPa提示非肝源性腹腔积液，而肝脏硬度＞30 kPa则高度怀疑肝源性腹腔积液。使用点剪切波弹性成像进行LS测量时，1.8 m/s可作为诊断肝硬化腹腔积液的临界值。综上所述，肝脏硬度测量是一种快速甄别非肝源性腹腔积液的早期诊断工具，但由于腹腔积液的病因除了肝硬化还可能存在其他罕见原因，如肝转移或髓外造血，故LSM的诊断价值还需要通过临床、实验室、内镜或影像学检查来进一步证实。

参考文献

第四十四章

XL探头在肥胖和非肥胖患者中的应用

Omar Elshaarawy and Sebastian Mueller

一、前言

瞬时弹性成像是目前最常用的快速测量肝脏硬度的方法。当选择合适的临床患者及优化检测条件时，可以有效诊断肝硬化或排除显著纤维化[1-2]。然而，探头的类型、检查部位及检查者的经验都可能影响TE检查结果[3-6]。目前，Echosens仪共有三种测量肝脏硬度的探头（S、M和XL）和一种专用于测量脾脏硬度的探头。皮肤–肝包膜距离（skin-liver capsule distance，SCD）增大和胸廓皱褶（thoracic fold）是导致肝脏硬度测量失败的重要因素。传统FibroScan仪的M探头测量失败率在超重患者中为8%，在肥胖患者中高达17%[7]。表44.1显示了既往研究中XL探头和M探头测量失败率的对比[8]。为了解决这个问题，制造商特意开发了XL探头，专用于皮肤–肝包膜距离>25 mm的肥胖患者。与传统的M探头相比，XL探头的中心频率更低（2.5 MHz *vs.* 3.5 MHz），探头表面直径更大（12 mm *vs.* 9 mm），测量深度更大［（3.5 ~ 7.5 cm）*vs.*（2.5 ~ 6.5 cm）］。XL探头的测量失败率低于M探头，而诊断准确性与M探头相似[8-11]。然而，如图44.1（文后彩图44.1）所示及如下所述，与传统的M探头相比，XL探头测量的肝脏硬度值更低，S探头的测量深度更浅（15 ~ 40 mm）、探头频率更高，更适于儿科患者[12]。中国一项研究比较了S探头和M探头在100例胆道闭锁患儿中的应用，建议S探头仅用于胸围<45 cm的患儿[13]。

表44.1　M探头和XL探头的比较

XL 探头	M 探头			M 探头和 XL 探头
	失败	不可靠	可靠	
	14.8%	28.0%	57.1%	
失败1.6%	1.6%	0	0	1.6%
不可靠25.3%	6.7%	7.5%	11%	14.3%
可靠73.0%	6.4%	20.5%	46.1%	84.1%

注：修改自参考文献[8]。

二、XL探头

有研究报道，XL探头的肝脏硬度测量值比M探头低1 ~ 2 kPa。2014年，Sirli等[14]进行了一项研究，纳入216名慢性肝病患者，在同一时间段内所有患者使用M探头（3.5 MHz）和XL探头（2.5 MHz）

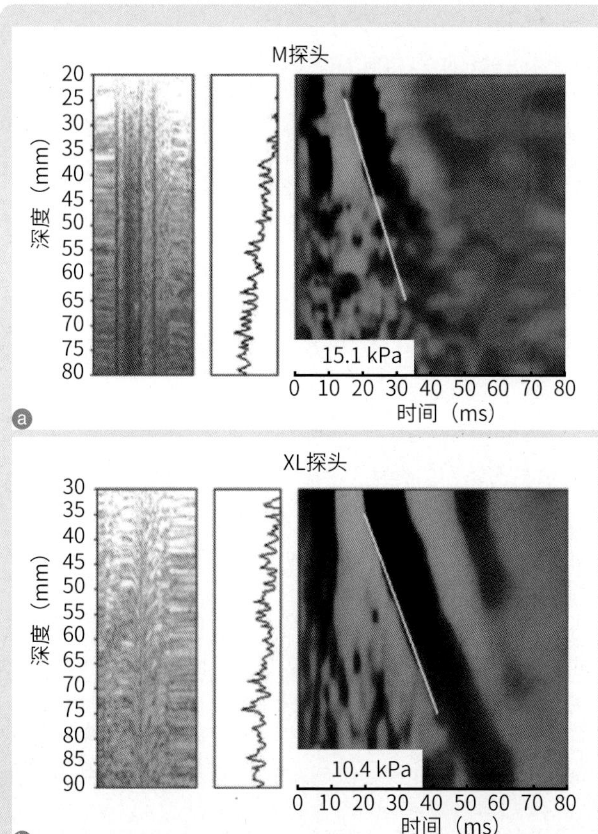

图44.1　同一患者使用M探头和XL探头获取的代表性弹性图，两种探头测得的肝脏硬度存在显著差异。a.由于衍射效应，M探头产生的剪切波存在散射，FibroScan的回归算法明显倾向于剪切波的左缘，剪切波速度较高，最终导致肝脏硬度被高估。b.反之，所有使用XL探头的患者均可见清晰的剪切波，可以正确测量肝脏硬度

进行配对测量。使用标准M探头而无法获得可靠肝脏硬度值的患者共有127例，其中10例体重正常，25例超重，92例肥胖；这些患者使用XL探头后有80例（63%）获得了可靠的测量结果，其中80%的患者（8/10）体重正常，68%（17/25）超重，59.8%（55/92）肥胖。其余98名患者使用M探头和XL探头均获得了可靠的测量结果。XL探头与M探头的肝脏硬度测量值显著相关（Spearman相关系数r=0.789，P<0.00001），但XL探头的测量值明显低于M探头［中位数6.4 kPa（3.1 ~ 53.8 kPa）*vs.* 7.7 kPa（3.7 ~ 69.1 kPa），Wilcoxon配对t检验P<0.001］。Sirli研究团队认为，与标准的M探头相比，XL探头低估了肝脏硬度[14]。

Myers等[11]进行了另一项研究，比较XL探头和M探头对超重/肥胖患者慢性肝病（与病毒性肝炎

相关或非病毒性肝炎如NASH）诊断价值的差异，结果发现XL探头的测量失败率为1%，而M探头为6%。英国Harris等[15]进行了一项纳入477名患者的大型队列研究，也证实了上述结果。该研究发现21%的患者无法使用M探头完成有效测量；M探头与XL探头在完成10次有效测量的比例上存在显著差异（66.2% *vs.* 90.2%；$P \leqslant 0.001$）；在可靠性方面，M探头的准确性显著低于XL探头（77.4% *vs.* 98.5%；$P=0.028$），可能与BMI较高有关[15]。

Durango等[8]比较了XL探头和M探头对肥胖和非肥胖患者肝纤维化的诊断价值。两种探头首先在不同硬度（4.8 kPa、11 kPa和40 kPa）的共聚物模体中进行了直接对比，随后在来自德国（$n=129$）和加拿大（$n=242$）中心的371例、BMI为17.2 ~ 72.4 kg/m^{2}的肥胖和非肥胖患者中进行比较。两种探头的肝脏硬度值在模体中的相关性优于患者组（r：0.98 *vs.* 0.82；$P<0.001$）。XL探头测量成功率明显高于M探头（98.4% *vs.* 85.2%；$P<0.001$），而M探头的四分位数范围较小（21% *vs.* 32%）。M探头测量肝脏硬度失败的情况不仅见于BMI较高和皮肤–肝包膜距离较大的患者，也见于部分非肥胖患者（$n=10$），可能是皮下脂肪组织使信号衰减所致。与模体测量不同，XL探头在人体中测得的肝脏硬度值较M探头低约20%。皮肤–肝包膜距离增大和高度脂肪变性是造成这种不一致的原因。调整XL探头诊断F0、F1 ~ F2、F3和F4纤维化的临界值（<5.5 kPa、5.5 ~ 7 kPa、7 ~ 10 kPa和>10 kPa）后，两种探头的诊断符合率从$r=0.655$提高到0.679。有研究认为，与M探头相比，XL探头可以更多地用于肥胖和非肥胖患者的肝脏硬度测量。然而，XL探头准确性较低，需要调整临界值[8]。详细数据如表44.2和表44.3所示。

表44.2　根据肝脏硬度进一步优化诊断纤维化分期的临界值（XL探头）

M 探头		XL 探头			
肝脏硬度（kPa）		<5.5	5.5 ~ 7	7 ~ 10	>10
<6	61	51	9	1	
6 ~ 8	40	18	15	7	
>8 ~ 12.5	30		6	16	8
>12.5	34			4	30
	165	69	30	28	38

注：F0、F1 ~ F2、F3和F4期纤维化的诊断临界值分别为< 5.5 kPa、5.5 ~ 7 kPa、7 ~ 10 kPa和> 10 kPa。由于F1和F2期纤维化的肝脏硬度值较低，很难与其他混杂因素相鉴别，故没有进一步优化诊断临界值。

表44.3　临界值不同时，两种探头的一致性

XL 探头临界值（kPa）				一致性				差异性（大于 2 个纤维化分期）	
F0	F1 ~ F2	F3	F4	全部	无纤维化	无晚期纤维化	晚期纤维化	F0 ~ F4	F4
<6	6 ~ 8	8 ~ 12.5	>12.5	0.65	0.62	0.87	0.77	1	0
<6	6 ~ 8	8 ~ 10	>10	0.60	0.62	0.87	0.77	1	0
<6	6 ~ 7	7 ~ 10	>10	0.66	0.62	0.87	0.81	2	0
<5.5	5.5 ~ 7	7 ~ 10	>10	0.68	0.65	0.87	0.81	1	0

资料来源：修改自参考文献[8]。

然而，有研究发现，在BMI<30 kg/m^{2}的患者中使用M探头测得的肝脏硬度与BMI≥30 kg/m^{2}的肥胖患者中使用XL探头获得的结果没有显著差异[16]，因此根据EASL-ALEH临床实践指南[17]，BMI<30 kg/m^{2}的患者使用M探头，肥胖患者使用XL探头，使用同样的临界值进行诊断时，准确性相似[16]。另有研究也证实了这一发现，该研究还评估了FibroScan软件最新版本中包含的自动探头选择工具[18]。自动探头选择工具可以自动测量皮肤–肝包膜距离，并据此判断患者体形而选择相应的探头。根据研究结果，研究者建议BMI<32 kg/m^{2}的患者先使用M探头，最终根据自动探头选择工具的建议改用XL探头；所有BMI≥32 kg/m^{2}的患者均使用XL探头。

一致性计算方法为相同的肝脏硬度值除以所有肝脏硬度值总和。左边几栏描述了F0 ~ F4纤维化分期的临界值。新的优化临界值（第5行）显著提高了轻度和重度纤维化分期的一致性。数据来自165名使用两种探头进行可靠的肝脏硬度测量的患者[8]。

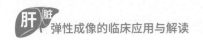

三、结论

FibroScan仪的XL探头已用于肥胖患者，其诊断准确性与标准M探头相当。XL探头适用患者人群比M探头多约15%，但M探头的四分位数范围较XL探头小10%。M探头测量肝脏硬度失败的情况不仅见于BMI较高和皮肤-肝包膜距离较大的患者，也包括一些非肥胖患者。由于XL探头在人体中测量的肝脏硬度值比M探头低约20%，因此对测量结果存在疑问时，建议校正临界值。

参考文献

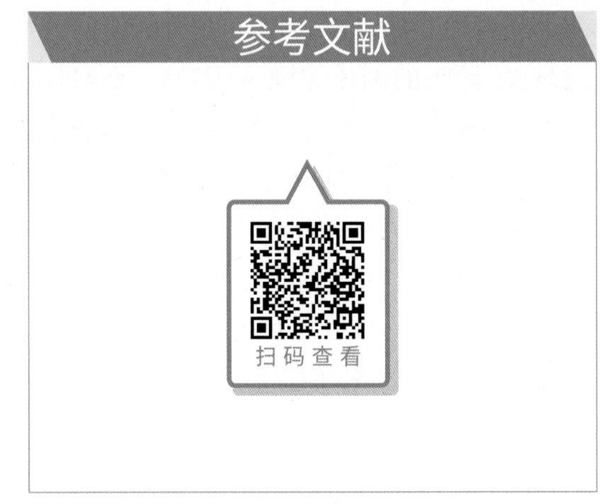

第四十五章

不同肝纤维化弹性成像技术的比较

Ioan Sporea

一、前言

随着弹性成像技术的大量出现，有必要比较它们在临床实践中的应用价值。肝脏弹性成像可以通过超声（基于超声的弹性成像）或磁共振弹性成像技术测量剪切波速来进行。此外，最近EFSUMB[1]和WFUMB[2]指南将肝脏弹性成像分为剪切波弹性成像（shear wave elastography，SWE）和应变弹性成像（strain elastography，SE）。尽管日本的一些研究显示SE对肝纤维化的诊断价值尚可[3]，但这两个指南均强调只有SWE可以用于临床诊断肝纤维化（liver fibrosis，LF）。

本章将重点比较SWE技术。所有SWE技术均通过超声探头发出剪切波并在肝脏中传播，以此进行弹性成像测量，结果以米/秒（m/s）或千帕（kPa）表示。SWE可分为瞬时弹性成像和声辐射力脉冲成像，后者又分为点剪切波弹性成像和二维剪切波弹性成像，如图45.1及附表2、附表3和附表4所示。更多信息请参阅第二部分“肝脏硬度测量的技术”。

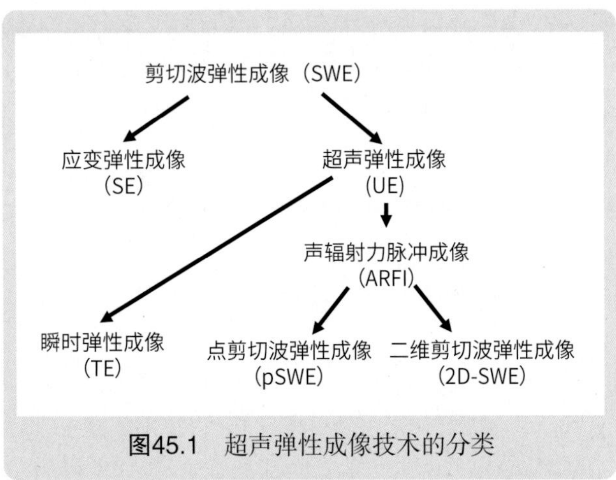

图45.1 超声弹性成像技术的分类

二、不同弹性成像技术的可行性

对超声弹性成像技术而言，可行性是一个非常重要的指标，受肥胖、腹围或性别等因素的影响。在正常体重受试者中，进行TE检查仅使用M探头的可行性为70%～85%[4-5]，同时使用M探头和XL探头则高达93.5%[6]。PSWE的取样框较小，可行性通常高于95%。2D-SWE的取样框更大，可行性较低。在肝脏异质性较强的晚期纤维化患者中尤其如此。此外，还需要丰富的腹部超声经验以获取优质图像[5]，如表45.1所示。正如第四十二章所讨论的，对剪切波传播图（弹性图）的具体分析可以进一步提高可行性。

表45.1 不同弹性成像技术的可行性

研究	弹性成像方法	样本量	可行性
Castera. L 2015 [4]	TE	12 949	TE：10 903（86.4%）
Sirli. R 2013 [5]	TE	8218	TE：5827（71.9%）
Sporea. I 2016 [6]	TE	3235	TE：3024（93.5%）
Grădinaru-Tascău. O[33]	SSI	371	SSI：324（87.1%）
Bota. S 2013 [12]	TE，ARFI	1163	TE：1087（93.4%） PSWE：1138（97.9%）
Cassinotto. C 2016 [14]	TE，ARFI	291	TE：223（76.6%） 2D-SWE：232（79.7%） PSWE：236（81%）
Lee. MS 2018 [34]	TE，SSI，ARFI	94	TE：74（78.7%） 2D-SWE：69（73.4%） PSWE：82（88.3%）

三、不同技术的比较

目前已有一些研究比较弹性成像技术，其中部分研究将肝活检作为“金标准”。在后来的研究中，由于非侵入性检查方法的出现，肝活检的数量急剧减少，已不再将其作为“金标准”[7]。另外，考虑到瞬时弹性成像的有效性已被证实并纳入了许多指南，包括EASL-ALEH指南[8]，因此目前认为瞬时弹性成像是新的“金标准”。

EFSUMB和UMB指南[1-2]强调，不同纤维化阶段的肝脏弹性成像临界值取决于所使用的弹性成像技术，并且在实践中必须掌握每一种弹性成像技术的临界值。目前所有重要的超声公司都在其系统上安装了弹性成像模块，而新开发的弹性成像技术的临界值是以肝活检或TE作为“金标准”来设置的。更多信息请参阅第二部分“肝脏硬度测量的技术”。

从时间上看，瞬时弹性成像是市场上第一代肝脏弹性成像技术。目前已发表的1500多篇论文主要以肝活检为“金标准”，多次证明了瞬时弹性成像评估丙型肝炎、慢性乙型肝炎、非酒精性脂肪肝、酒精性肝病、胆汁性疾病和移植后患者肝纤维化的诊断价值。第二代弹性成像技术是点剪切波弹性成像。第一个采用这种技术（声辐射力脉冲成像技术）的系统来自西门子公司的虚拟触摸量化（virtual touch quantificaiton，VTQ）。在此期间已经发表了许多比较超声弹性成像技术的研究。

1. 点剪切波弹性成像（表 45.2）

lupsor M等[9]在慢性丙型肝炎患者中对TE和VTQ（声辐射力脉冲成像）进行了比较，并以肝活检为"金标准"。该队列研究连续入组112名患者，结果发现，只有在预测重度纤维化和肝硬化时，TE与VTQ诊断准确性相当，但对于纤维化的早期阶段，TE诊断价值更高。

一项纳入400名慢性丙型肝炎患者并以肝活检为"金标准"的多中心研究[10]比较了VTQ与TE，结果发现两者与肝脏组织纤维化的相关性相似（0.689 *vs.* 0.728，*P*=0.28）。

另一项欧洲多中心前瞻性研究也比较了VTQ与TE，同样以肝活检作为"金标准"[11]。研究评估7个欧洲中心的241名丙型肝炎患者后发现，PSWE与TE诊断纤维化不同分期的准确性无显著差异（F≥2时为0.81 *vs.* 0.85，*P*=0.15；F≥3时为0.88 *vs.* 0.92，*P*=0.11；肝硬化时为0.89 *vs.* 0.94，*P*=0.19）。研究结果表明，TE和PSWE（VTQ）在丙型肝炎患者中的诊断准确性相似。

随后，一项荟萃分析也比较了TE与PSWE（VTQ）[12]。该研究纳入1163名慢性肝病患者，结果发现，VTQ的可行性为97.9%，TE的可行性为93.4%（*P*＜0.001）；TE预测显著纤维化（F≥2）的敏感性为0.78（95%*CI*：0.72～0.83），特异性为0.84（95%*CI*：0.75～0.90），而VTQ的敏感性为0.74（95%*CI*：0.66～0.80），特异性为0.83（95%*CI*：0.75～0.90）；TE诊断肝硬化的敏感性为0.89（95%*CI*：0.80～0.94），特异性为0.87（95%*CI*：0.81～0.91），而VTQ的敏感性为0.87（95%*CI*：0.79～0.92），特异性为0.87（95%*CI*：0.75～0.90）。这两种方法在检测显著纤维化［rDOR=0.27（95%*CI*：0.69～0.14）］或肝硬化［rDOR=0.12（95%*CI*：0.29～0.52）］时没有显著差异。这项大型队列的荟萃分析结果进一步证实了其临床应用的实用性。

一篇由意大利研究团队发表的论文比较了TE与点定量弹性成像（一种PSWE方法）[13]。406名由不同病因所致慢性肝病患者接受肝活检，其中361名患者使用点定量弹性成像和TE检测LS。该研究发现，点定量弹性成像的LS测量值与组织学纤维化评分密切相关（*r*=0.718；*P*＜0.001）。点定量弹性成像诊断显著纤维化（F≥2）、晚期纤维化（F≥3）和肝硬化的AUROC分别为0.856、0.951、0.965。点定量弹性成像和TE对肝纤维化各期的诊断准确性存在重叠。这项比较研究认为，点定量弹性成像和TE对鉴别纤维化和肝硬化具有相似的准确性。

表45.2　点剪切波弹性成像的诊断效能

研究	弹性成像方法	病例数量	诊断效能	
Lups or M 2009；JGLD [9]	VTQ *vs.* TE	112例HCV	TE（AUROC） ≥F1：0.918 ≥F2：0.961 ≥F3：0.957 F4：0.970	VTQ（AUROC） ≥F1：0.725 ≥F2：0.869 ≥F3：0.900 F4：0.936
Sporea I 2012；EJR [10]	VTQ *vs.* TE	400例HCV		VTQ（AUROC） ≥F1：0.779 ≥F2：0.792 ≥F3：0.829 F4：0.842
Friedrich-Rust M 2015；Ultraschall Med [11]	VTQ *vs.* TE	241例HCV	TE（Spearman's r） ≥F2：0.85 ≥F3：0.92 F4：0.94	VTQ（Spearman's r） ≥F2：0.81 ≥F3：0.88 F4：0.89

续表

研究	弹性成像方法	病例数量	诊断效能	
Bota S 2013；Liver Int [12]	VTQ *vs.* TE	1163例CLD	TE（sROC） ≥F2：0.87 F4：0.93	VTQ（sROC） ≥F2：0.85 F4：0.93
Conti F 2019； Clin Gastroenterol Hepatol [13]		406例CLD	TE（AUROC） 重叠	ELASTPQ（AUROC） ≥F2：0.856 ≥F3：0.951 F4：0.965

注：CLD，慢性肝病；sROC，汇总受试者操作特征曲线；Spearman's r，斯皮尔曼相关系数；ELASTPQ，点定量弹性成像。

2. 二维剪切波弹性成像（表 45.3）

在二维剪切波弹性成像中，弹性测量的结果以彩色编码图像和数值显示。二维剪切波弹性成像的优点包括多点测量、实时评估、取样框较大和高帧频采集，如Aixplorer的SuperSonic Image，更多信息请参阅第二部分“肝脏硬度测量的技术”。已有几项研究分别在慢性病毒性肝炎[14]和非酒精性肝病患者[15]中进行了对比，其中两项研究由Cassinotto等组成的法国团队进行。第一项研究对349名慢性肝病患者进行肝活检以评估肝纤维化，并比较了三种超声弹性成像技术：使用M探头和XL探头的TE、2D-SWE和PSWE（基于声辐射力脉冲成像技术的VTQ）。三种弹性成像技术均与组织纤维化密切相关（SSI：*r*=0.79，*P*＜0.00001；TE：*r*=0.70，*P*＜0.00001；VTQ：*r*=0.64，*P*＜0.00001）。三种方法诊断不同纤维化阶段的AUROC分别为：SSI为0.88，TE为0.84，VTQ为0.81；诊断肝硬化的AUROC分别为： SSI为0.93，TE为0.90，VTQ为0.90。研究结果表明，诊断显著纤维化和肝硬化的不同检查方法之间无明显差异。

该团队的第二篇论文比较了弹性成像技术对非酒精性脂肪性肝病患者的价值。研究共纳入291名患者[15]；所有患者均在法国两所大学医院进行肝活检，并完成了二维剪切波弹性成像（SSI）、TE和PSWE（VTQ）检查。诊断显著纤维化（F≥2）时，三种检查方法的AUROC分别为0.86、0.82和0.77；诊断肝硬化的AUROC分别为0.88、0.87和0.84。VTQ（声辐射力脉冲成像）的可行性最高，为99.3%，SSI与TE分别为87%、85.6%。测量失败的相关因素有腰围、BMI和肋间壁厚度。2D-SWE和TE预测同一纤维化分期的临界值非常相似。Lee等[16]进行了一项类似的研究，将94名非酒精性脂肪性肝病患者的TE、SSI、VTQ结果与肝活检进行了比较。TE的错误和失败率为21.3%，SSI为26.6%，而VTQ仅为11.7%。在本研究中，三种检查方法诊断显著纤维化（F≥2）的AUROC分别为0.757、0.759和0.657，诊断晚期纤维化（F≥3）的AUROC分别为0.870、0.809和0.873。研究认为，三种弹性成像技术在非酒精性脂肪性肝病患者中具有相似的诊断价值。

Hermann等[17]发表了一项包括9个国家、13个中心的多中心研究，以肝活检为“金标准”，评估1134名病毒性和非病毒性慢性肝病患者中使用SSI诊断肝纤维化分期的准确性，对其中665例患者进行了SSI和TE的比较。在比较研究组中，2D-SWE（SSI）诊断纤维化各期的价值优于TE，对F≥2和肝硬化的诊断价值明显优于TE（*P*＜0.001和*P*=0.007）。在一项VTQ（ARFI）和2D-SWE（SSI）的对比研究中[18]，以TE为“金标准”，332例患者在同一天用三种方法进行了评估，但仅有184例（55.4%）用三种方法均获得了可靠的肝脏硬度值。测量失败与高BMI和高龄有关。VTQ准确性显著高于TE（使用M探头）和SSI［92.1% *vs.* 72.2%（*P*＜0.0001）*vs.* 71.3%（*P*＜0.0001）］。这项研究还表明，VTQ和SSI在诊断显著纤维化和肝硬化方面的准确性相似。

有一项研究也以TE为“金标准”，在81名慢性肝病患者中比较了PSWE.EAS（Esaote）和SSI[19]。TE与PSWE.EAS、SSI的斯皮尔曼相关系数分别为0.849、0.878，研究认为肝脏硬度较高（＞15.2 kPa）时相关性弱，但由于患者都属于肝硬化，故并不影响纤维化分期。还有一项研究在乙肝患者中比较了2D-SWE（SSI）和TE，以肝活检为"金标准"[20]。研究纳入了402名慢性乙肝患者，其中154例为慢性感染患者，248名为慢性肝炎患者。二维剪切波弹性成像预测肝硬化的AUROC为0.87（95%CI：0.83～0.90），高于TE的0.80（95%CI：0.68～0.88）。罗马尼亚研究团队也发表了一篇比较各种弹性成像方法的前瞻性研究论文[21]，该研究纳入127例多种病因导致的慢性肝病患者，在同一天使用TE、VTQ（PSWE）、点定量弹性成像（PSWE）和SSI（2D-SWE）四种弹性成像检查，以TE为"金标准"。在可行性方面，VTQ组有116/127例、SSI组有108/127例、TE组有111/127例、点定量弹性成像组有109/127例均获得了有效测量结果，四种检查测量结果均可靠的患者最终有82例。研究结果显示，VTQ、SSI和点定量弹性成像在诊断严重/重度肝纤维化和肝硬化方面的准确性非常相似，分别为84.1%、85.3%、84%（P>0.05）和93.9%、94%、94%（P>0.05）。

综上所述，这些已发表的研究结果均显示各种超声肝脏弹性成像方法的诊断价值相似，任何一种方法都可评估肝纤维化[22]，但每种检查方法都应该使用特定的临界值。

表45.3　二维剪切波弹性成像的诊断效能

研究	弹性成像方法	病例数量	诊断效能		
Cassinotto C 2014 [14]	VTQ（ARFI）*vs.* TE *vs.* SSI	349例CLD	TE（AUROC） ≥F1：0.86 ≥F2：0.84 ≥F3：0.87 F4：0.90	VTQ（ARFI）（AUROC） ≥F1：0.84 ≥F2：0.81 ≥F3：0.89 F4：0.90	SSI（AUROC） ≥F1：0.89 ≥F2：0.88 ≥F3：0.93 F4：0.93
Cassinotto C 2016 [15]	VTQ（ARFI）*vs.* TE *vs.* SSI	291例NAFLD	TE（AUROC） ≥F2：0.82 ≥F3：0.86 F4：0.87	VTQ（ARFI） ≥F2：0.77 ≥F3：0.84 F4：0.84	SSI（AUROC） ≥F2：0.86 ≥F3：0.89 F4：0.88
Lee MS 2017 [16]	VTQ（ARFI）*vs.* TE *vs.* SSI	94例NAFLD	TE（AUROC） ≥F2：0.757 ≥F3：0.870	VTQ（ARFI） ≥F2：0.657 ≥F3：0.873	SSI（AUROC） ≥F2：0.759 ≥F3：0.809
Herrmann E 2018 [17]	TE *vs.* SSI	665例CLD	TE（AUROC差异性） ≥F2：–5.3% ≥F3：–3.4% F4：–1.8%	SSI（AUROC） ≥F2：0.864 ≥F3：0.908 F4：0.931	
Sporea I 2013 [18]	VTQ（ARFI）*vs.* SSI	334例CLD	VTQ（ARFI）（准确性%） ≥F2：72.2 F4：78.2	SSI（准确性%） ≥F2：74.4 F4：85.8	
Mulazzani L 2017 [19]	PSWE.Esaote *vs.* SSI	108例CLD	2D.SWE.SSI *vs.* PSWE.ESA（Lin's analysis） ＜15.2 kPa 精度：0.737 准确性：0.861	＞15.2 kPa 精度：0.559 准确性：0.998	
Yongyan G 2018 [20]	TE *vs.* SSI	402例VHB	TE（AUROC） F4：0.80	SSI（AUROC） F4：0.87	
Sporea I 2018 [21]	VTQ *vs.* SSI *vs.* ELASTPQ	127例CLD	VTQ（准确性%） F<2：82 F2/F3：84.1 F4：93.9	ELASTPQ（准确性%） F<2：86 F2/F3：84 F4：94	SSI（准确性%） F<2：80 F2/F3：85.3 F4：94

注：PSWE. Esaote，点剪切波弹性成像（百胜公司）；ELASTPQ，点定量弹性成像；CLD，慢性肝病；NAFLD，非酒精性脂肪性肝病；VHB，病毒性乙型肝炎。

3. 磁共振弹性成像（表 45.4）

许多研究也比较了磁共振弹性成像与超声弹性成像。第一项研究发表于2008年，Huwart L等[23]对141名慢性肝病患者进行了前瞻性队列研究，所有患者均通过肝活检、MRE和TE进行评估。共有133/141例（94%）进行MRE检查并获得可靠测量值，而使用M探头的TE为118/141例（84%），因此最终比较了96名患者。MRE的AUROC高于TE（F≥2为0.994 *vs.*0.837；F≥3为0.985 *vs.*0.709；F=4为0.998 *vs.*0.849），研究认为MRE的可行性和准确性均优于TE。

一项研究纳入103名慢性乙型肝炎和丙型肝炎且进行了肝活检的患者，比较MRE与TE[24]。最终适合比较研究的患者共85名，包括65例乙型肝炎、19例丙型肝炎和1例混合感染。研究发现TE和MRE的诊断准确性相似，F≥2时AUROC分别为0.914、0.909，P=0.89；F≥3时AUROC分别为0.895、0.928，P=0.4。

另一项纳入113名进行了肝活检或肝切除的慢性肝病患者的回顾性研究发现[25]，MRE在所有纤维化阶段的AUROC值均高于TE，F≥2时分别为0.98、0.87，P=0.0003；肝硬化时分别为0.97、0.93，P<0.0308。

在一项针对慢性乙肝患者的系统荟萃分析中[26]，1470名患者行MRE检查，3641名行TE检查。MRE和TE诊断显著肝纤维化、晚期肝纤维化和肝硬化的AUROC分别为0.981 *vs.* 0.796，P<0.001；0.972 *vs.* 0.893，P<0.001；0.972 *vs.* 0.905，P<0.001。该研究认为MRE诊断乙肝患者肝纤维化的准确性优于TE。

另一项荟萃分析在非酒精性脂肪性肝病患者中比较了TE、2D-SWE（SSI）与MRE[27]。其共纳入13 046名非酒精性脂肪性肝病患者，显著纤维化、进展性纤维化和肝硬化的患病率分别为45.0%、24.0%和9.4%。TE、2D-SWE和MRE检测进展性纤维化的敏感性和特异性分别为0.87和0.79、0.90和0.93、0.84和0.90。结果发现，TE使用M探头、XL探头、2D-SWE和MRE诊断F≥3期纤维化的AUROC分别为0.88、0.85、0.95和0.96。研究认为，对非酒精性脂肪性肝病患者纤维化进行正确分期的检查中，MRE和2D-SWE的准确性最高。

另一项研究在非酒精性脂肪性肝病患者中比较了MRE和TE[28]。研究纳入142名行肝活检的非酒精性脂肪性肝病患者，平均BMI为28.1 kg/m^2。TE预测F≥2期纤维化的AUROC为0.82（95%*CI*：0.74～0.89），而MRE的AUROC为0.91（95%*CI*：0.86～0.96），P=0.001。在同一项研究中，研究者比较了FibroScan仪的受控衰减参数和MRI的质子密度脂肪分数（proton density fat fraction，PDFF），结果发现，在诊断肝脂肪变性分级≥2的患者时，受控衰减参数的AUROC为0.73（95%*CI*：0.64～0.81），PDFF的AUROC为0.90（95%*CI*：0.82～0.97），P<0.001。

Park CC等[29]进行了一项研究，共纳入104名非酒精性脂肪性肝病患者，均行肝活检、TE和MRE检查。MRE诊断任意纤维化（1期或1期以上）的AUROC为0.82（95%*CI*：0.74～0.91），显著高于TE的0.67（95%*CI*：0.56～0.78）。对于不同的纤维化阶段，MRE诊断2期、3期、4期纤维化的AUROC分别为0.89（95%*CI*：0.83～0.96）、0.87（95%*CI*：0.78～0.96）和0.87（95%*CI*：0.71～1.00）；TE分别为0.86（95%*CI*：0.77～0.95）、0.80（95%*CI*：0.67～0.93）和0.69（95%*CI*：0.45～0.94）。对于脂肪变性的评估，MRI-PDFF诊断任何脂肪变性的AUROC为0.99（95%*CI*：0.98～1.00），显著高于CAP的AUROC 0.85（95%*CI*：0.75～0.96）。与此同时，MRI-PDFF甄别2级或3级脂肪变性的AUROC分别为0.90（95%*CI*：0.82～0.97）和0.92（95%*CI*：0.84～0.99），CAP则分别为0.70（95%*CI*：0.58～0.82）和0.73（95%*CI*：0.58～0.89）。有研究认为，与TE联用CAP相比，MRE联合PDFF诊断非酒精性脂肪性肝病患者纤维化和脂肪变性的准确性更高。

另一项研究在125名非酒精性脂肪性肝病患者中比较了MRE和PSWE[30]，患者平均BMI为（31.8±7.0）kg/m^2。MRE诊断F≥2、F≥3和F=4的AUROC分别为0.885（95%*CI*：0.816～0.953）、0.934（95%*CI*：0.863～1.000）和0.882（95%*CI*：0.729～1.000），而VTQ（声辐射力脉冲成像）分别为0.848（95%*CI*：0.776～0.921）、0.896

（95%CI：0.824～0.968）和0.862（95%CI：0.721～1.000）。考虑到肥胖的影响，肥胖患者中MRE优于TE，而非肥胖患者则相反（P=0.722）。本研究认为MRE诊断非酒精性脂肪性肝病患者肝纤维化的准确性优于PSWE，特别是在肥胖患者中。

表45.4　磁共振弹性成像的诊断效能

研究	弹性成像方法	病例数量	诊断效能		
Huwart L 2008 [23]	MRE *vs.* TE	96例CLD	TE（AUROC） ≥F2：0.837 ≥F3：0.709 F4：0.849	MRE（AUROC） ≥F2：0.994 ≥F3：0.985 F4：0.998	
Bohte AE 2014 [24]	MRE *vs.* TE	85例HBV，HCV	TE（AUROC） ≥F2：0.914 ≥F3：0.895	MRE（AUROC） ≥F2：0.909 ≥F3：0.928	
Ichikawa S 2015 [25]	MRE *vs.* TE	113例CLD	TE（AUROC） ≥F1：0.87 ≥F2：0.87 F4：0.93	MRE（AUROC） ≥F1：0.97 ≥F2：0.98 F4：0.97	
Xiao H 2017 [26]	MRE *vs.* TE	3641例CLD	TE（AUROC） ≥F2：0.796 ≥F3：0.893 F4：0.905	MRE（AUROC） ≥F2：0.981 ≥F3：0.972 F4：0.972	
Xiao G 2017 [27]	MRE *vs.* TE *vs.* SSI	13 046名非酒精性脂肪性肝病	TE（AUROC） ≥F2：0.83（M） ≥F3：0.87（M） F4：0.92（M） ≥F2：0.82（XL） ≥F3：0.86（XL） F4：0.94（XL）	SSI（AUROC） ≥F2：0.89 ≥F3：0.91 F4：0.97	MRE（AUROC） ≥F2：0.88 ≥F3：0.93 F4：0.92
Imajo K 2016 [28]	MRE *vs.* TE	142名非酒精性脂肪性肝病	TE（AUROC） ≥F2：0.82	MRE（AUROC） ≥F2：0.91	
Park CC 2017 [29]	MRE *vs.* TE	104名非酒精性脂肪性肝病	TE（AUROC） ≥F1：0.67 ≥F2：0.86 ≥F3：0.80 F4：0.69	MRE（AUROC） ≥F1：0.82 ≥F2：0.89 ≥F3：0.87 F4：0.87	
Cui J 2016 [30]	MRE *vs.* VTQ（ARFI）	125名非酒精性脂肪性肝病	VTQ（ARFI）（AUROC） ≥F1：0.664 ≥F2：0.848 ≥F3：0.896 F4：0.862	MRE（AUROC） ≥F1：0.799 ≥F2：0.885 ≥F3：0.934 F4：0.882	

四、优势和局限性

TE易于操作，不需要专业超声知识（在某些国家需要由专业技术人员完成），控制条件即可测量肝脏硬度值，且方法高度可控。

PSWE操作简单，通过超声图像进行测量，检查者可选择测量靶区（避开肝脏包膜和大血管），但取样框较小（约10/5 mm）。在测量深度和肝脏硬度标准化方面，仍有问题待解决。

二维剪切波弹性成像检查需要更多的超声经验[4]。检查范围较大，可结合二维超声图像进行选择。弹性成像测量结果以颜色编码的图像和数值显示。

2015年，EASL发布了无创评估肝脏疾病严重程度的指南[8]，其中列出了各种检查方法的优缺点（表45.5）。与早期研究结果不同，腹腔积液患者行TE检查时可使用XL探头[31]。

表45.5 评估慢性肝炎非侵入性检查技术的优势和局限性

血清标志物	肝脏硬度测量			
	TE	ARFI（PSWE）	2D-SWE	MRE
优势				
·重复性好 ·适用性高（95%） ·无成本、应用广泛（非专有） ·经过充分验证 ·可在门诊进行检查	·使用最广泛和已经验证的技术，尚无其他技术可超越的参考标准 ·对操作者友好（可在床旁检查，快速易学） ·测量值范围很大（2～75 kPa） ·诊断标准明确 ·重复性好 ·诊断肝硬化准确性高（AUROC>0.9） ·判断肝硬化的预后	·可在常规超声仪器上进行操作 ·感兴趣区较TE小，但测量部位由操作者决定 ·比TE的适用性更广（如腹腔积液和肥胖） ·诊断严重肝纤维化和肝硬化上的准确性与TE相似	·可在常规超声仪器上进行操作 ·可以调整感兴趣区的大小和位置，由操作者决定 ·实时测量肝脏硬度 ·测量值范围很大（2～150 kPa） ·可靠性良好 ·诊断肝硬化的准确性高	·可在常规MRI仪器上进行操作 ·可对全肝进行扫查 ·比TE的适用性更广（如腹腔积液和肥胖） ·诊断肝硬化的准确性高
局限性				
·非肝脏特异性指标 ·无法鉴别肝硬化的中间阶段 ·诊断肝硬化的准确性低于TE ·成本和应用限制（专有） ·应用受限（溶血、吉尔伯特综合征、炎症）	·需要专门的检查仪器 ·无法调节感兴趣区 ·适用性为80%，低于血清标志物，受肥胖及操作者经验影响 ·所有弹性成像技术都要考虑导致LS升高的混杂因素	·无法鉴别肝硬化发展过程中的中间阶段 ·测量数值单位为m/s，与TE的千帕不同 ·测量数值的范围较小（0.5～4.4 m/s） ·诊断标准不明确 ·对肝硬化预后的价值	·需要进一步验证 ·诊断标准不明确 ·学习曲线	·需要进一步验证，特别是与TE进行比较 ·不适用于铁过量者 ·需要MRI设备 ·检查耗时长 ·花费昂贵

资料来源：修改自 EASL-ALEH 临床实践指南[8]。

五、结论

不同超声弹性成像方法的可行性和诊断准确性相似。因此，所有超声弹性成像方法（TE、PSWE和2D-SWE）均可用于临床实践[1-2]，但是，每种方法应该使用不同的临界值。此外，与TE相比，有些检查需要医师有更丰富的超声经验，如PSWE和2D-SWE。有研究报道，PSWE检测的LS值随肝脏深度变化而变化，但2D-SWE或TE检查无同样的发现，因此仍需进一步研究[32]。MRE可能优于超声弹性成像，但因其检查成本高昂且只能由放射科医师操作，所以限制了其临床应用。相比之下，超声弹性成像可以由临床和超声科医师在病房中进行。如今，几乎所有高端甚至一些中端超声设备（飞利浦、GE、西门子等）都配置了超声弹性成像模块，如PSWE或2D-SWE，这使医师能够在常规超声检查结束时进行弹性成像，并结合患者所有的临床信息，从而很好地避免了混杂因素（如非空腹患者、梗阻性黄疸、转氨酶升高、右心室衰竭）的影响[2]。

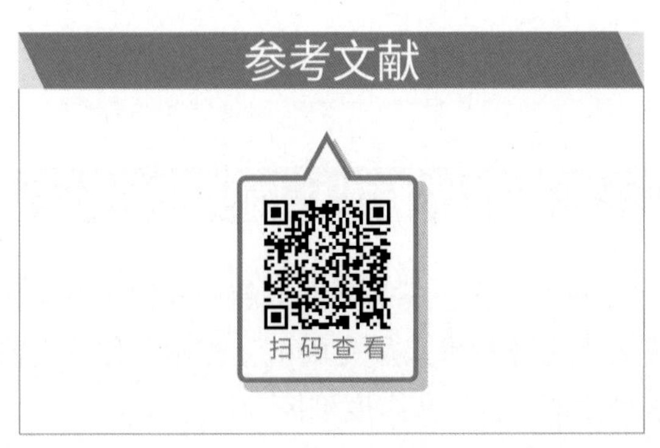

第四十六章

肝脏硬度临界值在炎症、胆汁淤积和肝淤血中的应用

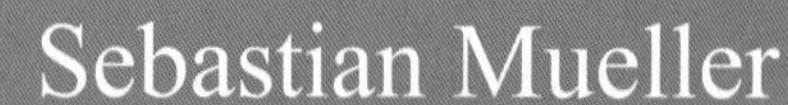

Sebastian Mueller

一、前言

多种混杂因素可导致肝脏硬度增加，且不受纤维化程度的影响（参见本书第三部分和第四部分），通常导致纤维化分期被高估，从而降低诊断准确性。重要的混杂因素（参见本书第三部分）包括炎症、肝淤血或胆汁淤积，虽然这些混杂因素本身可能需要治疗，但治疗之前通常需要明确是否存在肝硬化。在某些情况下，患者可能同时存在两种不同的肝脏疾病，如胆总管结石和肝硬化，此时难以区分导致胆红素升高和肝脏硬度增加的原因。本书其他作者在相应的章介绍了一些其他鉴别检查方法，需注意这些鉴别方法仍有待探讨。与此不同，本章旨在讨论如何通过获取最多的临床信息来处理个体化的混杂因素。如图46.1所示，LS<6 kPa可有效排除明显的肝脏疾病；如果LS升高，应首先行超声检查，因其可以快速完成，并提供有用的信息，如肝淤血、胆汁淤积或肿瘤性肿块，有助于指导临床处理。腹腔积液患者应使用XL探头进行TE检查（参见本书相应章）。此外，肝脏硬度值的正确判读必须结合实验室检查结果。炎症/肝炎可能导致纤维化分期被高估时，AST是最简单有效的预测指标。基于此，要么有效开展肝炎的病因治疗，要么应用基于AST校正的临界值做出快速决策。下面将讨论这两种策略。此外，部分病例在临床病例相关章中有所描述，可以做进一步研究说明。当然，患者可能同时存在影响LS的多种疾病，尤其是老年患者可能同时患有心力衰竭、胆结石并有饮酒史。此时可参考图46.3所示策略。

正常的肝脏硬度值小于6 kPa，由于任何潜在的混杂因素和伪像都会导致肝脏硬度升高而绝不会使其降低，故LS小于6 kPa可排除任何慢性肝病。排除混杂因素最有效的方法就是及时行腹部超声和实验室检查（GOT/AST水平），可以排除诸如肝淤血、胆汁淤积、结节性肿块或炎症等。

二、机械性胆汁淤积

机械性胆汁淤积无论是由胆结石还是肿瘤阻塞胆总管所致，均可使肝脏硬度显著升高至30 kPa[1]。根据胆汁淤积原因和伴发肝炎的程度，相应地取出

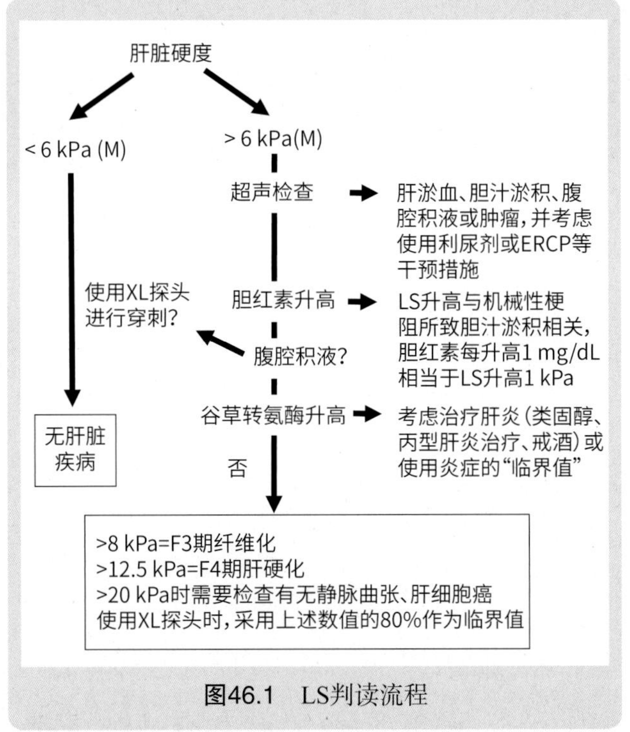

图46.1　LS判读流程

胆结石或植入胆道支架可以使肝脏硬度在几天内迅速恢复正常。图46.2显示了一例胃肠道间质瘤患者胆总管梗阻时胆红素和肝脏硬度水平的变化。经内镜逆行胆胰管成像支架植入术后2天内肝脏硬度即恢复正常，持续至术后第10天。术后第15天，由于支架梗阻和胆管炎，肝脏硬度再次升高至约10 kPa，胆红素高达8.1 mg/dL。如前所述[1]，正常肝脏发生机械性胆汁淤积时，胆红素每增加1 mg/dL对应肝脏硬度升高约1 kPa，如图46.3所示。黄疸患者无法确定是否存在肝硬化和（或）胆结石时，可以应用这条经验法则。硬化的肝脏导致胆总管扩张受限，而显著肝硬化和结石所致胆管阻塞的患者主要表现为结合胆红素升高，超声检查时常无机械性胆汁淤积的典型表现，在临床工作中应考虑到这一点。在图46.2所示的临床病例中，胆红素升高8.1 mg/dL相当于肝脏硬度增加8 kPa，此时的肝脏硬度为4 kPa（正常LS）+8 kPa =12 kPa。因此，肝脏硬度为12 kPa仍可以认为机械性胆汁淤积所致。换言之，尽管LS测量提示肝脏硬度升高至10 kPa，仍可完全排除纤维化。

三、肝淤血

肝淤血或中心静脉压升高是导致肝脏硬度升高

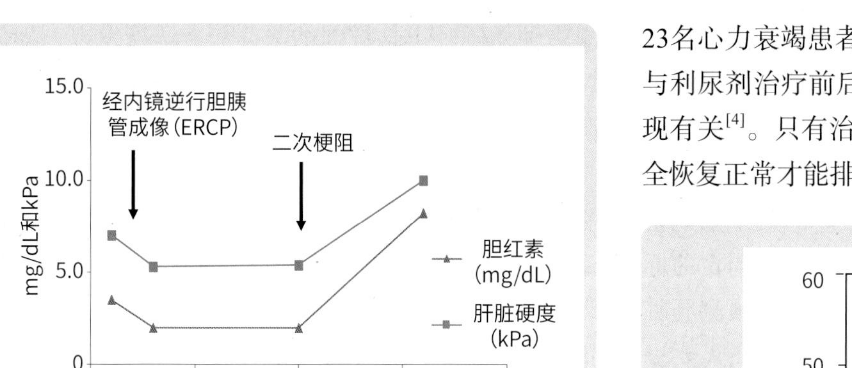

图46.2　胃肠道间质瘤患者胆管梗阻时，机械性胆汁淤积对LS的影响。经内镜逆行胆胰管成像支架植入后胆道引流成功，LS在术后2 d内下降。10 d后，胆管/支架再次梗阻可导致黄疸和LS升高

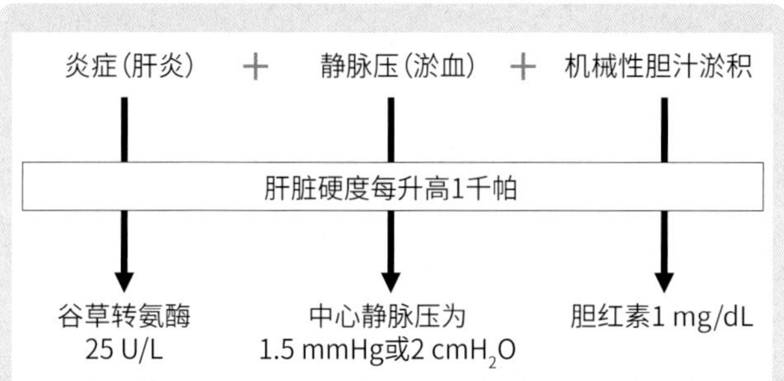

图46.3　在临床实践中，肝脏硬度每升高1 kPa，需根据经验判断炎症（GOT/AST）、肝淤血及机械性胆汁淤积的影响

的重要因素[2]。因此，70岁以上的老年患者因心力衰竭最常见，需要尤其注意肝淤血的存在。心力衰竭除了预测30 d内死亡率，也是急诊患者肝脏硬度升高的第二位原因，仅次于肝硬化[3]。老年患者GGT轻度升高至100～150 U/L需注意心源性肝硬化的存在，这在临床中经常被忽视。猪的动物实验表明，中心静脉压36 cmH$_2$O（26 mmHg）将使肝脏硬度升高至75 kPa，这是FibroScan仪的检测极限。图46.4显示了10名右心衰竭患者在利尿剂治疗7 d后的肝脏硬度值。患者治疗期间体重下降了3 kg，肝脏硬度值中位数由40.7 kPa降至17.8 kPa。一个粗略的经验法则是，中心静脉压增加2 cmH$_2$O （1.5 mmHg）相当于肝脏硬度升高1 kPa，如图46.3所示。根据这些数值可以初步判断心力衰竭患者肝脏硬度升高是否由肝淤血所致。然而，根据LS检测值无法甄别肝脏硬度升高是由心源性肝硬化还是肝淤血所致。一项纳入23名心力衰竭患者但尚未公开发表的研究发现，LS与利尿剂治疗前后的肝硬化和腔静脉扩张的超声表现有关[4]。只有治疗后体内水潴留完全消失且LS完全恢复正常才能排除心源性肝硬化。

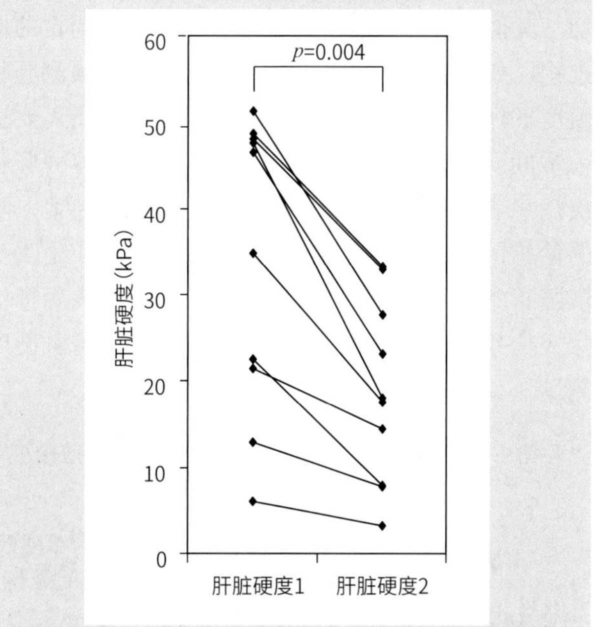

图46.4　10名心力衰竭患者经利尿剂成功治疗后肝脏硬度下降。70岁以上老年患者发生心力衰竭时，因心源性肝硬化和肝淤血常并存，两者鉴别困难，故心力衰竭是肝脏硬度升高的主要混杂因素之一

（本图修改自参考文献[2]）

四、炎症引起肝脏硬度升高

炎症是肝脏硬度升高最重要的临床混杂因素，可导致LSM诊断纤维化分期时被高估[5-7]。对各种肝脏疾病进行病因治疗后，肝脏硬度会随着炎症消退而显著降低80%以上[2，4，6，8-18]。一项研究详细分析了酒精性肝病患者LS升高的情况，发现除了纤维化分期，LS与组织学炎症和气球样变关系最为密切[19]。

由于炎症可以引起肝脏硬度升高，在临床实践中学者一直在探寻可以用来评估炎症活动性的标志物。转氨酶类，即AST水平是预测引起LS升高的炎症反应的最佳血清标志物[7，20-21]。如附表8所示，需注意AST水平与导致肝脏硬度升高的炎症密切相关且优于任何其他实验室标志物[7]。更多信息，参阅附表9。简言之，这些附表说明，在ALD患者的大型队列研究中，戒酒后肝脏硬度下降与AST的相关

性最强。欲获取更多相关知识，推荐查阅附表8，该表提供了HCV和ALD患者肝脏硬度与不同纤维化分期之间的关系。AST水平显著提高了ALD患者的纤维化诊断[20]，AUROC从0.91增加到0.94。目前仍不清楚为什么AST与肝脏硬度下降的关系如此密切。其他血清标志物（如气球样变或细胞凋亡的标志物，如M65或M30水平）是否能更好地预测肝脏硬度下降，并更准确地诊断纤维化分期，还需要进一步的研究，另见附表9。表46.1提供了各种肝脏疾病患者出现肝脏硬度首次有效降低和持续下降的治疗时间，例如，为了使残留的肝纤维化改变恢复正常，慢性HCV伴LS升高患者应在抗病毒治疗成功并完全清除HCV后3个月进行最终肝脏硬度测量。

表46.1　肝脏疾病、治疗措施、炎症消退和肝脏硬度有效降低的时间

肝脏疾病	治疗措施	肝脏硬度降低时间（正常/延迟）
酒精性肝病	戒酒	7天/4周
非酒精性脂肪性肝病	减肥/减重手术	3个月
自身免疫性肝炎	激素治疗	7天/4周
急性病毒感染（A型肝炎、EB病毒）	自然痊愈	7天/4周
HCV	抗病毒治疗	4周/3个月
血色素沉着病	静脉切开术	3个月/12个月
肝豆状核变性	铜螯合剂	3个月/12个月
原发性胆汁性肝硬化	熊去氧胆酸	4周/3个月

长期戒酒5年的患者肝脏硬度可进一步减少50%[4]。正如有研究所示，为了更有效地控制饮酒，患者使用阿片类拮抗剂纳美芬[22]，结果发现，即使两个月的饮酒量只减少40%，肝脏硬度也会显著下降17%。

即使在明显的脂肪性肝炎患者中，根据AST水平校正的临界值也可以立即评估纤维化分期且可以避免对分期的高估[7]。附图3显示了ALD和HCV患者肝脏硬度随AST水平变化而改变，可直接读取数值，并提供了纤维化分期的计算公式，可用于临床多中心研究。

需注意，并非所有AST升高的患者均伴有肝脏硬度升高。在初始AST＞100 U/L的患者中，30.1%的患者LS下降，而其余约70%的患者LS没有任何变化[7]。

五、结论

导致肝脏硬度升高最重要的混杂因素是炎症、血和胆汁淤积，最好及时行腹部超声和实验室检查来诊断/排除这些因素。重要临床混杂因素对肝脏硬度的估计影响见附图10。

参考文献

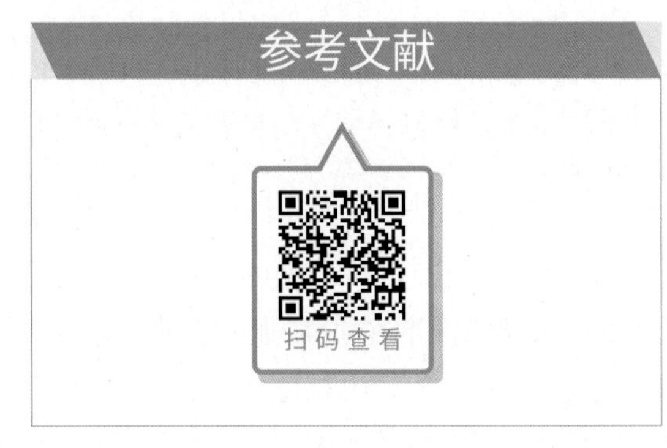

第四十七章

应用瞬时弹性成像技术筛查普通人群或高危人群肝纤维化

Dominique Roulot

一、前言

肝硬化是慢性肝病的终末阶段，也是世界范围内死亡的主要原因之一，大量患者因此需要住院治疗。1990年至2013年，肝硬化导致的死亡增加了46%，已成为全球第五大死亡原因。肝硬化的主要病因包括乙肝病毒感染和丙肝病毒感染、酒精性肝病和非酒精性脂肪性肝病。尽管高效抗病毒药物的应用迅速降低了丙型肝炎及其并发症的发生，但随着肥胖和2型糖尿病的流行，世界许多地区的非酒精性脂肪性肝病的发病率正在急剧上升。

一般而言，肝硬化在感染后的20～30年进展非常缓慢，患者常无临床症状而不会主动就医，导致诊断困难。在病变进展到终末阶段出现并发症时，如门静脉高压、肝衰竭或肝细胞癌，此时肝硬化才被发现。用于评估肝脏的常规检查，如血清转氨酶水平或肝脏超声检查，诊断纤维化的敏感性不够。早期诊断慢性肝病有助于确定病因，并早期进行针对性治疗。考虑到慢性肝病患病率很高，对普通人群进行肝纤维化筛查在公共卫生领域极具意义，但目前仍无合适的筛查手段，这一目标的实现还存在巨大困难[1]。

目前，诊断肝硬化的唯一“金标准”是肝活检。但在过去十年里，随着其他无创检查技术不断发展，肝活检的地位也受到了挑战。这些新技术通过血液检验或瞬时弹性成像（FibroScan®）进行肝脏硬度测量，是目前最常用和最有效的慢性肝病分期方法。TE应用广泛，医师或护士经过短期培训后即可进行该项检查。TE尤其适合普通人群慢性肝病的早期诊断，也特别适用于高危人群，如肥胖和（或）糖尿病患者。基于此，最近专门为肥胖患者设计了新探头——XL探头，显著提高了LS的诊断效能。

二、弹性成像技术筛查普通人群肝硬化

目前关于普通人群使用非侵入性方法进行系统性肝纤维化筛查的研究较少，如表47.1所示[2]。第一项研究在法国[3]进行，研究对象为1190名45岁以上、在初级医疗中心接受体检的普通健康人群。其中，LS＞8 kPa的人群占比7.5%，与显著肝纤维化一致；肝脏硬度＞13 kPa者占0.7%，可作为诊断肝硬化的临界值。随后的评估显示，非酒精性脂肪性肝病是肝纤维化的最常见原因，其次是ALD。在肝脏硬度升高的人群中，约1/3接受了肝活检，其中66%证实为中度到重度纤维化。9名患者肝脏硬度超过13 kPa，经组织学活检证实为肝硬化，阳性预测值为100%。

随后荷兰一项基于一般人群的研究报告了类似的结果，该研究纳入3041名45岁以上人群，结果发现，其中5.6%的肝脏硬度＞8 kPa，0.6%的肝脏硬度＞13 kPa[4]。研究还意外发现，在大多数情况下，肝脏硬度增加与代谢综合征相关因素有关，提示非酒精性脂肪性肝病是肝脏疾病的主要原因。

中国香港地区的Wong等也进行了一项基于人群的研究，从政府人口普查数据库中随机选取922人，联用质子-磁共振波谱法与TE诊断脂肪肝和纤维化[5]。结果发现，非酒精性脂肪性肝病患病率（肝内甘油三酯含量大于5%）为27.3%，而非酒精性脂肪性肝病患者中进展性纤维化（LS＞9.6 kPa）的患病率为3.7%。

最近，Caballeria等调查了巴塞罗那地区3076名18岁以上人群的肝纤维化患病率[6]。5.8%的受检者LS高于8 kPa，3.6%的受试者LS高于9 kPa。92名肝脏硬度增高的受试者进行肝脏组织学活检，结果显示81例非酒精性脂肪性肝病，7例酒精性肝病。

一项纳入521名重度饮酒者（酒精200 g/d）的研究[7]发现，根据AST校正的LS临界值进行评估，约25%的患者在重度饮酒20年后发生进展性纤维化（F3）或肝硬化（F4）[8]。这项研究进一步发现，尽管大量饮酒长达20年，但只有约1/4的患者发展为晚期肝病。值得注意的是，非侵入性检查组与组织学活检组的纤维化有显著差异。组织学检查异常患者中仅有少数为F0期，显著低于TE检查组（6% *vs.* 47%），可能是侵入性检查方法纳入更多患病人群而存在偏倚所致。

三、用血清标志物筛查普通人群肝纤维化

法国一项研究纳入两个社会保障中心的7463例40岁以上普通人群，应用血清生物标志物（FibroTest®）预测晚期纤维化和肝硬化的发病率分别为2.8%和0.3%，但这一结果未经肝活检证实[9]。

表47.1　应用TE筛查一般或高危人群肝纤维化的研究总结

论文	研究对象	年龄（岁）	样本量	F ≥ 2 患病率	F ≥ 3 患病率	肝硬化患病率	主要病因
Roulot等，2011[3]	初级医疗中心患者	>45	1190	7.5%（>8 kPa）	NA	0.7%（>8 kPa）	非酒精性脂肪性肝病
Wong等，2012[5]	总体人群	>18	922	NA	5.8%（>9.6 kPa）	NA	非酒精性脂肪性肝病
Koehler等，2016[4]	总体人群	>45	3041	5.8%（>8 kPa）	NA	0.6%（>13 kPa）	非酒精性脂肪性肝病
Caballeria等，2018[6]	总体人群	>18	3079	5.8%（>8 kPa）	3.6%（>9 kPa）	NA	非酒精性脂肪性肝病
Harman等，2015[11]	存在风险相关的生活方式	>18	378	27%（>9 kPa）	NA	NA	非酒精性脂肪性肝病、酒精性肝病
Kwok等，2016[10]	2型糖尿病患者	>18	1918	NA	18%（>9.6 kPa）	11%（>11.5 kPa）	非酒精性脂肪性肝病
Rausch等，2016[7]	重度饮酒（200 g/d）达20年者	>18	512	NA	6.3%（根据AST水平校正的临界值[8]）	18.1%（根据AST水平校正的临界值[8]）	酒精性肝病

四、弹性成像技术在特定人群中的应用

其他研究选择了具有慢性肝病危险因素的特定人群进行了肝纤维化的筛查，特别是非酒精性脂肪性肝病和酒精性肝病患者。香港一项研究[10]纳入了1918名2型糖尿病患者，LS大于9.6 kPa（提示纤维化≥F3期）的患病率为18%，这些患者中约有1/3进行了肝活检，其中56%为组织性脂肪性肝炎，21%为进展性纤维化，29%为肝硬化。一项英国[11]研究纳入378名就诊于初级医疗中心的患者，患者患有2型糖尿病，或者存在过度饮酒史且导致血液生物标志物异常［酒精性肝病患者AST/ALT比值异常和（或）非酒精性脂肪性肝病患者BARD评分异常］。结果发现，27%的患者LS>8 kPa，其中约50%经肝活检证实为肝硬化。值得注意的是，大多数患者转氨酶正常，如果只采纳初级医疗中心的这些诊断标准就有可能漏诊慢性肝病。

五、成本–效益

就健康预后和治疗成本而言，采用TE等无创检查的全球筛查策略是否具有成本效益仍存在争议。

Serra-Burriel等[12]分析了6个独立前瞻性队列研究的6295名患者个体数据，包括5个欧洲地区和1个亚洲地区，且各自医疗体系不同，大部分研究在前文已有介绍。该研究表明，在初级保健机构中甄别肝纤维化患者而使用非侵入性筛查策略是经济有效的手段。经济分析表明，每增加一年寿命，根据每名患者的生活质量进行校正后医疗保健系统花费如下：高危人群投入需增加2000欧元，而普通人群投入需增加7000欧元。这项荟萃分析认为，在普通人群中使用TE开展大规模肝纤维化筛查项目尚需进一步评估。

一些欧洲国家开展"肝脏筛查计划"的研究，目的在于使用FibroScan仪评估40岁以上人群中肝纤维化的患病率。从纳入第一个患者开始计算，研究持续24个月，纳入患有肝脂肪变性但未诊断为纤维化或肝硬化的患者20 000人，排除慢性肝病（包括胆汁淤积）患者。目前参与的国家有西班牙、法国、丹麦、意大利、德国和英国。

综上所述，在普通人群和有纤维化风险的患者中使用TE筛查肝纤维化可能是经济有效的手段，并且可以在欧洲各国和不同的医疗保健系统中实施。

六、结论

总而言之，总体人群的筛查研究显示，肝脏硬度升高的患病率在普通成年人中为5.6%～7.5%，在伴发危险因素的人群中则升至18%～27%。这些研

究表明，普通人群的慢性肝病患病率极高，主要与非酒精性脂肪性肝病和酒精性肝病有关。然而，就健康预后和治疗成本而言，采用TE等无创检查的全球筛查策略是否具有成本效益仍存在争议。总之，在普通人群和有糖尿病等慢性肝病风险因素的患者中使用TE筛查肝纤维化可能是经济有效的，并且可以在欧洲各国和不同的医疗保健系统中实施。

参考文献

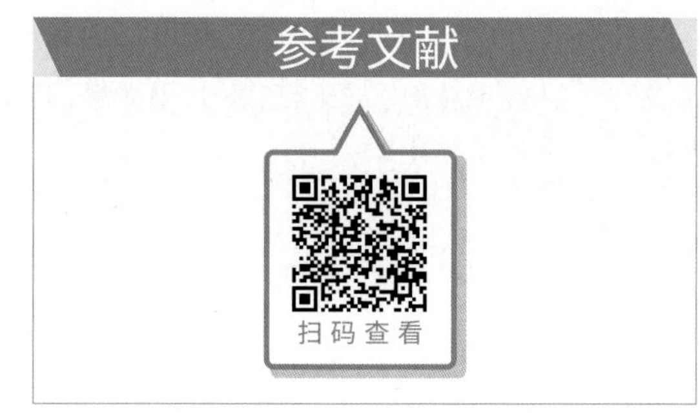

第四十八章

弹性成像结合其他生物标志物：算法的作用

Maja Thiele and Katrine Prier Lindvig

一、算法是结合不同种类信息的理想方法

算法是指解决问题的实操过程中遵循的一个过程或一组规则，尤指计算机算法。任何算法都必须遵循一组明确的指令，尤其在执行计算时。在医学中，预测算法通常源自多变量模型，并作为诊断检查对患者进行风险分层，同时指导具体决策[1]。多变量模型是并行测试的典型例子——将两个或多个测试组合起来提供一个输出结果，例如，将肝脏硬度、血小板计数、脾脏长度同时纳入计算（LSPS：肝脏硬度 × 脾脏直径/血小板比值），用于诊断门静脉高压症[2]。还有一种测试为序贯测试，即根据索引测试集开展其他测试（如果有的话）。序贯测试通常用于指导初级保健机构转诊到二级机构，例如，当全科医师为非酒精性脂肪性肝病患者进行FIB-4测试，如果FIB-4评分超过阈值的1.3倍，则行弹性成像检查（图48.1）[3]。

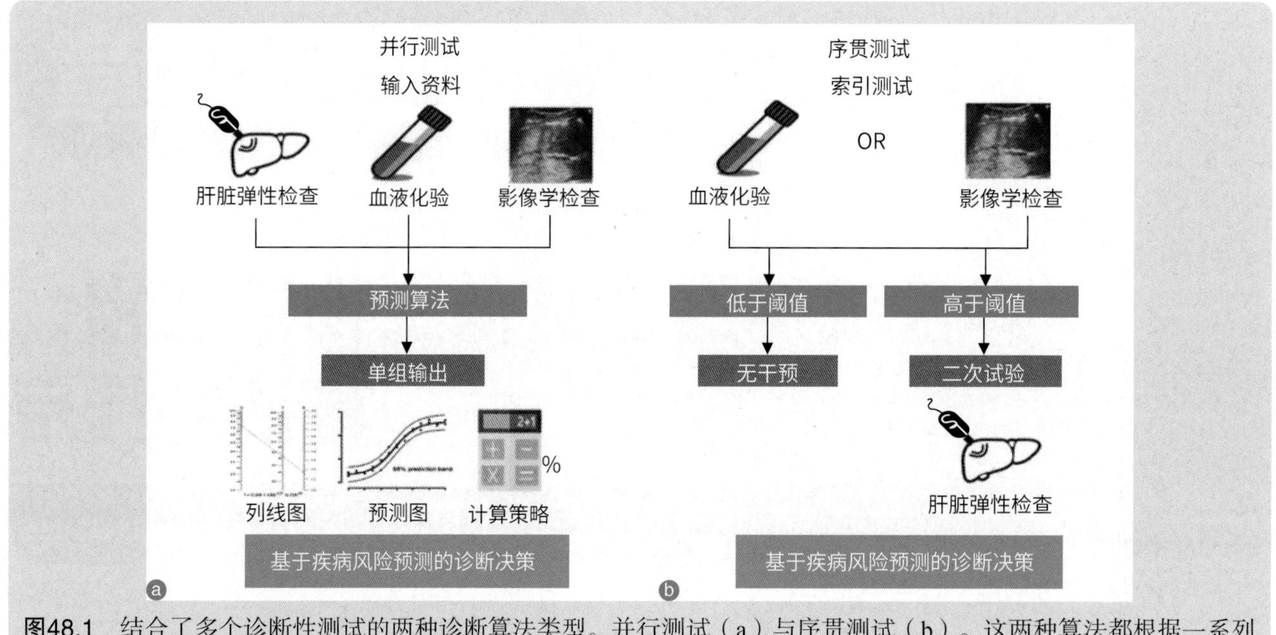

图48.1 结合了多个诊断性测试的两种诊断算法类型。并行测试（a）与序贯测试（b）。这两种算法都根据一系列规则来预测患病风险

肝脏的弹性成像可获取肝脏硬度的数据，即肝实质的黏弹性，详见本书第二部分“肝脏硬度测量的技术”。由于肝纤维化导致LS升高，因此弹性成像与肝纤维化密切相关。然而，其他因素也可以影响弹性成像，并导致LS升高，如肝脏充血、胆管阻塞和炎症[4]，详见本书第四部分“肝脏硬度的重要（病理）生理混杂因素”。相比之下，血清标志物和影像技术提供了其他重要信息——指导正确判读LS（如避免假阴性），从而进一步提高弹性成像的诊断准确性，或者其他有助于诊断和预测肝病的信息。

循环生物标志物能够提示肝细胞或胆管损伤（转氨酶、γ-谷氨酰转移酶）、炎症（铁蛋白、γ-球蛋白）、细胞外基质重塑（ELF试验、ProC3）、肝功能（INR、胆红素、白蛋白、触珠蛋白、胆固醇）或门静脉高压（血小板计数、血钠），而影像学方法可检查肝脏结构和肝血流动力学变化。在指导决策和提供信息方面，联合使用这三种不同类型输入数据（来自弹性成像、血液化验和影像）的价值将远超任何一项单独检测。虽然，人类大脑的信息处理速度和复杂的认知工作能力甚至超越了最强大的超级计算机，但人类不善于将数据组合成简单的计算算法，连简单的智能手机都远远不如。医学上的诊断过程实际上是一个基于大量数据的详细推理过程，我们在一定程度上受限于可以认识到并考虑纳入的数据源的数量，而在每个数据源在最终决策中所占的权重方面更为有限，此时，数字算法更适用于在所有可用数据中捕获复杂、非线性模式。因此，根据计算机算法来判读LS很可能成为未来肝病专科医师的决策工具（图48.2）。

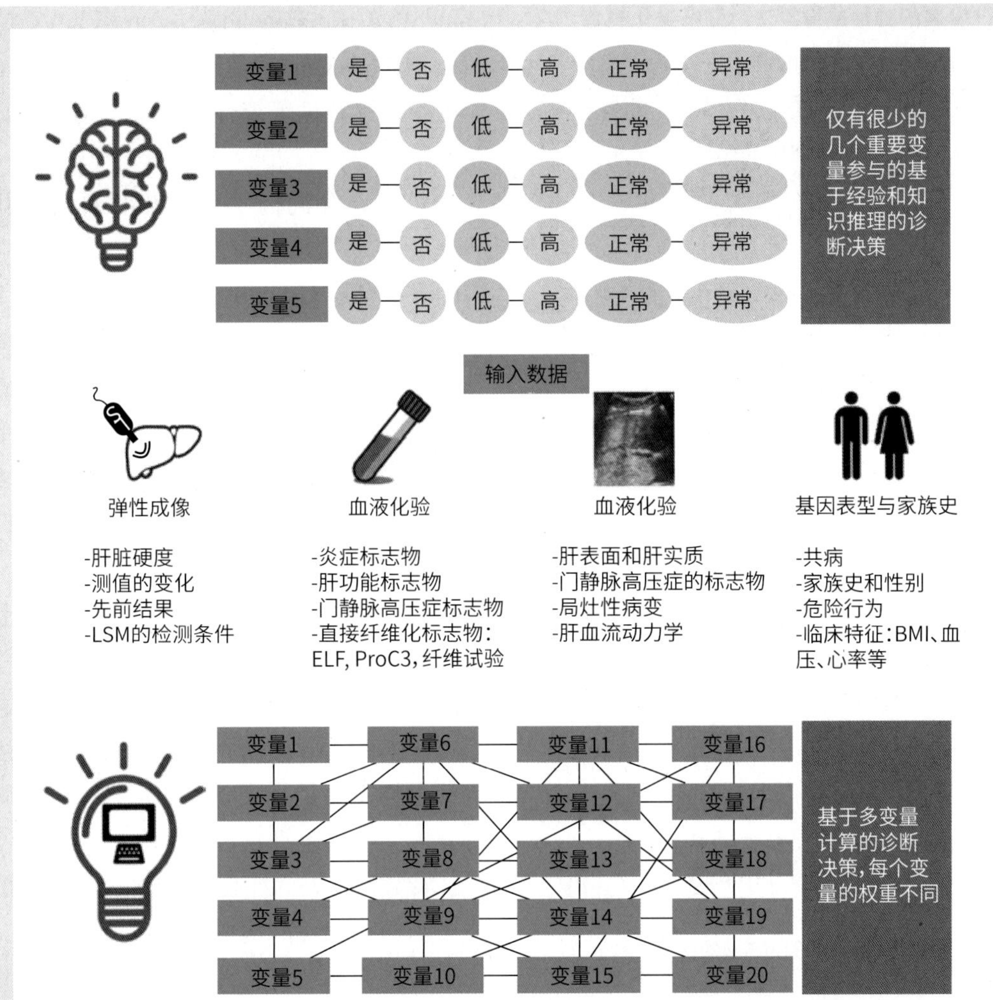

图48.2　人类决策与数字计算的粗略描述。人类倾向于依赖少数几个变量，且根据先前的知识和经验判断这些变量的重要性，并对变量进行二分法评估——高于或低于阈值。机器学习和其他形式的计算机算法会在整个数据集中寻找规律，考虑到大多数变量的连续性，并赋予每个变量不同的权重。然而，如果没有人类指导，数字算法仅仅只是对数据的机械性认识与理解，因此数字算法应该被视为决策工具，用于指导数据判读，而不是直接应用于临床

人类倾向于依赖少数几个变量，且根据先前的知识和经验判断这些变量的重要性，并对变量进行二分法评估——高于或低于阈值。机器学习和其他形式的计算机算法会在整个数据集中寻找规律，考虑到大多数变量的连续性，并赋予每个变量不同的权重。然而，如果没有人类指导，数字算法仅仅只是对数据的机械性认识与理解，因此数字算法应该被视为决策工具，用于指导数据判读，而不是直接应用于临床。

二、弹性成像算法诊断纤维化

学者们尝试联用弹性成像与其他无创诊断方法来提高肝病的诊断（表48.1）。然而，由于弹性成像诊断肝纤维化和肝硬化的准确率极高，即使加入其他无创检测指标进行多变量计算，也并不能提高总体诊断准确性。与此相一致，EASL-ALEH临床实践指南建议联用瞬时弹性成像和血清生物标志物，但是并不优于单独TE检查[5]。指南确实推荐了同时进行TE和血清生物标志物检查，以评估两者的结果是否一致，如果结果不一致且无法解释，应进行肝活检，然而，由于缺乏其他病因所致肝疾病的证据，目前仅推荐用于慢性丙型肝炎。

多变量模型FibroMeter（由法国Echosens公司开发）是一个包含多种血液循环标志物的专利算法，与TE联用可以诊断肝脏疾病。FibroMeter包含血小板计数、凝血酶原指数、α_2-巨球蛋白、GGT和AST。一项队列研究[6]纳入了各种病因的肝病患

表48.1 已发表的弹性成像算法对肝纤维化患者进行风险分层的例子

作者，年份	算法	患者群体
Castera 2005 [13]	FibroTest与LSM相结合的多变量模型；或使用FibroTest和LSM进行并行测试，结果一致则确诊	HCV
Boursier 2009 [6]	多变量模型（FibroMeter VCTE），包括血小板计数、凝血酶原比值、AST、α_2-巨球蛋白、GGT和LSM	混合病因
Boursier 2009 [6]	ELF和LSM并行测试。低ELF或低LSM均排除晚期纤维化，高ELF和高LSM结果一致则确诊	HBV
Wong 2014 [16]	采用非酒精性脂肪性肝病纤维化评分→LSM的序贯测试	非酒精性脂肪性肝病
Mueller 2015 [37]	并行测试，根据AST高于或低于40 U/L调整LSM临界值	酒精性肝炎和HCV
Harman 2015 [18]	糖尿病患者BARD评分或ALT升高，或过量饮酒者的AST/ALT比值序贯→ LSM	有危险因素的初级护理患者
Boursier 2017 [38]	eLIFT序贯→ FibroMeter VCTE	混合病因
Calés 2017 [39]	FibroMeterV2G和LSM的并行测试，结果一致则确诊	HCV
Thiele 2018 [19]	序贯Forns指数→ ELF检验→ LSM	酒精相关性肝病

注：评分，BARD评分系统：BMI＞28 kg/m^2=1分，AST/ALT比值＞0.8=2分，糖尿病（Diabetes mellitus，DM）=1分。eLIFT=简易肝纤维化测试，纳入年龄、性别（男性）、AST、GGT、血小板计数和凝血酶原时间进行评分。ELF试验＝包含透明质酸、3型胶原蛋白N端前肽和金属蛋白酶组织抑制剂-1的多变量模型，为专利算法，在ADVIA Centaur XP/XPT或CP（西门子医疗公司）上进行测试的方法不同。FibroMeter^{V2G}=结合了年龄、性别、AST、尿素、凝血酶原比率、血小板计数、α_2-巨球蛋白和透明质酸的多变量模型，为专利算法。FibroMeter^{VCTE}和FibroMeter^{V2G}归法国Echosens公司所有并受产权保护。FibroTest＝多变量模型的专利算法，结合Forns指数=7.811–3.131×ln（血小板）+0.781×ln（GGT）+3.467×ln（年龄）–0.541×ln（胆固醇），胆固醇单位为mmol/L。NFS=–1.675+0.037–年龄+0.094–BMI+1.13×IFG/糖尿病（是=1，否=0）+0.99×AST/ALT比值–0.013×血小板计数–0.66×白蛋白（g/dL）。

者，发现FibroMeter诊断显著肝纤维化（≥F2）的受试者操作特征曲线下面积为0.83，瞬时弹性成像的诊断准确性较高，AUROC为0.87；FibroMeter和TE［选择振动控制瞬时弹性成像（vibration-controlled transient elastography，VCTE）］联用时，即FibroMeter^{VCTE}计算模型，可将AUROC提高至0.89，具有显著统计学意义，但其临床应用价值仍有待讨论。

Voican等进行了一项针对酒精性肝病的队列研究，结果发现，诊断晚期肝纤维化时，TE联用Fibrotest®或PGAA并不优于单独使用TE[7]，TE的AUROC为0.90，与TE-FibroTest®（AUROC=0.91）和TE-PGAA（AUROC=0.90）相当。在Mueller等针对ALD的早期研究中，TE诊断晚期纤维化的准确性同样为曲线下面积=0.91[8]。排除AST＞100 U/L的患者（AST是脂肪性肝炎的标志物），TE的诊断准确性几乎保持不变，曲线下面积=0.92。将研究对象限制为AST＜50 U/L的非脂肪性肝炎患者，TE的诊断准确性可提高到曲线下面积=0.95。AUROC代表的总体诊断准确性在临床上几乎没有意义，仅代表统计学意义。然而，在算法中增加肝脏炎症的血清标志物主要是为了减少假阳性来增加弹性成像的特异性。在上述研究中，排除AST＞100 U/L的患者后，特异性从75%提高到87%。因此，2018年EASL关于酒精相关性肝病的临床实践指南中，不推荐采用弹性成像联合其他评估纤维化的标志物来进行诊断。由于肝脏炎症可能导致肝脏硬度假性升高[9]，建议在AST＞100 U/L的患者中谨慎判读肝脏硬度值。

非酒精性脂肪性肝病患者的弹性成像与肝纤维化也有较高的相关性，几乎没有研究证实弹性成像与肝纤维化血液循环标志物联用的诊断价值优于单独使用弹性成像。Boursier等比较了8项肝纤维化相关的血液测试与TE[10]，结果发现诊断晚期肝纤维化时，TE和FibroMeter^{V2G}的诊断准确性均较高且相似（曲线下面积分别为0.83和0.82）。然而，TE检查可减少肝纤维化分期不明的患者，其中阴性和阳性预测值都不超过90%。TE检查后肝纤维化分期不明的患者达44%，而FibroMeter^{V2G}为53%，应优先选择单独使用TE。一项类似的研究比较了7项肝纤维化血液检测与TE，发现VCTE-FibroMeter的总体诊断价值与单独TE检查相当（AUROC分别为0.86和0.85）[11]。而一项研究联用非商业性非酒精性脂肪性肝病纤维化评分与LS检测，结果发现NFS评分敏感性低（40%），但特异性高（97%）。因此，与单独使用TE相比，NFS联合TE没有优势，但NFS序贯TE可以排除晚期肝纤维化患者，即NFS评分中等或较高者进行TE检查，既可以保证准确预测晚期肝纤维化，又可以减少需要肝活检的患者数量[12]。

多数研究支持TE联合其他检查诊断慢性病毒性肝炎，特别是HCV。Castera等，于2005年首次证明TE联用FibroTest优于单独检测，单独使用TE或FibroTest诊断晚期肝纤维化的AUROC为0.90，而两者联用[13]的多变量回归模型显示AUROC为0.95。此外，当TE与FibroTest结果一致时，95%的患者可正确分期。

尽管TE和其他弹性成像方法对晚期肝纤维化和肝硬化的诊断价值较高，但对显著肝纤维化（≥F2）的诊断价值有限，因此有研究试图通过联合检查或者序贯检查来提高显著肝纤维化的正确分期，例如，Zarski等在诊断HCV患者显著肝纤维化时选择联用TE与7种血液学检测[14]，结果发现，在排除F0～F1期纤维化方面，ELF专利性检验方案（包含年龄和3种纤维化血清标志物）与TE同样具有最高阴性预测值（90%），而在诊断显著纤维化方面，两者也同样具有最高阳性预测值（92%）。总体而言，两者联用可豁免55%的肝活检。相比之下，亚洲一项针对HBV患者的研究发现，在预测肝纤维化方面，TE优于ELF检测，但两者联用时并未提高患者分期的区分能力。然而，ELF与TE序贯检查时，豁免肝活检的比例为69%，较单独使用TE的64%略有增加[15]。Wong及其团队也进行了TE和ELF的研究[16]，但旨在通过排除诊断[16]来避免TE检查的假阳性。研究采用根据ALT校正的TE临界值，发现了一种肝纤维化-LSM的改进算法，在慢性乙型肝炎患者中单独使用ELF或LSM可提高预测肝纤维化的准确性。有研究将弹性成像与血清标志物和影像相结合，提出了两种用于慢性乙型肝炎患者的肝硬化诊断的算法：CIR-4包括TE、INR、血小板计数和超声肝血管表现，CIR-6包括TE、INR、血小板计数、白蛋白、超声肝血管和肝实质表现，结果发现两种算法对肝硬化的诊断价值都优于单独TE检查（CIR-4和CIR-6的AUROC为0.95，而TE的曲线下面积为0.91）[17]。

许多肥胖、2型糖尿病、肝功能检测结果升高或不当饮酒导致肝纤维化风险的患者需要检测肝纤维化，初级保健卫生部门需要提供比弹性成像更经济的检查方法，此时组合算法可以进行序贯检测，作为初级保健机构向二级机构转诊的依据[3]。英国已开始检验这种转诊途径的可行性，其中饮酒过量、2型糖尿病或肝酶持续升高的患者首先检测AST/ALT比值（如果饮酒过量）或BARD评分（如果有非酒精性脂肪性肝病风险），若评分升高则进行TE检查[18]。丹麦将就诊于初级保健机构的患者拓展为三步序贯检测，即首先使用廉价的Forns指数作为初步判断，然后在Forns指数升高的患者中使用稍昂贵的ELF检测，最后对ELF试验和Forns指数均升高的患者进行TE检查[19]。先行血清检测再行弹性成像的序贯检查对阳性病例的诊断准确性可能并不优于全部患者直接行弹性成像，但这是一种简单直接、成本意识强的方法，可以节省昂贵的二级医疗转诊费用。事实上，初步研究表明，这种转诊途径可能具有成本效益[20]。

总之，在多变量模型中联合使用弹性成像与其他生物标志物，对诊断不同病因的肝纤维化和肝硬化的总体准确性存在不同影响。更好的方法是确定弹性成像和血清检测的结果是否一致，然而，这种方法虽然可能减少假阳性，但与单独使用弹性成像相比，有将更多患者置于结果不一致的“灰色区域”的风险。为了降低初级保健机构的筛查成本并提高阳性检出率，最有前景的方法是系统使用序贯检测，首先进行成本更低的血清检测，然后仅对阳性患者进行弹性成像检查，在降低筛查成本的同时极大地提高疾病检出率。

三、诊断门静脉高压症的弹性成像算法

门静脉高压症的发生和进展并非单纯由肝纤维化长期存在所致，而是由肝血流动力学和全身循环的变化引起，因此单独应用弹性成像技术诊断门静脉压在10 mmHg以上的门静脉高压及其并发症并不可靠[21]。使用多变量模型诊断肝纤维化[22]时，将肝脏弹性成像与反映血流动力学变化的无创检测指标相结合的诊断价值优于其他检测组合。其中以Baveno Ⅵ算法最广为人知，该算法用于排除代偿性晚期慢性肝病[22]患者的重度静脉曲张，减少了内镜

检查的使用，同时将需要治疗的静脉曲张的漏诊风险控制在5%以下。许多研究小组独立验证了第一版Baveno Ⅵ标准——TE低于20 kPa，血小板计数高于150×10^9/L[23-26]。在最近发布的扩展版标准中，TE临界值为25 kPa，血小板计数为110×10^9/L[24, 26]。关于非酒精性脂肪性肝病的研究进一步验证了Baveno Ⅵ的初版和扩展版标准，并在肥胖患者中成功应用FibroScan XL探头[27]。

用于排除或诊断临床显著性门静脉高压（CSPH≥10 mmHg）、重度门静脉高压（≥12 mmHg）和食管静脉曲张的算法模型使用LS作为纤维化指标，并结合反映血流动力学引起脾脏改变的血清标志物，脾脏改变包括：脾脏直径增加和脾脏硬度增加，两者均由脾静脉压力升高导致脾脏淤血、纤维化和增生所致；血小板由于在脾脏中淤积和破坏而减少，血小板生成素降低使其进一步减少。表48.2概述了最有效的排除CSPH的弹性成像算法。详见本书第五部分“肝硬化和重要的临床终点”。

表48.2　排除CSPH常见弹性成像算法

算法名称	算法组成				结果
	肝脏硬度（kPa）	脾脏硬度（kPa）	脾脏长度（cm）	血小板计数$\times 10^9$/L	
Baveno Ⅵ[22]	TE＜20	–	–	＞110	避免26%的内镜检查，VNT漏诊率＜1%[26]
扩展版Baveno Ⅵ[24]	TE＜25	–	–	＞110	避免43%的内镜检查，VNT漏诊率为2%[26]
治疗非酒精性脂肪性肝病型肝硬化的Baveno Ⅵ[27]	M型探头：TE＜30；XL型探头：TE＜25	–	–	＞110	避免58%的内镜检查，VNT漏诊率为4%[26]
期待疗法[25]	+	–	+	+	aLSPS≤1.33时避免26%的内镜检查
Baveno Ⅵ/SSM[40]	TE＜20	TE≤46	–	＞150	避免37%～44%的内镜检查，VNT漏诊率为2%

注：VNT，需要治疗的静脉曲张；aLSPS，肝脏硬度×脾脏直径/血小板比值[41]。

很少有研究使用TE之外的弹性成像方法来排除CSPH。点剪切波弹性成像和二维剪切波弹性成像因其可提供额外的形态学信息，如脾脏长度、侧支循环的发展或肝硬化的明确征象，可能对肝硬化患者具有特殊意义。由于TE可以通过XL探头测量腹腔积液患者LS，因此二维剪切波弹性成像和点剪切波弹性成像已不再具有特殊优势[28]。欧洲一项多中心研究认为，联合使用肝脏二维剪切波弹性成像和脾脏二维剪切波弹性成像可以排除CSPH[29]。然而，法国一项独立、单中心研究对该结果持怀疑态度，认为多中心研究无法验证这一发现[30]。

四、未来方向：机器学习和人工智能

计算机技术、人工智能和大数据概念的结合，可能为视频监控、欺诈监测、社交媒体、零售行业[31]等领域的复杂问题提供解决方案，尤其在医疗卫生领域，与传统算法相比，机器学习算法可以提高诊断和预测预后的准确性。机器学习的优势在于它能够捕捉数据中复杂的非线性关系，并识别密切相关的研究假设。目前已发布了诊断非酒精性脂肪性肝病的机器学习方法[32]。影像组学是一种深度学习技术，将每个像素作为一个数据点进行处理。最近，Wang等开发了一种影像组学模型，大大提高了二维剪切波弹性成像诊断HBV肝纤维化的准确性。传统二维剪切波弹性成像诊断晚期肝纤维化的AUROC为0.81，而影像组学模型可提升至0.99[33]。但每位受检者需要进行3次或3次以上的图像采集，且每次采集均需要提取二维剪切波弹性成像图并进行手工分割后运行影像组学软件。因此，影像组学离实际应用还很远。影像组学的研究仍在继续，该技术尤其适用于二维剪切波弹性成像，因其可获得详细的弹性成像图[34]。其他研究结果无法令人信服：一项研究将LS添至人工神经网络用于诊断肝硬化、门静脉高压和食管静脉曲张，发现诊断价值较高，但并不优于单独使用LS[35]；另一项研究使用随机森林机器学习技术开发了一种算法，该算法纳入了INR、AST、血小板计数、尿素氮、血红蛋白和腹腔积液，结果发现31%的静脉曲张患者可避免内镜检查，VNT漏诊率为3%[36]。然而，更简单的Baveno Ⅵ标准也可完成这些指标。

由于计算能力的提高和大量新数据集的可及性，机器学习在医疗研究中备受关注。然而，在肝病学领域，人工智能和深度神经网络尚未取得临床重要性和实践应用的真正突破。部分弹性成像研究取得了可喜的成果并有发表，相信未来肯定会有更多的研究成果出现。

参考文献

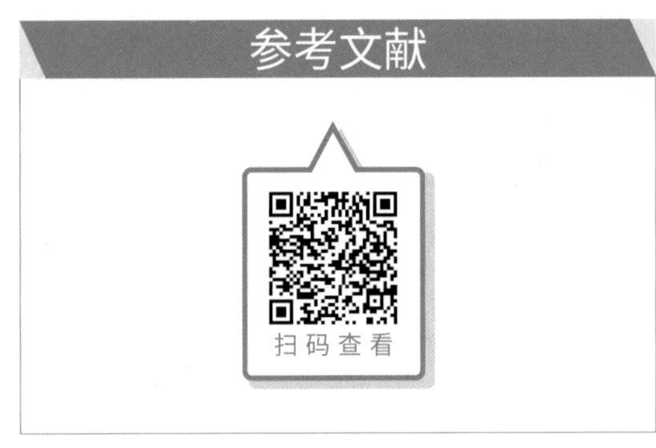

第四十九章

通过肝脏硬度测量诊断纤维化：有多少患者可豁免肝活检？

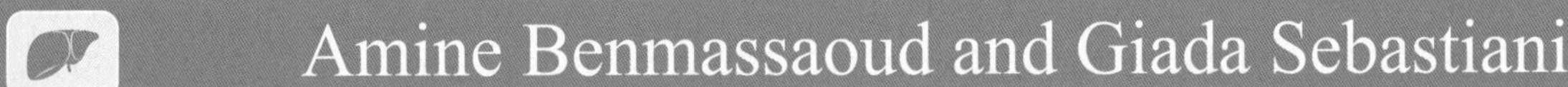

Amine Benmassaoud and Giada Sebastiani

一、前言

慢性肝病患者需要综合性评估，包括临床检查、实验室检测和放射学评估。部分患者需要进行肝活检，从而确定肝脏疾病的病因或肝脏炎症活动程度和肝纤维化分期[1]。肝活检可以鉴别病程良好与进展风险，并发现早期肝硬化[2]。为了发展和规范各种组织学分类系统，学者们进行了大量工作[3]。从1981年发表的复杂的Knodell组织学活动指数或简化版Batts-Ludwig分期，到更具疾病特异性的评分系统，如丙型肝炎病毒感染患者的METAVIR和Ishak分期，以及非酒精性脂肪性肝炎患者的最新版Brunt-Kleiner分期，肝纤维化分期的“金标准”仍然是肝活体组织检查[4-7]。关于纤维化的组织学评分，详见附表20～25，如METAVIR或Batts-Ludwig评分系统等，一般将肝纤维化分5期，从F0到F4，F2为显著肝纤维化，有继续进展可能，F3为完全或重度纤维化，F4为肝硬化。

流行病学数据显示，慢性肝病每年可造成近200万人死亡，是全球第11大死因[8]。尽管不同地区的患病率难以确定，但根据欧洲HEPAHEALTH项目估计，欧洲肝硬化和慢性肝病的年龄标化患病率中位数为833/10万[9]，该数值基于2016全球疾病负担研究报告，但该研究没有直接评估非酒精性脂肪性肝病，而是将病因分为酒精性肝病、HBV与HCV感染，以及其他原因。另外，全国健康与营养调查估计，在过去4年期间，慢性肝病的患病率为15%，其中非酒精性脂肪性肝病约占一半，是最常见的肝病原因[10]。在美国另一项基于人群的前瞻性队列研究中，新诊断的慢性肝病估计为64/10万，其中近20%的患者在发病时即存在肝硬化[11]。一旦出现肝硬化，代偿期和失代偿期肝硬化患者的中位生存期分别为10年和2年[12]。所以，当务之急是在发展为肝硬化之前，及早筛查和识别出慢性肝病患者并进行病因治疗，防止病情进展，必要时监测随访。

肝病的患病率表明，肝活检不能用于筛查肝病。此外，肝活检有其自身局限性。首先，肝活检获取的标本很小，仅能反映1/5万的肝实质情况[13]，尤其是在活检标本长度和宽度分别小于15 mm和小于1.4 mm时，可能会存在采样误差，导致纤维化程度低估[14]。事实上，在一些研究中，肝硬化的误诊率达33%[15]。此外，活检手术本身存在风险，并发症发生率约为1%，死亡率为0.1%～0.01%[16]。

在这种情况下，人们开发了用于肝纤维化分期和筛查潜在慢性肝病患者的无创检测方法。无创检测涉及非专利性简单血清标志物，包括天冬氨酸转氨酶与血小板比值指数、FIB-4评分或非酒精性脂肪性肝病纤维化评分，以及专利的血清标志物，如Fibrotest、Fibrometer和增强肝纤维化评分。此外，已有几种无创物理检查用于评估肝脏硬度，如Fibroscan仪的瞬时弹性成像、剪切波弹性成像和磁共振弹性成像。所有无创检测的目的在于最大限度提高肝纤维化分期的诊断准确性，同时尽可能减少必要的肝活检次数[17-22]。纤维化血清生物标志物已逐步被纳入临床指南，并正在成为肝纤维化分期的一线诊断检查，显著减少了肝活检的需求。本章重点介绍肝纤维化无创检测的诊断和筛查方法的更新进展及其在临床中不同病因慢性肝病的准确性。

二、优化一线筛查方法

在欧洲国家和美国，非酒精性脂肪性肝病患病率为20%～30%，并且还在与日俱增，使得身处最前线的社区全科医师身负重任。与其他病因的慢性肝病不同，非酒精性脂肪性肝病和酒精性肝病患者的早期管理侧重于初级实践，即改变生活方式与社会支持。此外，专科诊所不可能诊断所有的非酒精性脂肪性肝病或酒精性肝病患者，因此有必要优先考虑至少有显著纤维化的患者，全科医师应该识别这类患者并将其转诊到专科治疗[23-24]。对于肝酶异常、筛查发现肝脏疾病的病因或超声检查异常（肝脂肪变性除外）的患者，建议转诊至专科[25]。下文将介绍为一线医师开发的非酒精性脂肪性肝病和酒精性肝病算法，可以最大限度地豁免肝活检。

1. 非酒精性脂肪性肝病

英国胃肠病学会和美国胃肠病学会近期都发布了肝酶异常患者的评估指南[25-26]。其中，英国胃肠病学会建议对疑似非酒精性脂肪性肝病的患者开展两步序贯检测，该方法纳入了简单的生物标志物，如FIB-4和NFS（图49.1）[25]。如果FIB-4或NFS提示晚期纤维化（F3）的风险较低，则患者应继续在基层医疗机构进行治疗，每2～5年定期复查。由于65岁以上患者的肝病诊断特异性较低，为了排除晚期纤维化，建议临界值调整为FIB-4＜2.0和NFS＜0.12[27]。确定为F3高风险的患者（FIB-4＞3.25或NFS＞0.675）应转诊至肝病专科，中度风险患者应进行第二次无创检测，即ELF检测或使用TE测量LS。第二次检测结果能确定是否存在晚期纤维化，并指导后续治疗。5%～25%的患者由于技术原因或TE结果不可靠时也应转诊至专科[28]。有研究将转诊的临界值定为ELF＞9.5和TE＞7.8 kPa[29]。实际上，TE＞7.8 kPa已被证实为显著纤维化而非晚期纤维化的临界值[29]。上述方法可能会提高检测的敏感性和阴性预测值，让一线医师更安全地使用。

在英国初级医疗机构中针对非酒精性脂肪性肝病患者开展了一项大型研究，比较两步序贯检测与标准处理，其中序贯检测在必要时以ELF序贯FIB-4[30]。非酒精性脂肪性肝病患者使用序贯途径检出的晚期纤维化（Kleiner F3）或肝硬化（F4）提高了4倍，初级医疗机构中不必要的转诊减少了81%。例如，非酒精性脂肪性肝病经序贯途径而转诊的患者中经专科医师诊断为肝硬化的比例为14.5%，而用标准处理仅诊断出5.6%，这相当于检出一例晚期纤维化所需的转诊病例较少（3.4 *vs.* 12.6）。由于年龄作为FIB-4临界值的混杂因素在序贯途径之前即被确立，因此我们进行了事后分析，以评估年龄对FIB-4临界值的影响。为了排除晚期纤维化，将FIB-4从＜1.3更改为＜2.0可以减少转诊，但也导致晚期纤维化和肝硬化的漏诊。英国国家卫生与临床优化研究所（national institute for health and care excellence，NICE）指南（ELF＞10.5）和制造商（ELF＞9.8）均认为，ELF临界值较高时会漏诊晚期纤维化甚至肝硬化[30-31]。在这项研究中，我们通过一种更全面的方法来确诊晚期纤维化，该方法综合了肝病专科医师的回顾分析、影像学评估、LS测量和肝活检。

加拿大进行了另一项基于初级保健机构的转诊途径研究，在所有患者中比较了优先使用FIB-4与TE诊断显著纤维化的区别[32]。与指南一致，NAFLD患者直接转诊至肝病照护中心。疑似非酒精性脂肪性肝病的患者和TE≥8 kPa的晚期纤维化患者转诊至肝病专科医师处，其余患者进行生活方式指导，并在1～2年后重复评估。FIB-4优先策略可避免85%的TE转诊，而10%的患者出现了分歧。45例患者的FIB-4和TE结果不一致（包括TE检查失败），有6例进行了肝活检，其中2例发现有晚期纤维化。由于加拿大地理人口分布广泛，无法采用物理无创方法评估纤维化，这种转诊方法尤其可以发挥其优势。虽然上述转诊途径有良好的应用前景，但一线检测后的复查间隔在1～5年，而延迟转诊的后果严重，故该途径仍有待验证。此外，对基层医师而言，ELF或TE检查应该更易于使用，以方便转诊。关于LS和非酒精性脂肪性肝病的更多内容，建议参阅第十章。

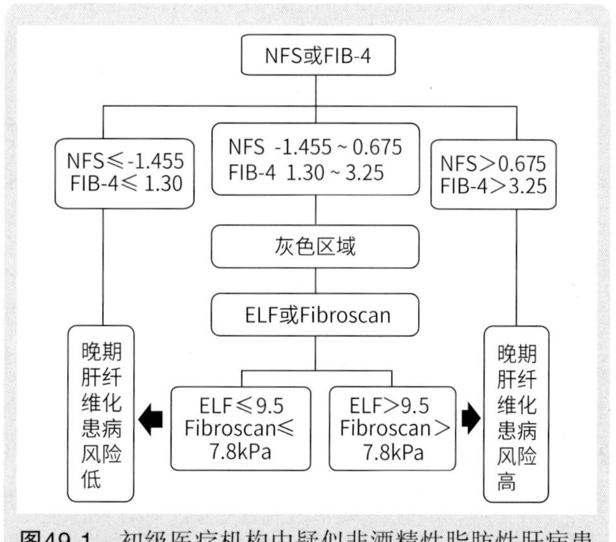

图49.1 初级医疗机构中疑似非酒精性脂肪性肝病患者的肝纤维化评估的两步序贯算法

2. 酒精性肝病

酒精性肝病十分常见，该类患者数量庞大，良好的初级医疗管理和及时的专科转诊对这类患者很重要。关于LS的更多内容详见第十一章。法国进行了一项详细研究，纳入所有在社区诊所进行定期体检的45岁以上患者，全部使用Fibroscan仪进行肝病筛查[33]。将LS＞8 kPa作为转诊至肝脏专科的临界值，7.5%的患者检出疑似肝病并伴有显著纤维化，其中42%考虑为非酒精性脂肪性肝病，30%为酒精性肝病[33]。为了便于筛查，NICE指南建议，嗜酒或AUDIT评分＞19的患者是酒精性肝病的高危人群，应使用ELF或TE进行筛查[34]。如果TE＞8 kPa，提示晚期肝纤维化；TE＞16 kPa则提示肝硬化，均建议转诊到肝病专科（图49.2）[25]。对于TE＜8 kPa的患者，应在3年到5年内复查，遵循上述原则进行转诊。一篇关于无创诊断酒精性肝病纤维化的综述也支持这一阈值[35]。诊断显著纤维化、晚期纤维化和肝硬化时，Fibroscan仪的TE检查明显优于血清标志物计数检测，如APRI、FIB-4和Forns指数[36-37]。此外，与单独使用TE测量LS相比，联用TE和其他无创标志物（如ELF、Fibrotest或Fibrometer）并没有提高诊断性能[36-38]。需要注意这些研究中所使用的临界值不同，晚期纤维化的既定临界值有12.7 kPa和15 kPa，而显著纤维化的临界值是8.2 kPa[36-37]。但这两项研究中进行纤维化分期时所使用的评分标准不同，涉及METAVIR与Kleiner两个评分系统。TE≥15 kPa时，通过意向性诊断分析，任何患者TE≥15 kPa时，敏感性、特异性、阳性预测值和阴性预测值分别为86%、94%、80%和96%，提示仅凭TE<15 kPa就可以排除Kleiner ≥ 3期纤维化[37]。在另一项研究中，TE≥7.8 kPa即可诊断METAVIR≥2期纤维化（敏感性80%，特异性91%，阳性预测值93%，阴性预测值70%）[36]。TE诊断F≥3的临界值为11 kPa（敏感性87%，特异性81%，阳性预测值82%，阴性预测值84%）[39]。如上所述，对于非酒精性脂肪性肝病转诊途径，指南建议使用8 kPa这个较低的临界值来识别潜在的晚期纤维化患者，可以提高晚期纤维化诊断的敏感性和阴性预测值。晚期纤维化患者仅凭TE结果即可判断是否需要转诊至专科护理。如果TE检查结果不可靠，或无法进行TE检查，鉴于ALD中非专利血清标志物的诊断准确性较差，应考虑使用专利血清标志物，如ELF或Fibrotest等。所以，该途径的重点在于快速转诊到能进行TE检查的医疗中心。如果LS测量值低于临界值，患者就可以安全出院回到初级医疗机构治疗，以戒酒为主。标准化的评估表有助于筛选合适的转诊患者。

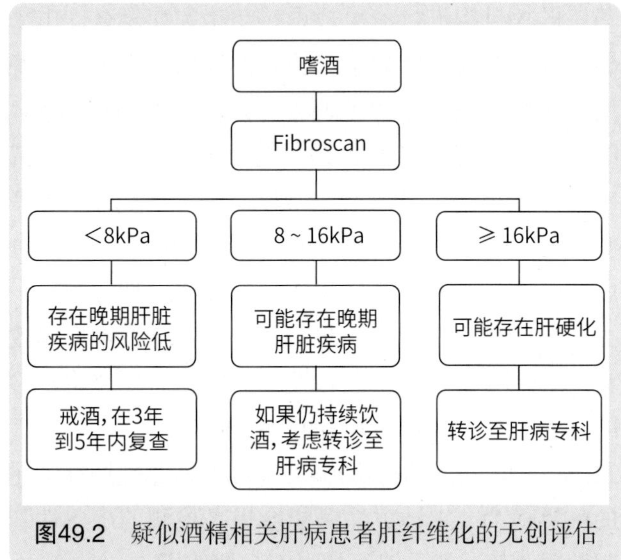

图49.2 疑似酒精相关肝病患者肝纤维化的无创评估

三、肝脏科医师的第二专业诊断

慢性肝病患者存在疾病进展风险及肝硬化风险时应由肝病专家进行诊治，肝硬化风险患者还需监测肝细胞癌和食管静脉曲张。所有患者均需根据不同疾病进行针对性治疗，如HBV或HCV的抗病毒药物治疗、自身免疫性肝炎的皮质类固醇治疗、非糖尿病非酒精性脂肪性肝炎患者的维生素E治疗、原发性胆管炎的熊去氧胆酸治疗等，与此同时在随访期间监测治疗效果。根据肝活检结果指导诊治也是肝病专科医师的职责所在[1]。

2012年，我们在加拿大专门针对治疗慢性肝病的内科执业医师进行了一项网络调查[40]，发现随着纤维化无创标志物的出现，医师的诊疗方式开始发生变化。参与调查的104名医师中，81%是消化内科医师或肝病科医师，46%的医师将肝活检作为诊断肝纤维化的主要方法，而39%的医师选择TE。当慢性肝病按照病因进行分层时，病毒性肝炎更趋向于使用无创检测而不是肝活检，而胆汁淤积性或自身免疫性肝炎则相反（69%肝活检 *vs.* 31%无创检测，$P<0.0001$）。总体而言，无创检测的出现致使肝活检大幅减少，近40%的医师开具活检数量的减少了50%以上，但在胆汁淤积性或自身免疫性肝炎中却没有这种情况。由于60%的医师在其供职的诊所中不具备使用Fibroscan仪的条件，故医师对使用无创检测的主要顾虑来自Fibroscan仪的获取/可及性。鉴于医师认可TE诊断的准确性，且慢性肝病患者需要进行系统的肝纤维化评估，故提高Fibroscan仪的普及性有助于更多的患者豁免肝活检。此外，基于血清检测和物理检查的评估工具层出不穷，临界值也各不相同，因此慢性肝病患者的无创性评估需要根据不同疾病制定明确指南，以免对临床日常工作造成困扰。自我们的调查结果发布后，EASL也发布了无创检测的使用指南，以试图弥补这一缺陷[41]。下文将介绍不同病因的慢性肝病可能豁免肝活检的算法，在表49.1中总结了这些算法。

表49.1　按疾病病因分类的肝纤维化分期无创算法

疾病（参考文献）	算法类型	无创检测方法	显著纤维化（F ≥ 2）			晚期纤维化（F ≥ 3）			肝硬化（F4）		
			曲线下面积	豁免肝活检	准确率	曲线下面积	豁免肝活检	准确率	曲线下面积	豁免肝活检	准确率
HCV											
SAFE [39，42]	序贯	APRI和Fibrotest	0.89 ~ 0.94	46% ~ 48%	90% ~ 97%	–	–	–	0.87 ~ 0.92	75% ~ 81%	89% ~ 92%
Bordeaux[42-43]	同步	Fibrotest和Fibroscan	0.88 ~ 0.91	72% ~ 77%	84% ~ 88%	–	–	–	0.93 ~ 0.95	78% ~ 79%	94% ~ 96%
Angers [45]	同步	Fibrometer和Fibroscan	–	–	–	0.88	73%	79%	–	–	–
HBV											
SAFE [51]	序贯	APRI和Fibrotest	0.96（0.92 ~ 1.0）	48%	97%	–	–	–	0.95（0.90 ~ 1.0）	81%	96%
Chan [52]	序贯	ALT和Fibroscan	–	–	–	0.87（0.82 ~ 0.93）	62%	69% ~ 86%	0.93（0.89 ~ 0.97）	58%	63% ~ 91%
Vigano [55]	简单	Fibroscan	0.85（0.77 ~ 0.91）	72%	92%	–	–	–	0.94（0.90 ~ 0.98）	79%	96%
HIV/HCV											
SAFE [63]	序贯	APRI和Fibrotest	–	49.1%	65%	–	–	–	–	90%	85%
Bordeaux [63]	同步	Fibrotest和Fibroscan	–	69.0%	89%	–	–	–	–	78.4%	87%
HIV											
Morse [66]	简单	Fibroscan	0.93（0.86 ~ 0.99）	48%	–	–	–	–	–	–	–
HIV/HBV											
Miailhes [68]	同步	Fibrotest和Fibroscan	–	67%	97%	–	71%	91%	–	–	–
NAFLD											
Petta [58]	同步	NFS和Fibroscan	–	–	–	0.84 ~ 0.88	52% ~ 59%	93% ~ 99%	–	–	–
Petta [58]	同步	FIB-4和Fibroscan	–	–	–	0.85 ~ 0.89	54% ~ 62%	90% ~ 98%	–	–	–
Chan [59]	序贯	NFS和Fibroscan	–	–	–	–	80% ~ 81%	91% ~ 96%	–	–	–
ALD											
Voican [69]	简单	Fibroscan	–	–	–	–	–	–	0.93（0.88 ~ 0.97）	–	86%
HFE-HC											
Legros [75]	序贯	Ferritin和Fibroscan	–	–	–	0.97	61%	100%	–	–	–

注：SAFE，纤维化分级算法。

1. 丙型肝炎病毒

从历史上看，HCV是使用无创检查来诊断纤维化分期的理想疾病。由于大量患者需要根据分期确定治疗顺序且使用标准化的组织学分期系统，研究者根据APRI和Fibrotest的两步算法开发了纤维化分级算法（sequence algorithm for fibrosis evaluation，SAFE）活检系统[5，39]。值得注意的是，APRI和Fibrotest的联合使用优于任何一种检测的单独使用。目前开发了三种版本的算法指导METAVIR F≥2、F=4，或两级共存的肝纤维化的诊断[39]（图49.3）。使用新算法同时诊断F2期和F4期纤维化可豁免36%的肝活检，诊断F≥2可豁免46%的活检，诊断肝硬化可豁免81.5%的活检。使用SAFE活检系统，诊断显著纤维化和肝硬化的准确率分别为90.1%、92.5%，同时准确诊断显著纤维化和肝硬化则达97.4%。

Castera等根据测试一致性的概念提出了两种不同的算法，即两个测试结果一致，则诊断成立（图49.4）[42]。为此，研究比较了APRI联合TE、Fibrotest联合TE或三者联合的诊断效能，其中，Fibrotest联合TE诊断F2的曲线下面积最佳（0.88；95%*CI* 0.82～0.92）；诊断F3的曲线下面积（0.95；95%*CI* 0.91～0.97）；诊断F4的曲线下面积（0.95；95%*CI* 0.91～0.97）。诊断F≥2、F≥3和F=4的准确率分别为84%、95%和94%。此外，F≥2、F≥3、F=4的一致性率分别为77%、70%和79%，豁免了70%～79%的肝活检。该研究还确定了诊断F2、F3和F4的LS最佳临界值分别为7.1 kPa、9.5 kPa和12.5 kPa。最后，研究者还提出了HCV患者的处理流程，其中，TE和Fibrotest检测结果不一致的患者进行肝活检，结果一致的患者若纤维化分期为F0～F1或F≥2则进行治疗，F≥3则检测肝硬化。

我们后来进行了另一项比较SAFE活检与上述Castera算法的研究并进行了发表[43]。在这项研究中，TE检查的失败率为2.6%，因此在意向性诊断分析中进行面对面比较时，SAFE活检诊断显著纤维化（F>2）时可以豁免48%的肝活检，而使用Castera算法的豁免率可达72%（*P*<0.0001）。尽管如此，SAFE的诊断准确性优于Castera（97% *vs*.88%，*P*<0.0001）。在识别肝硬化患者方面，两种算法并无差异，Castera算法和SAFE活检分别可以豁免79%和75%的肝活检。在肝硬化亚组人群中，Castera算法的诊断准确率优于SAFE（96% *vs*.89%，*P*< 0.0001）。

而另一项研究也根据一致性原则评估了9种无创血液检测与Fibroscan检查联用的诊断效能[44]。对肝硬化患者进行意向性诊断分析后发现，分期明确的患者约占90%，约85%患者可豁免肝活检。TE联用任何血液检查（包括APRI、Fibrometer或Fibrotest）都能达到最佳组合，诊断肝硬化的最佳临界值如下：LS为12.9 kPa，APRI为2.0，Fibrotest为0.74，

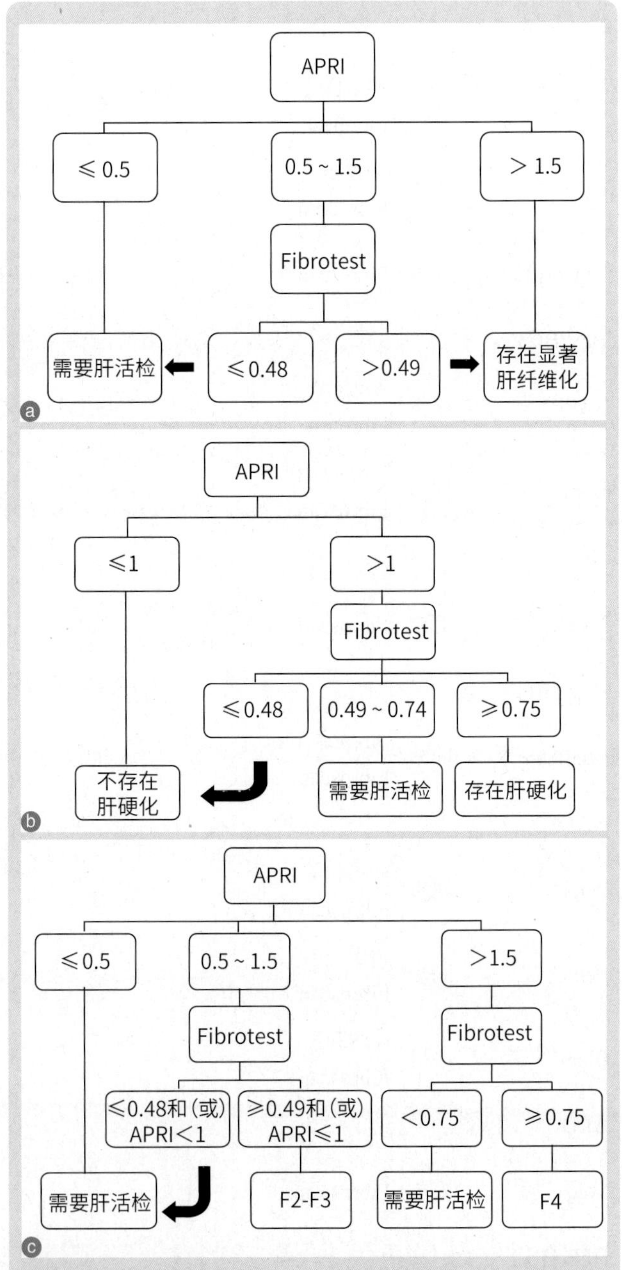

图49.3 用于无创评估（a）显著纤维化、（b）肝硬化、（c）显著纤维化合并丙型肝炎病毒感染患者的SAFE算法。APRI：AST与血小板比值指数

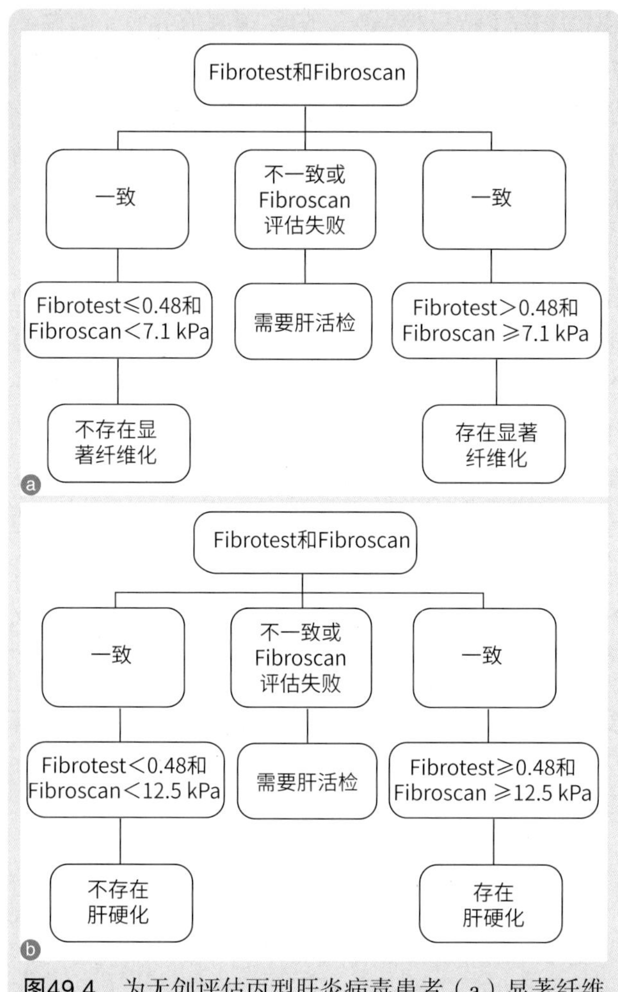

图49.4　为无创评估丙型肝炎病毒患者（a）显著纤维化和（b）肝硬化而提出的TE和血清测试的一致性算法

Fibrometer为0.88；诊断显著纤维化时，最佳临界值如下：LS为5.2 kPa，APRI为0，Fibrotest为0.48，Fibrometer为0.41，分期明确的患者占76%～82%，54%～66%的患者豁免肝活检。TE联用APRI诊断显著纤维化时，分期明确的患者占78%。这项研究表明，如果无法使用专利血清标志物，联用APRI与TE也有一定的诊断价值。

Cales等也评估了一致性检测的概念，研究纳入Fibrometer和TE两项检测[45]，探讨每种检测对严重纤维化（METAVIR F≥3）的预测价值，其中Fibrometer的预测临界值为0.695，LS的预测临界值为9.15 kPa。研究者还开发了一个同时纳入两种检测指标的公式，命名为Fibrometer^{VCTE2G}。与以前的研究结果类似，重度纤维化的一致率达73%，这部分患者可以豁免肝活检，AUROC为0.88，准确率为79%。当Fibrometer^{V2G}与TE结果一致时，准确分期的患者达88%，相应的曲线下面积高于0.90。当Fibrometer和TE检测结果不一致时，均有大约50%的患者可以准确分期，曲线下面积为0.53～0.60，对于这些结果不一致的病例，研究者评估了Fibrometer^{VCTE2G}评分的获益。与使用METAVIR组织学评分系统相比，联合检测的诊断准确率仅为62%。研究者再比较了联合测试与他们之前开发的新型纤维化分期系统的准确性[46-47]，当联合检测中的两个构成测试之间存在部分不一致时，使用Fibrometer^{VCTE2G}准确分期的患者达93%。研究者认为，在两个构成测试完全不一致的罕见情况下（仅发生在3.2%的病例中），Fibrometer^{VCTE2G}也无法预测重度纤维化（仅发生在1.4%的病例中），此时应该选择肝活检。因此，根据他们的算法，98.6%的患者无须肝活检即可诊断重度纤维化。这种方法的显著缺点在于它存在专利性，因此大多数地区无法开展。

2018年，AASLD和EASL均发布了指南，建议所有肝纤维化患者无论分期如何，除非存在非肝脏相关的预期寿命有限，否则均应进行治疗[48-49]。该建议已证实具有成本效益[50]。对于至少存在显著纤维化的患者，应立即开始治疗[49]。由于临床早期肝硬化患者需要进行肝细胞癌监测和食管静脉曲张筛查，故指南仍然建议患者无肝硬化时进行纤维化分期。人们已经认识到，如果在非专科诊所或中低收入国家进行治疗，因APRI≥2和FIB-4≥3.25的特异性超过了92%～94%，故可使用APRI和FIB-4来甄别肝硬化患者[49]。另外，如上所述，联合使用血液生物标志物和LS测量可以提高诊断准确性[41，49]。在两种检测结果不一致或怀疑存在其他病因时，特别是在病因将改变治疗方案的情况下，也应进行肝活检。最后，使用所谓的与炎症相适应的临界值，也能提高TE对纤维化的诊断价值[51]。详见附图3和本书第三部分“肝脏硬度与肝病的各种病因”。

2. 乙型肝炎病毒

对HBV患者还开发了肝纤维化分期算法，已有学者开始使用该算法来指导治疗[41]。在LS开发之前，慢性HBV患者发生显著纤维化（METAVIR F≥2）后，使用SAFE算法能够豁免48%患者的肝活检需求（曲线下面积0.96，敏感性100%，特异性91%，阳性预测值96%，阴性预测值100%，准确率97%），或减少81%并发肝硬化患者的肝活检需求

（曲线下面积0.95，敏感性93%，特异性96%，阳性预测值97%，阴性预测值98%，准确率96%）[52]。在这种情况下，由于ALT的升高与LS测量值的假性升高有关[53]，故TE的诊断临界值需根据ALT升高的程度而定并得到验证。Chan等开发了排除桥接纤维化的高敏感性算法，该算法对ALT正常或升高的桥接纤维化患者具有高特异性（图49.5）[53]。在研究中，仅对检测失败的患者进行肝活检，这使得58%～62%的患者可豁免肝活检。在ALT正常的患者中，排除F≥3的LS临界值为6 kPa（敏感性93%，阴性预测值88%，准确率69%），而对于ALT升高的患者，该值为7.5 kPa（敏感性96%，阴性预测值94%，准确率77%）。对于桥接纤维化的诊断，在ALT正常或升高的患者中，LS临界值分别为9 kPa（特异性100%，阳性预测值100%，准确率86%）和12 kPa（特异性98%，阳性预测值96%，准确率76%）。随后，研究者试图在验证队列中证实他们的发现[54]。尽管通过TE进行LS测量在排除纤维化方面的敏感性高于90%，在诊断桥接纤维化方面的特异性亦高于90%，但这在验证队列中低于阈值。在血清生物标志物中，Forns指数的测试特征最好，排除桥接纤维化的敏感性为100%，诊断的特异性为93%。当TE和Forns指数的结果一致时，验证队列再次获得了较高的敏感性和特异性。为了排除晚期纤维化，使用这一流程可将避免活检的患者从61%增加至66%，而误诊例数保持不变，为7%。在确诊策略中，避免活检的数量从43%下降至29%，误诊的降幅更大，从38%下降到了0。结合TE和ELF的序贯算法可以豁免大量肝活检。然而，该算法仍会造成大量误诊，从而导致活检的漏检[55]。

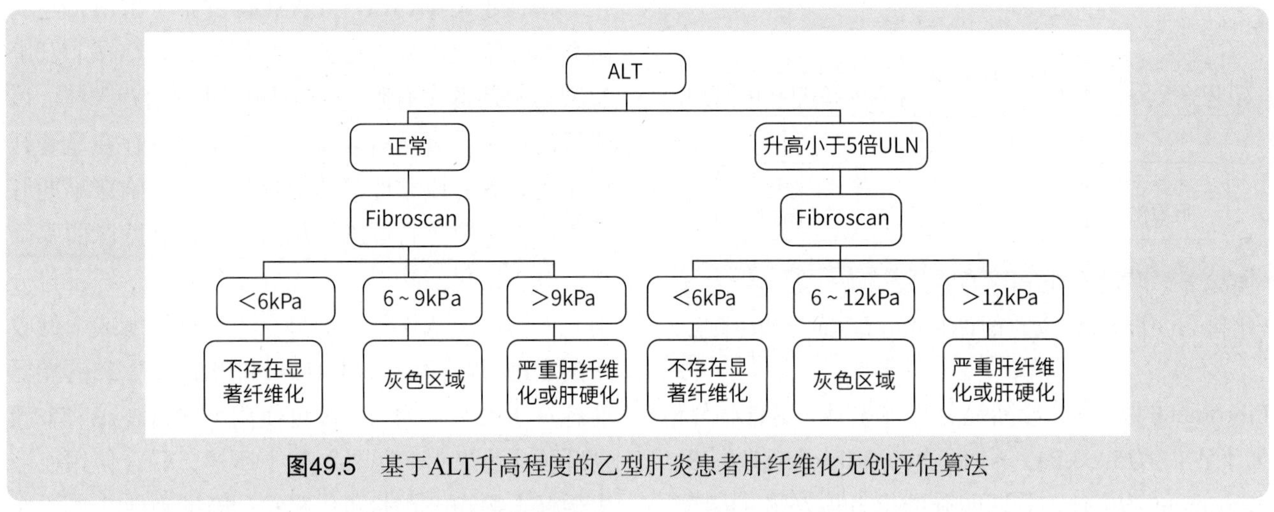

图49.5　基于ALT升高程度的乙型肝炎患者肝纤维化无创评估算法

Vigano等还针对未进行抗病毒治疗的HBV患者群体开展了队列研究，评估训练和验证队列中TE的诊断价值，可惜未采用意向性诊断[56]。在验证队列中，TE≤9.4 kPa的临界值排除肝硬化的诊断准确性达98%，敏感性为96%。

当TE的临界值>13.1 kPa时，诊断肝硬化的准确性为89%，特异性为97%。根据诊断和排除肝硬化的临界值，79%的患者可以确诊肝硬化，21%的患者可考虑活检以确诊肝硬化。当TE≤6.2 kPa时，排除显著纤维化的准确率为86%，当TE>9.4 kPa时，诊断显著纤维化的准确率为97%。使用该算法时，约28%的患者需要肝活检，总体诊断准确率为92%。研究人员还发现，在评估显著纤维化时，ALT升高可导致显著纤维化的诊断准确性降低，但对肝硬化无影响。

总之，对于未进行抗病毒治疗的HBV患者，选择治疗方案时应考虑ALT升高的程度。由于算法诊断显著纤维化的准确率不高，因此豁免肝活检的数量取决于算法目的是确诊显著肝纤维化还是肝硬化。无论如何，豁免肝活检的概率为60%～80%。同样，只有在肝活检结果可能改变治疗方案的情况下，才应考虑活检。EASL已将这些研究结果纳入其无创检测指南，而AASLD尚未纳入[41，57]。

3. 非酒精性脂肪性肝病

对非酒精性脂肪性肝病患者而言，由于该病发生率较高，故进行肝纤维化分期并豁免肝活检的算法至关重要。发展为肝纤维化之前，非酒精性脂肪性肝病患者的肝脏从单纯脂肪变性发展为脂肪性肝炎，此时伴有小叶炎症、肝细胞气球样变和脂肪变性的组织学改变。由于血清生物标志物或弹性成像技术无法准确鉴别非酒精性脂肪性肝炎与单纯脂肪变性，因此仍需通过肝活检来诊断非酒精性脂肪性肝炎[58]。然而，大多数转诊途径侧重于诊断脂肪变性患者是否存在纤维化，而忽略了脂肪性肝炎的严重程度。全科医师可以根据前文所介绍的转诊途径对患者进行初步筛查，然后只转诊显著纤维化患者[25，30]。

Petta等对意大利北部（训练集）和南部（验证集）的非酒精性脂肪性肝病患者进行了回顾性分析[59]。研究纳入已行肝活检并根据Kleiner组织学分类法进行分期的病例，探讨TE、无创血清生物标志物如APRI、FIB-4和NFS的诊断准确性。对每种无创检测进行单独分析后发现，TE联用NFS的总体诊断准确性最高。根据测试一致性的原则，使用TE＜7.9 kPa与NFS＜-1.455排除F≥3，TE≥9.6 kPa与NFS＞0.676诊断F≥3，结果发现48%的患者出现两种检测结果不一致，这些病例将进行肝活检。在纤维化分期的患者中，假阳性率和假阴性率分别为0和1%。研究还发现，验证队列中使用TE联合FIB-4的诊断效能与TE联合NFS类似，故TE联用FIB-4也许可以诊断非酒精性脂肪性肝病。然而，该研究使用的TE临界值来自先前文献，而不是此次的研究人群。尽管单独使用TE的诊断价值优于TE联用FIB-4或NFS，具有更低的不确定性区域和更高的诊断准确率，但当阳性预测值低于60%时，无法单独使用TE进行确诊。

另一种算法纳入NFS和TE，有前瞻性研究对此进行了验证（图49.6）[60]。对于NFS＜-1.455的患者，无须TE检查即可排除晚期纤维化，建议这类患者仍在初级机构继续诊治。在排除晚期纤维化方面，尽管NFS＜-1.455和TE≥8 kPa的不一致率为33%，但分期出现真正错误的患者只有4.5%；对于NFS＞-1.455的患者，研究者建议TE检查。而后仍处于灰色区域或TE与NFS结果不一致的患者应进行肝活检。使用这种算法时，只有19%的患者需要肝活检，9%的患者分期错误。TE排除或诊断晚期纤维化的临界值分别为8 kPa和17 kPa。使用该算法的总体敏感性、特异性、阳性预测值和阴性预测值分别为66.7%、100%、100%和94.6%。虽然该研究结果还不错，但研究者没有进行意向性诊断分析，假阳性率也随着肝脂肪变性的严重程度而升高，受控衰减参数值较高[61]。考虑到受控衰减参数值，建议行TE检查时，若使用M探头，则对算法进行调整，如本研究中的情况[61]。此外，由于XL探头的出现减少了BMI较高的患者测量时的技术故障和不可靠因素，M探头评估BMI＜30 kg/m^{2}的患者和XL探头评估BMI＞30 kg/m^{2}的患者，每个纤维化分期的LS测量值的中位数相似[62]。重要的是，当对同一患者进行检查时，XL探头的测量值往往比M探头低约2 kPa。M探头的临界值是否也可以应用于XL探头还有待观察[62]。

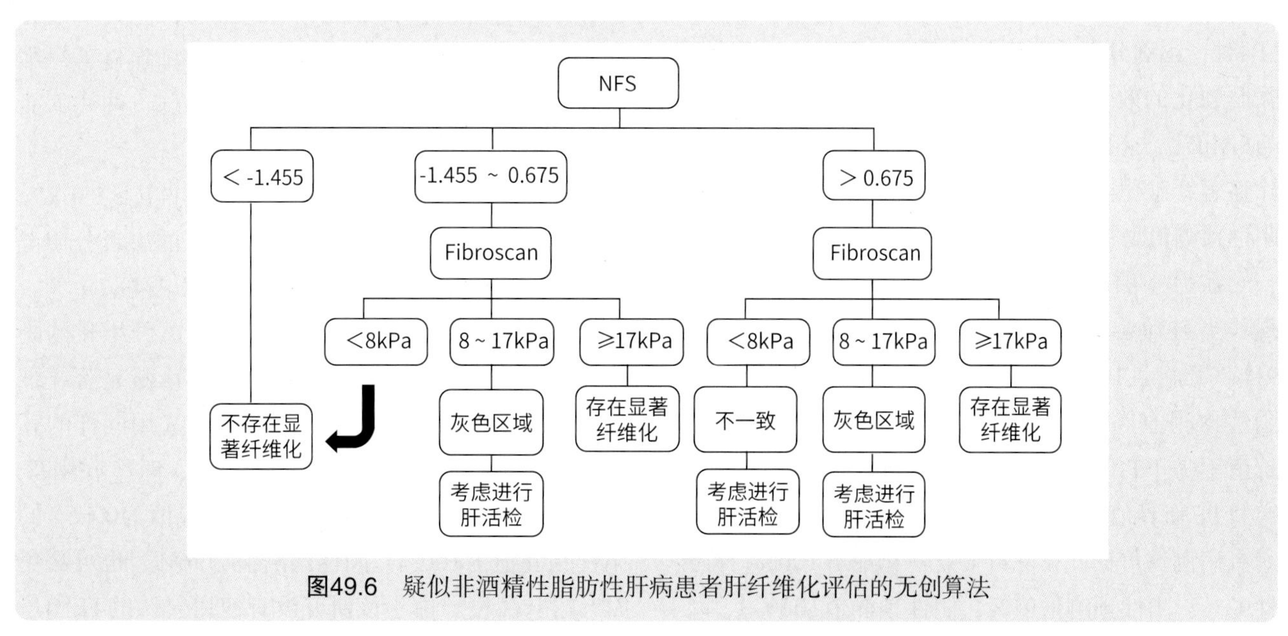

图49.6　疑似非酒精性脂肪性肝病患者肝纤维化评估的无创算法

4. HIV

HIV患者是多种病因导致慢性肝病风险的异质性人群。除了HBV和HCV，这些患者还可能因为接触肝毒性药物，或因为非酒精性脂肪性肝病和HIV本身而罹患肝病[63]。因此，在评估这些患者时，考虑潜在的混杂因素非常重要。此外，比较HIV感染患者的无创检测与肝活检的研究数量有限。由于HIV感染可导致血小板减少症，与之相关的几种纤维化生物标志物可能与肝病无关，因此HIV患者的纤维化无创诊断需要进行特别验证。与HCV单一感染的患者相似，在诊断显著纤维化（METAVIR F≥2）或肝硬化（METAVIR F= 4）时，研究者比较了SAFE算法与HIV/HCV合并感染患者的Castera算法（图49.3和图49.4）[64]。结果发现，SAFE算法诊断显著纤维化的价值较低，仅有32%的患者可正确分期。Castera算法的诊断价值更高，61%的患者可正确分期（P<0.0001），其中69%的患者豁免肝活检。尽管如此，TE≥7.1 kPa的患者进行分期的正确率较高，为80%（P<0.0001）。在排除显著纤维化方面，Castera算法的阴性预测值为94%，优于TE的88%、Fibrotest的89%和APRI的75%。

所有纳入评估的无创检查方法诊断显著纤维化的阳性预测值均较低，而诊断肝硬化的研究结论则大不相同。与SAFE算法相比，Castera算法的诊断价值较低，SAFE算法能够豁免91%的活检，正确分期的患者达77%，而后者豁免78%的肝活检，正确分期的患者为68%。TE诊断肝硬化的临界值设为12.5 kPa时，正确分期的患者比例最高（85%），并且排除肝硬化的效果最佳，阴性预测值为97%。因此，与SAFE算法相比，使用Castera算法可以更安全地排除显著纤维化。诊断肝硬化时，单独进行TE检查的阴性预测值最佳。

在另一项HIV/HCV合并感染的队列研究中发现，当TE临界值为10.4 kPa时，正确分期的患者达91%（敏感性100%，特异性89%，阳性预测值61%，阴性预测值100%），单独使用TE对肝硬化的诊断价值不劣于TE联用血清生物标志物[65]。而另一项研究将TE临界值设为11.8 kPa也获得了类似的结果，所有病例均可据此排除肝硬化（敏感性100%，特异性93%，阳性预测值81%，阴性预测值100%）[66]。76%的患者可豁免活检。然而，TE联用血清生物标志物对显著纤维化的诊断价值一般，诊断显著纤维化和肝硬化的曲线下面积分别为0.72和0.97。

对HIV单一感染者而言，我们尚无法根据目前的研究得出定论。一项前瞻性活检队列研究纳入66名接受抗反转录病毒治疗且肝酶异常的HIV单一感染患者，使用意向性诊断分析，结果发现，TE临界值为7.1 kPa时可以可靠地排除显著纤维化（Ishak F≥2）（曲线下面积0.93，灵敏性93%，特异性73%，阳性预测值52%，阴性预测值97%）[67]。使用这一临界值可以豁免48%的活检。在该人群中，FIB-4（>2.67）、APRI（>1.5）和NFS（>0.676）的诊断价值不高，曲线下面积分别为0.64、0.61和0.70[67]。需注意，这些临界值之前用于诊断而非排除显著纤维化，这可能是诊断价值较低的原因。还有研究纳入疑似非酒精性脂肪性肝炎患者和HIV单一感染患者，使用TE联合细胞角蛋白-18来评估TE诊断显著纤维化的准确性[63]。该研究共有17例肝活检患者，TE>7.1 kPa的AUROC为0.91，证实所有患者均存在显著纤维化（非酒精性脂肪性肝炎CRN F≥2）[63]。然而，由于研究者未对TE<7.1 kPa的患者进行肝活检，因此无法评估该检测值的阴性预测值。另一项研究发现TE对纤维化（METAVIR F≥2）的预测价值较低，曲线下面积为0.61[68]。由于该研究的纳入标准是Fibroscan仪检测LS高于7.1 kPa和（或）Fibrotest>0.48的患者，因此本研究的结果虽然值得关注，但还不能推广应用。此外，研究中符合肝活检指征的患者占35%，但其中只有36%进行了肝活检。研究认为，APRI排除显著纤维化的价值优于Fibroscan，其临界值为0.5，曲线下面积为0.86（P<0.02）[68]。

在HIV/HBV合并感染者中，联用TE≥5.9 kPa和Fibrotest≥0.38诊断纤维化时，所有的患者分期至少有显著纤维化（METAVIR F≥2）（图49.7）[69]。当两项检测均低于临界值时，诊断显著纤维化的阴性预测值为93%。该队列研究认为，诊断显著纤维化时，有67%的患者可豁免肝活检。采用同样的算法诊断晚期纤维化（METAVIR F≥3）时，联用TE（临界值为7.6 kPa）和Fibrotest（临界值为0.42）的阳性预测值为100%，阴性预测值为96%，也可豁免71%的肝活检。由于该研究没有使用公认的TE测量的可靠性标准，即允许8次成功测量而不是10次，成功率>30%而不是>60%，这限制了研究结果的适用性。

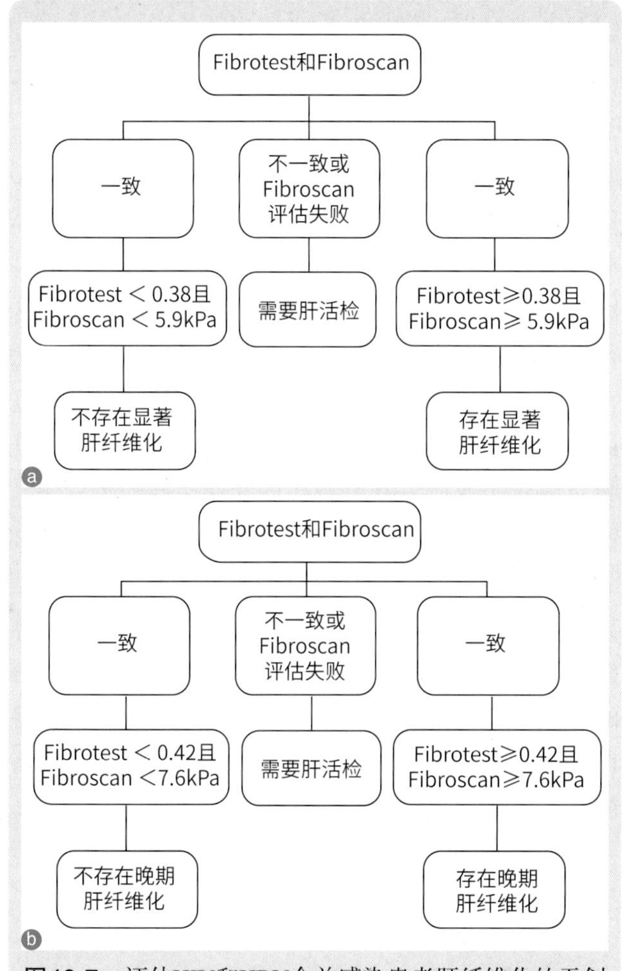

图49.7 评估HIV和HBV合并感染患者肝纤维化的无创算法，用于检测（a）显著纤维化和（b）晚期纤维化

四、酒精性肝病

如上所述，有酒精性肝病风险的患者可以单独进行TE检查以确定肝纤维化程度分期[25, 35]。联用其他无创生物标志物（如Fibrotest或Fibrometer）后，TE的诊断准确性并没有提高[36, 70-71]。一项研究似乎表明，FIB-4联用Fibroscan有助于甄别晚期肝纤维化患者；当排除明显肝硬化体征的患者后，甄别能力明显下降，因此该联合指标无法应用于临床[71]。此外，TE联合ELF评分并没有提高诊断准确性，也没有改善患者的分期诊断[37]。当TE和ELF检测结果不一致时，单独的TE检查对患者的分期诊断更准确。

TE诊断肝硬化的最佳临界值为15 kPa，诊断准确率为86%（敏感性93%，特异性85%，阳性预测值53%，阴性预测值99%）[70]。为了获得100%的阴性预测值，研究者认为TE临界值应设为7 kPa。这一点与英国胃肠病学会的建议类似，如果TE低于7 kPa，则可排除肝硬化，患者也无须肝活检，这将豁免近50%的肝活检。如果TE为7～15 kPa，若患者出现肝硬化体征，则建议肝活检；若无肝硬化体征，则可以推迟肝活检。最后，对于饮酒较多的患者，若LS高于15 kPa，需戒酒1个月后再次复查LS[72-73]。如果LS测值仍然较高，因LS的阳性预测值较低，患者应行肝活检以确诊肝硬化[70]。值得注意的是，无症状酒精性肝炎患者通常仅表现为天冬氨酸转氨酶或胆红素升高和凝血酶原活性降低。TE对这类患者的诊断价值有限，应根据个体患者数据的荟萃分析调整临界值[74]。所谓的“根据炎症情况调整临界值”也能提高TE诊断纤维化的准确性[51]。更多相关内容，请参阅附图3和本书第三部分“肝脏硬度与肝病的各种病因”。

1. 自身免疫性肝病和胆汁淤积性肝病

虽然预测评分可以诊断自身免疫性肝炎（autoimmune hepatitis，AIH），但AASLD和EASL指南仍然建议通过组织学检查来确诊[75, 76]。肝活检可以确定纤维化分期和组织学炎症活动的严重程度，并据此决定患者是否需要治疗[76]。基于这些考量及数据的缺乏，迄今为止尚无指南建议通过无创评估来豁免肝活检。使用弹性成像技术评估AIH患者肝纤维化的研究已经发表，应用前景广阔，将在其他章进行介绍。相反，大部分原发性胆汁性胆管炎[77]和原发性硬化性胆管炎[78]患者无须肝活检即可确诊，并且通常无须纤维化分期来指导初始药物治疗。因此，原发性胆汁性胆管炎和原发性硬化性胆管炎患者纤维化的无创评估应侧重于甄别疾病恶化或肝硬化的患者，以便进行适当的监测。一项前瞻性队列研究纳入95名诊断为原发性胆汁性胆管炎或原发性硬化性胆管炎的患者并进行肝活检，结果显示单独TE检查对晚期纤维化（METAVIR F≥3）和肝硬化（METAVIR F=4）具有极高的预测价值，其临界值分别为9.8 kPa（曲线下面积0.95，敏感性91%，特异性90%，阳性预测值84%，阴性预测值95%）和17.3 kPa（曲线下面积0.96，敏感性93%，特异性95%，阳性预测值78%，阴性预测值99%），可豁免肝活检[79]。对原发性胆汁性胆管炎和原发性硬化性胆管炎患者进行独立分析时，结果一致。研究者对这部分患者进行了随访研究，并比较了TE与其他血清标志物（包括APRI、FIB-4和Mayo评分），结果证实TE是诊断原发性胆汁性胆管炎的最佳无创检查，诊断晚期纤维化和肝硬化的临界值分别为10.7 kPa和16.9 kPa[80]。详见本书第三部分“肝脏硬度与肝病的各种病因”。

2. 遗传性肝病

与慢性肝病的其他病因相比，遗传性肝病的总体患病率较低，因此相关研究也较少，使用无创检查诊断HFE血色素沉着病、Wilson病或α-1抗胰蛋白酶缺乏症患者肝纤维化的数据也有限。目前AASLD和EASL指南主张对血清铁蛋白高于1000 μg/L的HFE血色素沉着病患者进行肝活检，以评估是否存在肝硬化[81-82]。一项针对C282Y纯合子HFE血色素沉着病的前瞻性观察性队列研究发现，TE临界值设为6.4 kPa时可以排除严重肝纤维化（敏感性100%，特异性81%，阳性预测值61%，阴性预测值100%），临界值设为13.9 kPa可诊断严重肝纤维化（敏感性64%，特异性100%，阳性预测值100%，阴性预测值90%）[83]。将TE的这些临界值应用于血清铁蛋白>1000 μg/L的患者时，可以豁免61%的肝活检[83]。现阶段，这些研究结果需要重复验证后才能推荐使用。另一项针对Wilson病的研究表明，TE对晚期纤维化（METAVIR F≥3）的诊断价值优于APRI或FIB-4[84]，这为该领域的进一步研究奠定了基础。最后，一项研究比较了弹性成像与肝活检，该研究的弹性成像使用了磁共振，结果显示弹性成像结果与肝活检密切相关[85]，有待进一步研究。

五、结论

血清生物标志物和LS检测极大地改变了我们评估慢性肝病肝纤维化的方式。为此，EASL发布了一套完整的无创检测方法使用指南，并为医师提供了建议，但处于争论和发展阶段。从临床角度来看，非酒精性脂肪性肝病或HCV患者的诊断方法不同，因此根据慢性肝病的不同病因选择正确的检查方法很重要。对HCV患者而言，当两种无创检测方法（血清学方法和物理方法）的结果一致时，可以联用进行诊断并提高诊断准确性。然而，在非酒精性脂肪性肝病或血色素沉着病等其他疾病的患者中，依次使用两种检测方法可能结果最佳。对于HBV和酒精性肝病，仅TE就足以做出决策。通过使用这些方法，可以减少一半以上的肝活检。未来研究仍需侧重于确定更佳的诊断策略以豁免肝活检。提高TE的普及性不仅可以让更多人得以早期筛查，防止晚期就诊，而且可以快速甄别晚期疾病患者，使患者就诊于最适于处理相应病情的医疗机构。

参考文献

第五十章

肝脾硬度测量在预测肝细胞癌切除术后肝功能失代偿中的作用

Horia Stefanescu, Oana Nicoara-Farcau, Andreea Ardelean, and Bogdan Procopet

一、背景

近年来，由于更好的治疗方法的涌现，肝细胞癌的管理也在不断发展。根据巴塞罗那临床肝癌（Barcelona clinic liver cancer，BCLC）分期系统和治疗策略建议，如果患者处于0期或1期，是适合手术切除的最佳人选[1]。然而，“最佳人选”的问题在于太过依赖内科医师/外科医师的判断，因此需要考虑多种指标参数来评估微创（腹腔镜）手术的可能性，包括肝功能（Child Pugh A级和终末期肝病模型评分<10）、门静脉高压程度及影像学上正常肝组织的情况[1]。

临床显著性门静脉高压（指肝静脉压力梯度>10 mmHg）可导致肝癌患者切除术后的肝功能失代偿[2]和生存率下降，尤其在肝功能受损时（胆红素>1 mg/dL），患者预后更差[3]。尽管门静脉高压与预后密切相关（*OR*=4.4；*P*=0.00006），但肝静脉压力梯度尚未广泛使用，其主要原因不在于肝静脉压力梯度测量属于有创性操作[4]，而是缺乏合适的设备、经验丰富且足够多的检查者及费用昂贵[5]。因此，除了专门进行门静脉高压症临床管理的肝脏病区，肝静脉压力梯度很少使用。

无论采用何种检查技术测量肝脏硬度，LS都与肝静脉压力梯度密切相关[6-9]，是CSPH的良好预测指标[10-12]，且排除肝硬化的准确性高[11，13-15]。更多相关内容，详见本书第五部分“肝硬化及其重要的临床结局”。因此，目前多个学会指南推荐将LS测量作为晚期肝病患者准确无创的检查[16-17]。

在这种情况下，LSM尤适于指导肝细胞癌患者的管理，由于这类患者肿瘤安全性和肝衰竭之间的界限可能很小，兼具无创与诊断价值的LSM可以满足重要的临床需求。

二、门静脉高压：肝细胞癌的主要参与者

本章内容从一项关键的发现开始[3]，进一步分析了CSPH与肝细胞癌手术切除患者预后之间的关系。一项包括11项前瞻性研究、1700多名患者的荟萃分析显示，CSPH可使切除术后3年和5年的死亡风险增加一倍，术后肝功能失代偿的风险增加两倍[10]。然而，只有5项研究使用肝静脉压力梯度作为诊断CSPH的标准方法，而其他研究则使用标准替代指标：食管静脉曲张或脾大（>12 cm）和血小板计数减少（<100 000）。除荟萃分析纳入的研究存在异质性外，结果也证实CSPH的替代指标能预测肝癌切除术的预后。

另一项大型前瞻性研究纳入800多名患者且随访5年，结果表明，肝癌切除术后患者复发死亡风险高于肝功能失代偿[18]。在这两种情况下，肝切除范围可影响生存，而肝功能失代偿的死亡风险也与肝功能（终末期肝病模型评分）和门静脉高压（发生食管静脉曲张和血小板减少）有关。这一竞争性风险分析明确显示，将CSPH作为肝癌切除术绝对禁忌证并未显著影响3年生存率、术后并发症或失代偿的发生，研究还发现近25%的代偿期肝硬化患者（终末期肝病模型评分<9）无治愈可能。

三、肝癌背景下的肝脏硬度

相较于其他肝肿瘤，肝细胞癌质地更软[19]，但肝细胞癌患者的LS值却更高[20-21]，这是意料之中的，因为无论病因如何，晚期肝病患者的肝细胞癌年发病率可高达8%[22]，并且是自然病程中的最常见事件[23]。此外，LS升高可以预测肝细胞癌进展[20，24]。

在代偿性晚期肝病患者中，LSM对CSPH的诊断价值早已被充分证实，现行指南推荐使用21 kPa阈值来诊断重度门静脉高压，而排除诊断阈值为13 kPa[25]。有研究证实，评估可手术切除的肝细胞癌患者时，可使用LSM代替CSPH。排除CSPH的LS阈值的阴性预测值略高（93%），而阳性预测值较低（76%）[23]。值得一提的是，这项研究排除了肝静脉压力梯度>10 mmHg的手术患者，LSM和肝静脉压力梯度均无法预测术后并发症的发生。肝细胞癌患者在应变比评估后，需要接受临床转归评估，包括肝切除术后肝衰竭（post-hepatectomy liver failure，PHLF）、肝细胞癌复发和生存率。LSM针对所有这些情况进行了评估，并且每种情况都存在良好的相关性。

1. LSM 与肝切除术后肝衰竭

关于LSM预测PHLF的部分研究[18，26-36]发现，

AUROC从0.60[33]到0.86[27]不等。后者[27]发现PHLF患者的基线LSM均未低于15.6 kPa，表明这可能是一个最佳临界值[27]。然而，只有少数研究将LSM与术前肝静脉压力梯度进行了直接比较。其中一项研究表明，LSM对PHLF的预测价值显著低于肝静脉压力梯度（AUROC 0.60 *vs.* 0.85），但对术后3个月肝功能失代偿的预测价值相似（AUROC 0.81 *vs.* 0.88；P=0.21）[33]。然而，另一项研究发现LS和肝静脉压力梯度预测PHLF[18]的AUROC相似（0.81 *vs.* 0.79）。还有一项研究比较了LSM与术中直接测量门静脉压，结果发现，LSM对于术后3个月肝功能失代偿的预测价值更高（AUROC 0.81 *vs.* 0.71），但该研究中肝硬化患者仅占一半[34]。法国一项研究发现术前LSM及PHLF与术后3个月死亡率[26]无关。然而，一篇荟萃分析研究了替代指标对肝细胞癌患者肝切除术后预后的预测价值，汇总数据显示肝细胞癌肝切除术后发生肝衰竭的优势比与总体评估无差异，分别为2.56（95%*CI*：1.73～3.80）和3.02（95%*CI*：2.02～4.59）[10]。

LSM可以作为连续变量来预测个体发生PHLF的风险。考虑到可以承受10%的术后失代偿风险，只有LSM＜10 kPa的患者才可行切除术。然而，在日常临床实践中，不能仅凭一个论断就做出决策，因此术前评估除使用终末期肝病模型评分和门静脉高压临床表现（低血小板计数和静脉曲张或脾大）外，增加LSM检测可以明显获益，LSM可以筛选和排除有风险的患者，预期无术后并发症的患者则不受影响[29]，可以将PHLF发生率降至39%。

2. LSM 与肝切除术后肝细胞癌复发

从肿瘤学角度来看，总生存期和无病生存期是所有癌症治疗的最重要终点。在肝细胞癌中，手术切除是根治性治疗，生存期超过5年[1]。然而，据报道，肝癌术后5年复发率高达70%[1]，其中以2年为界分为早期复发和晚期复发[36]。

一项以HBV肝硬化患者为主的队列研究发现，LSM是晚期复发（除肿瘤因素外）的唯一术前独立预测因子，HR为1.065[37]。同一研究表明，如果基线LSM＞13.4 kPa，则3年累积复发率更高（68% *vs.* 43%，对数秩P=0.009）。这一临界值还与较高的PHLF发生率和主要并发症有关，并导致无病生存率减少9个月[37]。另一项同样以HBV病因为主的研究也有类似发现[38]，因此无论肝硬化的病因如何，都难以推断所有患者的结果。欧洲一项多病因大型队列研究发现，虽然LSM与切除术后晚期复发相关（HR=1.036；95%*CI*为1.005～1.067），但不是独立预测因素[39]。基线LSM升高（＞13 kPa）是射频消融术后晚期复发的非肿瘤相关独立预测因素[6]，风险比为3.11（95%*CI*：1.23～7.84），并可预测晚期复发的死亡率（HR=9.83；95%*CI*：1.14～84.21）[40]。

过去数年来，即便直接抗病毒治疗可完全根除HCV，但肝细胞癌发病率和复发率升高的问题依然存在[41-42]。LSM可能是新发肝细胞癌的独立预测因素之一（尽管HR仅为1.03；95%*CI*：1.01～1.06），但中位随访25个月后发现，LSM与复发无关（值得注意的是，至少在抗病毒治疗开始前12个月进行肝细胞癌根治性治疗，无病生存期可达3年）[43]。

LSM基线较低及治疗6个月后LSM增幅较低的患者可能提示微波消融和肝动脉插管化疗栓塞术的完全缓解率增加。一项针对HCV肝硬化合并肝细胞癌患者的logistic回归分析提示，LS基线测量值每增加一个单位，完全消融的概率降低3%[44]。

3. LSM 与生存率

在评估肝细胞癌患者应变比后的生存率时，必须注意有两种不同的事件在争夺同一终点，即PHLF导致的死亡和肝细胞癌复发导致的死亡。术后16个月内PHLF死亡风险超过复发死亡风险，但从长期来看，复发死亡风险更高[29]。在不考虑术前LSM的情况下，肿瘤本身和术中变量可能与复发死亡相关，而门静脉高压和肝功能与肝衰竭死亡风险相关。将这些因素综合起来制作成图表，用于判断肿瘤手术和内科治疗的临床获益和指导个体决策[29]。先前证实的LSM和门静脉高压之间的相关性可以预测拟行切除术的肝细胞癌患者的生存率。

事实上，亚洲一项以HBV肝硬化为主的队列研究发现，基线LSM＜16.2 kPa提示总生存率增加（34个月 *vs.* 29个月，P=0.028）[45]。无CSPH的患者3年和5年生存率分别增加2.09倍（95%*CI*：1.52～2.88）和2.07倍（95%*CI*：1.51～2.84）。如荟萃分析所示，无创检查主要是LSM和临床替代指标，对门静脉高压的诊断价值相似，其比值比分别为1.76（95%CI：1.38～2.25）和1.75（95%CI：1.36～2.26）[10]。

射频消融治疗前通过二维剪切波弹性成像进行LS检查显示，LSM＜13.3 kPa与较高的3年生存率相关［96.3% *vs.* 76.8%，HR=4.3（95%CI：1.26～14.7），P=0.02］[46]。另一项使用MRE的研究表明，基线LSM是影响总生存率的唯一因素，＞4.02 kPa提示预后较差［5年生存率65.4% *vs.* 95.6%，P=0.015，危险比5.56（95%CI：1.40～22.1）］[40]。

四、脾脏硬度

目前已证实，脾脏硬度测量值与肝静脉压力梯度的相关性更密切[47]，因此有研究使用SSM来预测肝细胞癌根治性治疗患者的预后。同一组患者的研究数据证实，基线SSM与肝切除术后转归密切相关：PHLF［OR=1.057（95%CI：1.016～1.099）；P=0.005］[48]和晚期复发［OR=1.046（95%CI：1.02～1.07）；P=0.0005］[39]。对亚洲人群的研究也有类似发现，术前SSM值（通过点剪切波弹性成像评估）和脾脏体积与未来肝脏残余体积之比是PHLF的独立预测因素［SSM的HR=1.077（95%CI：1.01～1.14）；P=0.009］[49]。然而，另一项中国研究纳入了少量HBV患者，结果却与该研究不同：SSM既不影响PHLF（AUROC=0.61；P=0.3），也不影响总生存率（对数秩P=0.37）[45]。

五、肿瘤硬度作为对非手术治疗反应的预测指标

肝细胞癌小鼠模型使用索拉非尼治疗后发现，肿瘤硬度的早期变化（肿瘤质地变软）与治疗效果相关[50]。肿瘤弹性成像最近才在人类中应用，结果显示各种肝脏局灶性病变具有不同的硬度[51-52]。目前，只有一项研究报道了消融治疗（射频消融、肝动脉插管化疗栓塞术或两者联用）无效的患者肿瘤硬度在治疗后3天内显著增加，而治疗有效的患者肿瘤硬度保持不变（非肿瘤性疾病肝实质也是如此）[53]。

六、结论

总之，对肝硬化和肝细胞癌可手术的患者而言，LSM有助于临床决策，还可以预测肝切除术后肝衰竭的发生及晚期（＞2年）复发和总生存期。如果与准确评估肝功能的终末期肝病模型评分联用，可以权衡肿瘤学治疗益处与疾病失代偿和死亡风险。SSM作为无创检查，可能有助于预测PHLF和晚期复发，但其在预测总生存率方面的益处还有待考证。肿瘤患者行局部治疗时，肿瘤硬度的早期变化可以预测治疗效果。然而，这些研究结果都存在一定争议，尚需前瞻性随机对照试验进一步研究。

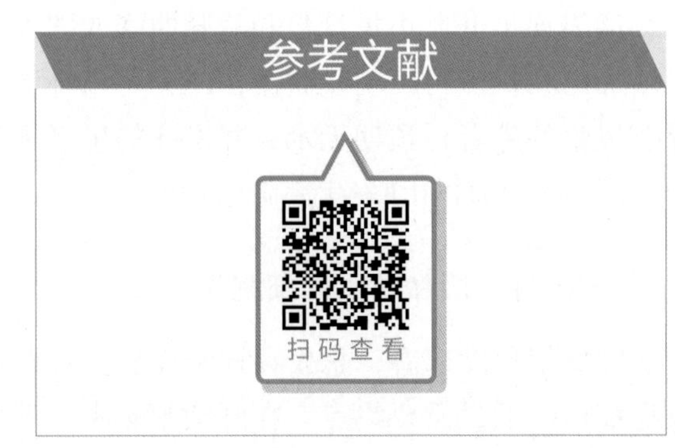

第五十一章

肝硬化患者肝脏硬度的变化

Felix Piecha and Sebastian Mueller

一、前言

通过瞬时弹性成像测量肝脏硬度已成为无创诊断肝纤维化最常用的工具。尽管不同的病因所使用的LS临界值不同，但是LS＞12.5 kPa通常可以诊断肝硬化[1-2]。有关更多详细信息，请参阅第三部分“肝脏硬度与肝病的各种病因”。然而，Fibroscan®设备（Echosens，法国巴黎）能够进行LS的连续测量，最高检测值为75 kPa，从而进一步细分肝硬化范围内的患者。大型研究表明，在多种疾病中，基线LS值是肝硬化并发症和预后的独立预测因子[3-8]。由于LS无创且可重复进行，因此可用于随访。特别注意LS的动态变化，即LS测量值可能会随着时间而改变，因此需要仔细判读，以便对患者进行正确的风险分层。

二、肝硬化患者肝脏硬度的变化

1. 基础疾病的治疗

肝硬化患者LS改变的最常见原因是基础肝病的治疗，这已在各种病因的肝病中得到了证实，包括酒精性肝病患者的酒精解毒[9-10]、病毒性肝炎的根治[11-12]、自身免疫性肝炎的免疫抑制治疗[13]或非酒精性脂肪肝（非酒精性脂肪性肝病）患者的减重治疗[14-15]，第八章的表8.2列出了更多示例。一般来说，LS的改善可归因于LS炎症成分的减少，并且通常与转氨酶水平好转相关[16-17]。然而，最近的研究表明，由于肝纤维化的真正好转，LS在第一阶段快速改善后，会在第二阶段持续改善[16，18]。

另外，有些研究也可观察到LS增加。一般而言，应该进一步检查以明确诊断及进行更密切的临床监测。与LS值降低类似，患者行为模式的变化也可导致LS升高，如持续饮酒或体重增加，尤其是潜在疾病很容易控制时，例如，慢性乙型肝炎病毒感染患者的病毒载量不高。然而，LS的增加也可能是肝功能急性恶化[19]或基础肝病炎症活动增加[16]的首要表现，需要进一步结合临床和实验室指标进行判读。

2. 肝脏血流动力学的改变

肝硬化患者的临床表现主要是门静脉高压并发症[20-21]。该阶段的治疗主要在于改善肝脏血流动力学和侧支血流，其动态变化也可影响LS[22]。因此，正如“肝动脉压和门静脉压对肝脏硬度的调节作用”一章中所述，所有会影响门静脉压力的治疗措施，如经颈静脉肝内门体分流术、内镜下结扎术[23-24]，或使用非选择性β-受体阻滞剂，都能直接影响LS[25]。有关更多详细信息，请参阅第四部分“肝脏硬度的重要（病理）生理混杂因素”。然而，在这些情况下，LS的变化并不一致，因为少数患者在经颈静脉肝内门体分流术或非选择性β-受体阻滞剂治疗后LS并未降低，反而升高[23-25]。升高的原因尚不清楚，但心房压力增加导致肝脏充血[23]及慢性炎症活动[24]都有可能导致LS升高。然而，LS升高的患者在降低门静脉压力后可能预后较差，因此需要更密切的临床监测[24-25]。

LS的升高通常提示肝功能恶化和预后不良，而LS降低可能提示预后改善。然而，在其他条件不变的情况下（未开始治疗干预、转氨酶水平和肝功能评分稳定），应慎重看待LS的短期下降，因为初步研究表明，这种下降可能与食管静脉曲张等自发性分流形成有关[23]。在这种情况下，LS的降低可以看成分流过程中不经过肝脏的血流量增加。考虑到自发性门体分流对肝硬化患者预后的重要性[26]，以及对治疗如经颈静脉肝内门体分流术等的影响尚未可知[27]，LS、自发性门体分流形成和肝脏血流动力学的相关性有待进一步研究。

最后，有研究发现，疾病病因和炎症部位（门静脉或小叶）也严重影响脾脏硬度与肝脏硬度的比值、门静脉高压的程度及其并发症[28]。该研究表明，小叶性酒精性肝病与门静脉性HCV相关性肝病相比，当两者LS值相似时，前者门静脉高压较少，SS测值较低，脾脏较小[28]。更早期的一项研究也有类似发现，与发生严重食管静脉曲张的非酒精性脂肪性肝病患者相比，酒精性肝病患者的LS值明显更高（40.4 kPa *vs.* 25.7 kPa）[29]。因此，门静脉血流变化对LS的影响不仅取决于血流本身，还取决于基础肝病类型。

三、结论

肝硬化患者的LS变化需要结合干预治疗方法

及进一步的实验室和临床资料来进行判读。一般而言，干预治疗后LS的降低可能提示预后改善，但需要特别注意在其他稳定条件下的LS降低。由于LS属于无创检查，肝硬化患者随访可选择连续监测LS，可能有助于随访中的决策制定。

参考文献

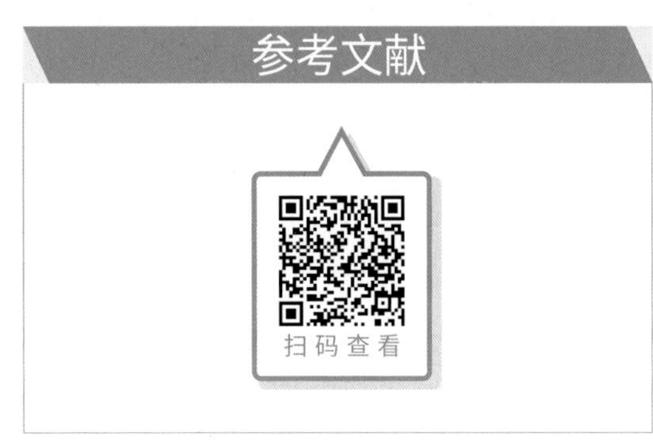

第五十二章

肝脏硬度对降门静脉压药物治疗的监测

Omar Elshaarawy, Felix Piecha, and Sebastian Mueller

一、前言

监测门静脉高压及其在干预不同阶段的变化具有重要预后价值。“具有临床意义的门静脉高压”与门静脉高压并发症有关，其定义为肝静脉压力梯度>10 mmHg[1-2]。然而，测量肝静脉压力梯度具有侵入性且价格昂贵，许多中心都未开展该检测。2010年，Baveno Ⅴ共识研讨会提到了评估门静脉高压的无创手段，以监测门静脉高压治疗反应和依从性[3]。经研究，目前已有多种监测门静脉高压的无创手段，包括常规实验室检查（如血小板计数与脾长比）和超声技术，特别是可以测量肝脏和脾脏硬度的瞬时弹性成像技术。值得注意的是，2015年Baveno Ⅵ共识研讨会提出，肝脏硬度<20 kPa且血小板计数超过150×10⁹/L的患者可以不用接受内镜筛查[4]。2017年，扩展版Baveno Ⅵ标准提出，在保证准确检出需要治疗的静脉曲张患者的前提下，无须对LS<25 kPa且血小板计数>110×10⁹/L的患者进行筛查，这样可避免进行更多内镜检查[5]。更多细节亦可参见第五部分“肝硬化及其重要的临床结局”中的第31章“肝脾硬度预测门静脉高压及其并发症”。

利用TE评估的LS已成为预测门静脉高压和食管静脉曲张（esophageal varices，EV）的指标。LS预测具有临床意义的门静脉高压（≥12 mmHg）时ROC曲线下面积为0.94～0.99，对应截断值为13.6～21 kPa。LS预测二级或三级食管静脉曲张时ROC曲线下面积为0.72～0.78，对应截断值为19.8～47.5 kPa[6-7]。Sporea等在一项基于1000名患者的研究中指出，10名LS值大于40 kPa的患者中，至少有8名发展为具有临床意义的门静脉高压。因此，LS值小于40 kPa的患者中有一半患有食管静脉曲张，故需要接受筛查（阴性预测值54.9%），而LS值小于17 kPa的患者则无须接受内镜评估（阴性预测值89.3%）[8]。

脾脏硬度检测常被视为评估门静脉高压的无创手段[9-10]。许多研究证实，SS可以预测静脉曲张及其出血风险，并且可以识别需要内镜筛查的患者[11-15]。TE评估SS的理论基础是门静脉高压会导致脾淤血。Colecchia等对113名代偿性肝硬化患者使用TE评估LS和SS，并在一周内进行肝静脉压力梯度测量及上消化道内镜检查。该研究指出，与LS相比，SS与肝静脉压力梯度的相关性更高（r=0.89），且SS预测食管静脉曲张的ROC曲线下面积为0.966。该研究得出结论：SS<41.3 kPa且LS<16.4 kPa即可排除食管静脉曲张（任何静脉曲张）[9]。

根据内镜检查对静脉曲张进行分类，食管静脉曲张可分为Ⅰ～Ⅳ级，或更直观地分为轻度、中度和重度[16-18]。近年，奥地利Billroth Ⅲ共识研讨会根据静脉曲张直径将食管静脉曲张分级简化为轻度（<5 mm）和重度（≥5 mm）[19]。

一部分研究指出，SS与LS相比，SS与肝静脉压力梯度的相关性更好；另一部分研究则建议将SS与LS结合，以更好地预测门静脉高压与食管静脉曲张（表52.1）。然而，大多数已发表的SS研究使用常规肝脏扫查探头作为换能器，其在脾脏长度较短和肥胖患者中检测SS失败率较高[14，20-21]。下表罗列了几项研究中LS与SS的截断值，比较了两者的敏感性、特异性、阴性预测值和阳性预测值。这表明SS在预测食管静脉曲张，尤其是（需要治疗的）重度食管静脉曲张方面优于LS。值得注意的是，许多研究指出SS作为预后指标显著优于LS[22-23]。然而，到目前为止，SS尚未在Baveno共识等指南中取代LS。最后，有初步研究表明，腹部超声检查这样的简单手段测得的脾脏长度几乎与SS预测表现一样好[24]。

表52.1　LS和SS预测食管静脉曲张的截断值

研究	食管静脉曲张 / 重度食管静脉曲张患者数量	LS 截断值（kPa）	敏感性	特异性	阳性预测值	阴性预测值	SS 截断值（kPa）	敏感性	特异性	+ve PV	−ve PV
Stefanescu等，2011[15]	食管静脉曲张：116	28	0.74	0.62	0.91	0.30	46.4	0.84	0.71	0.94	0.44
	重度食管静脉曲张：47	38	0.89	0.56	0.70	0.62	53	0.89	0.51	0.67	0.81
Colecchia等，2012[9]	食管静脉曲张：53	21.4	0.83	0.81	0.83	0.81	46	0.94	0.77	0.82	0.92
Fraquelli等，2012[43]	食管静脉曲张：11	19	0.73	0.47	0.13	0.94	65	0.91	0.80	0.33	0.99

续表

研究	食管静脉曲张 / 重度食管静脉曲张患者数量	LS 截断值（kPa）	敏感性	特异性	阳性预测值	阴性预测值	SS 截断值（kPa）	敏感性	特异性	+ve PV	−ve PV
Sharma等，2013[14]	食管静脉曲张：124	27.3	0.86	0.70	0.89	0.77	40.8	0.85	0.79	0.91	0.84
Calvaruso等，2013[44]	食管静脉曲张：54	17.0	0.70	0.57	0.68	0.6	50.0	0.65	0.60	0.67	0.57
	重度食管静脉曲张：26	19.0	0.73	0.54	0.37	0.84	54.0	0.81	0.70	0.5	0.91
Shin等，2014[45]*	食管静脉曲张：78	4.58*	0.91	0.72	0.79	0.80	7.23*	0.94	0.76	0.84	0.8
	重度食管静脉曲张：45	4.81*	0.60	0.72	0.49	0.91	7.60*	0.76	0.66	0.52	0.85
Elkrief等，2015[46]	重度食管静脉曲张：45	24.7	0.82	0.45	0.70	0.62	32.3	0.48	0.71	0.73	0.45
	食管静脉曲张：54	19.7	0.83	0.67	0.80	0.71	30.3	0.80	0.76	0.84	0.69

* 标记为磁共振弹性成像测量，其余为 TE 测量。

二、降门静脉压药物与肝脏硬度

门静脉压力由门静脉血流和血管阻力共同决定，这是一个基础知识。血管阻力可通过药物调节，调节范围为20%～30%[25-28]。几项研究表明，门静脉高压值降低20%可降低失代偿风险[29-30]。门静脉高压的药物治疗已经历数十年探索，包括非选择性β-受体阻滞剂、血管升压素和生长抑素类似物。它们作用于体循环，即减弱高动力循环的影响，减少内脏高灌注，同时提高有效血容量[26, 28]，例如，使用β-受体阻滞剂已证明可以改善肝脏硬度对门静脉压力的影响[31]。表52.2总结了治疗门静脉高压的现有药物及新药。降低门静脉压力的替代方法包括使用一氧化氮供体、血管紧张素转换酶（angiotensin converting enzyme，ACE）抑制剂或内皮素受体拮抗剂降低肝内血管阻力。虽然其中部分药物，如血管紧张素转换酶抑制剂，在动物实验中表现良好，但未能改善患者门静脉高压的情况。近来，5型磷酸二酯酶（PDE-5）抑制剂得到推荐，用于治疗门静脉高压。值得注意的是，此药物改善了肝硬化患者常见的勃起功能障碍[32-33]。有研究指出，5型磷酸二酯酶在肝硬化时上调，血管紧张降低。此外，5型磷酸二酯酶抑制剂可增加门静脉血流，进一步改善肝功能并降低肝血窦阻力。有研究表明，非选择性β-受体阻滞剂对生存率有长期影响，而非LS。近来，Piecha等展示了肝硬化大鼠模

表52.2　用于治疗门静脉高压症的现有药物及新药汇总

药物	参考文献	作用方式	现状
美托洛尔	[47-49]	心脏选择性β-受体阻滞剂	未在指南中推荐
普萘洛尔	[29，50-52]	非选择性β-受体阻滞剂	目前用于预防门静脉高压的并发症，如出血
卡维地洛	[26-27，53-57]	兼有α_1-受体阻滞剂作用的非选择性β-受体阻滞剂	用于门静脉高压的并发症，如出血
纳多洛尔	[58-59]	非选择性β-受体阻滞剂	用于门静脉高压的并发症，如出血
硝酸盐	[60-62]	一氧化氮诱导血管扩张剂	未在指南中推荐
特利加压素	[63-65]	通过类似血管加压素的作用收缩内脏动脉并减少门静脉血流	用于门静脉高压的并发症，如急性出血
奥曲肽	[66-69]	通过阻断胰高血糖素产生类似生长抑素的作用减少内脏血流量	用于门静脉高压的并发症，如急性出血
氯沙坦	[70-71]	血管紧张素受体阻滞剂	未在指南中推荐
依那普利	[48，72]	血管紧张素转换酶抑制剂	未在指南中推荐
乌地那非	[32-33]	5型磷酸二酯酶抑制剂降低肝内血窦阻力并增加肝实质和肝动脉血流	仅在几个亚洲国家批准用于治疗门静脉高压
奥贝胆酸	[73-74]	法尼醇X受体拮抗剂增加eNOS进而增加NO	新治疗方法；尚无可用资料

型所得的首组LS数据[34]，且以摘要形式发布了利用相似模型所得的首组SS数据[35]。

三、使用LS与SS监测降门静脉压药物

2018年，Piecha等采用肝硬化啮齿动物模型，研究了急性血流动力学改变对LS（用μFibroscan测量）的影响，以反映氯沙坦、一氧化氮供体和普萘洛尔对门静脉压力的药理调制作用[34]。注射氯沙坦或一氧化氮供体后，LS降低25%，这与伴随降低的平均动脉压和门静脉压力密切相关。相反，急性注射普萘洛尔可降低心率，但未降低平均动脉压，导致LS无显著变化。此外，他们还研究了接受普萘洛尔治疗患者的LS和肝静脉压力梯度变化对临床结局的影响。该研究共纳入38名肝硬化患者。值得注意的是，66%的患者服用普萘洛尔后LS下降，这与肝静脉压力梯度显著相关（r=0.518，P<0.01），但与转氨酶变化或终末期肝病模型评分则无显著相关性。此外，多因素分析显示，无论肝静脉压力梯度程度如何，与LS增加的患者相比，接受普萘洛尔治疗后LS降低的患者肝移植或死亡风险降低。最后，Piecha等认为：使用普萘洛尔进行药理学干预后，会对动脉和门静脉压产生血流动力学影响，进而影响LS。此外，无论终末期肝病模型评分如何，普萘洛尔治疗后LS降低可能预示着更好的临床结局，并可作为一种工具，用于无创监测门静脉降压药的治疗反应。

近来，Elshaarawy等研究了5种门静脉降压药（美托洛尔、乌地那非、依那普利、卡维地洛和特利加压素）对TAA诱导肝硬化大鼠的影响[35]。通过μFibroscan测得的LS和SS，无创监测大鼠对这些药物的反应。这些反应与PowerLab记录仪侵入性测量所得的门静脉压力和动脉压相关[35]。TAA处理组大鼠的LS和SS显著高于对照组（23.8 kPa/3.8 kPa和47.8 kPa/19.6 kPa；P<0.0001）。此外，它们的脾脏明显更大、更重（分别为6 cm/4 cm和2.7 g/1 g；P<0.0001）。从总体来看，LS和SS紧随门静脉压力的变化而改变（r：0.681和0.622；P<0.01）。此外，SS与脾脏大小和重量显著相关（r：0.723和0.663；P<0.01）。值得注意的是，在美托洛尔、乌地那非、依那普利和卡维地洛给药15~30 min后，门静脉压力显著降低22%~34%（P<0.05），LS和SS随之显著降低18.2%~44%（P<0.05）。

总体而言，卡维地洛降低门静脉压力、LS和SS的效果最好。值得注意的是，注射美托洛尔和乌地那非后心率加快（0~10%，P<0.05），而注射特利加压素和卡维地洛后心率减慢0~30%（P<0.01）。总之，所有药物均使门静脉压力显著降低。令人惊讶的是，除特利加压素外，所有药物均使LS和SS显著降低。这可以用肝动脉缓冲效应解释[36]。生理学上，健康肝脏约80%的血液由门静脉供应[37]。肝动脉缓冲效应的生理学基础是腺苷清除假说[38]。腺苷对肝动脉有直接扩张作用，但并不扩张门静脉。腺苷作为持续代谢过程的产物，不断分泌到Mall间隙（门静脉周围间隙）中，随后进入门静脉。门静脉血流减少会导致腺苷积累，使肝动脉扩张，增加动脉血供[37]。肝动脉缓冲效应被认为可以代偿门静脉减少的血流量[38-39]，并且只能单向发挥作用[40]。因此，肝动脉缓冲效应有可能解释使用特利加压素后LS和SS的变化。

2017年，McDonald等进行了一项随机平行研究。研究者对22名患者的腹腔内血管进行相位对比磁共振血管造影（PC-MRA），监测其在基线和接受非选择性β-受体阻滞剂（普萘洛尔或卡维地洛）治疗4周后的血流动力学反应[41]。该研究指出，接受非选择性β-受体阻滞剂治疗4周后，患者腹主动脉上段的平均血流量显著降低（4.49 ± 0.98/3.83 ± 0.86 L/min）。然而，即使在心率下降>25%的患者（占总患者的47%）中，其他血管的血流变化并无统计学差异。值得注意的是，使用非选择性β-受体阻滞剂后肝脏和脾脏T_1值的平均百分比变化极小但变异度很大。最后，研究者得出结论：相位对比磁共振血管造影能够检测出非选择性β-受体阻滞剂所致心排血量减少，但并未检测出内脏血流量或T_1值的显著变化。

近来，Kim等提出了一种仅基于SS变化的统计模型，作为卡维地洛治疗反应的预测模型[42]。研究者通过点剪切波弹性成像（Virtual Touch，Siemens，德国）测量了106名肝硬化和高危型食管静脉曲张患者在接受非选择性β-受体阻滞剂治疗前后的SS。他们还通过测量同一时间点的肝静脉压

力梯度来评估卡维地洛治疗后的血流动力学反应。ΔSSM（ΔSSM=SSM2–SSM1）对预测卡维地洛治疗后肝静脉压力梯度的变化具有显著统计学意义（*OR*为0.039；$P<0.0001$）。可预测治疗反应的ROC曲线下面积为0.803。值得注意的是，该模型的内部验证可显示出良好且可靠的判别能力（ROC曲线下面积为0.848）。

四、结论

总之，LS和SS在门静脉高压的无创诊断、管理和预后评估（治疗反应）方面均显示出良好前景。

参考文献

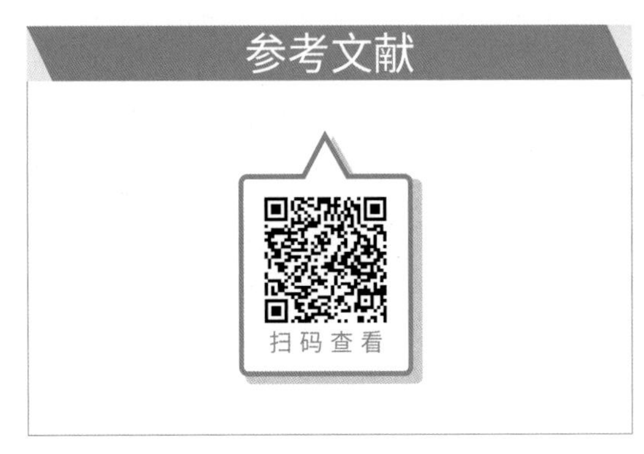

第五十三章

临床案例：肝脏硬度的应用与解读

Sebastian Mueller

前言

一般而言，LSM已成为肝病患者筛查和随访过程中必不可少的环节。此外，已证实LS在内科患者的日常临床决策中作用很大。虽然，目前LSM价格高昂，但未来一定会证明其对全科医师帮助作用。本章将通过介绍一组临床案例，更直观地展示LS的应用、解读和潜力。为方便了解本章概况，下方列出了案例名称。表53.1为本章涉及的常规实验室和超声参数及其正常值范围和缩写。

表53.1　实验室及超声参数的正常值范围及缩写

参数 / 单位	正常值范围	缩写
红细胞（/pL）[a]	（4.5～5.9）/（4.1～5.1）	Ery
血红蛋白（g/dL）[a]	（13.5～17.5）/（12.0～16.0）	Hb
平均红细胞体积（fL）	80～96	MCV
白细胞（/nL）	3.7～10.0	Leuco
血小板（10^9/L）	150～360	plt
AST（U/L）	＜50	AST
ALT（U/L）	＜50	ALT
GGT（U/L）	＜60	GGT
AP（U/L）	40～130	AP
总胆红素（mg/dL）	＜1.3	TBili
间接胆红素（mg/dL）	＜1.0	
Quick	70～120	Quick
INR	1	INR
肌酐（mg/dL）	＜1.3	Crea
铁蛋白（ng/mL）[a]	（30～400）/（13～150）	Ferritin
LDH（U/L）	＜250	LDH
CRP（mg/dL）	＜5	CRP
肝脏大小（cm）[b]	＜17	
肝脏硬度（kPa）	＜6	LS
受控衰减参数（dB/m）	＜250	CAP
脾脏大小（cm）	＜11.5	

[a] 仅对某些参数给出男性/性别的正常值。

[b] 平行于腋中线自上而下测量。

案例一：排除肝硬化

患者，男性，44岁，右上腹触诊压痛，黄疸。患多发性硬化10年。体型偏瘦，一般状况稍变差，脉搏为96次/分。

超声检查：肝实质回声不均匀，余未见明显异常；脾脏明显增大，长径为16.5 cm，其他超声检查均正常，LSM为（6.1 ± 1.3）kPa。

实验室检查：Hb为7.7 g/dL，MCV为89 fL，网织红细胞96 × 10^9/L，AST为60 U/L，ALT为90 U/L，AP及GGT正常，胆红素为6.5 mg/dL，直接胆红素为0.8 mg/dL，结合珠蛋白＜0.08，病毒血清学检测结果呈阴性。

结果与经验：该病例最终被诊断为温抗体型自身免疫性溶血性贫血。

这是一个黄疸患者早期通过LSM排除肝脏病因的例子。该患者虽然出现了严重的溶血性贫血，但LS几乎正常。根据本书第四部分“肝脏硬度的重要（病理）生理混杂因素”中第25章“肝脏硬度和胆汁淤积”，机械性胆汁淤积使胆红素每升高1 mg/dL，则LS增加约1 kPa。胆红素为6.5 mg/dL将使肝脏总硬度=正常硬度（4 kPa）+胆红素 × 1 kPa=10 kPa。而测得的6.1 kPa明显低于此估测值，表明病因并非来源于肝脏。在溶血患者中进行诊断可能更加复杂，因为溶血也可能导致肝损伤。

案例二：治疗慢性 HCV 感染的成功案例

患者，男性，54岁，来自阿富汗，17年前围手术期HCV感染（基因型IB）。

实验室检查和肝脏硬度：

2015年：状况良好，ALT为55 IU/L，LS为32 kPa。

2016年：LS增加至35kPa，无静脉曲张，脾脏大小正常。

2017年：口服DAA治疗使HCV得以清除，3个月后LS降至18.9 kPa。

2018年：LS为17.3 kPa。

结论：该案例表明，即使组织学上已达到肝硬化，消除HCV也可显著改善LS。应每12个月随访测量一次LS，每6个月进行一次超声检查以筛查肝细胞癌。

案例三：ALD 戒酒治疗

患者，女性，45岁，已确诊肝硬化（Child A级），为寻求戒酒治疗和接受腹疝手术而就诊。

超声检查：脾脏长径为12 cm，无腹腔积液，肝脏增大达18 cm，回声不均匀，无明显肝硬化征象。

患者患有酒精性多发性神经病。

实验室检查：胆红素1.8 mg/dL，AST为140 IU/L，ALT为36 IU/L，GGT为1107 IU/L，AP为135 IU/L，酒精为2.2 g/L，Quick为64%，血小板为65 × 10^9/L。

肝脏硬度为（66.4 ± 7.4）kPa，LSM当日AST为98IU/L，正如图53.1所示，明确显示F4期肝硬化（见本书第三部分“肝脏硬度与肝病的各种病因”中第11章“酒精性肝病的肝脏硬度”）。

结果与经验：该患者能够完全戒酒达一年。超声显示肝脏明显变小（14 cm），无明确肝硬化征象。其LS目前已降至（22 ± 2.3）kPa。转氨酶正常，但GGT为77 U/L（图53.1）。该案例凸显了戒酒对酒精性肝硬化患者的巨大益处。由于LS＞20 kPa，该患者有发展为肝细胞癌和静脉曲张出血的风险，应接受诊断性随访检查。在某些情况下，持续戒酒可使LS进一步降低20%～50%。虽然罕见，但也存在LS完全恢复正常的案例[1]。

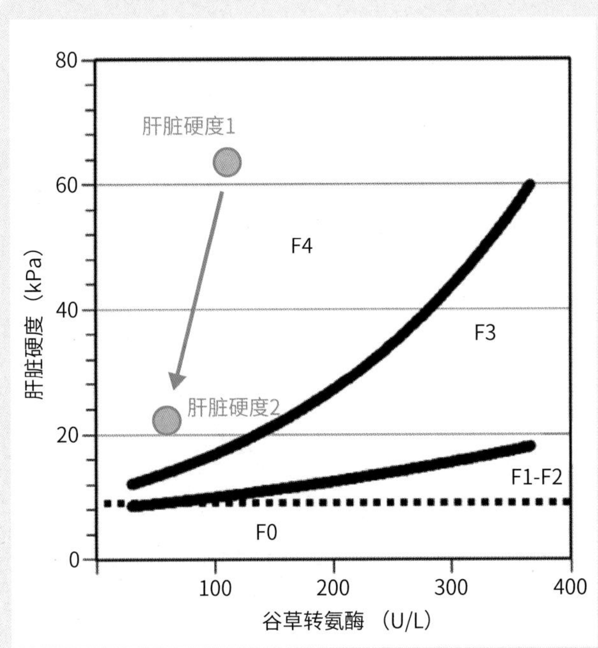

图53.1 戒酒过程中LS/纤维化阶段的变化。虽然肝脏硬度显著改善，但根据AST调整后的肝脏硬度临界值，该患者仍被诊断为F4期肝硬化（GOT=AST）

案例四：患酒精性慢加急性肝病的黄疸病例

患者，女性，51岁，为复发后寻求戒酒治疗而再次就诊。

患者酗酒25年，体型肥胖，体重指数为34.6 kg/m^2，2型糖尿病病史10年，此外，入院时几乎无症状，也无任何慢性病史，意识清晰，有轻度黄疸倾向。

心脏、呼吸及神经系统检查均未发现异常。

实验室检查：Hb为11.8 g/L，MCV为110 fL，红细胞为3.1/pL，白细胞为6.1/nL，血小板为134 × 10^9/L，总胆红素为5.9 mg/dL，AST为233 IU/L，ALT为91 IU/L，AP为410 IU/L，GGT为3359 IU/L，INR为0.84，铁蛋白为2420 ng/mL。所有HCV、HBV、AIH标志物均为阴性，维生素B_{12}和叶酸正常。

超声检查：肝大达19 cm，肝脂肪变性Ⅲ级，脾肿大达13.5 cm，无腹腔积液。

肝脏硬度为（55.1 ± 21.6）kPa（XL），CAP为（247 ± 37）dB/M。

结果与结论：肝活检显示严重脂肪性肝炎伴肝细胞铁沉着病。除门静脉、细胞旁、窦周和间隔纤维化外，这些发现与酒精性肝炎一致。Maddrey评分为16分，Glasgow AH评分为6分。综合考虑，认为该患者为初期慢加急性肝病病例。治疗手段包括使用硫胺素替代物，采用逐渐减量的方案用氯美噻唑进行戒酒。血清胆红素最初在第一周从5.9 mg/dL增加到17.7 mg/dL，而INR则保持在正常范围内。LS增加至75 kPa（图53.2）。值得注意的是，该患者保持戒酒状态近一年。图53.2显示，在完全戒酒期间，LS进一步下降。胃镜筛查未见静脉曲张。该案例强调了LS可在消除肝病的根本病因后得到进一步改善。由于凋亡标志物不断下降，因此出现此现象的部分原因是纤维化逆转还是仅炎症和气球样变消退，仍有待确定。

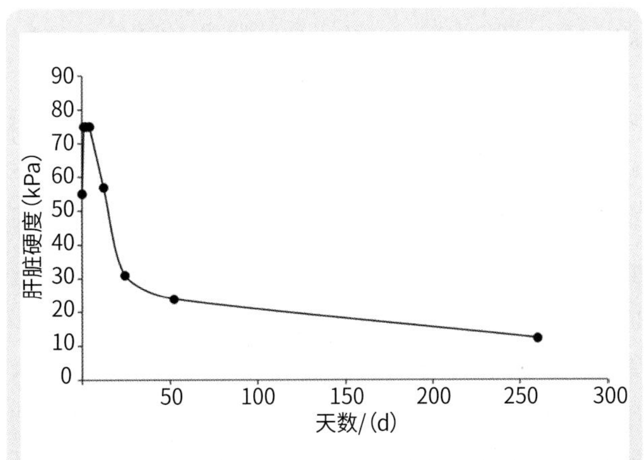

图53.2 共患酒精性肝病和急性失代偿（黄疸）患者自戒酒260天以来LS的变化（LS持续得到改善）

案例五：自身免疫性溶血性贫血所致黄疸

患者，男性，44岁，无力，脉搏为96次/分，黄疸，右上腹痛，自1996年至今患多发性硬化。

超声检查： 肝回声不均匀，腋中线处肝脏长16 cm，脾肿大达16 cm，其余部位正常。肝脏硬度为（6.1 ± 0.5）kPa。

实验室检查： Hb为7.7 g/L，MCV正常，网织红细胞为96 × 10^9/L，AST为60 IU/L，ALT为90 IU/L，AP和GGT均正常，胆红素为6.5 mg/dL，直接胆红素为0.8 mg/dL，结合珠蛋白＜0.08，病毒血清学检测呈阴性。诊断为自身免疫性溶血性贫血（温抗体型）。

结论： 该案例展示了LSM如何支持肝前性黄疸诊断——其在5 min内即可完成，并且获得测量结果的时间要早于实验室检查结果。虽然溶血本身就能导致肝脏损伤，使LS增加，但在大多数情况下，与发生机械性胆汁淤积时相比，LS要低得多。

案例六：机械性胆汁淤积所致黄疸

患者，男性，64岁，由一名精神科医师转诊，患有精神分裂症和帕金森病，转氨酶升高，疑似急性肝炎。

患者患有黄疸，营养状况差，其他一般状况良好。腹部检查无压痛，无触痛，肠鸣音正常，肝脏大小正常，脾不可触及，双肾无压痛。

实验室检查： 胆红素为6.7 mg/dL（以直接胆红素为主），AST为309 IU/L，ALT为432 IU/L，GGT为1006 IU/L，AP为677 IU/L，LDH为268 IU/L，红细胞为4.0/pL，血红蛋白为12.3 g/L，白细胞为10.5/nL，CRP为68 mg/dL，血清肌酐正常。

超声检查： 腹中积气明显，胆总管显示不清。

肝脏硬度为11.8 kPa，IQR为5.9 kPa，成功率为71%。

结果与结论： 该病例疑似患胆总管结石合并胆管炎及肝炎。第二天对患者行经内镜逆行胆胰管成像，可见胆总管扩张至11 mm，伴胆泥，存在多处异常，并行（十二指肠）乳头括约肌切开术，取出胆结石。该案例强调了本书第四部分“肝脏硬度的重要（病理）生理混杂因素”中第二十五章“肝脏硬度和胆汁淤积。”中的一些一般性观察。相应地，胆红素升高1 mg/dL将导致LS增加约1 kPa，导致总LS=正常LS+胆红素 × 1 kPa=10 kPa。

案例七：患 Zieve 综合征的酗酒者

患者，55岁，进行性黄疸，头晕，呕吐，腹泻，一天持续发热至39 ℃。有酗酒史。

实验室检查： 白细胞为28/nL，血红蛋白为7.9 g/L，MCV为102 fL，血小板为78 × 10^9/L，肌酐为4.1 mg/dL，Na为126 mEq/L，ALT为137 IU/L，AST为872 IU/L，GGT为185 IU/L，AP为138 IU/L，LDH为4850 IU/L，CK为221 U/L，胆红素为17.9 mg/dL，TG为415 mg/dL，LS为（17.6 ± 3.6）kPa。

超声检查： 无腹腔积液，脾肿大达15 cm。

肝脏硬度：（17.6 ± 3.4）kPa。

结果与结论： 经过抗生素、透析、静脉补充等渗液体治疗后，患者病情迅速好转。该患者被诊断为Zieve综合征（溶血、高甘油三酯血症、黄疸）。图53.3表明，尽管初始LSM明显高于12.5 kPa，但并不符合肝硬化的诊断标准。患者经治疗后，黄疸、溶血消退，且转氨酶、LS均处于正常范围。

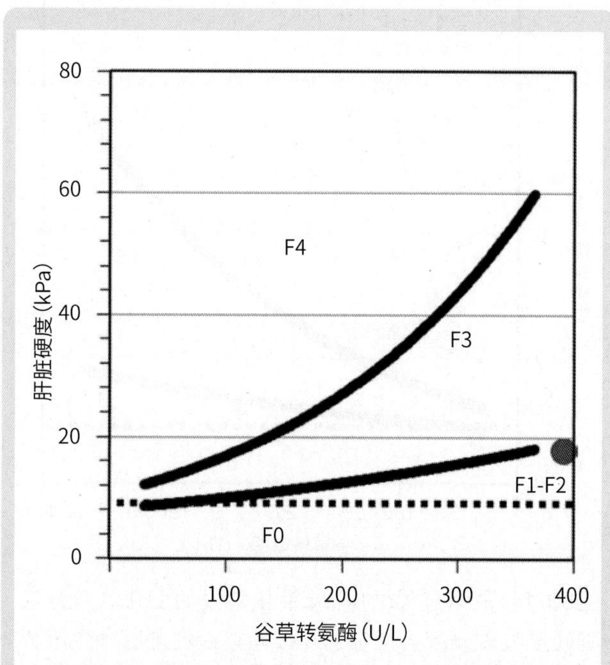

图53.3 酒精性肝病和Zieve综合征导致患者LS达17.6 kPa。虽然LS明显高于12.5 kPa，但根据AST调整后的肝脏硬度临界值，患者并不符合肝硬化诊断标准。LS随后恢复正常（GOT=AST）

案例八：非酒精性脂肪性肝病

两名男性患者（父子），年龄分别为60岁及

28岁，均在首次肝脏硬度测量中出现经组织学证实的非酒精性脂肪性肝病和非酒精性脂肪性肝炎。与肝脏炎性病变症状类似，ALT为134 IU/L，AST为66 IU/L，无糖尿病，无超重，定期锻炼。

超声检查：两名患者有脂肪肝征象，无肝硬化征象。

肝脏硬度：父亲为（22 ± 3.4）kPa，儿子为（4.9 ± 1）kPa。

结果与结论：这是一个非胰岛素抵抗相关非酒精性脂肪性肝病（<10%的非酒精性脂肪性肝病患者）的案例。患者在营养、体育锻炼和体重控制方面的治疗依从性非常好，但不幸的是，遗传背景不利。虽然根据LSM结果可确认父亲为代偿性肝硬化，但比其小32岁的儿子即使有严重的非酒精性脂肪性肝炎，也可排除早期肝纤维化。两人均应每12个月接受一次LSM随访，每年接受一次或两次实验室检查，并继续控制饮食，坚持锻炼。此外，父亲应每6个月接受一次胃镜检查，以排除食管静脉曲张，并接受肝细胞癌筛查。在此案例中，LSM可检测到明显的肝硬化，对控制并发症和疾病进展至关重要。

案例九：非酒精性脂肪性肝病

患者，男性，61岁，体重指数为30 kg/m^2，超声检查明确显示存在脂肪肝，母亲和祖母也患脂肪肝，且肥胖。除血小板低（仅有147 × 10^9/L）病史长达10余年外，第三方实验室检查结果良好。偶尔饮酒。

超声检查：肝实质回声显著增强，胆囊周围可见局部低密度影，无腹腔积液，无脾肿大。

LS为（6.7 ± 0.8）kPa。

结论：本例患者患遗传性血小板减少症，LSM帮助患者明确排除了所担心的肝纤维化。

案例十：非酒精性脂肪性肝病

患者，女性，55岁，患非酒精性脂肪性肝病，为接受LS随访而就诊。

肝脏硬度：M探头显示15.1 kPa，XL探头显示10.4 kPa（图53.4，文后彩图53.4）。

结论：进行TE时使用不同探头，如儿童使用S探头，肥胖患者使用XL探头，则显著提高了在不同患者人群中的可测量性。然而，在个体患者中应用不同探头时应小心谨慎。根据本书第七部分第四十四章“XL探头在肥胖和非肥胖患者中的应用”，当患者肥胖且BMI>30 kg/m^{2}时，可直接使用XL探头。如果不确定，应先使用M探头，只有在测量失败时才使用XL探头。在任何情况下，都应使用相同探头对患者进行随访。如图53.4所示，M探头测出的LS值较高，这首先是因为超声波在肥胖患者中的穿透深度较浅，超声波测量的仍是部分被压缩的脂肪组织/肌肉组织；其次，LS的计算是从剪切波的下锥缘开始的。根据经验，XL探头的临界值比M探头低20%。正如本书第七部分所讨论的，对于这种算法是否总是可行，目前仍存在争议。

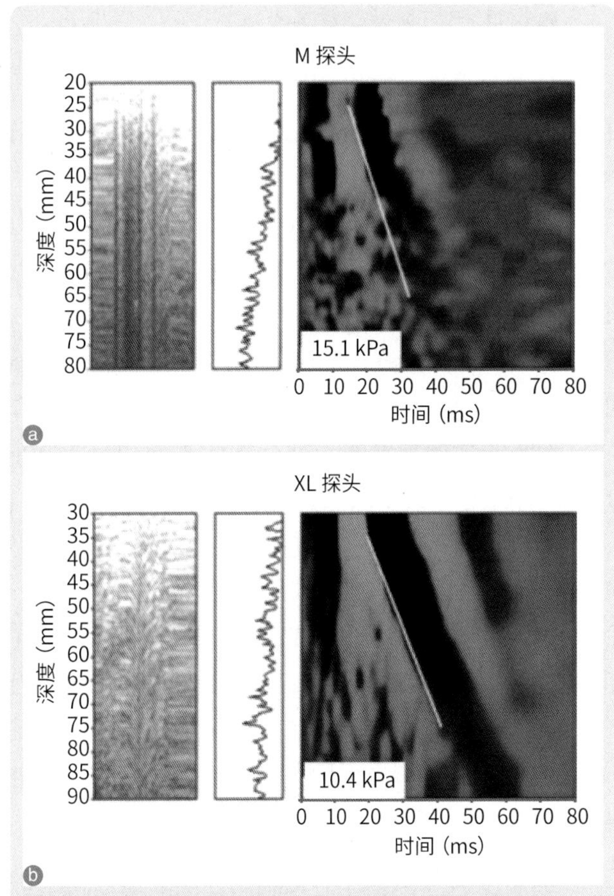

图53.4 对比使用M探头（a）和XL探头（b）在同一非酒精性脂肪性肝病患者中的成像，如本例所示，使用XL探头所测LS值通常低20%

案例十一：急性甲型肝炎病毒感染

患者，男性，22岁，因疲劳和疑似急性甲型肝炎被送往医院（实验室检查如表53.2所示）。脾肿大（13 cm），腹部超声检查显示其他部位正常。随后，血清学检查确诊急性甲型肝炎。LSM显著升高。转氨酶水平和LS均在几天内迅速下降（表53.2）。

结果与结论：在没有纤维化的情况下，急性肝炎可导致LS增加至30kPa。急性肝炎通常由甲型肝炎病毒或EBV感染引起。若患者存在潜在脾脏破裂风险，可在医院进行随访，直至LS降低，脾脏大小或SS不再进一步增加。

表53.2　急性甲型肝炎患者入院第一天及第五天LS和转氨酶水平

参数 / 单位	第一天	第五天
AST（U/L）	5577	1203
ALT（U/L）	2829	335
肝脏硬度（kPa）	26.3	13.9

案例十二：急性 EBV 感染

患者，男性，25岁，发热，左侧疼痛，虚脱，体重为64 kg，身高为177 cm，EBV快速检测呈阳性，后经血清学检查得到证实。

第一天实验室检查：AST为382 IU/L，ALT为299 IU/L，GGT为80 IU/L，AP为186 IU/L，LDH为1228 IU/L，CRP为8.2 mg/dL，铁蛋白为2270 ng/mL。

第一天超声检查：肝脏大小17.5 cm，脾脏大小18 cm，LS（6.6 ± 1.1）kPa。

第五天实验室检查：部分指标改善，AST为96 IU/L，ALT为197 IU/L，LDH为778 IU/L。

第五天超声检查：肝脏大小17.5 cm，脾脏大小17 cm，LS为（4.0 ± 0.5）kPa。

结论：嗜肝病毒如EBV可引起急性肝炎，在某些情况下还可导致肝衰竭和脾破裂。患者通常为年轻人，伴身体不适，因此无创筛查和随访确有益处。在本案例中，患者脾脏在第5天缩小，LS完全恢复正常。全科医师对患者进行了随访。

案例十三：出现非肝性腹腔积液的卵巢癌患者

患者，女性，70岁，有大量腹腔积液，呼吸困难，下肢水肿。

胃镜检查、结肠镜检查和妇科检查均正常。超声心动图检查正常。

实验室检查：血小板为381 × 10^9/L，Hb为11.9 g/dL，血清蛋白为6.4 g/dL，CRP为54 mg/dL，铁蛋白为180 ng/mL，其他肝脏指标正常。

超声检查：可见明显腹腔积液，肝脏大小15 cm，所见正常，脾脏大小9.1 cm，所见正常。

肝脏硬度：（4.9 ± 0.5）kPa，完全正常。

结果与结论：本例患者存在明显非肝性腹腔积液，在大型队列中，其约占所有患者的20%。正如本书第七部分“如何在临床实践中应用肝脏硬度”第四十三章“肝源性与非肝源性腹腔积液患者的肝脏硬度测量”中所讨论，使用TE可在腹腔积液层高达39 mm的情况下很好地测定LS。LS值为8 kPa可明确排除肝脏原因所致腹腔积液。了解这一点很重要，因为使用LSM可快速排除肝脏原因所致腹腔积液，所以不必再使用效果不佳的替代诊断方法，避免浪费时间。在本案例中，对患者行计算机断层扫描检查，显示腹膜转移，患者确诊卵巢癌。CA 125和CA 19-9均升高。细胞学检查显示腺癌。

案例十四：肝淤血

患者，男性，79岁，一般状况变差，严重肥胖。右心衰竭，NYHA分级Ⅱ ~ Ⅲ级，呼吸困难，下肢水肿，双肺可闻及湿啰音，腹软，但检查受限。

超声心动图检查：心房扩大，左心室肥厚，左、右心室收缩功能正常，肺动脉收缩压（约100 mmHg）大幅升高，下腔静脉充血。肺功能受限但无阻塞。

超声检查：肝淤血伴下腔静脉增粗，肝脏表面结节，不均匀，胆囊多发小结石。

实验室检查：除CRP为16 mg/dL和血小板为136 × 10^9/L外，其余指标正常。

肝脏硬度：（22.1 ± 5.6）kPa。

结果与结论：患者失代偿性右心衰竭。LS因肝淤血而增加［另见第四部分“肝脏硬度的重要（病理）生理混杂因素”第二十三章“心力衰竭及肝淤血患者的肝脏弹性评估”］。超声检查显示肝内结节提示心源性肝硬化，但仍难以区分LS增加是肝淤血还是肝硬化所致。初步数据表明，GGT是判断心源性肝硬化的指标[1]。患者经利尿剂治疗后，LS通常迅速下降。动物数据显示，中心静脉压为36 cm H_2O时可导致LS升高75 kPa，这已达到Fibroscan仪器的测量极限。

案例十五：肝转移癌

患者，男性，60岁，疝气术后，有腹腔积液，疑似肝硬化。

超声检查：弥漫性肝转移，可见部分正常肝组织（图53.5）。肝脏硬度为36～64 kPa，IQR为32 kPa。

结论：通常LS变化大（IQR高）可能是（恶性）结节性肝脏病变。应基于这些发现进行进一步影像学研究。另请参阅案例十六中的肝细胞癌病例。

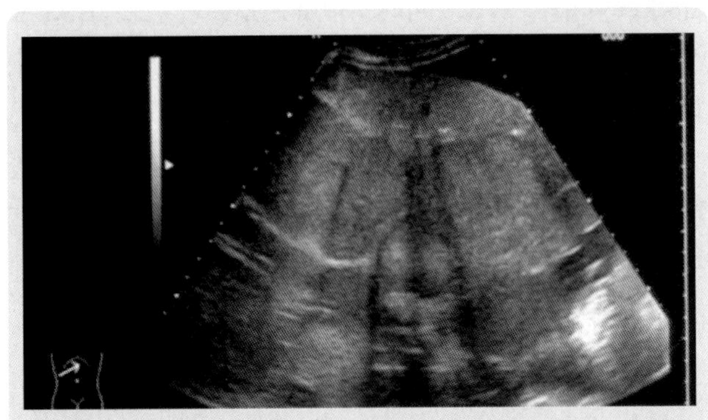

图53.5 多发肝转移，LS变化大，范围为36～64 kPa

案例十六：肝细胞癌

患者，男性，70岁，进行常规检查。

超声检查：肝大小正常，无腹腔积液，肝右叶正常，肝左叶腹侧见多发结节。

肝脏硬度：肝右叶（13.3±1）kPa，肝左叶（75.0±5.2）kPa。

结论：后来，CT检查证实患者肝左叶存在9 cm肝细胞癌病变伴肝硬化。有时，虽然肝脏病变在超声检查中不可见，但可能首先因LS增加而被发现，且此时不同肝脏区域内LS变化幅度异常大。有一些报告试图将IQR升高作为肝细胞癌或肝肿瘤的第一个征象，这些肿瘤通常硬度极高[2-3]。

案例十七：肝淀粉样变性

患者，女性，72岁，出现失代偿性右心衰竭后征象，入院时无腹腔积液，无肝淤血，有肝囊肿。痛风、饮酒、血清肌酐升高至2.4 mg/dL。

肝脏硬度：（32.2±6.3）kPa。

结论：组织学检查证实肝淀粉样变性。在没有肝硬化或其他影响因素的情况下，肝淀粉样变性致LS升高为罕见情况，但仍需考虑这种情况。

案例十八：遗传性球形红细胞增多症患者（遗传性溶血性贫血）

患者，女性，48岁，一般状况良好，常染色体隐性遗传性球形红细胞增多症，腹部不适，上消化道内镜检查正常。

实验室检查：Hb为12.1 g/dL，铁蛋白为899 ng/mL，单核细胞为10.1%，MCV为89 fL。虽然血清AST、ALT、AP和GGT均正常，但胆红素为1.3 mg/dL。

肝铁测量：肝铁526 μg/g肝湿重（正常值＜300 μg/g）。

超声检查：肝脏大小为22 cm，脾脏大小为18 cm。

肝脏硬度：（3.7±0.4）kPa。

CAP：（276±39）dB/m。

脾脏硬度：（48±12）kPa。

结论：LS表明球形红细胞增多症并不会造成持续性肝损害，建议行静脉切开术，SS升高表明严重持续溶血，建议在12个月内对LS进行随访。

案例十九：威尔逊氏症的初步诊断

患者，男性，31岁，转氨酶水平升高，ALT＞AST。此外，铁蛋白升高，体重减轻20 kg后没有再增长（目前身高为1.95 m，体重为105 kg，BMI为27.6 kg/m^2）。无其他症状。

实验室检查：AST为66 IU/L，ALT为158 IU/L，AP为77 IU/L，GGT为106 IU/L，然而血清胆红素水平为0.6 mg/dL。同时，血红蛋白为14.1 g/dL，铁蛋白为660 ng/mL，MCV为78 fL。

威尔逊氏症的诊断：铜蓝蛋白＜0.01 g/L，血清铜＜100 μg/dL，尿铜137 μg/24h。

超声检查：肝脏大小为19 cm，脾肿大达18 cm。

肝脏硬度：（39.0±1.1）kPa。

CAP：（316±33）dB/m。

结果与结论：肝活检显示非特异性非酒精性脂肪性肝病征象，但肝铜水平升高至416.9 μg/g干重（正常值0～50）。检测到*ATP7B*基因中c.2071G＞A和c2720A＞G突变。脑部MRI检查未显示任何铜累积，也未观察到与威尔逊氏症相关的其他病理学改变。该患者被诊断为威尔逊氏症，并开始接受每日高达1200 mg的金属巯基酶（青霉胺）治疗。ALT从188 IU/L降至153 IU/L，6个月后降至97 IU/L。铁蛋白降至278 ng/mL。一年后肝脏硬度最终降至6.1 kPa。至今，患者对治疗耐受性良好，转氨酶水平已恢复正常。该案例表明，尽管其他检测结果并非决定性和特异性，但LS增加似乎是铜累积患者非常早期的征象。因此，发现患者LS增加时应进行进一步诊断，并进行相应干预治疗。在本案例中，从患者体重下降并对其进行饮食干预，到铜螯合疗法被证实有效并确诊，几乎耗时一年。有关更多细节，请参阅第二十章中的Wilson病相关内容。

案例二十：Budd–Chiari 综合征

患者，女性，34岁，诊断为Budd-Chiari综合征，肝左静脉完全阻塞，肝右静脉狭窄。患有食管静脉曲张（Ⅱ级），血小板计数低（98×10^9/L）。

结果与结论：患者接受了肝左静脉经皮腔内血管成形术（percutaneous transluminal angioplasty，PTA）。随着食管静脉曲张的根除和血小板计数的改善（158×10^9/L）[4]，肝脏硬度PTA前为68.4 kPa，术后12 h降至14.8 kPa，6个月后降至9.4 kPa。此外，6个月后，血清透明质酸水平从PTA前的92 ng/mL降至＜8 ng/mL。本案例说明Budd-Chiari综合征患者的阻塞静脉快速再通是至关重要的，LSM是监测即时和持续治疗反应的简便方法。在本案例中，LSM可预防患者进展至肝硬化。更多关于Budd-Chiari综合征的信息，请参阅第十四章。

案例二十一：慢性 HCV 感染及其对 DAA 的治疗反应

患者，男性，52岁，为进行丙型肝炎评估就诊。体检未明确显示其患慢性肝病，病毒学检查表明丙型肝炎病毒感染。实验室检查结果如下：ALT为79 IU/L，AST为85 IU/L，白蛋白为3.3 mg/dL，血小板计数为139×10^9/L，INR为1.4。腹部超声检查显示弥漫性脂肪肝，大小正常，为13 cm。

结果与结论：肝脏硬度为26 kPa，成功率为100%，CAP为335 db/m，脾脏硬度为49.7 kPa。对患者进行上消化道内镜筛查，显示食管静脉曲张Ⅲ级，行圈套结扎治疗术。随后，对患者进行了为期3个月的抗病毒治疗（索磷布韦联合来迪派韦），治疗第四周LS和SS均下降（分别为13.4 kPa和37.3 kPa，如图53.6所示），病毒清除率和HCV-PCR定量检测均为阴性。此外，4周后血清ALT和AST均恢复正常（ALT为34 U/L，AST为39 U/L）。令人惊讶的是，治疗结束后，LS和SS继续改善，分别达到8.8 kPa和22.4 kPa，同时肝功能也继续改善，CAP在治疗结束后降低了256 dB/m[5]。值得注意的是，血小板计数在治疗结束后可显著改善，达到162×10^9/L。为了随访患者对DAA的治疗反应和门静脉高压进展，尤其是对晚期纤维化患者，必须联合测量LS和SS。更多详细信息，请参阅第九章和第三十三章中丙型肝炎患者的LS与SS。

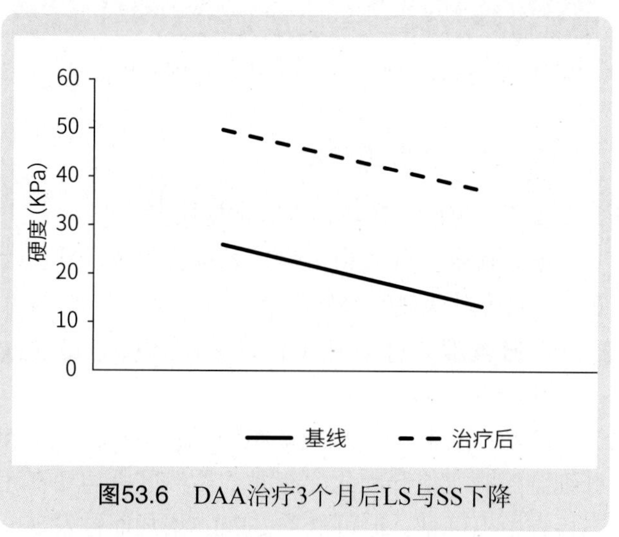

图53.6　DAA治疗3个月后LS与SS下降

参考文献

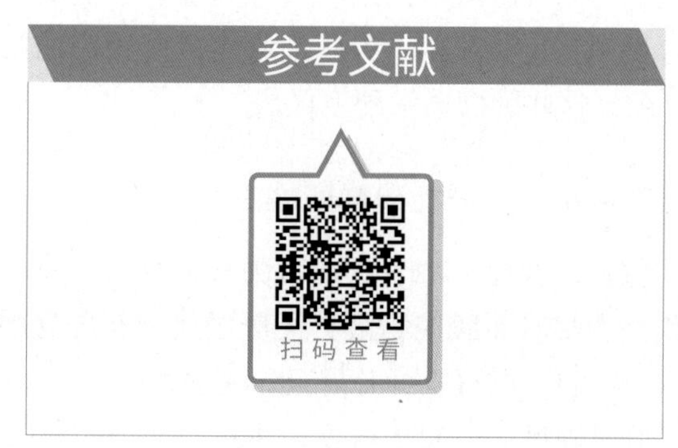

第八部分

肝脏硬度的分子基础与细胞生物学

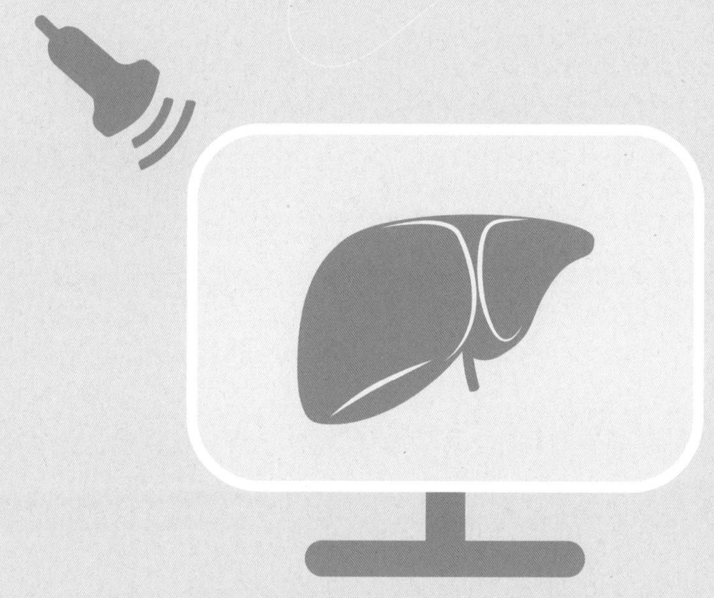

第五十四章

肝脏硬度的分子基础及其与机械信号传导的关系

Sebastian Mueller

前言

肝脏硬度似乎是一个相当复杂的参数，在系统、器官、细胞和细胞内水平上受到许多因素的调节。首先，LS主要受肝脏本身的基质组成影响，如胶原沉积。其次，LS受压力相关因素影响很大。影响LS的第三大因素则是肝脏灌注。动态压力与血流有关并最终与整体心脏活动相关联（详见附图13）。然而，与血流一同影响LS的还有肝脏阻力和血液流变学因素。最后，静压力则主要受血管充盈影响，比如，水潴留，某些血管壁特性，包括肌肉动作和弹性特征。图54.1强调了参与控制LS的所有器官系统。虽然接下来的内容仍很不全面，但其为未来更好地理解LS提供了几个值得考虑的重要角度。

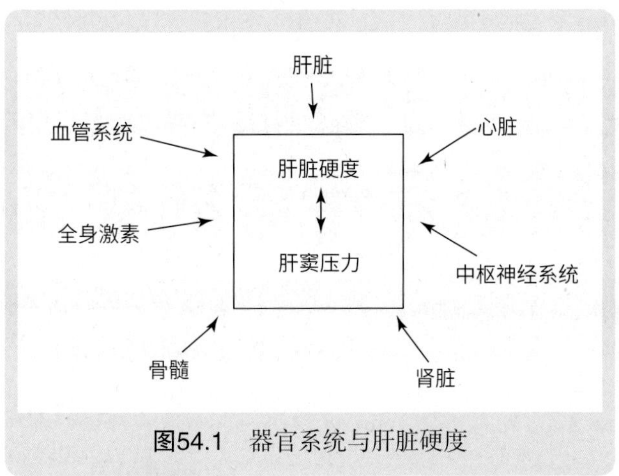

图54.1　器官系统与肝脏硬度

一、肝脏血流、肝脏阻力及血液流变学

LS血流动力学的许多方面已在本书其他章讨论过（例如，在介绍“肝窦压力与动脉化在驱动纤维化进展中的作用”的一章中）。然而，图54.2中列出的部分内容是新内容，值得进一步讨论。表54.1中也列出了更多细节。据此可以得出，毛细血管压力预计会影响LS，类似于其在肺中的作用。毛细血管压力是纤细血管中两种不互溶液体之间的压力，由液体与血管壁之间的相互作用力产生。毛细血管压力既可以作为输送血管内液体的阻力，也可作为驱动力。毛细血管压力在肝窦中的作用尚不清楚，同样，其在LS和分子中的作用也尚未可知。然而，可以假设血液成分和血管壁特性都与毛细血管压力有关。

这种假设与血液流变学有关。血液流变学研究的是血液的流动特性及血液中的血浆和细胞成分。只有当血液流变特性在一定水平内时，才能进行适当的组织灌注。并且，长期以来，人们一直认为这些特性的改变在疾病过程中起着重要作用。血液黏度由血浆蛋白浓度、红细胞比容（红细胞体积分数）、温度和红细胞的机械特性决定，这些机械特性包括红细胞变形性和红细胞聚集性。因为血液黏度随剪切率变化，所以血液可被视为非牛顿流体。在高剪切率下，血液黏度降低，这跟在锻炼身体或达到心脏收缩期峰值血流增加时所经历变化是一样的。相反，当剪切率随着血管直径增加或血流量下降（如血管下游梗阻或处于心脏舒张期）而降低时，血液黏度会增加。毛细血管中血液黏度降低被称为Fåhraeus-Lindqvist效应[1]。

血浆黏度由血液中水含量和大分子物质决定。然而，红细胞比容对全血黏度的影响最大。红细胞比容每增加一个单位可导致血液黏度增加高达4%。随着红细胞比容增加，其对血液黏度的影响则更加显著。因此，当红细胞比容从40%上升至60%时，血液的相对黏度可从4上升至8，即增加了100%[2]。在红细胞增多症患者中，血液黏度可以达到水的10倍，而且由于血液流动阻力增加，血液在血管中的流动会大大受阻。

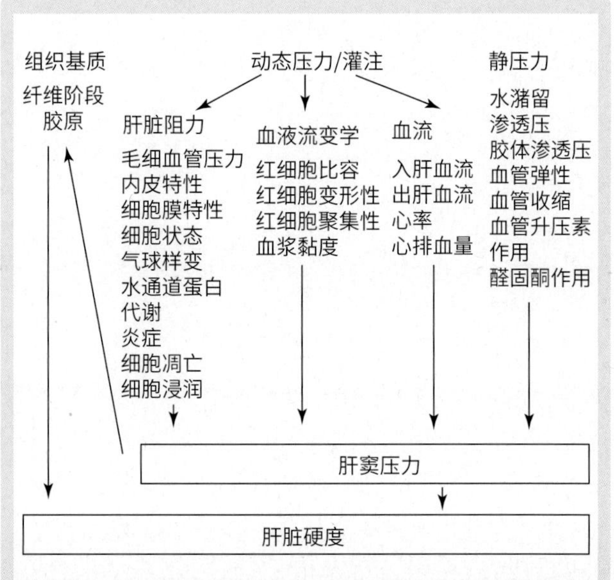

图54.2　肝脏硬度在系统层面的影响因素。肝脏硬度主要由基质、血流、肝脏阻力、血液流变学和静压调节

表54.1　影响肝脏硬度的主要因素及举例

LS影响因素		举例	LS值升高的示例	LS值降低的示例
组织基质		胶原蛋白	肝硬化	
		淀粉样物质	淀粉样变	
压力血流动力学	静态	血管床弹性	血管收缩 -肾上腺素 -去甲肾上腺素	血管舒张 -硝酸盐 -β-受体阻滞剂
		灌注状态	水潴留 -肾素-血管紧张素-醛固酮系统 -醛固酮 -血管升压素	利尿剂治疗 -呋塞米 -螺内酯
		渗透压	低钠血症	
		胶体渗透压	血白蛋白减少	
	动态	入肝血流		
		肝动脉	动脉压力升高 心排血量增加 心率增加 交感神经活动	张力过低 副交感神经活动
		门静脉	门静脉血流增多	门静脉压力降低
		出肝血流		
		肝静脉	肝淤血	失血
		胆总管	胆汁淤积	胆汁分泌
血液流变学		红细胞比容 红细胞变形性 红细胞聚集性 血浆黏度	血液黏度升高 -脱水	血液黏度降低 -稀释，血小板抑制，肝素
	毛细血管压力	内皮特性 胞膜特性		
肝脏阻力	肝细胞状态	气球样变	气球样变	
		水通道蛋白调节		
		新陈代谢		
		脂肪变性		脂肪变性
		炎症		抗感染治疗
		凋亡	凋亡	凋亡抑制
	细胞浸润	巨噬细胞	炎症	
		中性粒细胞		

二、细胞层面的肝脏硬度

正如本书第四部分“肝脏硬度的组织学混杂因素”中所讨论，LS与多种细胞状态有关。纤维化或胶原沉积与LS关系最密切。纤维化伴随着肝细胞损伤的特征，包括出现气球样变、小叶和门静脉炎症、马洛透明小体（现称为Mallory-Denk小体）和细胞凋亡。炎症也伴随着与LS呈明显正相关的其他组织学特征：微肉芽肿、嗜酸性小体、巨线粒体、糖生成核和大脂肪肉芽肿。这些主要是细胞内组织学指标，其都是凋亡细胞损伤或死亡的特征。值得注意的是，脂肪变性本身（如脂滴）与LS没有显著相关性，在某些队列中甚至呈轻度负相关。血流动力学压力的作用如图54.3所示，其指出了血管压力或肝窦压力是如何导致血管周/窦周细胞排列结构或细胞牵张的。这种牵张力将进一步增加组织硬度或LS，同时参与生物力学信号传导[3-6]。压力与血管周结构之间也存在双向作用，例如，出现炎症和气球样变的肝细胞会增加血管阻力，增加压力，并进一步牵张周围结构。

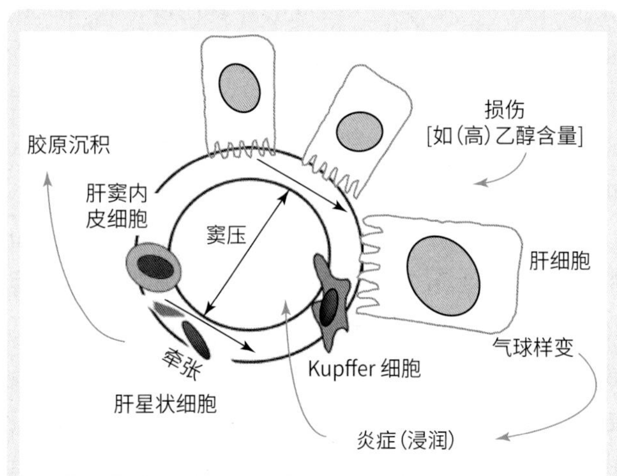

图54.3　通过血管或肝窦压力调节组织硬度。图示为肝窦。肝细胞死亡、炎症或淤血都会导致肝窦压力增加，导致如肝星状细胞、肝窦内皮细胞或肝细胞的牵张

三、细胞内成分与硬度

图54.4简要突出了细胞和细胞内结构，这些可以影响细胞硬度和器官硬度，如LS。然而，应该注意的是，我们所认知的这些细胞内成分在很大程度上仍未得到探索和验证。除细胞“基质成分”外，细胞内压力还可以控制细胞壁张力和中间丝张力，如细胞角蛋白18（CK18）。许多其他细胞蛋白参与将细胞锚定于细胞外基质或细胞之间。因此，黏着连接（adherens junction，AJ）不仅参与将细胞锚定于细胞外基质，还积极参与传导机械力作用。AJ含有钙黏着蛋白（如E-钙黏着蛋白和N-钙黏着蛋白），其通过连接蛋白β-联蛋白和α-联蛋白与细胞

骨架（纤丝状肌动蛋白）连接[7]。基于钙黏着蛋白的细胞黏附通过多种胞外、胞间和胞内机制发出信号，其涉及多种激酶和磷酸酶[8]。紧密连接（tight junction，TJ）存在于所有上皮细胞的顶膜上，故其通过阻止顶膜和基侧膜区间的扩散而起到保护脂质和蛋白质的屏障作用（图54.5）。TJ由跨膜蛋白组成，包括闭合蛋白、密封蛋白、三细胞紧密连接蛋白和连接黏附分子，以及作为支架蛋白的胞质蛋白，其将细胞膜成分锚定于肌动蛋白细胞骨架，例如，ZO-1、ZO-2、ZO-3，或包括信号分子和转录因子（如ZONAB）[9]。在肝硬化和肝细胞癌中可观察到闭合蛋白、密封蛋白1、密封蛋白2、密封蛋白4和密封蛋白7表达增加[10-11]。桥粒是由跨膜蛋白（桥粒黏蛋白和桥粒胶蛋白）组成的黏着连接，其与犰狳蛋白家族的连接分子（斑珠蛋白、斑菲素蛋白和桥粒斑蛋白）相互作用[12]，从而通过直接与细胞角蛋白（包含角蛋白中间丝的主要蛋白）相互作用来抵抗机械力[13-14]。

最近一项研究对机械压力（BDL大鼠模型）和肝脏中间丝变化进行了研究，显示肝细胞周围的管周鞘消失，中间丝重排[15]。肝细胞中的中间丝主要由CK18组成，形成从桥粒延伸的网状结构，其跨越细胞膜，贯穿细胞质（图54.5）。桥粒钙黏着蛋白相互作用，促进中间丝附着。此外，桥粒极其稳定，可能在对细胞间通讯非常重要的缝隙连接（gap junctions，GJ）重组中发挥作用[16]。GJ由相邻细胞的半通道（连接子）形成，其由6个间隙连接蛋白（Cx）组成，这让小亲水分子（<1 kDa）能够通过被动扩散进入邻近细胞。肝脏中最丰富的间隙连接蛋白是Cx26、Cx32、Cx36、Cx40和Cx43[17]。GJ可能有助于调节门静脉压力和肝内血管舒张[17]。

总而言之，细胞内压力与细胞间连接、锚定蛋白和中间丝相关，似乎在决定细胞硬度方面起着重要作用，而这些因素在很大程度上仍有待探索。

四、细胞如何应答机械压力?

人们研究机械感应已达数十年，这期间似乎涉及各种潜在机制。先前的研究已指出，细胞必须依附于固体基质才能生长。然而，对组织细胞（包括成纤维细胞、肌细胞、神经元和其他细胞）如何感

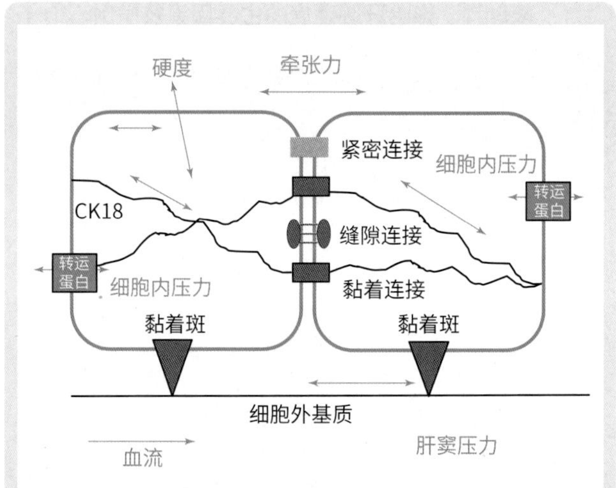

图54.4　硬度与细胞内成分。硬度还受到作用于细胞膜和中间丝的细胞内压力和牵张力（箭头）影响。图中所示为几个细胞间连接，如紧密连接、缝隙连接和黏着连接。CK18等中间丝在肝病中起着重要作用。CK18与细胞间连接（如黏着连接）相互作用。最后，细胞内压力同样受到许多条件的控制，包括转运蛋白，从而控制渗透压、蛋白质穿梭或水内流（如通过水通道蛋白）。图底部显示了血流方向和肝窦压力。我们仅刚刚开始理解这些细胞因子在决定硬度和生物力学信号传导中的作用

应基质硬度的课题，则刚通过细胞依附胶体（或其他细胞）的定量研究进入人们的视野。在这些研究中，胶体弹性可被调整为接近组织弹性。

黏附复合体和肌动蛋白–肌球蛋白细胞骨架在分子通路中起着关键作用，其收缩力通过跨细胞结构传递[18]。电位感应机制包括瞬时受体电位（transient receptor potential，TRP）家族的阳离子通道、肌动蛋白相互作用蛋白zyxin和G蛋白偶联受体，它们在受到牵拉时被激活[19-20]，而离子通道激活和细胞骨架稳定性的改变是对静水压反应的一部分[21]。阳离子通道瞬时受体电位家族的成员正在成为机械传导途径中的重要参与者。它们位于机械感受器内，通过机械变形/牵拉激活，并快速而持续地触发细胞骨架重塑反应[20]。在肝星状细胞中，这些通道在形成纤维化的过程中得到上调，如果被阻断，肌成纤维细胞分化就会减弱，因此表明其在肝星状细胞活化中起重要作用[22]。同样，这些细胞内的应力纤维网络在结构上加强并为组织提供张力，如愈合伤口中的组织。作为对涉及钙信号传导的机械力反应，应力纤维可聚合[23]。此外，肝窦内皮细胞是排列在肝窦

中的高度特异性内皮细胞，其可能是首先感受到肝窦压力变化或血流量升高引起的剪切应力的细胞。此外，该细胞为有窗细胞，可让小于100～150 nm的可溶性因子在肝窦血液和实质细胞之间通过。可收缩的细胞骨架环由肌动蛋白和肌球蛋白组成，支撑着窗孔。窗孔的大小和密度受门静脉压力、剪切应力及可溶性因子影响[24-26]。最近的一项研究表明，窗孔缺乏在纤维化形成过程中起着重要作用，而肝窦内皮细胞分化的恢复可以促使肝星状细胞处于静息状态，促进纤维化的消退，并防止体内肝硬化进展[27]。因此，肝窦内皮细胞在机械感应和形成纤维化中的作用需要进一步研究。

五、肌成纤维细胞和细胞外基质在机械信号传导中的作用

肌成纤维细胞被认为是肝脏和其他组织主要的基质生成细胞。事实上，除了肝星状细胞，大量细胞在活化时也能转化为该表型，包括软骨细胞、成骨细胞、平滑肌细胞、周细胞、纤维细胞或经过上皮-间充质转化的上皮细胞。平滑肌肌动蛋白α亚型（α-SMA）的新表达可用作活化肌成纤维细胞的标志物[28]。没有收缩结构的成纤维细胞仅与细胞外基质形成不成熟的极小粘连[29-30]。在机械应力作用下，这些黏着复合物发展为黏着斑（focal adhesions，FA）[4]。如果肝星状细胞外覆坚硬的基质，即使在没有促纤维化细胞因子TGF-β的情况下，其也能进行肌成纤维细胞转化[31]。然而，最重要的是，也有研究表明在啮齿动物模型中，LS的增加先于组织基质沉积[32]。在这些概念中，肝星状细胞被描述为感受细胞，通过产生更多的基质蛋白来对坚硬的基质做出反应。事实上，长期以来，人们一直认为肝星状细胞是可收缩的，且肝星状细胞能对所处环境变化做出反应[33]。在肌成纤维细胞中，活化的TGF-β使α-SMA增加，并与细胞肌球蛋白相互作用，导致收缩并产生更大的张力。TGF-β是许多机械力下游常见因素之一，除张力外，其他力（包括间质流体流动和牵拉所介导的剪切力）也参与了TGF-β的活化与释放[34-35]。非常惊人的是，通过瞬时弹性成像测量患不同肝病及伴有肝病影响因素（炎症、胆汁淤积、肝淤血）患者所得硬度值，与在培养条件下分析肝星状细胞和成纤维细胞促纤维化反应（α-SMA活化和TGF-β释放）的细胞学研究中，通过原子力显微镜测量所得确切硬度值相类似（图54.5）。在促纤维化条件下，临床和细胞研究得到了相同的硬度水平。在纤维化进展中，此发现凸显肝窦压力的作用，并为压力介导的硬度升高提供了一个强有力的论据[5]。由此可见，压力可能是人们长期寻找的影响组织硬度调节的因素（详见图54.3和附图14）。

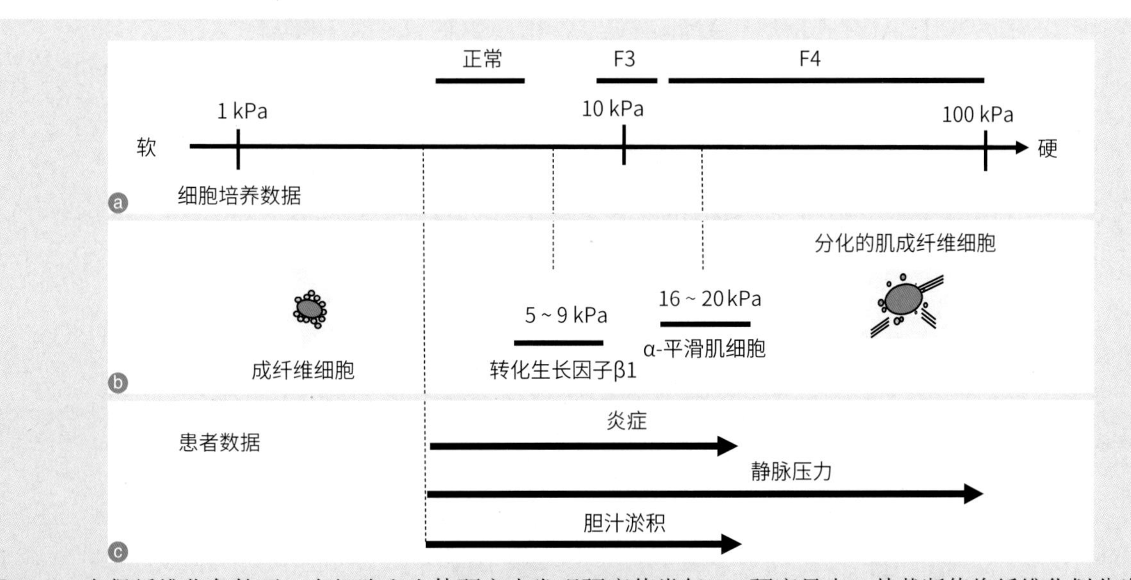

图54.5　在促纤维化条件下，在细胞和人体研究中发现硬度值类似。a.硬度量表，其截断值将纤维化划分为正常、F3和F4三级。b.使用原子力显微镜激活成纤维细胞的已知硬度条件（详见参考文献[4]）。c.在各种病理条件下，最终导致肝纤维化的已知人类LS值[45]

六、机械感应原理：血管和细胞中压力感应的经验

重力、血流动力学应力及运动在组织形成过程中发挥着重要作用，人们在这些方向上已研究多年[36]。但是尚未明确细胞是如何将这些机械信号转化为化学应答的。Ingber在1997年提出了一个模型，假设细胞本身能够对通过细胞表面受体传递的机械应力立即做出反应，这些受体将细胞骨架物理耦合到细胞外基质（如整合素）或其他细胞（钙黏着蛋白、选择素、CAM）。许多信号传导分子通过细胞与生长因子和细胞外基质的结合而激活。这些分子与黏着复合物内的细胞骨架支架相关。因此，机械信号可能与环境中其他信号整合，并通过支架几何学或分子力学中的力依赖性变化转化为生化反应。在肝脏及其他组织中，肌成纤维细胞被认为是主要的基质生成细胞。事实上，除肝星状细胞外，大量的细胞在活化时也能转化为该表型，包括软骨细胞、成骨细胞、平滑肌细胞、周细胞、纤维细胞或经过上皮–间充质转化的上皮细胞。如上所述，平滑肌肌动蛋白α亚型的新表达可用作活化肌成纤维细胞的标志物。

细胞–基质间的相互作用是一个重要概念，如黏着斑。细胞肌动蛋白–肌球蛋白细胞骨架通过位于黏着斑内的整合素附着对细胞外基质蛋白施加张力，将细胞的肌动蛋白细胞骨架和质膜连接至细胞外基质（图54.6a）。黏着斑随着张力变化而增长，并能改变蛋白质组成和动力学[37-38]。在细胞黏附至细胞外基质的过程中，通过黏着斑的机械感应可以由踝蛋白（一种结合细胞外基质的整合素受体和肌动蛋白细胞骨架间的连接蛋白）介导（图54.6a）。作为对张力增加的反应，黏着斑蛋白可与踝蛋白结合，从而产生力和方向依赖性的局灶性黏附增强[39]。另一个例子是通过潜伏期相关肽（latency associated peptide，LAP）复合物的机械感应（图54.6b），因此机械张力可直接导致细胞外基质的LAP复合物中储存的TGF-β被活化。通过整合素附着，细胞能够对LAP施加张力。在柔软环境中，它会随着张力变化而变形，复合物保持完整。然而，如果基质坚硬，对细胞所产生张力的抵抗会导致LAP变形，并伴随活化TGF-β的释放[40-41]。第三个例子是感知质膜张力变化的机械敏感离子通道（图54.6c），其可由肌动蛋白网络调节[39]。机械力被认为是通过诱导构象转换来把控离子通道，其可导致孔打开及离子流动。

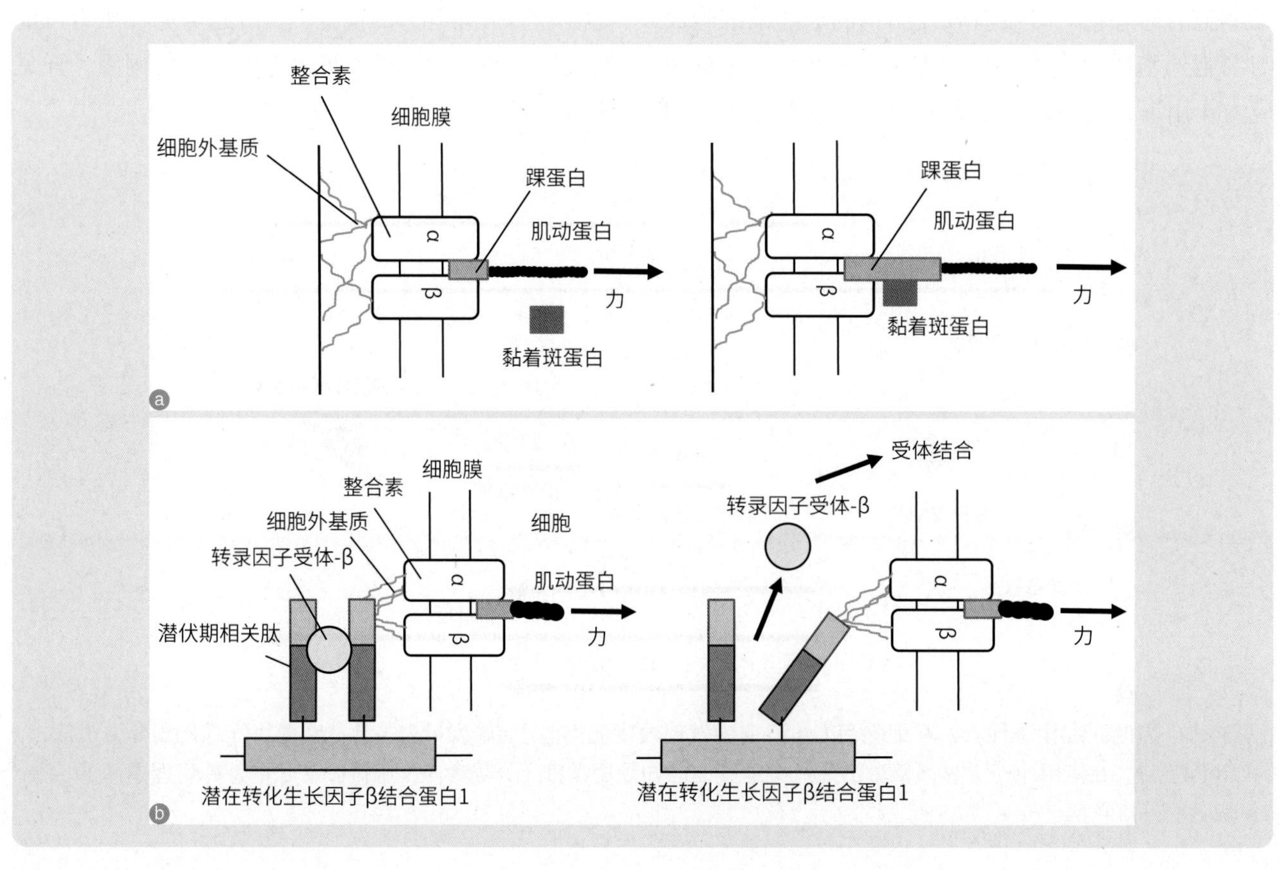

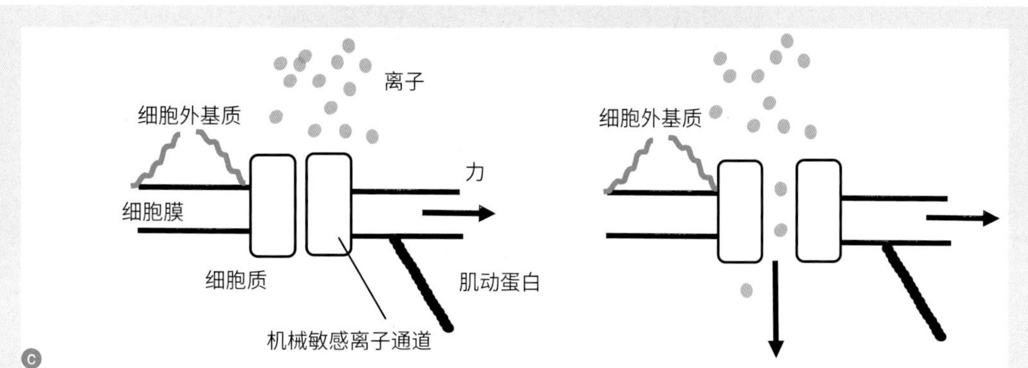

图54.6　机械感应的分子实例。这些已经建立的机制都有助于通过细胞间或细胞外基质-细胞牵拉力感应肝窦压力，最终导致基质沉积来耐受压力，包括肝星状细胞和成纤维细胞在内的许多细胞具有触觉特性，并且能够感知压力调节的组织硬度。a.在细胞黏附至细胞外基质的过程中，通过黏着斑进行机械感应，例如，牵拉力释放了踝蛋白的隐藏结合端，踝蛋白是细胞外基质结合整合素受体和肌动蛋白细胞骨架之间的连接蛋白，作为对张力增加的反应，黏着斑蛋白可与踝蛋白结合，从而产生依赖于力和方向的黏附增强。b.通过潜在TGF-β活化进行牵拉感应和促纤维生成反应，与LAP中特定RGD位点结合的整合素将细胞内的力传递给LTBP1、TGF-β和LAP组成的潜在TGF-β复合物，例如，在压力诱导牵拉力的情况下，RGD连接的细胞外基质将拉走LAP，这种构象变化将释放TGF-β。c.通过机械敏感离子通道进行牵拉感应，机械敏感离子通道感知质膜张力变化的过程可由肌动蛋白网络调节，机械力被认为是通过诱导构象转换来把控离子通道，其可导致孔打开及离子流动

人们从血管生物学中获得了关于机械和压力介导信号通路和感应的许多经验[3, 6, 42-44]。同样有趣且值得注意的是，机械诱导的基因表达谱包括低氧调节基因，如HIF1α[6]。这可能进一步暗示了压力变化总是与氧气含量变化有关，例如，血管阻力增大后血管压力增加，随后氧气含量下降。在血流完全阻塞的极端情况下，压力会最大化，而氧气会迅速减少。图54.7描绘了肝脏中肝窦压力与LS诱导的机械感应的潜在参与通路。对这些问题应在今后的研究中加以解决。

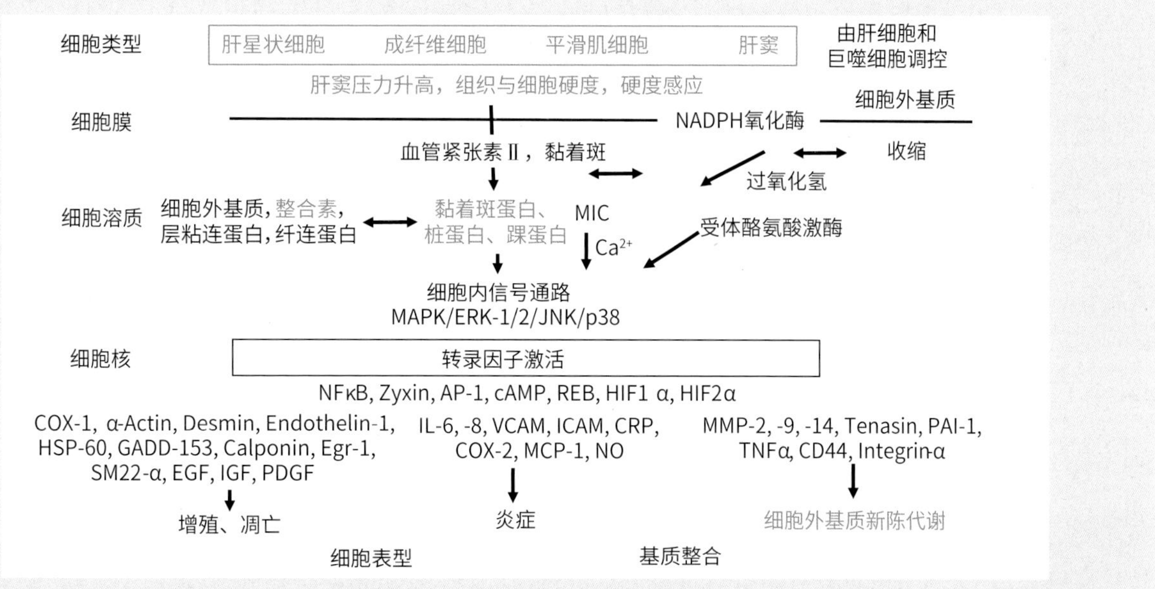

图54.7　由肝窦压力诱导的潜在通路最终导致肝纤维化。AP-1为激活蛋白-1、CAT为过氧化氢酶、Egr-1为早期生长反应基因-1、ERK-1/2为细胞外信号调节激酶1/2、FAK为黏着斑激酶、GADD-153为生长停滞和DNA损伤诱导基因153、c-JunN为端激酶、HSP-60为热休克蛋白-60、MCA为单核细胞趋化抗原、MIC为机械敏感性离子通道、NO为一氧化氮、PCNA为增殖细胞核抗原、REB为反应元件结合蛋白，SGK为血清糖皮质激素诱导的蛋白激酶（丝氨酸/苏氨酸蛋白激酶）、SM22-α为平滑肌细胞特异性蛋白、TGF-β为转化生长因子β、THA-2为血栓素合成酶A2、TNF-α为肿瘤坏死因子-α

参考文献

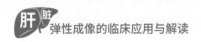

第五十五章

硬度与肝细胞体外功能

Srivatsan Kidambi

一、前言

肝脏损坏是肝脏损伤或疾病（如慢性丙型肝炎病毒感染、酗酒和非酒精性脂肪性肝炎）造成的，在全球范围内非常普遍，给患者带来了巨大经济负担[1-2]。多种肝病均可导致肝纤维化，其原因是细胞外基质的产生和吸收与肝脏微环境（liver microenvironment，LME）重建的失衡。肝病导致的最早肝脏微环境改变是对细胞外基质重塑的反应，其导致细胞外基质蛋白积累和肝脏硬度增加。此外，基质产生和降解的平衡被破坏，对肝功能造成有害影响。在临床上，硬度测量值被认为是监测肝病分期、诊断、新药临床结果及生存相关因素的最佳指标。此外，有临床研究表明，肝脏硬度增加为形成细胞异型增生提供了有利环境，是肝功能障碍的关键特征，而肝功能障碍可导致肝硬化和肝细胞癌[3-5]。

无创弹性成像技术和对整个肝脏的直接流变学测量已证实，随着纤维化进展，肝脏硬度会增加[6-9]。临床研究显示，正常、早期和晚期肝纤维化的肝脏硬度分别是<6 kPa、6～12.5 kPa和12.5～75 kPa（图55.1，文后彩图55.1）[10-11]。更多细节详见本书其他部分，即第四部分“肝脏硬度的重要（病理）生理混杂因素”。在人体和大鼠中的研究均表明，肝脏硬度增加与纤维化进展有关[12-14]。在慢性丙型肝炎患者中进行的几项磁共振弹性成像研究表明，F0期（未检测到的纤维化）的肝脏比未感染患者的肝脏硬度更高；相似地，在四氯化碳诱导肝损伤的大鼠中，肝脏硬度的增加要早于纤维化[8]。虽然已有这些数据，但是我们尚未完全了解肝脏硬度变化影响肝细胞（包括肝实质细胞）的机械因素。

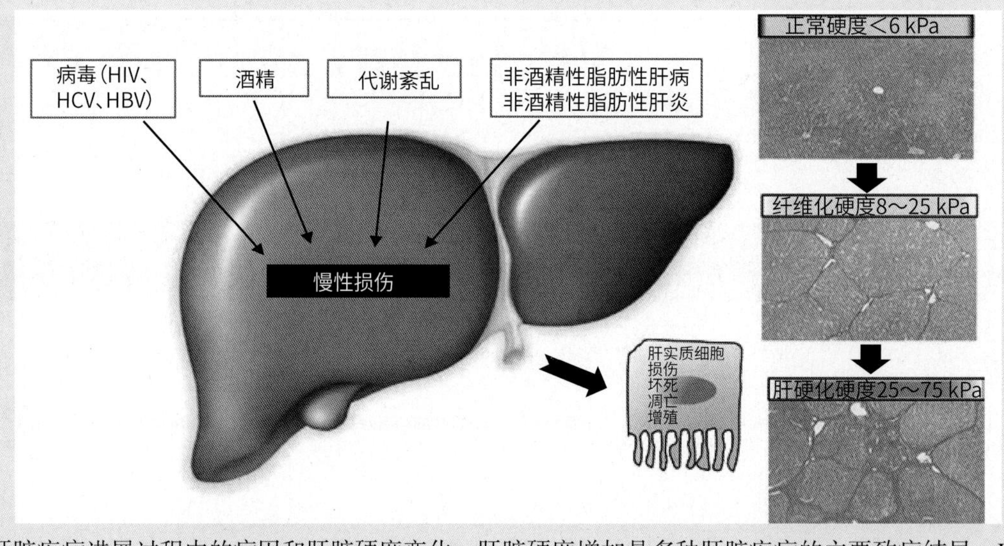

图55.1 肝脏疾病进展过程中的病因和肝脏硬度变化。肝脏硬度增加是多种肝脏疾病的主要致病结局。HBV和HCV感染、酒精摄入不当与代谢紊乱引起的慢性肝损伤会导致肝脏硬度逐渐和急剧增加，导致更严重的肝实质细胞损坏、坏死、凋亡和增殖。肝实质细胞氧化应激状态的恢复会导致肝纤维化和肝硬化，这可能导致肝细胞癌

二、肝实质细胞是肝实质与肝功能的关键角色

肝脏是人体内最大的实质器官，约占成人体重的3%，被认为是能够完成维持体内稳态所需的数百项重要功能的代谢中心[15]。肝脏的功能可分为合成、储存、解毒和代谢四类[16]。肝脏代谢高度活跃，其耗氧量约占总耗氧量的30%。肝脏的主要功能包括生成胆汁、调节血糖、解毒异物物质、维持血清渗透压、清理氮、合成和分解脂质及调节凝血[17]。肝脏是一个复杂的器官，由至少7种不同类型的细胞组成，即肝实质细胞、肝窦内皮细胞、树突状细胞、Kupffer细胞、星状细胞、胆管上皮细胞和多种淋巴细胞。这些细胞经过精确组织，从而实现最大功能稳定性。肝实质细胞组成的肝实质占肝组织质量的大部分（约85%），执行肝脏的几个关键功能。肝实质细胞执行肝脏的大部分新陈代谢和合成功能。它们合成血浆中的大多数循环蛋白，如白蛋白、蛋白酶抑制剂、凝血因子和炎症复合体[18]。肝实质细胞也代谢生物分子，如胆固醇、血红

素、甘油三酯、维生素、葡萄糖和胆红素，以实现体内稳态[18]。肝实质细胞呈多边形，是较大的多核细胞（大小约20 μm），通过紧密连接和桥粒等黏附复合体与邻近的肝实质细胞相连[15]。这些细胞具有不同极性，除在细胞表面受体、载体蛋白和泵有明显标记以外，其面对Disse间隙的细胞层表面有微绒毛延伸，这使其表面积最大化，从而运输来自管腔的分子。由于肝实质细胞高代谢的特征，它们含有高密度的细胞内“机械”，如线粒体、过氧化物酶体、溶酶体和内质网。在健康肝脏中，肝实质细胞具有优越的增殖能力，可使肝脏在可控压力下再生。除复杂功能外，肝实质细胞复制能力的维持高度依赖于对复杂肝脏微环境组成部分的维护，如机械应力、细胞-细胞相互作用和细胞-细胞外基质相互作用。因此，从肝脏分离并与自然环境隔绝的原代肝细胞会严重丧失功能，其增殖能力也会完全丧失。

三、正常与病变肝脏中的肝脏微环境

肝脏微环境对维持组织功能必不可少。构成肝脏微环境的各种成分包括实质细胞、非实质细胞、空间组织的异质细胞群体、肝脏特有的细胞外基质、可溶性因子、氧梯度和多种机械因素[19-22]。许多研究者已对肝脏微环境的各个方面进行了研究，并将研究结果应用于建立体外肝脏模型。Uygun等使用肝脱细胞基质的衍生物来体现细胞外基质的化学成分在长期维持肝细胞功能方面的重要性[23]。Kidambi等认为在高氧条件下，可在体外调节肝实质细胞功能的稳定性。类似地，Wong等的一项研究表明，形成紧密细胞-细胞连接的肝实质细胞之间的自分泌信号传导对维持其体外合成功能必不可少[24]。对肝实质细胞与星状细胞、成纤维细胞与内皮细胞的多项共培养研究表明，旁分泌信号传导在延长肝实质细胞健康状态方面同样重要[21, 25-27]。有趣的是，肝脏微环境在出现纤维化等肝脏病理状况时会发生剧烈变化。

四、肝纤维化

肝纤维化是肝脏对病毒感染、自身免疫性疾病、代谢紊乱或酗酒等慢性应激源做出的持续性伤口愈合反应[28]。在肝纤维化期间，星状细胞和其他肝细胞为促纤维化表型，主要导致：①形成瘢痕组织的细胞外基质分子过度产生；②炎症反应增加；③实质功能丧失[29]。肝纤维化是否可逆取决于应激源的性质和严重程度，不可逆转的纤维化可引起致命结局，如肝硬化、肾功能衰竭和肝细胞癌[30]。肝纤维化干预面临的最大挑战有：①缺乏无创生物标志物；②缺乏对肝纤维化可逆性机制的研究；③缺乏有效的抗纤维化治疗。

肝功能健康状态的维持和肝纤维化的进展速度都受到肝脏微环境的复合因子调节。研究人员认为，健康肝脏环境恢复与否将决定抗纤维化治疗能否成功。明确这些独立的肝脏特异性因素（如机械硬度）对不同类型肝细胞的作用，对于实现以下目的所需的系统性自下而上方法至关重要：进行功能组织工程和创建生理学相关疾病模型。肝脏微环境研究中的一个大漏洞在于，大多数此类研究把重点放在如何维持肝细胞功能上，而硬度与肝实质细胞功能障碍的关联有限。

五、机械环境在肝功能与肝纤维化中的作用

组织的发育和功能由微环境的几个机械要素驱动，如剪切应力、压缩力、表面张力、牵引力和渗透压[31]。就肝脏而言，基质弹性（硬度）是与肝脏健康和疾病状态相关的一个特别重要的方面。过去十年来，临床医师经常使用直接且无创的弹性成像技术来确定肝脏硬度，以此作为诊断肝纤维化及其严重程度的指标[9, 32-34]。构成组织的细胞具有黏弹性，锚定依赖性让这些细胞必须黏附于邻近细胞和基质才能调节增殖、凋亡、分化及应激反应等事件[35-37]。细胞通过黏着斑和细胞骨架介导途径能感受到黏附所产生的短程作用力[38]。有研究表明，整合素（一类存在于细胞表面的异源二聚体受体）可调节细胞与细胞外基质的锚定，是细胞主要的机械性传感器。整合素和细胞骨架分子之间的双向信号可调节细胞表型的变化[39-40]。

若肝脏出现病理性改变（如肝纤维化），肝脏硬度可能会急剧增加[28]。肝纤维化被认为等同于细胞外基质无法正常运作和维持。肝脏硬度的增加可归因于细胞外基质的变化。这种变化既通过大量细

胞外基质成分的沉积（如Ⅰ型胶原和蛋白聚糖），也通过翻译后修饰和交联蛋白对现有成分的修饰[41-42]。有研究表明，黏附细胞可以感觉到机械变化，但伴随肝纤维化的机械变化对肝实质细胞的影响尚未得到很好的证实。

六、力学生物学对肝实质细胞功能的意义

由于肝星状细胞在肝纤维化进展中非常重要，大多数肝脏的机械力转导研究都集中在肝星状细胞上[43-44]。肝纤维化的最新研究进展表明，肝实质细胞和其他非实质细胞在肝脏疾病的进展中也至关重要。Zeisberg等展示了在CCl4诱导的肝纤维化动物模型中，肝实质细胞上皮细胞向间充质细胞的转变导致激活的成纤维细胞积累[45]。相似地，一项研究表明，受到不同机械硬度时，肝细胞癌对化疗药物的抗药性存在差异[46]。这些研究表明，确定肝细胞机械敏感性本质对于更好地了解触发调节肝纤维化的各种机制至关重要。

从另一个角度来看，对机械微环境的考量对提高体外肝组织模型的功能同样重要。通过模仿健康肝脏的机械特性，我们可以实现更好的肝毒性筛查、生物人工肝建造和细胞群扩大，从而进行细胞治疗的研究[47-48]。为达成这些目的所使用的常规体外模型是在聚苯乙烯培养皿中培养的肝实质细胞，这种培养皿的弹性模量为几千兆帕斯卡，而细胞暴露于这种在生理学上无意义的硬度下，其功能会有所下降。一种能够重现生理和病理状况的肝脏机械硬度体外模型，将在推进肝脏力学生物学领域发展、在体外模拟肝纤维化表型，以及阐明硬度在肝实质细胞表型调节中的作用等方面颇具价值。

七、需要生物工程体外肝脏模型

尽管通过动物模型获取的几个重要生理参数准确无误，但在疾病进展的不同阶段获取生理和病理肝脏硬度的动态变化具有挑战性。有效的体外肝脏模型可替代动物模型，是一种简化的研究工具，有助于建立对肝脏微环境调节的基本认识。此外，体外模型提供了利用人类细胞/组织进行研究的机会，极大提高了模型的生理学相关性。由于啮齿动物和人类在临床前阶段的生物学差异，很大一部分新药在临床试验阶段失败率高，而使用体外肝脏模型进行临床前药物筛选，则可能减少失败[49]。在制药行业与科研中，最常见肝脏体外模型是利用单层培养体系培养的原代肝细胞或肝细胞系（HepG2或Huh7）[50-51]。这些模型通常用于研究肝脏新陈代谢或筛选药物，但它们存在严重局限性，表现为表型漂移和功能丧失[52]。目前亟须利用先进的工程技术模拟肝脏重要的微环境元素，从而建立有效的肝脏体外模型。

八、重建肝脏硬度的体外底物

体外工具在力学生物学研究进步中起到了重要作用。很大一部分体外研究是使用基于蛋白质的底物来调节硬度[53-54]。人们已对细胞外基质对肝实质细胞分化功能的影响进行了广泛研究。通常情况下，可通过在基质上涂覆单一细胞外基质蛋白（通常是胶原蛋白）来提高肝实质细胞的附着效率；然而，在大多数情况下，肝实质细胞扩散增加的同时，其也会导致肝脏特异性功能的丧失[55]。呈现不同成分和拓扑的细胞外基质可以稳定肝实质细胞的形态和一部分表型功能，例如，有研究证明，在生物基质上培养肝实质细胞时，与单层型胶原相比，一种从肝脏中提取的复合型细胞外基质成分可改善肝实质细胞功能[55-56]。夹在两层胶原蛋白之间时，胶原蛋白硬度与肝脏生理硬度相当，各种种类的肝实质细胞维持立方状，分泌白蛋白，并合成尿素（氮代谢的标志物）[57]。利用夹心培养法培养大鼠肝实质细胞，白蛋白以高速率分泌达40天，细胞色素P450的诱导效率有所提高，并形成一个连续的网结状胆小管网络，表现出极性[52]。使用生物底物实现硬度调节的缺点是其缺乏物理特征的可重复性，成本效益低，最重要的是，生物底物存在化学和拓扑结构的变化，这是研究中不希望看到的[27]。也有研究表明，在纤维化过程中，肝脏会经历剪切应力后软化和压缩后硬化，而胶原凝胶在剪切应力和压缩作用下则表现出相反的现象[58]。在我们所掌握的用于硬度建模的合成材料中，聚丙烯酰胺凝胶一直是一个受欢迎的选择，因为其硬度在生理硬度范围内可调[59-61]。聚丙烯酰胺凝胶的局限性在于，未聚合的丙烯酰胺可能存在毒性，且很难做到表面作用的均一化[62]。透明质酸（HA）凝胶亦可用于硬度

研究，其可通过交联法改变凝胶浓度，从而改变凝胶硬度。透明质酸水凝胶含有肝细胞外基质，透明质酸在医学研究上应用广泛，被用来研究人肝实质细胞的形态[54, 63]。就像透明质酸水凝胶一样，聚乙烯醇缩乙醛水凝胶也被用来研究硬度对肝实质细胞的影响[64]。聚二甲基硅氧烷已成为研究生物组织力学性能的一种新型合成底物。聚二甲基硅氧烷是一种具有生物惰性的多功能无机硅材料，广泛应用于微/纳米制造技术[65-66]。通常，硬度在聚二甲基硅氧烷底物中是通过改变交联剂与Sylgard 184中弹性体的比例来实现的。但这样做的缺点是，尚不能确定非交联剂聚二甲基硅氧烷引起的细胞毒性[67]。我们开发了一种具有吸引力的硬度调节替代方法，并研发了一种用于原代肝细胞附着的无蛋白底物，从而有助于探究硬度作为独立参数对肝实质细胞功能的影响。在此，我们利用不同重量比的Sylgard 184和Sylgard 527来制作不同硬度底物，并在聚二甲基硅氧烷上集成了一种基于聚合物的界面，以克服其疏水性和抗细胞特性，并推动基于细胞的研究（图55.2，文后彩图55.2）[51, 68-70]。

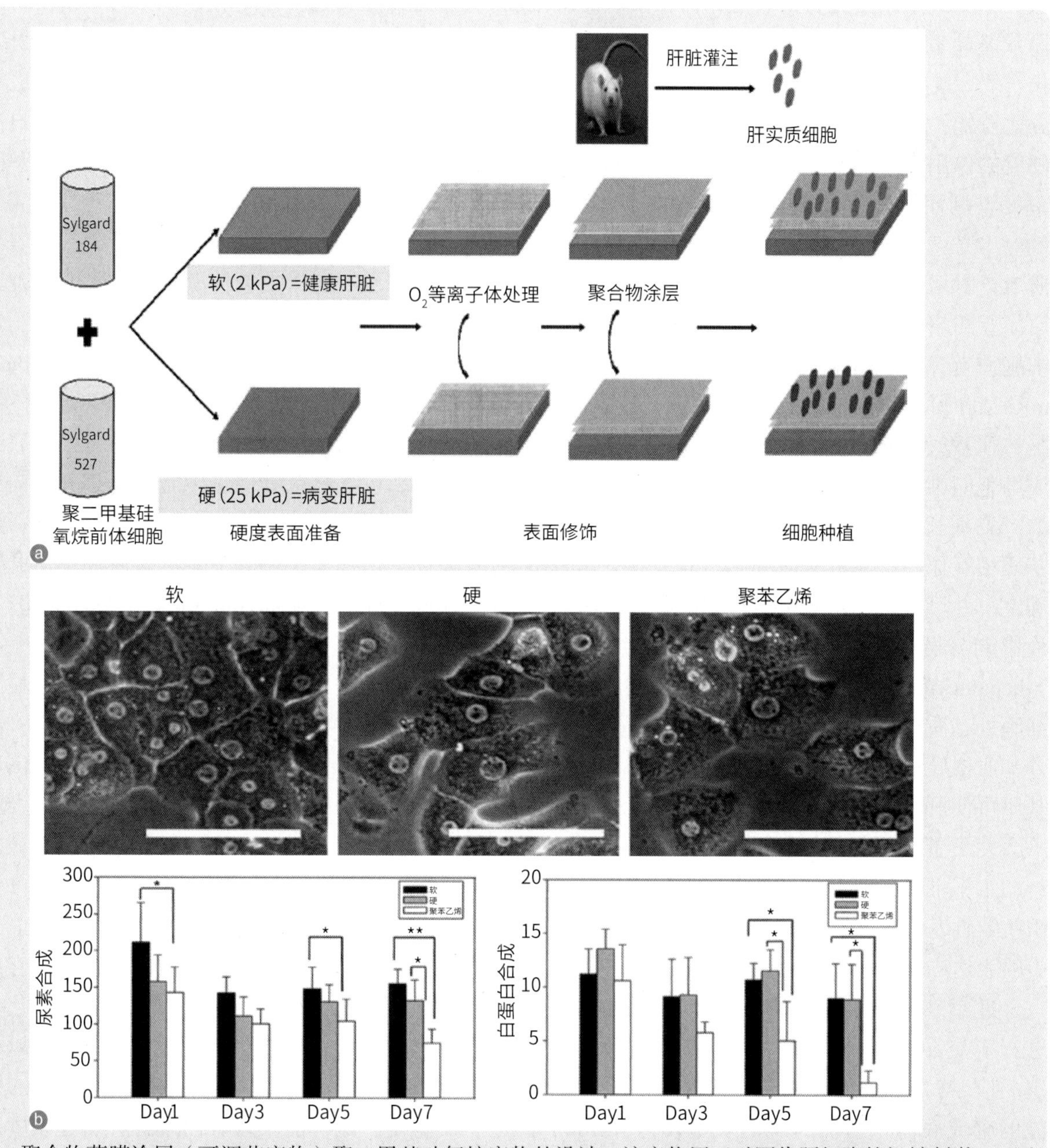

图55.2　a.聚合物薄膜涂层（可调节底物）聚二甲基硅氧烷底物的设计，该底物用于对原代肝细胞的机械刺激。b.原代肝细胞在软、硬和TCPS底物上的相位对比图像；测定原代肝细胞在软、硬和TCPS底物上尿素的合成；用ELISA法测定原代肝细胞在软、硬和TCPS底物上白蛋白的合成

九、硬度与肝细胞的体外培养

肝细胞的体外培养可在有限时间内表现出多种肝功能。作为对非特异性终点研究的补充，研究肝功能标志物（如尿素和白蛋白）的丢失，可评估外部刺激对细胞行为的影响。在基质硬度对肝细胞生物学作用的研究中，肝实质细胞在软支持物上保持分化（仍具备功能性），而在硬支持物上去分化（功能丧失）[71-73]。研究还表明，在坚硬的胶原单体薄膜上培养肝实质细胞时，肝实质细胞会扩散、增殖或采用去分化的表型，而在柔软的纤维胶原或基质胶上，肝实质细胞仍保持分化并停止生长[74-75]。这些研究的主要目的是放大肝实质细胞的分化功能，以便将其用于药物筛选和毒性研究，但硬度的作用尚未得到详细研究。此外，不依赖配体密度，利用生物智能材料来研究机械因素的独立效应本身就很困难。越来越多的证据表明，不同基质成分对培养肝实质细胞具有不同影响。在Ⅰ型胶原涂层的培养皿中培养分离的成熟肝实质细胞时，细胞看起来像一个扁平的单层，且肝功能特异性mRNA和蛋白质表达水平低。与之形成鲜明对比的是，在基底膜模型凝胶上培养肝实质细胞时，肝实质细胞能维持正常的极性和结构，肝脏特异性基因的产物在长时间培养中也能继续分泌[76-77]。细胞–基质相互作用影响肝实质细胞培养中其分化表型的确定，并可在长期培养中维持肝脏特有的功能，这种影响与肝脏富集转录因子［包括肝细胞核因子（hepatocyte nuclear factor，HNF）］的上调有关。细胞外基质诱导的肝脏特异性基因上调是通过细胞外基质诱导HNF-4α和HNF-1调节实现的。胶原凝胶基质可使肝细胞系H2.35中HNF-3α的水平上升，但不会使负责肝脏特异性基因转录的NHF-3β和NHF-3γ的水平上升。细胞外基质还能够调节HNF-4和组织特异性基因在胎儿肝实质细胞和成人肝实质细胞中的表达[78-79]。

近年来，人们对底物硬度与细胞功能的关系进行了更多研究，如黏附、迁移、细胞分化和增殖[13, 51, 61, 80-82]。已有研究探索了使用不同机械性能的合成底物来检测肝脏的表型表达。Chen等证明，在不同弹性模量的聚电解质多层膜上培养的原代肝细胞中，白蛋白产量会随着膜硬度的增加而减少[83]。Semler等使用带有细胞黏附配体的改良聚丙烯酰胺凝胶，研究了分级机械顺应性对原代肝细胞功能的影响，并证明了水凝胶顺应性的增加会导致白蛋白分泌增加[84]。You等利用基于肝素的水凝胶，研究了不同硬度对原代肝细胞功能的影响[54]。该研究表明，在较软肝素凝胶（10 kPa）上培养的肝实质细胞在5天后合成的白蛋白水平是在较硬肝素凝胶（110 kPa）上的5倍。

此外，有研究证实，根据肝脏标志物（白蛋白和E–钙黏着蛋白）所示，较软凝胶使肝脏表型能够更好地得到维持，表明底物机械性能对肝实质细胞功能的重要性。Xia等使用RNA-Seq技术研究了在软、中等硬度、硬和塑料底物上培养的肝实质细胞的转录组[64]。该研究RNA-Seq结果显示，与软底物相比，在中等硬度底物上上调的基因有1131个，下调的基因有2534个；在硬底物上上调的基因有1370个，下调的基因有2677个。进一步分析表明，基因表达差异主要与肌动蛋白细胞骨架、黏着斑、紧密连接、黏着连接的调控及抗原的加工处理和提呈有关。在另一项研究中，研究者使用了与正常肝组织（4.5 kPa）、早期纤维化肝组织（19 kPa）和晚期纤维化肝组织（37 kPa）硬度相对应的3种硬度水平[85]。该研究表明，肝实质细胞骨架受底物硬度的影响，软底物能够促进细胞的迁移和方向性。整合素–β1和β–连环素在细胞膜上的表达分别随着底物硬度的增加而上调和下调。该研究提示肝实质细胞对底物硬度及细胞Young模量、整合素–β1和β–连环素通路动态平衡之间的潜在关系非常敏感。Chang等指出，达到纤维化水平的基质硬度会显著抑制肝实质细胞的特异性功能，该抑制作用有一部分是通过由Rho/Rho相关蛋白激酶通路介导的HNF-4α转录调控网络抑制实现的[80]。达到纤维化程度的基质硬度通过黏着斑激酶激活原代肝细胞的机械力转导。此外，阻断Rho/Rho相关蛋白激酶通路可让在硬基质上培养的肝实质细胞进行HNF-4α表达。然而，这些实验是使用聚丙烯酰胺凝胶进行的，它几乎没有什么限制：①细胞黏附必须使用刺激性化学物质进行蛋白质的共价交联；②蛋白质结构是以不同硬度调节的[86-88]；③较软的聚丙烯酰胺凝胶的弹性折痕不稳定，这可能导致表面干扰，引起硬度之外的非特定细胞行为[89]。

Kidambi等指出，硬度阻碍了肝脏尿素和白蛋白的产生，以及药物转运体基因、上皮细胞表型标志物和肝细胞核因子4α（HNF4α）的表达（图55.2）[26, 51]。研究者观察到，与硬底物和TCPS相比，在软底物上培养的肝实质细胞表现出更多的分化和功能表型且持续时间更长。软底物上的肝实质细胞也表现出较高的尿素和白蛋白合成能力。细胞色素P450活性是肝实质细胞的另一个重要标志物，细胞色素P450活性对底物硬度依赖性强。在培养的第7天，软底物上的肝实质细胞比在TCPS上培养的肝实质细胞的细胞色素P450活性高2.7倍。最近，Kidambi等进一步观察到，硬度的增加可导致关键药物转运体基因（*NTCP*、*UGT1A1*和*GSTM-2*）下调。此外，他们还观察到，在软底物上培养的上皮细胞表型维持更好，这表现为肝细胞核因子4α、细胞角蛋白18和连接蛋白32的高表达。研究还表明，在类似非酒精性脂肪性肝病硬度条件下培养的肝实质细胞表现出：①可诱导脂肪合成基因，氧化基因表达、线粒体呼吸和糖酵解能力降低；②ROS生成增加；③线粒体融合过程和动力学中断。此外，与健康肝脏硬度相比，在类似非酒精性脂肪性肝病硬度条件下培养的肝实质细胞的氧化型谷胱甘肽和还原型谷胱甘肽显著增加（图55.3）[90]。从脂肪肝大鼠中分离出的肝实质细胞也观察到类似作用，表明这种作用与生理状况有关。Ganesan等指出，与模拟健康肝脏的底物（2.5 kPa–软）相比，在模拟纤维化硬度的底物（25 kPa–硬）上培养的原代肝细胞中，HIV和HCV单一和联合感染的病毒载量更高。此外，较硬基质中病毒感染引起的肝实质细胞凋亡率明显高于较软基质。该研究的结论是，基质硬度增加不仅是肝脏炎症/纤维化的结果，也是进一步加速肝纤维化进展的条件。这些研究提出了一种合理机制，即硬度增加通过调节肝实质细胞功能而导致肝衰竭。这些结果表明，底物硬度在调节肝实质细胞行为中起着重要作用。理解硬度对肝细胞生物学的影响将提供能揭示细微差别的更多数据，从而有助于肝病治疗药物的研发。

十、结论与未来研究方向

尽管在硬度对肝功能影响的研究中，改进体外模型仍然面临着许多挑战，但在深入了解必要的成分方面已取得实质性进展。高效的体外系统能够模拟生理和病理状况下的肝脏硬度，对该领域的研究离不开多学科的贡献，包括再生医学、发育生物学、移植医学和生物工程学，特别地，支架材料化学技术、高通量平台和微/纳米技术等新技术，为研究肝脏微环境（包括肝脏功能硬度）的关键作用及后期建立具有临床效果的结构复杂肝脏系统提供了工具。尽管取得了这些进展，但想要填补知识空白则仍需在以下方向进行研究：①在不需要任何生化或蛋白质干预的条件下，能够模拟不同压力条件的可调节机械技术；②更好地了解硬度对肝实质细胞在不同阶段代谢变化的影响；③剖析硬度在推动肝实质细胞介导的星状细胞激活中的作用；④利用高通量法研究硬度对肝实质细胞–非实质细胞通讯的影响。理解肝纤维化过程中基质硬度增加对肝实质细胞功能的影响，将有助于更深入地了解基质硬度在疾病进展和肝衰竭中的作用。鉴于硬度变化调节细胞功能的过程无须生化信号，在体外研究硬度并了解其对肝实质细胞功能的影响，对于开发新的肝纤维化和肝衰竭的干预措施至关重要。总之，所有这些研究都表明硬度的合理作用：调节肝实质细胞功能并引起代谢失调。理解硬度对肝细胞生物学的影响，将提供能揭示细微差别的更多数据，从而有助于肝病治疗药物的研发。

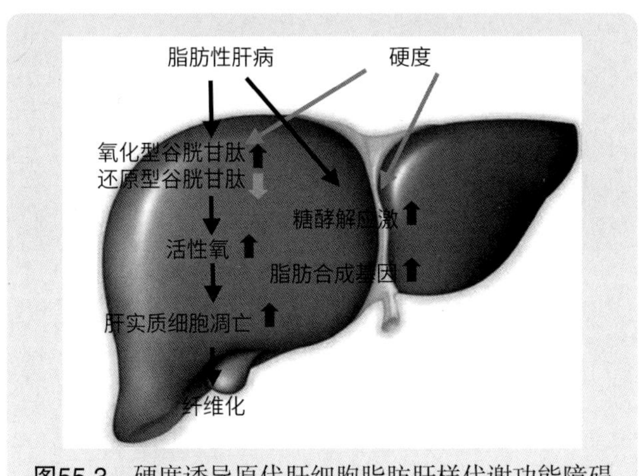

图55.3　硬度诱导原代肝细胞脂肪肝样代谢功能障碍

参考文献

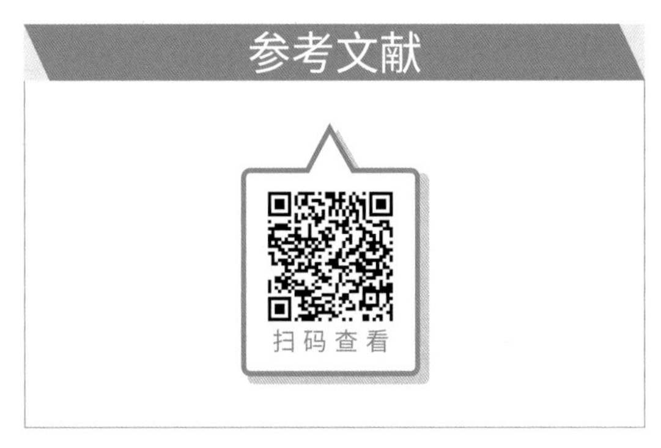

第五十六章

肝脏力学与细胞层面的促纤维化反应

Rebecca G.Wells

一、肝星状细胞与其他肝脏细胞具有机械敏感性

在现代，人们于20年前开始认识到机械因素对细胞表型的影响。Pelham和Wang发表的一篇开创性论文指出，在软（而非硬）聚丙烯酰胺水凝胶上培养上皮细胞和成纤维细胞时，细胞分布更分散，迁移更少，动态黏着斑增加[1]。其他科研人员则致力于对水凝胶法进行系统验证，揭示力学[2]（通常会联合可溶性因子）在决定多种类型细胞（包括间充质干细胞）行为方面的关键作用[2-4]。

这些概念被证明适用于一般的肌成纤维细胞，特别是肝星状细胞和门静脉成纤维细胞衍生的肝脏肌成纤维细胞[5]。这两种类型肝细胞均可在硬（而非软）水凝胶上激活肌成纤维细胞纤维化进程（图56.1，文后彩图56.1）；中等硬度则导致中间表型，所有表型在几周内都具有稳定性，这表明机械感应是一个持续的活跃过程[6-7]。其他研究者也使用了类似的聚丙烯酰胺水凝胶系统，发现硬度与星状细胞产生的MMP-9和TIMP-1呈负相关，这被认为是纤维化持续存在的原因[8]。虽然在聚丙烯酰胺水凝胶上的门静脉成纤维细胞对转化生长因子-β（TGF-β）有更多的要求，但这恰恰凸显可溶性因子和机械因素在调节细胞表型中的协同作用，但TGF-β无法满足在坚硬环境下激活肝细胞的需求[6]。

肝星状细胞的激活具有硬度依赖性，这一点已得到可调节机械力的其他培养系统证实，包括可调节硬度的甲基丙烯酸透明质酸凝胶。这些研究表明，培养中新分离的星状细胞在分离后需要一段时间作为恢复期，但随后其在激活状态会迅速适应凝胶硬度，即虽然在凝胶柔软时细胞维持静止状态，但在凝胶变硬后的一天内，细胞会经历肌成纤维细胞的激活[9-10]。

体内的星状细胞也需要一个坚硬的环境来激活肌成纤维细胞。在四氯化碳诱导大鼠肝损伤的模型中，肝脏在损伤早期变硬，这比出现显著基质沉积的时间要早。值得注意的是，在损伤后不久，赖氨酰氧化酶家族中蛋白质介导的共价交联开始增加[11]，并且赖氨酰氧化酶抑制剂削弱了硬度增加的程度及第一波肌成纤维细胞的激活，这提示胶原交联要先于纤维化，从而引起了驱动肌成纤维细胞激活的机械变化[12]。事实上，在体外增加共价交联可以增加胶原硬度，而不依赖胶原浓度[13]。在肺纤维化模型中，肺肌成纤维细胞同样依赖由胶原交联介导的硬度变化，这表明胶原的机械变化先于纤维化是一种普遍现象[14]。

肝星状细胞和门静脉成纤维细胞并不是肝脏中唯一的机械敏感细胞。机械力学对肝实质细胞的功能特别重要，当肝实质细胞暴露在纤维化硬度水平时，其功能会受到严重影响（详见第五十八章）。在2D培养中，暴露在坚硬环境中的肝实质细胞会经历快速去分化，增殖能力增强[15-16]。有一项深入的研究（使用聚丙烯酰胺水凝胶作为底物）表明，肝实质细胞需要非常柔软的底物（与正常肝脏硬度一致）来维持分化状态，评估指标包括白蛋白生成、糖原储存和HNF-4α表达[17]。纤维化硬度水平增加了

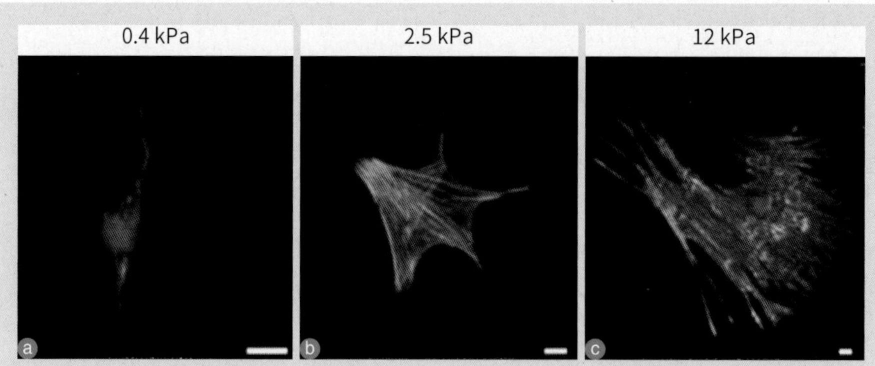

图56.1 肝星状细胞在坚硬底物上经历肌成纤维细胞活化。从大鼠体内分离出的原代肝星状细胞在剪切弹性模量值为0.4～12 kPa的胶原涂层聚丙烯酰胺水凝胶上培养7天。用抗desmin抗体（红色）、α-平滑肌肌动蛋白抗体（绿色）和细胞核标志物DAPI对细胞进行免疫染色。比例尺为10 μm

（图片来自 Olsen 等[7]）

机械转导通路的活跃度，这直接降低了HNF-4α表达并导致细胞去分化。

肝窦内皮细胞与肝实质细胞在纤维化进程中均会经历许多相同的机械变化。肝窦内皮细胞也具有机械敏感性，在较高硬度底物中进行去分化，窗孔几乎完全消失，细胞表面CD31表达与伪足小体直径增加，并会进行肌动蛋白细胞骨架的显著重组[18-19]。在纤维化中，肝窦内皮细胞参与的血管生成过程似乎也对硬度敏感[20]。双向分化的肝祖细胞是另一种肝细胞，其结局由硬度与细胞外基质的化学性质共同决定[21]。

几乎所有对细胞的研究都表明，硬度可以引起表型变化，因此虽然一些肝细胞群的机械反应可能尚未得到深入研究，但类似于机械变化对部分肝细胞的影响，纤维化中的整体机械变化可能是整个纤维化肝脏发生整体细胞功能障碍的原因。

二、肝脏中的机械转导通路

细胞通过机械转导将细胞外环境中机械信号转化为细胞内生化信号。虽然细胞外机械信号，包括流体流动、牵张、流体静压和渗透压，对损伤后的细胞再生和纤维化很重要[22]，但我们接下来所述的机械转导会引起不同程度的阻力，这是细胞对不同硬度底物施加张力的结果。

可溶性（化学）因子和机械因子的信号传递存在显著差异，其中最主要的差异是机械力有方向性，能使信号在三维空间传输，而通过可溶性信号传导产生的力则会迅速扩散，降低了信号复杂性。与可溶性信号相比，机械信号不易随传导距离增长而衰减，在弹性底物中以$1/r$函数衰减（其中r为半径）（在纤维化底物中甚至传导距离更长），而可溶性信号则以$1/r^2$函数衰减[2，23-24]。

机械转导始于细胞表面受体（主要是整合素）与细胞外基质的结合，随后是整合素聚集[25]。细胞外基质结合和聚集导致数百种蛋白质，包括黏着斑蛋白和踝蛋白，聚集到细胞膜的整合素上，形成一种对力敏感的较大动态大分子复合体，该复合体被称为黏着斑。这些复合体含有黏着斑激酶和许多src家族的激酶。它们通过一系列酪氨酸磷酸化和结合事件，将机械信号传递给肌动蛋白细胞骨架。该细胞骨架通过其C端尾部与整合素相连。肌球蛋白和Rho/Rho相关蛋白激酶通路的活性可以调节细胞骨架的收缩能力，导致力传递至细胞核[26-27]。

最重要的转录调节因子之一是HIPPO通路效应器（Yes相关蛋白）及含有PDZ结合基序的结构相似蛋白质转录共激活因子。它们进入细胞核的运动表现出机械敏感性[28-29]。Yes相关蛋白的核定位反映了肝星状细胞在体外的激活程度[9，30]，也被证明是肝星状细胞激活的关键驱动因素[31]。在小鼠四氯化碳模型中，对Yes相关蛋白的抑制可以防止体内纤维化[31]。整合素β1很可能与整合素α11为结合伙伴，通过p21激活的蛋白激酶和Yes相关蛋白传递信号来介导纤维化。在类似的小鼠模型中，这些通路中的任何成分受到抑制或失活都能消除纤维化[32]。

另一条主要的机械转导通路则通过心肌素相关转录因子-A/MAL/MLK1调控。在该通路中，心肌素相关转录因子与细胞质中的G-肌动蛋白发生机械敏感性解离，随后进入细胞核并激活血清应答因子（serum response factor，SRF）[33-34]。该通路与Yes相关蛋白通路相似，可能直接或间接地通过肝实质细胞在肝星状细胞激活中发挥作用[35-36]。

虽然细胞内信号通路不同，但是机械信号和可溶性信号可能会增强或抑制彼此[37]，例如，主要的促纤维化可溶性因子TGF-β以潜伏形式分泌，当附着在坚硬底物上时，使其激活的部分原因是对其潜伏形式施加了机械力[38-39]。另一个例子则与G蛋白偶联雌激素受体有关。该受体通过RhoA和肌球蛋白进行信号传递，减少星状细胞的机械感应和Yes相关蛋白的激活，并诱导其从肌纤维母细胞状态回归到静息状态[40]。在某些情况下，RhoA则通过肝星状细胞中的转录共激活因子p300发送机械信号[41]。未来关于星状细胞机械转导的研究需要确定已知的不同通路之间是否相互关联，以及在纤维化过程中是否存在一条普遍通路。

三、肝纤维化中细胞外基质的机械力学及其与肝细胞的关系

使用像聚丙烯酰胺这样可改变硬度的水凝胶进行研究，非常有利于拓宽我们对机械力学在细胞行为中作用的理解。但目前，人们仍然无法在体外模拟

（体内）机械力学环境的许多关键特征。特别是在纤维化中，细胞外基质并非均匀的线性弹性水凝胶（应力与应变之间的关系、弹性模量是恒定的）[17]，而是具有显著非线性弹性特征的纤维和凝胶状成分的异质混合物（因此，硬度和弹性模量随着应变的改变而产生非线性变化）。

这种异质性对细胞表型有重要影响。肝星状细胞被放置在既有柔软区域又有坚硬区域的凝胶上时，只要区域大到足以让细胞扩散（>100 μm），细胞便可根据局部硬度做出反应，即使细胞在接近边缘的位置也适用[10]。然而，为模拟微尺度力学异质性（直径小于几微米的斑块）而建立的系统提示，异质性能够影响表型，但是尚未对肝星状细胞进行此类测试[42-43]。

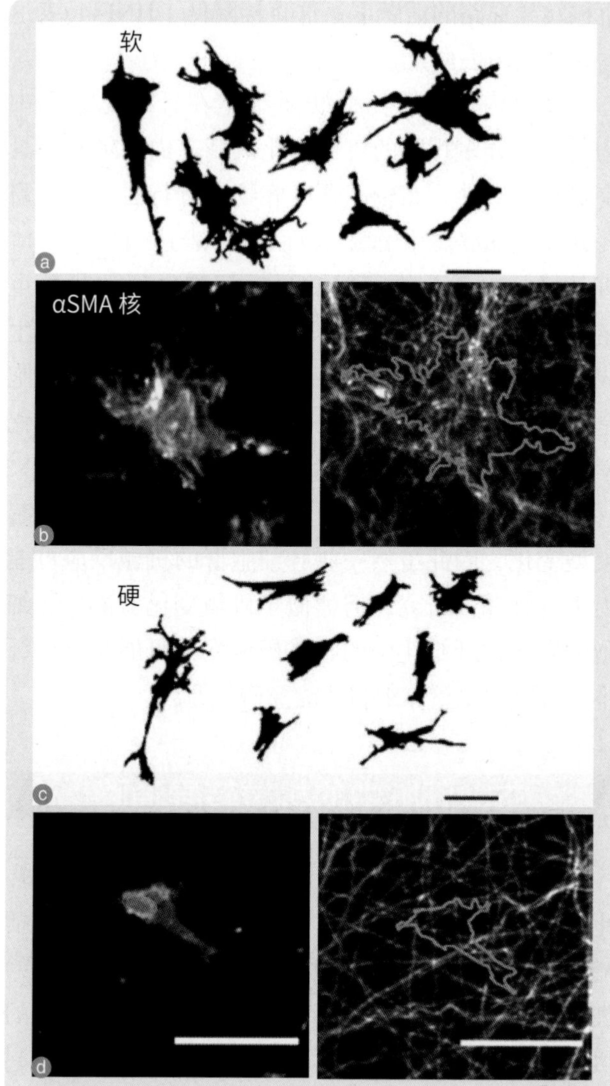

图56.2 与硬纤维相比，肝星状细胞在软纤维上表现出更强的激活状态。在不同力学属性的交联透明质酸纤维上培养大鼠原代肝星状细胞。Cellmasks染料（图a，图c）和α-平滑肌肌动蛋白免疫染色（绿色，DAPI核标记为蓝色）显示，与硬纤维（图c，图d）相比，软纤维（图a，图b）上的细胞扩散增加。纤维系统的荧光图像（图b，图d），中间的细胞用绿色线条勾勒，显示软纤维聚集增加。比例尺为50 μm

（图来自 Davidson 等[47]）

1. 交联网络与纤维网络

组织中的细胞存在于纤维网络中。纤维网络被定义为细胞外基质蛋白质的交联网，相对于纤维直径具有较大的孔径。细胞附着在纤维上，并在感受到硬度时拉动纤维，导致纤维重排（前提是纤维能够机械排列），使力能够远距离传递[24，43-44]；这是组织力学的一个重要决定因素[45]。使用合成纤维系统的实验，为使用聚丙烯酰胺和其他水凝胶识别出的柔软和坚硬基质影响细胞表型的范式增加了细微差别。一种可改变交联度、纤维硬度、纤维直径和功能作用的甲基丙烯酸葡聚糖合成纤维体系表明，软纤维上的细胞比硬纤维上的细胞扩散范围更大且增殖更多[46]，这说明在纤维体系中存在最佳硬度。透明质酸基纤维凝胶系统对肝星状细胞也显示出同样作用：软底物促进细胞扩散和激活，而硬纤维（交联更紧密且更不容易断裂）上的细胞则不能进行纤维重组，并表现出较低的激活状态（图56.2，文后彩图56.2）[47]。理论分析提示，纤维聚集可使细胞配体密度增加（用于黏着），这提供了一种方法，能够协调使用弹性底物和非线性弹性纤维底物获得的不同观察结果[48]。

肝纤维化中的纤维间隔（如桥联纤维化或肝硬化）是由排列整齐的胶原纤维网络组成。目前尚不清楚这些间隔的交联程度，以及局部星状细胞和门静脉成纤维细胞如何响应和重组纤维网络。体外研究表明，细胞可导致胶原网络的塑性（永久性）重排，使胶原纤维排列整齐且变得紧密[49]，但体内研究尚未证实星状细胞是否介导了这些变化。

2. 蛋白聚糖与糖胺聚糖

糖胺聚糖是一种长链线性多糖，蛋白聚糖（一种经糖胺聚糖修饰的蛋白质）是细胞外基质的主要组成部分，对决定细胞外基质和组织的体积起重要作用。存在胶原的情况下，胶原在肝纤维化进程中显著增加[50]，潜在的重要机械力学影响尚未得到充分研究。透明质酸、糖胺聚糖及许多蛋白聚糖与胶原结合并相互结合形成较大复合体，实验和理论研究表明这增加了胶原的膨胀度和硬度[51]。对缺乏某些蛋白聚糖的小鼠进行的多个肝纤维化研究显示，虽然不同研究结果有所差异，但可以明确的是蛋白聚糖会影响纤维化，尽管造成这种影响的机制尚不清楚，其可能是机械性，也可能是非机械性，但该领域的研究突显了基质的复杂性及其对体内细胞表型的影响[52-53]。在体外研究中，向胶原中加入光蛋白聚糖会导致肝星状细胞激活增强，但人们尚未在体内进行力学作用研究[54]。

3. 黏性

虽然大多数肝纤维化的机械力学研究都集中在决定硬度的结构特性或实现相似弹性模量的材料特性上，但细胞外基质和组织的其他机械力学特性，特别是黏度，也引起了越来越多的关注。一种能够分离弹性和黏性的新型聚丙烯酰胺底物表明，肝星状细胞对黏度高度敏感，例如，星状细胞在弹性模量相同但损耗模量（黏度）不同的底物上，肌成纤维细胞表现出不同程度分化[55]。虽然一些报告提示，肝体积黏性在纤维化过程中会发生变化，并可能有临床指导意义，但是与弹性相比，肝体积黏性通常很小（10%～20%）[11，56]。然而，黏度传感的细节和组织中黏度的决定因素尚未可知。未来，为了更好地了解该特性对细胞表型和信号通路的影响，在体外培养系统中准确模拟并调节黏度将成为重要研究方向。

四、结论

正如本书所述，肝脏硬度现已被明确确立为研究肝纤维化机制、诊断和预后的重要因素。同样，大量研究已经证实，器官（肝脏）硬度转换到细胞层面，力学不仅是肝星状细胞纤维化形成的关键因素，也是决定肝脏其他细胞表型的关键因素。然而，尚未明确导致表型变化的具体机械转导通路，如纤维形成、细胞对机械特性的反应范围，以及决定这些特性的细胞外基质的特征和比例（关键点）。理解以上几点对利用机械力学手段治疗疾病具有重要意义。

第五十七章

肝窦压力与动脉化在驱动纤维化进展中的作用

Sebastian Mueller

一、肝硬化简介

慢性肝病最终导致瘢痕形成（肝硬化），这是肝功能单位结构组织被破坏的过程。肝硬化是细胞外基质过度积累和肝脏硬度增加的结果。尽管使用免疫抑制剂、抗病毒剂或抗炎剂，此过程通常仍会伴随器官功能的进行性丧失[1-2]。过量的细胞外基质沉积还会导致肝血管阻力逐渐升高，从而产生重大的血流动力学后果，包括门静脉高压、血管侧支循环，以及伴随心排血量升高和动脉压降低而产生的高动力循环[3]。此外，肝硬化是一种重大的癌前病变，最终可导致肝细胞癌。

二、已确定的肝硬化形成机制

肝纤维化的机制目前仍不甚明确。许多不同的刺激源（如肝毒素、病毒、胆汁酸和缺氧）都可引发纤维化，活性氧似乎在纤维化进展中起重要作用[4]。细胞外基质的主要蛋白是形成重要支架和屏障的胶原蛋白。胶原蛋白是肝脏细胞外基质中最丰富的成分。在肝硬化中，其相对含量增加了10倍[5-6]。纤维化通常通过纤维溶解来平衡，即通过蛋白水解酶去除多余的细胞外基质，其中最重要的是通过基质金属蛋白酶（matrix metalloproteinases，MMP）。在反复损伤或纤维化足够严重的情况下，纤维形成会超过纤维溶解，导致过量的细胞外基质合成和沉积，MMP合成、分泌和活性的下调及MMP的组织抑制剂（tissue inhibitors of MMP，TIMP）（尤其是TIMP-1）增加。

细胞外基质成分、MMP和TIMP主要由活化的肝星状细胞和成纤维细胞产生[7]。活化的巨噬细胞（Kupffer细胞）和其他细胞是成纤维细胞因子（如TGF-β）的主要来源，也称为形成纤维化的主要细胞因子，可进一步刺激肝星状细胞和成纤维细胞转分化为活化的肌成纤维细胞。此纤维细胞是负责在组织修复部位去除过量基质沉积的主要细胞类型。

三、肝硬化患者中尚无法解释的关键观察结果

图57.1描绘了最终导致纤维化的常规过程，其中基质沉积增加导致肝脏硬度增加，这是肝纤维化的最终结果。尽管在了解纤维化进展的分子机制及其关键因素方面取得了巨大进展，但我们仍然缺乏对此疾病的基本了解。这明显体现在目前理论无法解释肝硬化患者的既定临床关键观察数据上。这些了解甚少的特征包括以下三点。

1.虽然刺激（如炎症、淤血或胆汁淤积）存在较大差异，但是纤维化进展的反应却高度一致。

2.肉眼可见的肝脏硬化变化，如器官中超过数厘米的较大纤维间隔（图57.2，文后彩图57.2），不能用局部体液因子的作用来合理解释。

3.所谓的“不归路”：即使消除了根源（如戒酒或消除丙型肝炎病毒），肝硬化仍会进一步发展。

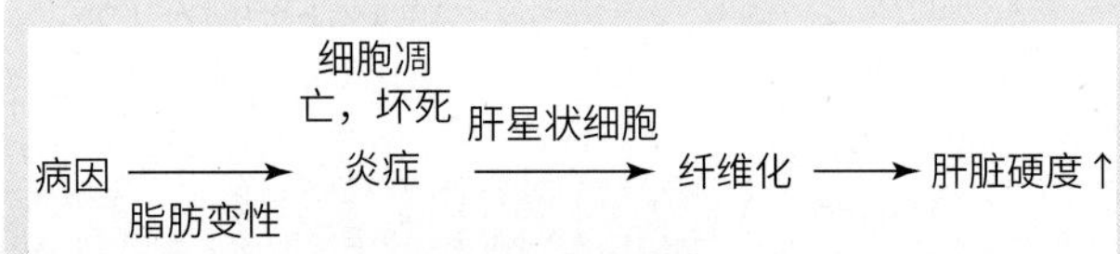

图57.1 纤维化进展的常规顺序。肝脏硬度的增加被认为主要与基质沉积（纤维化阶段）相关

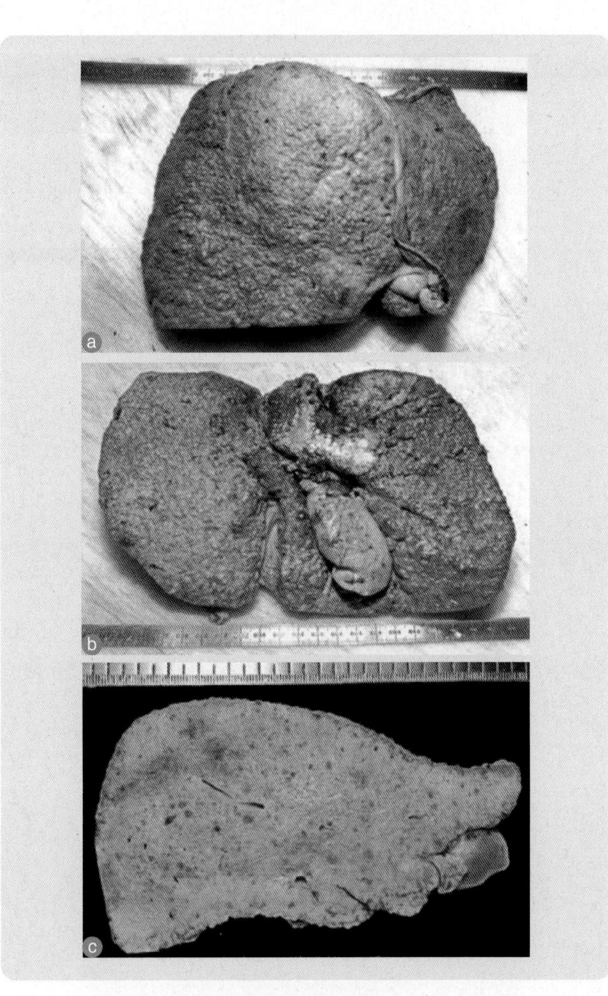

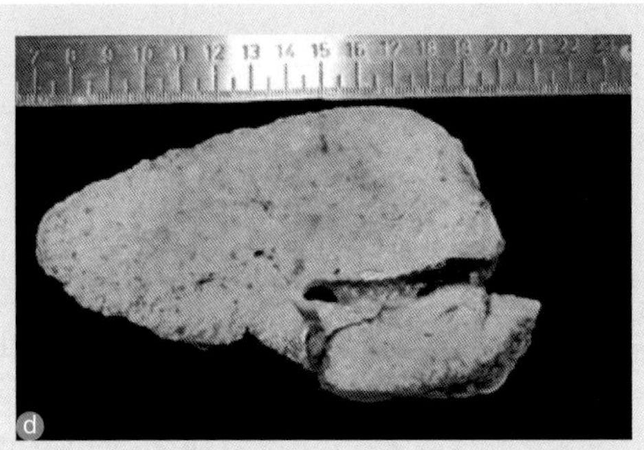

图57.2　酒精性肝病患者肝硬化的大体标本。横跨整个器官的大纤维间隔在大体标本上清晰可见。在d图中，可以看到一个经颈静脉肝内门体分流术通路。a.肝脏膈面；b.肝脏脏面；c.肝脏血管、胆管、纤维间隔
（由卡尔弗朗茨格拉茨大学 C. Lackner 提供）

四、压力对肝硬化的调节作用：肝窦压力假说简介

直到最近，人们主要通过人类和动物体内瞬时弹性成像获得的肝硬化数据，才对肝窦压力在介导肝纤维化进展中的潜在作用有了一定认识[8]。在纤维化进展期间，LS从约4 kPa持续增加到75 kPa。现在，人们普遍认为12.5 kPa可以作为肝硬化组织学分期F4期的临界值[9]。然而，如图57.3所示，无论是否有纤维化，各种其他疾病也能够使LS升高，包括肝脏炎症（肝炎）[10-11]、肝淤血[12]和胆管机械性阻塞（胆汁淤积）[13]。除上述发现外，与肝窦压力假说（sinusoidal pressure hypothesis，SPH）最相关的500多项临床研究所得高质量数据可以简要总结为如下几点[8]。

1.LS与组织学纤维化分期高度相关，与潜在肝病无关（$r>0.8$）。

2.LS值升高还与其他最终导致肝硬化的肝脏病变有关，包括炎症、胆汁淤积和肝淤血。

3.LS是肝脏相关死亡率的独立预测因子[14]。

4.LS会在消除肝脏病变后改善，例如，在HCV清除、减轻体重或戒酒后。

5.肝病的遗传风险因素可使LS增加。

6.正常的LS（<6 kPa）可排除肝脏病变和肝纤维化。

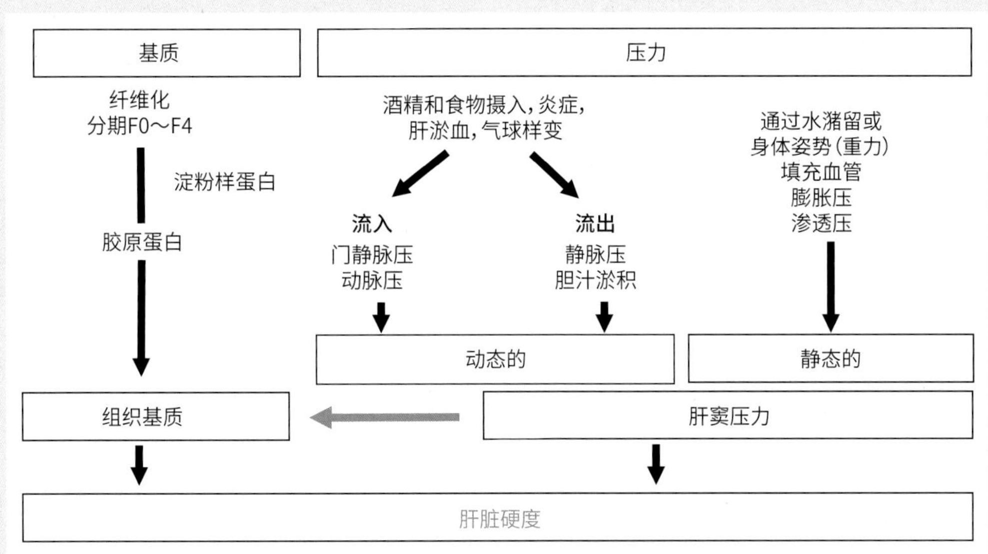

图57.3　已证实的肝脏硬度影响因素。无论纤维化如何（左），与压力相关的许多重要影响因素都会通过肝窦压力导致肝硬度增加。因此，在正常肝脏中，肝脏硬度反映了肝窦压力。根据肝窦压力假说，这种压力会驱动纤维化（蓝箭头）

五、压力在驱动纤维化进展中的作用简介：肝窦压力假说

基于生物力学原理，肝窦压力假说为所有这些开放性问题提供了答案[15]。如表57.1和图57.4所示，可以概括为四个要点。所有潜在肝硬化成因最终都会导致肝窦压力（sinusoidal pressure，SP）升高。肝窦压力由动态和静态部分组成，如肝流入与流出血流平衡或水潴留。肝脏通常通过门静脉暴露于约5 mmHg的压力下。肝脏属于低压力器官，即使肝

窦压力稍微增加也会造成危险。肝窦压力升高可能首先发生在肝小叶周围汇管区域或中央区域，具体取决于基础疾病的位置（如HCV为汇管区疾病，酒精性肝病则为外周静脉疾病）。与传统概念相反（图57.1），LS增加是肝窦压力升高和基质沉积增加的结果。这也意味着在没有纤维化的情况下，LS几乎完全反映了肝窦压力。在细胞层面，如下所述，肝窦压力是通过牵张窦周细胞（如肝星状细胞、成纤维细胞和肝窦内皮细胞）产生细胞外基质的实际驱动力。尚不清楚这些细胞是通过专门的传感机制简单地"感受"周围压力介导的硬度[16]，还是直接感知压力介导的牵张力。截至目前，有研究表明硬度介导的肝星状细胞激活与压力或肝窦压力无关[6, 17]。根据物理力学，很容易想象压力引起的牵张力会覆盖整个器官，并形成具有高轨道力的区域，随之形成较大间隔。肝窦压力介导的牵张力和基质均处于连续平衡状态。SP/LS升高的程度与持续时间决定了纤维化进展（生物力学信号传导），最终形成与压力"匹配"的基质沉积。实验室和常见的临床观察数据提示，肝窦压力>12 mmHg或LS>12 kPa与时间段>4周是关键阈值。

表57.1　由肝窦压力驱动的纤维化形成与持续

肝窦压力假说第Ⅰ部分：肝窦压力升高触发促纤维化反应
①所有肝脏疾病都会导致肝窦压力升高，这由多种因素（血流动力学、肝内外分流、炎症等）导致
②LS代表基质沉积（纤维化）和肝窦压力的总和。在非肝硬化肝脏中，LS可以反映肝窦压力
③在细胞层面上，肝窦压力升高会对窦周细胞产生牵张力，最终通过细胞间和细胞内生物力学信号传导引起胶原蛋白（基质）沉积。通过生物力学信号传导，肝窦压力升高程度和持续时间将决定基质生成（纤维化）进展。基质沉积最终与肝窦压力相匹配（力=反作用力）
肝窦压力假说第Ⅱ部分：纤维化肝脏动脉化导致压力持续升高（持续）
①LS较高时（约12 kPa/12 mmHg），动脉供血必不可少，最终通过缺氧信号的传导导致肝脏动脉化
②动脉供血最终是不可逆的，导致内皮窗孔丧失、毛细血管化，以及SP和LS的持续升高
③动脉化引发恶性循环，导致基质进一步沉积，最终肝实质细胞的血液供应完全断开并造成缺血，随后引发动脉化和结节再生
④最后，肝脏动脉化（高氧、高压）外加细胞死亡和再生增强，会诱发促癌环境和肝细胞癌

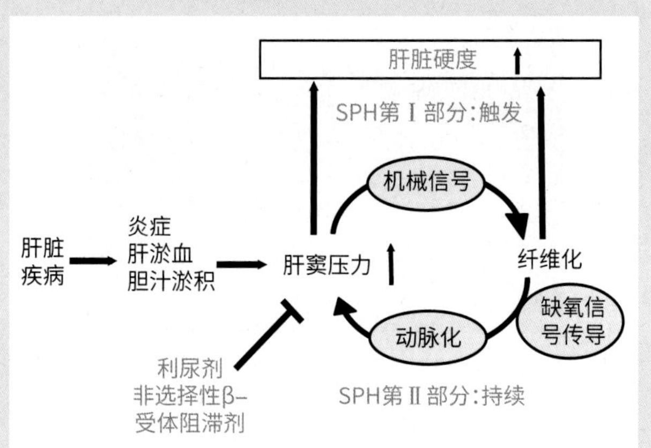

图57.4　完整器官层面和治疗目标角度（蓝色）下的肝窦压力假说。肝窦压力是基质沉积的驱动力。无论病因如何，所有肝脏病变（如上图所示）都会使肝窦压力升高，肝窦压力通过特定的细胞间和细胞内生物力学信号通路（肝窦压力假说第Ⅰ部分，触发）触发基质沉积。LS应被视为由压力升高和纤维化共同决定。肝窦压力升高和基质沉积都会增加血管阻力，最后导致肝动脉流量升高，最终造成全动脉供血。根据升高程度（>12 mmHg）和时间（>4周），这种恶性循环最终会导致完全动脉化，如此将低压器官长期暴露于高压环境中，会导致不可逆的肝硬化（肝窦压力假说第Ⅱ部分，持续）。根据肝窦压力假说，使用非选择性β-受体阻滞剂和利尿剂不仅是对症治疗，而且可以阻断压力驱动纤维化进展的恶性循环

六、纤维化肝脏动脉化与持续压力升高使纤维化持续

肝动脉通过小动脉入口直接与肝窦床相连，并为正常的健康肝脏提供约20%的血液。由于炎症或纤维化，肝脏硬度越大，维持足够血流量所需的压力就越大。虽然门静脉压力的升高（门静脉高压>12 mmHg）可以维持一部分门静脉血流量，但很难高于30 mmHg。在这些条件下，肝动脉成为唯一具有足够高压以维持肝脏血供的血管。肝动脉血流量升高和随后的动脉化主要是由肝动脉缓冲效应[18]和缺氧信号传导[19]驱动。肝窦压力假说推测这种动脉化决定了所谓的"不归路"。它提出了一个基于压力的基本原理，用来解释纤维化进展的自我持续，以及统一的、不依赖于病因的纤维化进展过程。纤维化肝脏的动脉化最终导致肝脏作为低压器官（通常<6 mmHg）却持续暴露于高压环境中

（图57.5）。在约7%的肝硬化患者中，可观察到极端血流改变，如门静脉血流完全逆转（离肝性门静脉血流）[20]。表57.1总结了肝窦压力假说的第Ⅱ部分，并在图57.4和图57.5中进行了描述。最后，肝脏动脉化（高氧、高压）与大量基质沉积会共同导致自发性缺血。这些事件结合起来可刺激结节再生，最终导致硬化肝脏的典型结节性改变。高压与细胞的死亡和再生增强最终共同为遗传不稳定性和癌症（肝细胞癌）提供了理想环境。还有科研人员推测肝硬化的典型实验室发现、AST/ALT比值增加及GGT略微升高[21]可提示动脉化分期[15]。

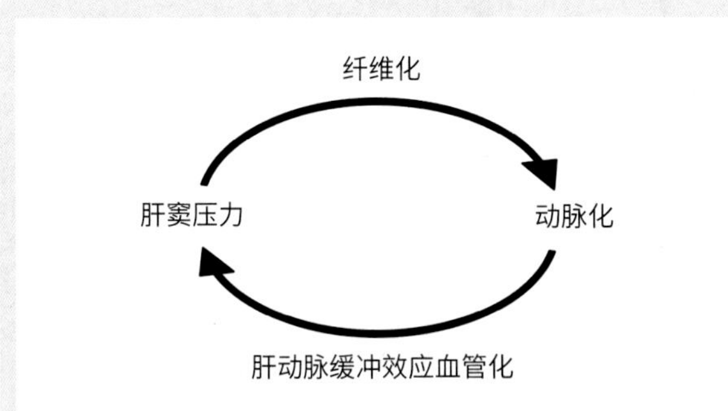

图57.5　肝窦压力假说提出的压力升高、基质生成和动脉化的恶性循环。动脉反应主要由缺氧信号传导和代谢需求驱动。根据腺苷洗脱原理，肝动脉缓冲效应是增加动脉血流量以响应门静脉血流量减少的第一步，也是最快的一步[18]。随后，其他血管化信号建立并确保了动脉血液供应

七、肝窦压力是肝脏流入/流出血流平衡的结果

图57.6为肝脏血管和胆道结构简化图，更好地说明了各种流入、流出和分流因素对肝窦压力的作用。一般而言，肝脏是一个低压器官。门静脉压力约<6 mmHg，而血流通过静脉离开肝脏时，腔静脉压力约2 mmHg［中心静脉压（central venous pressure，CVP）］[22-24]。腔静脉紧靠右心房，其压力甚至可以达到负值。尽管肝脏内肝静脉压力梯度低至3～6 mmHg，但肝脏的血供约占总心排血量的25%[24]。根据流体的欧姆定律，健康肝脏的血管阻力非常低，很容易适应血流变化（如源自内脏）[18]。肝窦压力由静态和动态部分决定（图57.3）。肝窦压力的静态部分由血管内压力和血管壁的弹性特性决定，并且在非正常血液循环情况下也存在。渗透压、膨胀压及与身体姿势相关的重力进一步促成了肝窦压力的静态部分。相反，动态部分则基于血流动能，并且仅在血液循环时才有意义。肝脏的血流阻力、血液黏稠度和血流速度都会影响肝窦压力的动态部分。然而，血流阻力会受到许多条件的调节，包括细胞肿胀或炎症细胞浸润。重要的是，炎症发生的部位会增加局部门静脉或中心区域的血管阻力。这解释了为什么静脉流出道（淤血）[12]、胆管（机械性胆汁淤积）[13]或肝窦床内的动脉或门静脉血流流入的快速增加或血流流出受阻可以使LS增加[25-27]。总体而言，将压力纳入对纤维化的病理解释中，可让人们从各种新颖的血流动力学角度来理解纤维化的发生。

八、肝窦压力升高的细胞层面

在细胞层面上，肝窦压力升高会在窦周细胞（包括肝星状细胞、内皮细胞、肝实质细胞和巨噬细胞等）内引起牵张力（图57.7a）。值得注意的是，长期以来，人们认为成纤维细胞和肝星状细胞能够收缩并对机械力做出反应[16，28-29]。总之，肝窦压力假说假定胶原蛋白沉积会使压力升高。细胞周围纤维化与肝窦压力假说不同。细胞周围纤维化描述了单个气球样变的肝实质细胞周围的胶原蛋白沉积，这通常见于酗酒者（图57.7b）。这种细胞周围纤维化也可以通过压力-牵张力概念来解释。与窦周纤维化相反，气球样变肝实质细胞内的压力会在细胞周围排列的肝星状细胞或成纤维细胞中引起牵张力，并最终导致机械力诱导的胶原蛋白沉积。因此，血管内和细胞内的压力均可在肝实质细胞膜上引起牵张力，从而导致肝星状细胞牵张和（或）细胞硬度增加。

九、肝窦压力假说对未来临床工作的影响

肝窦压力假说可以促进和刺激基础和临床研究活动，不仅限于解释肝病，还可用于解释肝病在整个生物体内的双向作用及与其他器官（如心脏、肾脏或肺）的关系。一些肝窦压力假说带来的重要影

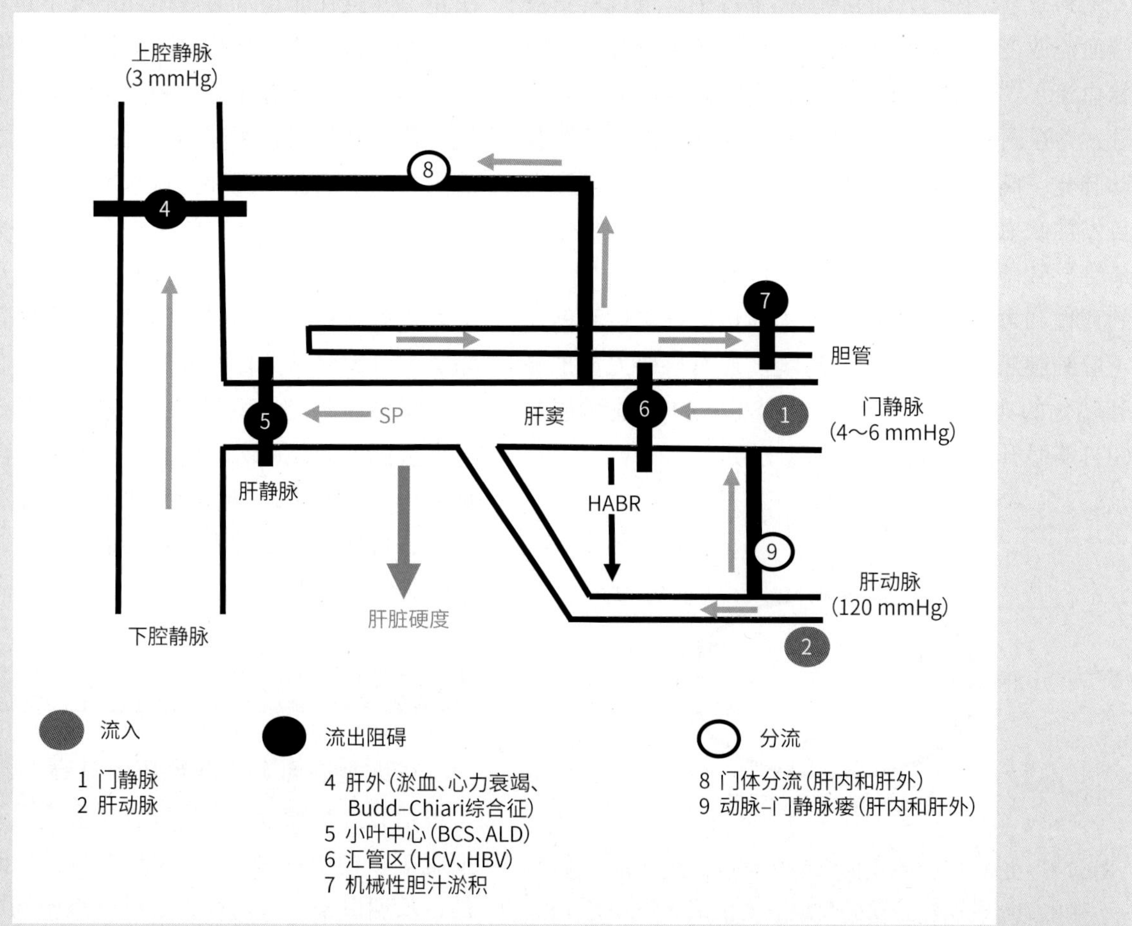

图57.6 导致肝窦压力和肝脏硬度升高的肝血管结构和状态的简化图。正常肝脏的血液由具有动脉压（arterial pressure，AP）的肝动脉（25%）和具有门静脉压（portal pressure，PP）的门静脉（75%）供应。在中心静脉压的作用下，肝内血液流入肝静脉。肝静脉压力梯度决定了通过肝血窦的血流量。实际上，肝窦压力由流出/流入血流的比率决定，并最终导致LS增加。根据肝动脉缓冲效应，门静脉血流量的减少可导致肝脏代偿性自主单向动脉供血

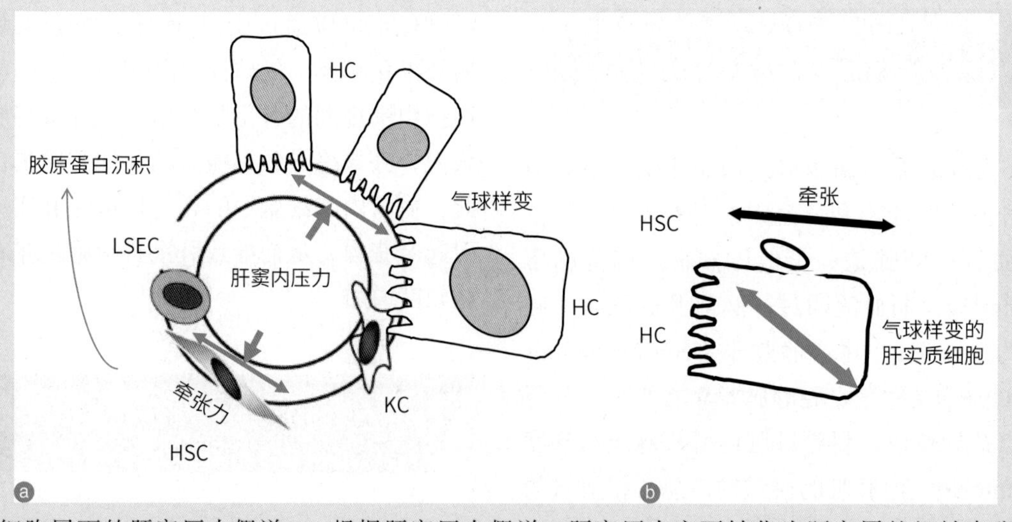

图57.7 细胞层面的肝窦压力假说。a.根据肝窦压力假说，肝窦压力主要转化为肝窦周的机械牵张力，肝细胞死亡、炎症或淤血都会导致肝窦压力增加，从而对肝星状细胞、肝窦内皮细胞、Kupffer细胞或肝实质细胞（hepatocytes，HC）等产生牵张力。b.此外，在发生气球样变的肝实质细胞中，细胞内压力也对肝实质细胞膜上和排列在周围的肝星状细胞产生牵张力，最终导致细胞周围纤维化

响如表57.2所示。它可能会进一步推动对现有肝硬化患者标准化支持性治疗进行重新评估或优化。首先，肝窦压力假说有助于解释备受争议的降压药物（如非选择性β-受体阻滞剂）的益处，并有利于优化治疗方案和患者对治疗方案的选择，并有助于更好地了解其作用机制[30-31]。其次，肝窦压力假说为对肝硬化患者长期应用利尿剂治疗提供了新思路。利尿剂不仅可以清除体内多余的水分，还可以阻断持续性水潴留、肝窦压力升高（静水压部分，如图57.3所示）和纤维化进展的恶性循环。更鼓舞人心的是，肝窦压力假说可推动人们了解肝脏是否在其他水潴留疾病（如心功能不全）中发挥内在作用。在诊断层面上，无创LS测量可能有助于监测和优化肝病的治疗，特别是与肝窦压力直接相关的肝病。在分子层面上，通过治疗使肝窦压力降低至理想水平有利于更好地理解肝脏机械信号传导和肝窦压力在细胞层面的调节，从而可以确定潜在的新分子治疗靶点或策略，其中可能包括机械条件反射或作用于机械信号传导的药物治疗。关于脂肪的机械作用已在之前讨论过，根据初步观察，还需要进一步分析。对肝窦压力的进一步探索还需要进行液体物理学研究，从而更好地了解肝窦压力的动态部分及其在纤维化进展中的作用。最后，研究在肝窦压力升高和纤维化进展中渗透压的作用、细胞水合状态的调节及水通道（如水通道蛋白）的作用将同样非常引人关注。

表57.2　肝窦压力假说的重要影响

1　对机械力的认识和对肝硬化宏观组织的解释

压力和牵张力有助于解释为什么纤维间隔会跨越数厘米肝组织层。虽然，我们目前对很多肝脏血流动力学机制知之甚少，但是这应该与生物力学信号传导有关。肝脏是暴露于低压环境（4～6 mmHg）的器官，可通过肝动脉被选择性置于高压下。毛细力、黏附力、剪切力和其他力的作用目前也尚未得到充分了解，但这些力有可能是肝窦压力的影响因素

2　终末期肝硬化存在病因差异

肝窦压力假说可以解释差异极大的各种肝脏病理及其组合是如何最终一致形成纤维化的

3　肝分流形成的作用与新肝硬化分型的影响

肝内和肝外分流能够有效降低压力梯度并绕过肝细胞。分流可以有效降低肝窦压力，从而阻断压力介导的纤维化进展。这也可以解释最近观察到的不同类型肝硬化患者，其中有的患者肝脏硬度高而肝功能尚可（“僵硬型”），有的患者LS低而肝功能差（“黄疸型”）[32-33]（图30.3）。若具有临床意义，最终人们可能会根据上述因素对肝硬化重新分型

4　压力相关纤维化的分子和遗传基础

理解压力介导纤维化的概念有助于更好地获取、描述和解释迄今为止通过高通量筛选技术获得的大量令人困惑的数据。在哺乳动物中，压力是一个非常复杂、受控度高且衍化保守的重要参数，受许多参与表达的基因调节，如影响水和电解质代谢的转运蛋白、血管范围、压力控制激素。当然，这也是为应对压力升高而产生的生物力学信号转导级联反应

5　动脉脉搏波能量和能量吸收在肝脏中的作用

目前，我们对脉搏波能量在肝内传播的影响几乎一无所知。肝脏变硬会导致肝脏中类似海啸的更强烈机械能释放。另外，人们发现脂肪可以作为因子进行“声音能量吸收”

6　脂肪变性的力学作用

肝窦压力假说在力学基础上提供了对脂肪作用的另一种看法。一种针对肝脂肪变性的力学方法为肝脏病理学研究开启了一个全新、意料之外但又引人入胜的复杂入口

7　肝内炎症位置对纤维化进展的作用（汇管区与小叶的对比）

Ⅲ区局部肝病（如Budd-Chiari综合征和血吸虫病）会迅速导致肝硬化，且会使LS急剧增加[34-36]。而如主要源于中央静脉区域的酒精性肝病，则导致静脉周围纤维化[37]。有研究表明，小叶炎症会引起更高的LS，而汇管区炎症则会导致脾脏硬度升高更明显[38]、SS/LS比值升高及门静脉高压并发症[38]。肝窦压力假说提供了一个新概念，从而可以更好地根据炎性疾病发生位置而理解纤维化进展

十、结论

肝窦压力假说将肝窦压力的升高作为纤维化和肝硬化的原因。它将压力视为纤维化进展的驱动力，而压力则与肝硬化引起的门静脉高压有关。肝窦压力假说合理地解释了纤维化进展对各种刺激、纤维化逆转和宏观变化的一致性反应。若消除肝窦压力升高的根本原因，纤维化仍可以逆转，但基质沉积增加还需要增加动脉血供应。最终，肝脏动脉化使器官永久暴露在病理性高压下，并进一步引发基质沉积和动脉压升高的恶性循环。利用生物力学原理来理解纤维化进展，有助于在未来更好地治疗此严重疾病，并可对其治疗提供新的治疗方案。

参考文献

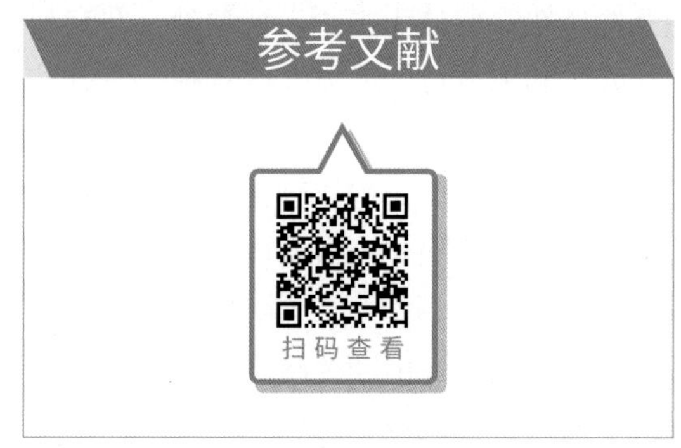

第九部分

未来方向与开放性问题

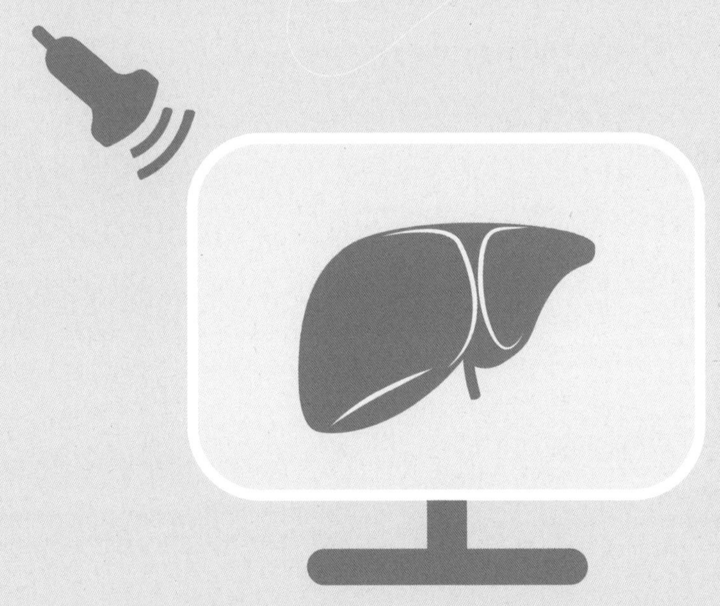

第五十八章

未来肝脏硬度研究的应用与方向

Sebastian Mueller, Omar Elshaarawy,
and Felix Piecha

一、未来组织硬度在医学上的应用

虽然肝脏硬度测量的历史很短，但是无论在对早期组织异常、纤维化、并发症的检测方面，还是全因死亡率方面，都让组织硬度在医学领域的重要性得到了认可。此外，由于肝脏硬度与其他器官广泛且复杂的相互作用，LSM将有望用于许多其他医学领域和学科。表58.1列出了LSM在其他领域中已有的或未来很可能实现的应用。除肝病外，未来LSM特有且值得关注的应用领域有重症监护、心脏病学、血液病学。LSM还让风湿科医师、神经科医师、成瘾干预专科医师及精神科医师等可以监测和筛查对肝脏产生潜在危害的疗法。算法会随着新科技的发展和人工智能或机器学习的进步而得到进一步改进。新商业模式也将塑造弹性成像应用的新格局，使更多患者能够负担得起弹性成像检查的费用。图58.1和图58.2表明，更多人将能够享受低成本筛查模式，从而排除肝脏和其他疑似疾病，而专家模式将专供超声知识丰富的专科医师用于查明LSM值升高的原因。这是否会导致医疗保健结构的持续改革尚未可知，但改革应该是受欢迎的，因为近期来看，通过弹性成像、超声和实验室检测相结合方式进行实时、无创诊断的前景广阔。

表58.1　未来LS与SS测量在医学领域的应用

学科	参数	未来研究需要回答的问题
综合护理	LS	与其他标志物结合排除肝病，如血清学标志物
综合护理	LS	排除右心衰竭
综合护理	LS	评估饮酒情况下的肝脏表现
综合护理	LS	评估肥胖情况下的肝脏表现
综合护理	LS	评估糖尿病背景下的肝脏表现
肝病学	LS	监测肝移植患者
肝病学	LS	评估肝纤维化
肝病学	LS和SS	肝病的诊断和管理
肝病学	LS和SS	预测全因死亡率
肝病学	LS和SS	预测肝脏相关疾病的死亡率
肝病学	LS和SS	门静脉高压
肝病学	LS和SS	预测食管静脉曲张
肝病学	LS和SS	监测治疗干预措施，如药物或经颈静脉肝内门体分流术
肝病学	LS和SS	监测对肝细胞癌局部治疗的反应
胃肠病学	LS	筛查药物导致的肝损伤，如甲氨蝶呤（methotrexate，MTX）
胃肠病学	LS	检查如慢性炎症性肠病等患者的肝脏表现
心脏病学	LS	评估右心功能
心脏病学	LS	监测对肝病治疗的反应
心脏病学	LS	评估慢性肺病
心脏病学	LS	评估心脏相关死亡率
重症监护	LS	监测右心功能和中心静脉压
重症监护	LS	研究水潴留和分布
重症监护	LS	预测全因死亡率
重症监护	LS	研究利尿剂治疗期间的水合状态
风湿病学，肿瘤学	LS	筛查药物导致的肝损伤，如甲氨蝶呤（methotrexate，MTX）或抗癌药物
风湿病学	LS	检查自身免疫性疾病的肝脏表现
神经病学	LS	筛查药物导致的肝损伤，如卡马西平
神经病学	LS	筛查神经系统中常见的肝脏相关合并症
血液学	LS	评估移植物抗宿主病（graft versus host disease，GVHD）
血液学	LS	监测异源性干细胞移植患者
肾病学	LS	研究（如在透析期间的）水合状态
呼吸病学	LS	研究肺动脉高压患者
呼吸病学	LS	排除慢性阻塞性肺疾病患者的右心衰竭

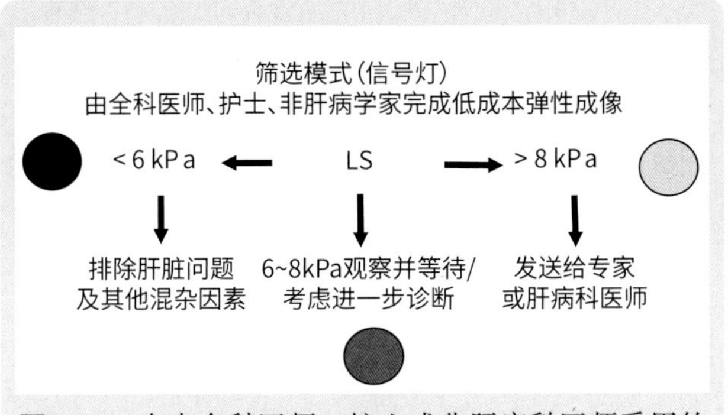

图58.1　未来全科医师、护士或非肝病科医师采用的低商业成本（免费增值、租赁）筛查模式

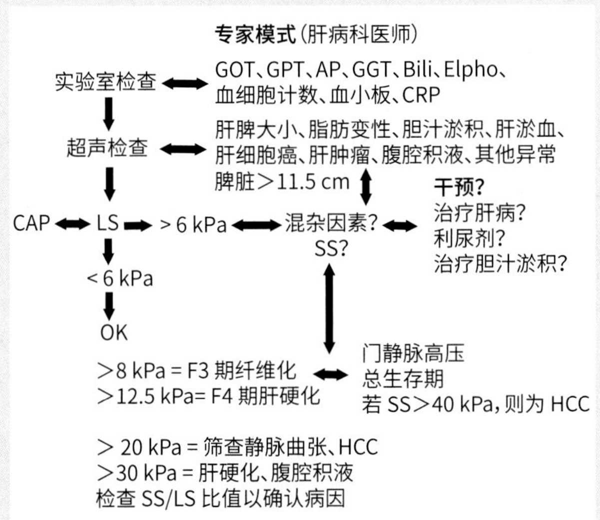

图58.2　未来肝病科医师的专家模式和高端弹性超声成像设备的经验。利用二维剪切波弹性成像技术获得的如肝脂肪变性（如CAP）、脾脏硬度或其他组织硬度值的信息进行扩展检查

二、未来技术、临床和实验研究的方向

无创测量肝脏硬度为理解肝纤维化的诊断和分子机制开辟了一个新领域。基于超声和MRI的弹性成像技术将会快速进步（表58.2）。此外，弹性成像还可以测量其他器官的硬度，如脾脏、心脏、肌肉、胰腺、肾脏，甚至大脑。未来，期望能通过内镜检查进行微型化硬度测量。未来对肝脏硬度进行的研究亟须阐明表58.3中所列出的问题。另外，对肝脏硬度领域的研究将促进许多基础研究的开展，并且迫切需要小型化的新型设备，以便对小鼠等小型动物进行LS测量。

表58.2　未来的技术研究和亟须回答的问题

序号	技术问题与研究
1	技术的标准化
2	弹性成像检查及其使用“单位”的进一步标准化
3	标准化弹性成像模型的开发
4	更好地了解不同技术及其局限性和优势
5	不同技术的比较
6	建立对其他组织的硬度测量（肾脏、大脑、肌肉、皮肤、脂肪、胰腺、脑、肠、脂肪组织）
7	硬度、脂肪变性及黏度的作用和关系
8	更好地区分组织硬度与混杂因素（如压力）引起的LS增加

表58.3　未来研究亟须解决的肝脏硬度和CAP相关问题

序号	亟须通过临床研究解决的 LS 相关问题
1	我们能否确定肝炎的类型与组织学定位、血清转氨酶和肝脏硬度之间的直接定量关系？
2	LS在更复杂临床环境中的诊断价值是什么，例如，在合并酒精性肝纤维化、脂肪性肝炎和心肌病患者中？
3	LS能否作为等待肝移植的患者预后评分的一部分？
4	还有哪些因素或罕见病会使LS增加？
5	我们能否可以用LS作为测量重症监护室或心内科患者静脉压的新参数？
6	LS在新生儿先天性肝病筛查中有多大价值？
7	对于不同性别和年龄的人，硬度值正常范围分别是什么？
8	LS增加和纤维化的人群患病率是多少？
9	肝硬化的遗传和分子机制的决定因素是什么？
10	1LS在各种纤维化模型中的动力学是什么？
11	这些模型中硬化消退的动力学是什么，是否存在“不归路”？
12	是否存在导致纤维化的硬度临界值？
13	血管活性激素、机械感应通道、水通道等的作用如何？例如，水通道蛋白对肝硬化和纤维化的影响如何？
14	是否有药物或其他治疗方法来调节肝脏硬度和治疗肝纤维化？
15	SS/LS比值和脾脏大小及其与疾病病因和分期的关系是什么？
16	动脉性高血压患者如何控制LS？
17	为什么CAP对食物和酒精摄入量有短暂且看似矛盾的反应？
18	用于CAP测量的XL探头和M探头有何差异？

三、未来用于验证生物力学在肝脏疾病或硬度中作用的潜在实验策略

目前需要了解关于肝脏硬度与各系统的、细胞

的和细胞内的混杂因素之间复杂相互作用的更多信息（表58.4）。压力作用似乎是决定哺乳动物LS生理机制的关键过程，它受许多细胞、神经和激素条件的控制[1-3]。上皮边界对于维持压力至关重要，可让血管系统内所有排列整齐的细胞都发挥作用，无论是静脉、动脉、毛细血管还是专门的血管实体（如肝窦床）。虽然已有研究对黏着斑和细胞外基质细胞机械信号传导进行了深入研究[4, 5]，但是细胞间机械信号传导（实质细胞和中间丝的细胞间连接）及其与压力的关系在很大程度上尚未可知，需要足够的动物模型来进行验证，因此未来科研人员应着手解决这些分子机制问题。表58.4列出了该领域潜在的研究课题。目前已建立了一种潜在策略，即利用黏弹性凝胶（如聚丙烯酰胺）制作不同硬度的体外模型来模拟不同压力条件[6-7]。这些凝胶的硬度应与人纤维化阶段相当，并使用μFibroscan或原子力显微镜进行验证[6]。可以对各种肝脏相关细胞进行独立的逐一研究或采用共培养方法进行组合研究。重点关注的细胞不应局限于肝星状细胞和成纤维细胞，还应包括内皮细胞、肝实质细胞和巨噬细胞。细胞间连接和负责机械信号传导的重要分子的作用可以在2D与3D细胞培养中得到研究。

表58.4　未来为更好地了解肝脏硬度、生物力学信号传导和肝脏疾病可进行的潜在实验研究

序号	为了解 LS 可进行的潜在实验研究方向
1	降压或压力调节药物对基质调节的作用
2	生物组织中压力形成的物理因素，包括心脏脉搏波能量及其通过脂肪的机械性吸收作用
3	水代谢、水通道（水通道蛋白）、电解质转运蛋白、其他转运蛋白及渗透压对基质造成的影响
4	中枢神经系统和神经内分泌激素在控制LS中的作用
5	血液黏度或血液流变学对LS的作用
6	抗凝和血小板抑制剂对LS的作用
7	压力介导的生物力学信号传导对基质形成的作用
8	细胞外基质、细胞和细胞间连接对压力介导基质形成的作用
9	肝窦压力在间隙连接和基质形成中的作用[8]
10	血管活性系统或物质（如一氧化氮、环氧合酶衍生物，一氧化碳和内源性大麻素）对肝窦压力和纤维化的作用[9]
11	血管收缩系统（如交感神经系统、血管升压素、血管紧张素和内皮素-1）对肝窦压力和纤维化的作用[10-11]
12	优化压力传感器，例如，开发针对肝窦的分子牵张力测量传感器[12]
13	压力、组织或细胞硬度和基质形成在各种组织层面（细胞、器官和整个有机体）的关联
14	为调节压力和基质而参与水和压力调节的器官系统间相互作用（如心脏、大脑、肾脏和肝脏）
15	为更好地维持肝窦压力升高的牵张力，研究肝脏大小和肝脏分叶在各物种中的作用
16	肝脏血管和分流的形成机制与调节

注：更多详细信息，另请参阅参考文献 [3]。

参考文献

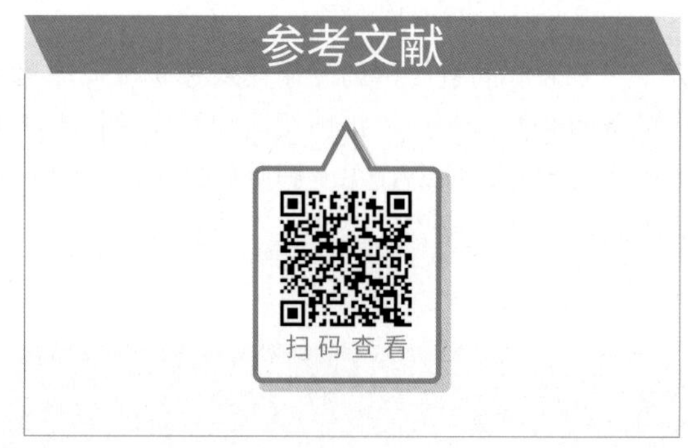

附　录

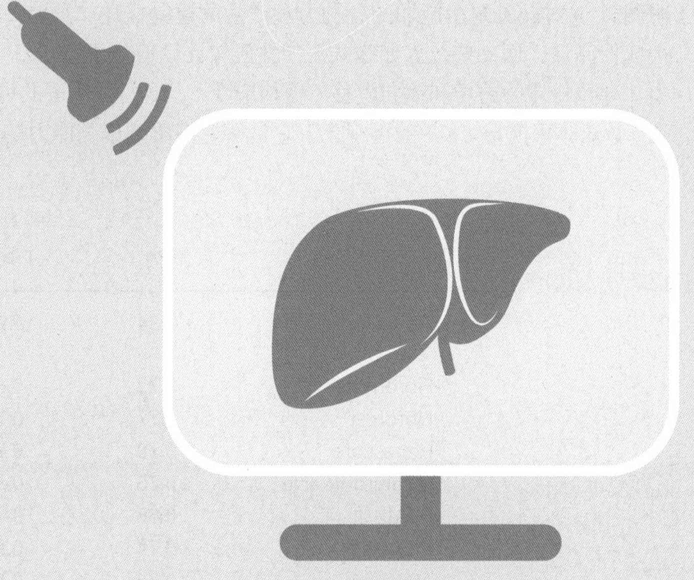

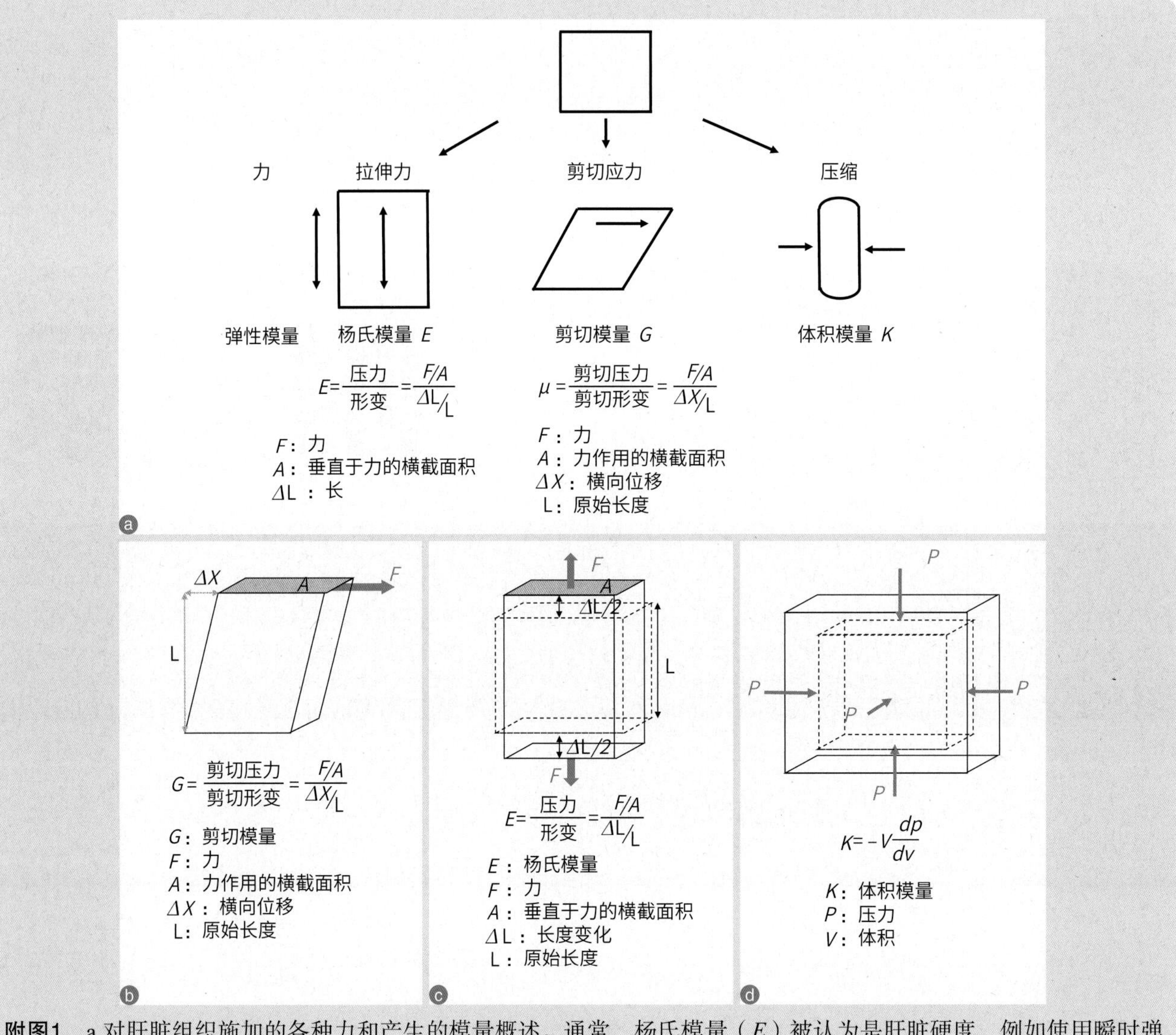

附图1 a.对肝脏组织施加的各种力和产生的模量概述。通常，杨氏模量（*E*）被认为是肝脏硬度，例如使用瞬时弹性成像测量，而一些技术如磁共振弹性成像计算剪切模量（*G*）。b.剪切模量的可视化。平行于区域A的力（剪切应力）导致物体的剪切和横向位移（剪切应变）。c.杨氏模量的可视化。垂直于区域A的力（应力）导致长度变化（应变）。d.体积模量（*K*）的可视化。它是衡量物质抗压缩能力的度量

肝纤维化阶段	F≥1	F≥2	F≥3	F=4
Fibroscan	**0.84**	**0.91**	**0.90**	**0.94**
Fibrometer	0.72	0.82	0.88	0.85
Fibrotest	0.77	0.79	0.80	0.84
Hepascore	0.70	0.76	0.83	0.76
Hy aluronic acid	0.76	0.80	0.83	0.80
PGA指数	0.66	0.78	0.84	0.89
PGAA指数	0.74	0.81	0.86	0.83
APRI评分	0.76	0.54	0.43	0.56

附图2 瞬时弹性成像在所有纤维化阶段都优于血清纤维化标志物。这项开创性的研究是在酒精性肝病患者身上进行的。没有应用进一步的算法

（Modified from Nguyen-Khac et al. Alim Pharm Ther 2008; 28: 1188）

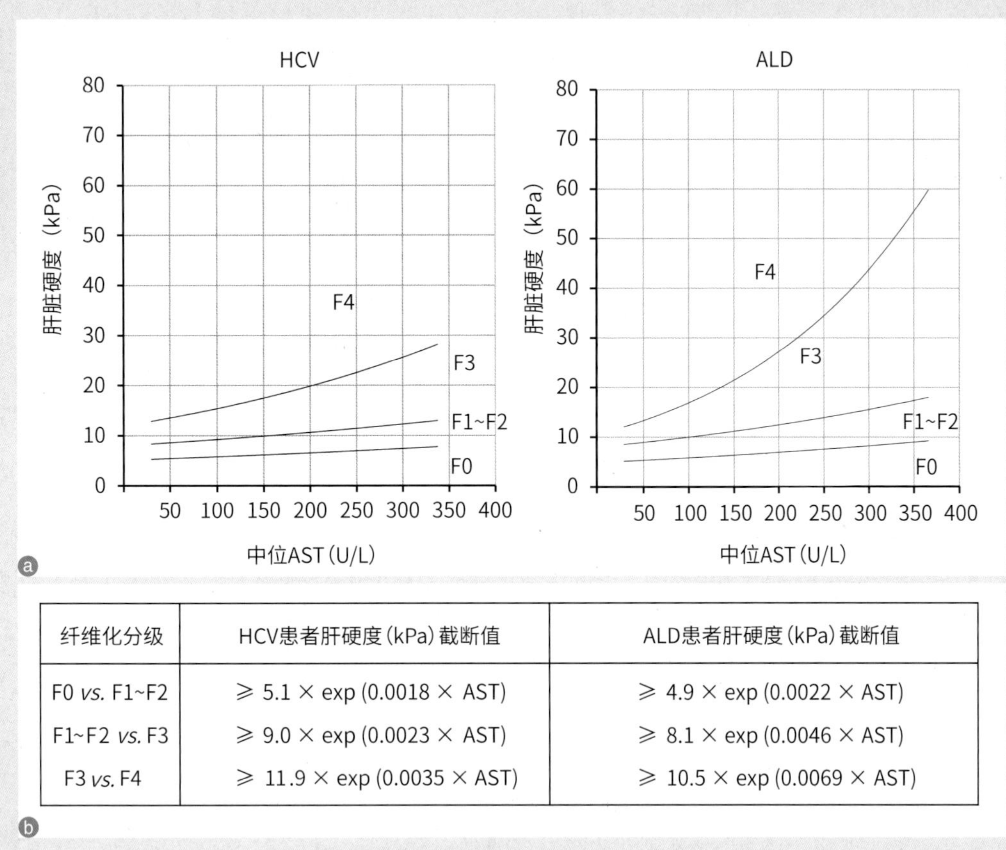

纤维化分级	HCV患者肝硬度 (kPa) 截断值	ALD患者肝硬度 (kPa) 截断值
F0 *vs.* F1~F2	≥ 5.1 × exp (0.0018 × AST)	≥ 4.9 × exp (0.0022 × AST)
F1~F2 *vs.* F3	≥ 9.0 × exp (0.0023 × AST)	≥ 8.1 × exp (0.0046 × AST)
F3 *vs.* F4	≥ 11.9 × exp (0.0035 × AST)	≥ 10.5 × exp (0.0069 × AST)

附图3 a.AST适用的酒精性肝病（ALD）和HCV肝炎患者的截断值。值得注意的是，与HCV肝炎患者相比，相同的AST水平导致ALD患者LS升高。这些图表允许基于LSM和实验室标志物的即时纤维化阶段读数。更精确的纤维化阶段评估需要治疗干预，以消除炎症成分，如酒精解毒或抗病毒治疗。b.计算酒精性肝病（ALD）和HCV肝炎患者的AST适应截断值。这些公式对于多中心研究基于TE和AST水平计算纤维化分期是有用的

（Modifed from Mueller S et al Liver Int. 2015; 35(12): 2514-2521）

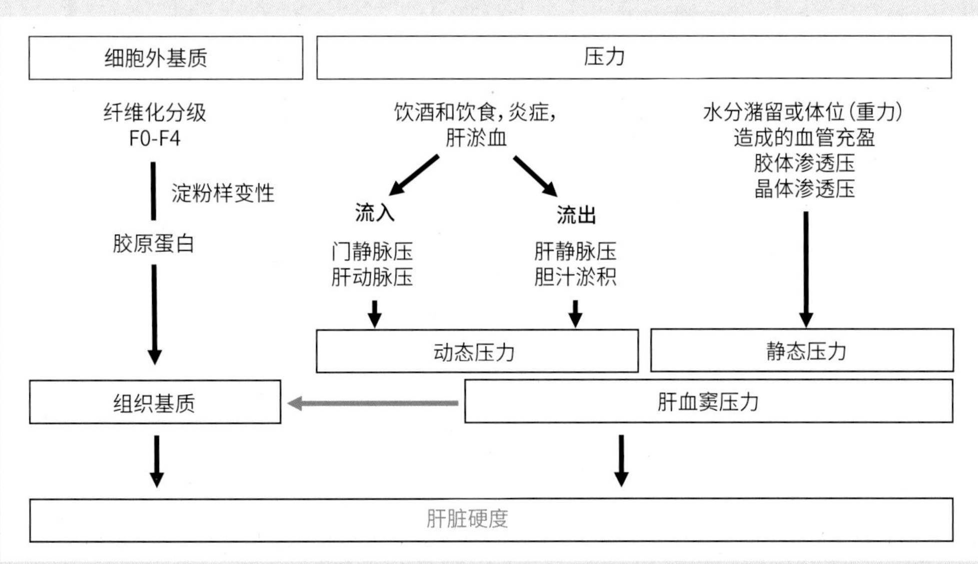

附图4 肝脏硬度的既定混杂因素。无论纤维化程度如何（左），许多混杂因素都会对硬度有重要影响，且和压力相关，它们通过肝血窦压力，导致肝脏硬度升高。因此，在正常肝脏中，肝脏硬度反映了肝血窦压力。肝血窦压力假说中，肝血窦压力会影响组织基质，驱动纤维化（蓝箭头）

（Modified from Mueller S. World J Gastroenterol. 2016; 22(48): 10482-10501）

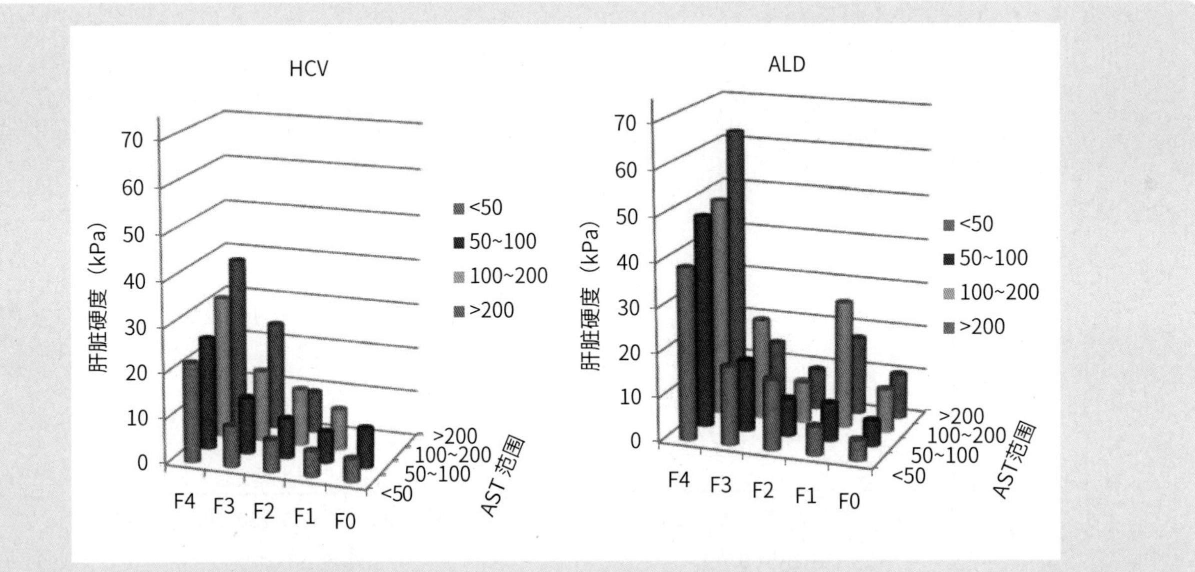

附图5 根据组织纤维化分期的AST、LS均值。丙肝纤维化分期与AST水平之间有明确的关系，但在ALD中这种关系更为复杂。因此，在解释AST水平时需要考虑到这一点，尤其在纤维化评分中

（Modifed from Mueller et al, 2015, Liver international; 35: 2514–2521）

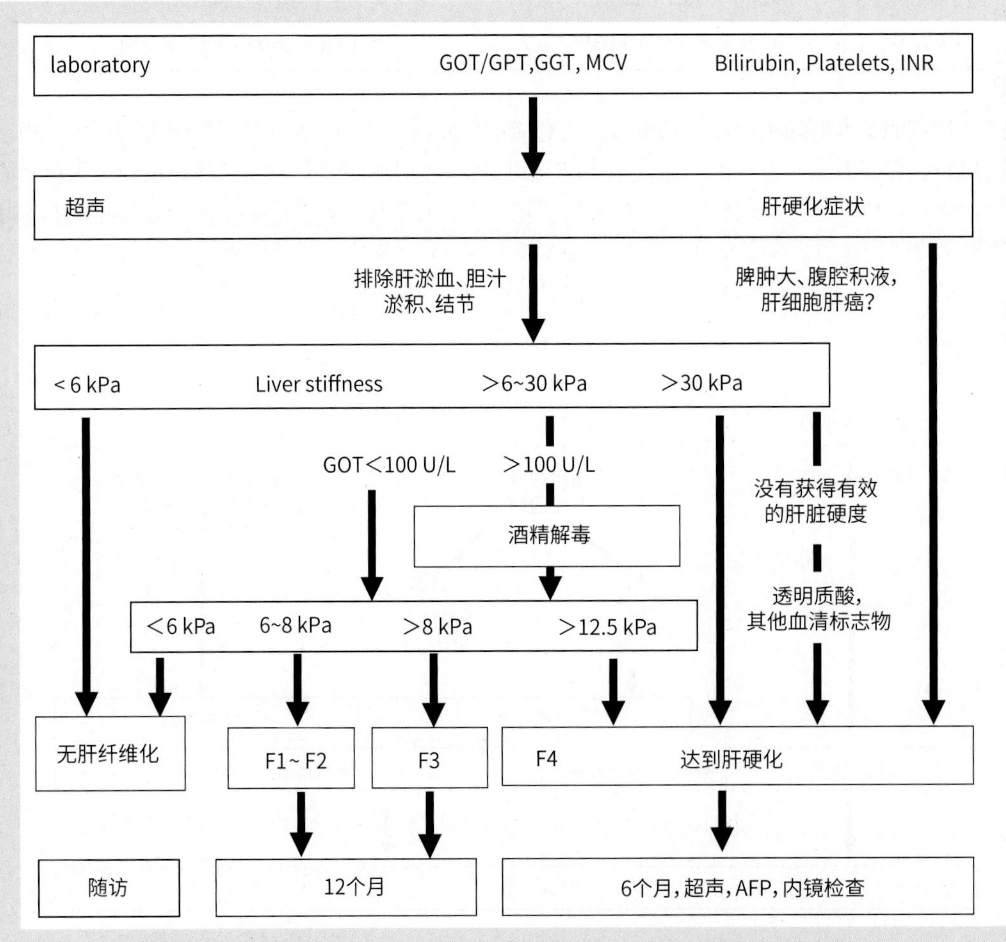

附图6 肝硬度（Heidelberg算法）诊断酒精性肝病的诊断流程图示例

（Modified from Mueller S et al World J Gastroenterol. 2014; 20(40): 14626-14641）

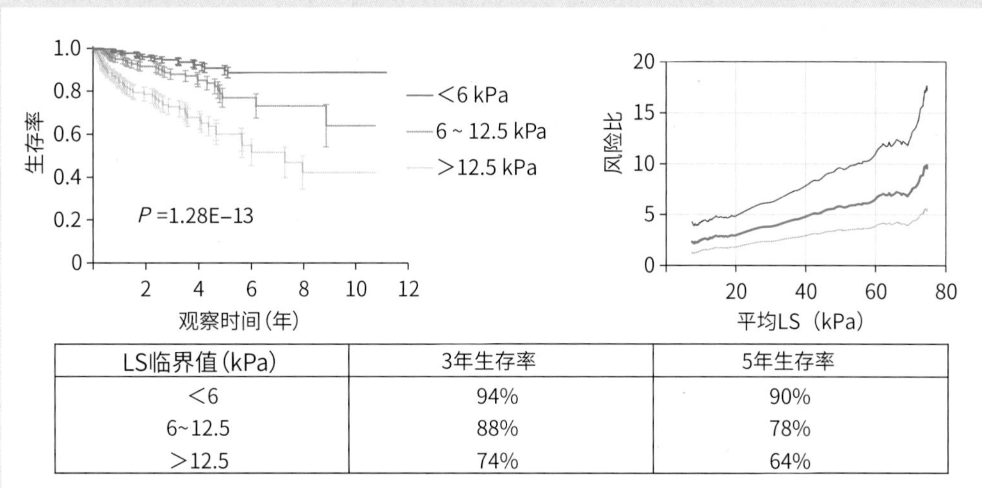

LS临界值(kPa)	3年生存率	5年生存率
<6	94%	90%
6~12.5	88%	78%
>12.5	74%	64%

附图7 肝脏硬度（LS）是预测全因死亡新的长期独立指标。目前正有研究在积累基于重度饮酒者的长达10年的前瞻性队列中的数据。在一项为期10年的随访研究中，Kaplan-Meier曲线和风险比与LS患者相比<6 kPa（绘制与95%CI组的平均LS对比）（为未发表的初步分析，样本量为574）

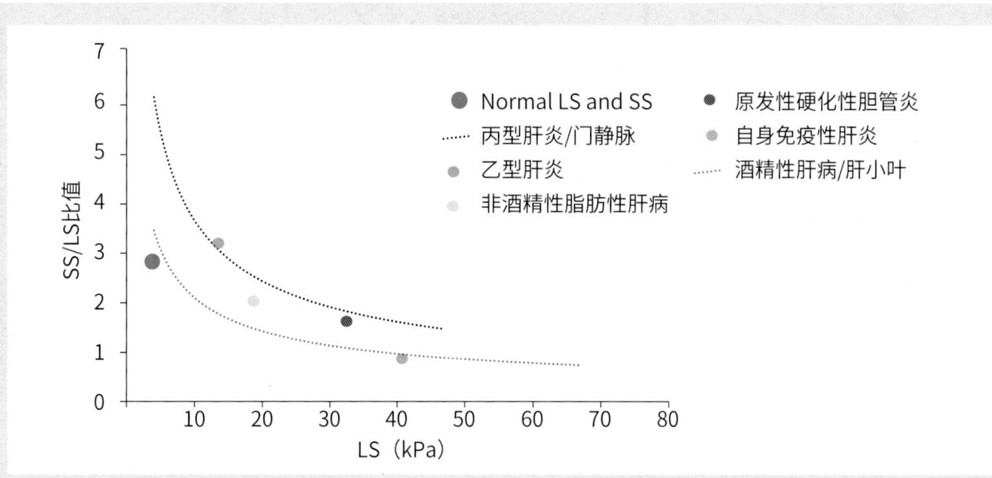

附图8 不同病因肝病的SS/LS值与LS值的关系。LS值相近时门静脉疾病（如丙型肝炎）患者的脾脏更大且SS值更高。此种方式可以作为确定疾病病因的一种非侵入性手段。目前已确定酒精性肝病和丙型肝炎患者的SS/LS值，但非酒精性脂肪性肝病、原发性硬化性胆管炎、乙型肝炎和自身免疫性肝炎患者的SS/LS比值仅为初步数据

参数	正常肝脏	门静脉高压类型							
		肝后型		肝内型			肝前型		
病例		心力衰竭	Budd-Chiari 综合征	显著肝硬化	非肝硬化肝小叶炎（如 F3 酒精性肝病）	非肝硬化门静脉炎（如 F3 丙型肝炎）	特发性门静脉高压	门静脉血栓形成
SS/LS 比值 *	3	0.3	0.5~1	1~1.5	2.5	5	9	17
SL/LS (cm/kPa)	2.3	0.13	0.15	0.3~0.5	1.3	1.8	2.7	3.7

附图9 不同病因肝病的SS和LS。病变位置越靠近门静脉或肝前侧其SS/SL比值越高。SL与病因相关性很高。SS/LS或SL/LS比值可提示疾病病因。SS/LS比值随肝纤维化的进展降低。因此，应结合SS/LS值与绝对LS值进行病因分析。*举例说明了典型值

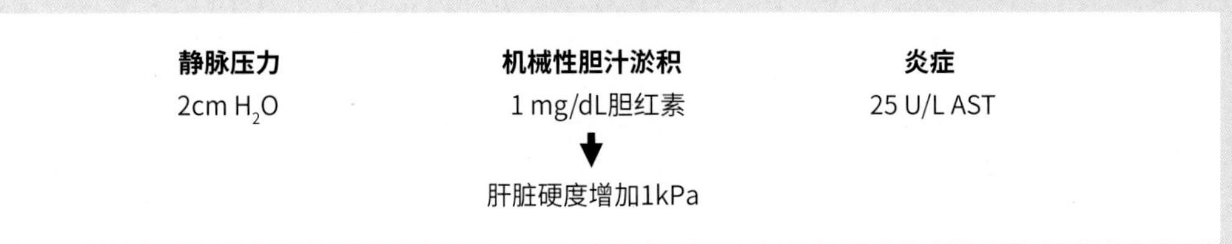

附图10 重要临床混杂因素对肝脏硬度的影响

（Modified from Mueller S, Sandrin L. Hepatic Medicine: Evidence and Research 2010; 2: 49-67）

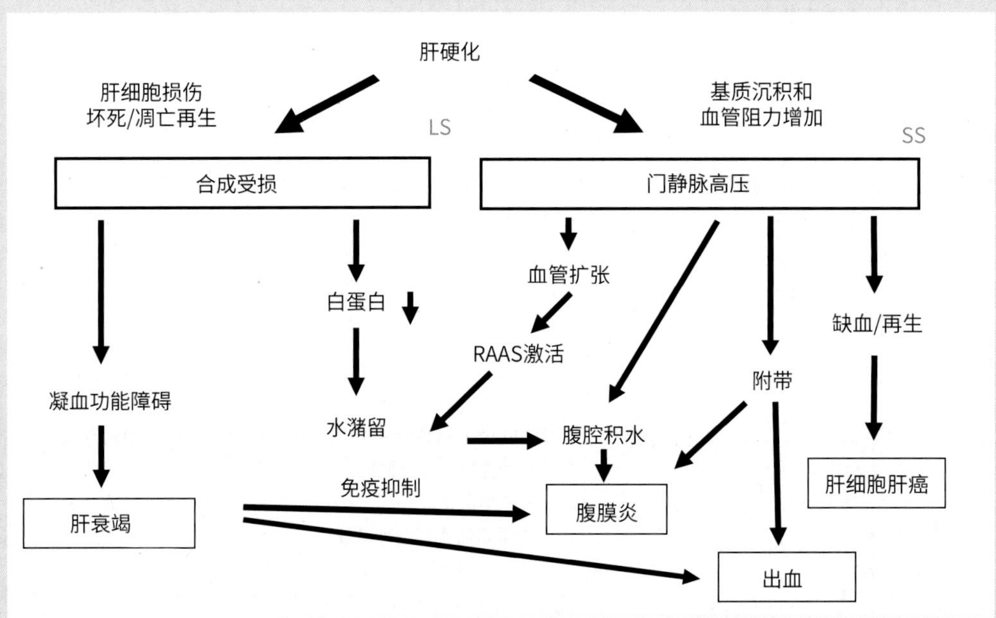

附图11 肝硬化合成障碍和门静脉高压症的临床意义。这两个因素在肝硬化患者中独立且单独发生，并决定个体严重并发症的风险（见图）。虽然合成很容易通过实验室检查来评估，但弹性成像技术是未来通过测量肝脏硬度（LS）和脾脏硬度（SS）来识别门静脉高压症患者的高灵敏度方法

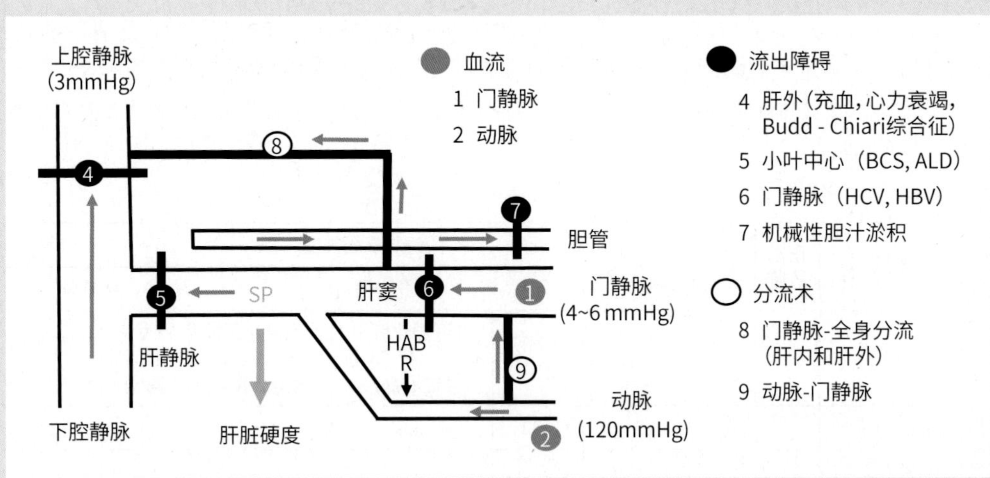

附图12 体循环环境下低血压肝脏器官的血流动力学。肝硬化引起血管阻力增加，侧支形成，肝动脉流量增加以维持肝脏灌注。肝动脉血流升高可以在纤维化发生前观察到。它最终导致肝硬化的完全动脉化，有时甚至导致肝血流通过门静脉

［Modified from Mueller S. World J Gastroenterol. 2016;22(48): 10482-10501］

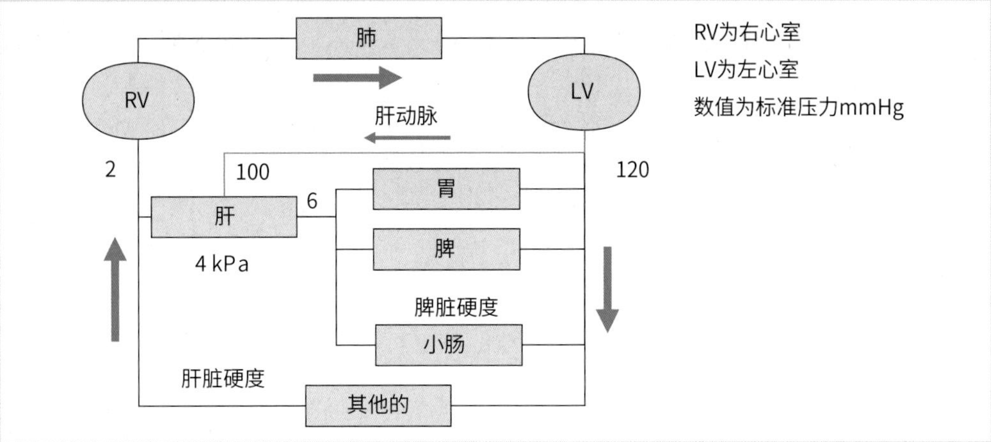

肺
RV
LV
肝动脉
2
100
120
6
肝
4 kPa
胃
脾
脾脏硬度
小肠
肝脏硬度
其他的
RV为右心室
LV为左心室
数值为标准压力mmHg

附图13 体循环内肝脏灌注。肝脏主要通过门静脉的下腔静脉（<6 mmHg）供应，而肝动脉将在患病的质硬器官中负责供应（参见第八部分）。在两个依次调节的泵（右心室和左心室）的一个体循环中观察肝脏血流动力学，可以最好地理解它。注意，血液循环（蓝色箭头）由两个串联泵（RV为右心室，LV为左心室）维持。这两种泵的失衡，如在右心衰竭期间观察到的，也会导致SP（充血）升高，最终导致心源性肝硬化

［Modified from Mueller S. World J Gastroenterol. 2016; 22(48): 10482-10501］

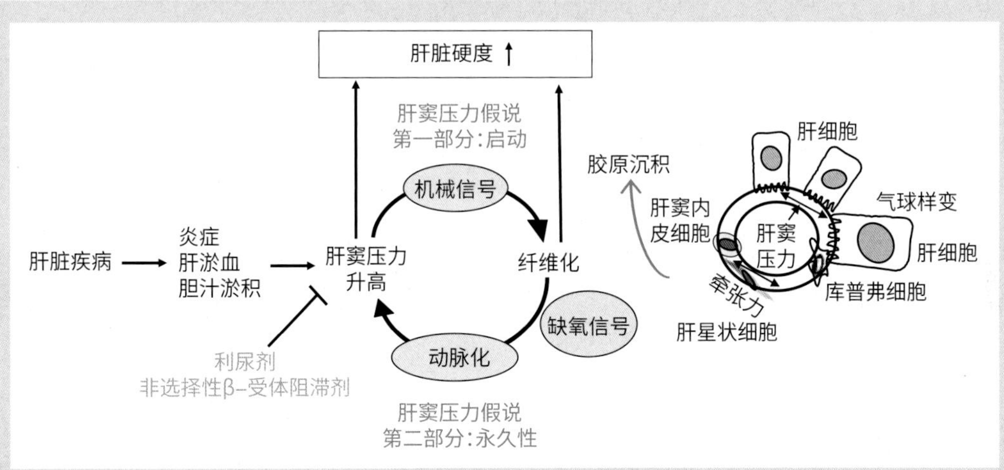

附图14 整个器官水平和治疗靶点方面的肝窦压力假说（SPH）（蓝色）。SP是基质沉积的驱动力。无论病因如何，所有肝脏病理（如上图所示）都会增加SP，其通过特定的细胞间和细胞内生物力学信号通路启动基质沉积（SPH第一部分，启动）。LS应被视为压力升高和纤维化的综合体现。SP升高和基质沉积都会增加血管阻力，最终导致肝动脉血流量升高，并最终使肝脏完全由动脉供血。根据压力升高量（>12 mmHg）和时间（>4周）的不同，这种恶性循环最终会引起完全动脉化，使低压力器官暴露在永久高压下，从而导致不可逆转的肝硬化（SPH第二部分，永久性）。根据SPH，非选择性β-受体阻滞剂（NSBB）和利尿剂不仅可对症治疗，而且会中断压力驱动的纤维化进展的恶性循环。右图展示了肝窦压力升高如何导致窦周细胞牵拉以诱导机械信号

附表1　评估肝硬化的不同方法的比较

参数	活检	超声	弹性成像	血清标志物
是否有创	是	否	否	否（血液样本）
发展时间	数十年	数十年	小于十年	数十年
成本	高	低	低	低
诊断所需时间	1～3天	15 min	5 min	1～72 h
诊断时患者是否在场	否	是	是	否
普及性	几乎所有地方	广泛普及	限制在中心区域	几乎所有地方
可重复性	需间隔一段时间	可立即重复	可立即重复	可立即重复
样本错误率	小于30%	主观性强	小于3%	小于3%
专业性	高	高	低	低
获得信息	多	多	少	多
限制性	患者配合差、凝血差、合并腹腔积液	肥胖或其他	肥胖或其他	几乎无
直接评估肝脏	是	是	是	否
未来发展	自动扫描和诊断	仪器小型化，分辨率提高，与弹性成像/双相相结合	仪器小型化，成为全身MRI分析的一部分，与大多数超声设备协同整合	高通量输出通道，新标志物谱系
绿色分数	4	7	7	8

注：不同检测方法的表现取决于多种因素，包括是否是筛查或提供明确的诊断。如果参数是有利的，则在表格中以绿色突出显示，每种方法的绿色个数相加得到“绿色分数”，在表格最后一行显示。弹性成像是无创的、最直接的检查方法，并且能排除肝硬化。但是，弹性成像并不能随处应用，并且存在测量失败的可能。相比之下，血液样本可以在任何地方获得，也可以运送到任何地方。考虑上述原因，血清标志物是全球范围内筛查肝硬化的理想选择。

附表2　弹性成像类型：激发模式、尺寸及生产商

弹性成像类型	激发	弹性成像类型	维度	公司 / 品牌
应变成像/弹性成像	手动压缩	应变弹性成像	2D	Esaote
		ElaXto	2D	–
		实时弹性成像	2D	Hitachi Aloka
		弹性成像	2D	GE，Philips，Mindray
		ElastoScan	2D	Toshiba，Ultrasonix
		eSieTouch弹性成像	2D	Samsung
	受控压缩	原子力显微镜	2D	Bruker，Hitachi等
	声辐射力弹性成像（单焦点）	声辐射力脉冲（ARFI）应变成像	2D	Siemens
		虚拟触摸成像（VTI）	2D	Siemens
剪切波弹性成像	声辐射力（单焦点）	点剪切波速度测量（PSWE/ARFI定量）	2D	–
		虚拟触摸定量（VTQ/ARFI）	2D	Siemens
		ElastPQ	2D	Philips
	声辐射力（单焦点）	虚拟触摸成像定量（VTIQ）	2D	Siemens 2008，Philips，Toshiba 2013，GE
	声辐射力弹性成像（多焦点）	2D剪切波弹性成像（2D-SWE）	2D	SuperSonic imagine
		或SuperSonic剪切波弹性成像（SSI）	2D	–
	受控外部振动	瞬间弹性成像（TE）	1D	–
		纤维扫描	1D	Echosens 2003
		磁共振弹性成像	3D	Hitachi，Siemens等

附表3　弹性成像方法及技术原理概述

方法	参考文献	缩写	测量方法		显示的物理量	激发	频率	单位	制造商
瞬时弹性成像	[1]	TE	剪切波速，一维		杨氏模量*E*，硬度	受控外部振动	50 Hz	kPa	Echosens（Fibroscan）
磁共振弹性成像	[2-3]	MRE	剪切波速，三维		剪切模量*G*，硬度	受控外部振动（机电、压电、声学耦合）	60 Hz	kPa	Siemens，GE，Resoundant，Philips
剪切波弹性成像	[4][a]	SWEI SWE	剪切波速，二维		剪切波速	声辐射力激励	100 ~ 500 Hz	m/s	Siemens（VTQ），Philips（ElastPQ），GE（2D SWI GE）
超音速剪切波弹性成像	[5]	SSI 2D-SWE	剪切波速，二维		杨氏模量*E*，硬度	声辐射力激励	100 ~ 500 Hz	kPa	Supersonic imagine（Aixplorer）
声辐射力脉冲应变成像	[6]	ARFI	位移，二维		定性、对比度图	声辐射力激励	–	定性	Siemens，Phillips，Hitachi Aloka
应变弹性成像和应变率成像	–	–	触诊/位移，二维		定性、对比度图	使用探头稳定加压，心跳，呼吸	–	定性	Hitachi，Toshiba，Siemens，GE，Samsung

注：*P* 密度，*V* 速度，*E* 杨氏模量，μ 剪切模量（$E = \mu(1 + r)$，r 泊松比）。

[a] 通常也被称为 ARFI，特别是 VTQ。

附表4　不同弹性成像技术之间的肝脏硬度阈值的比较

技术	瞬时弹性成像	点剪切波弹性成像 / 声辐射力脉冲应变成像		二维剪切波弹性成像 / 超音速剪切波弹性成像		磁共振弹性成像	参考文献
估计方程[a]	LS = V×V×3	TE = ARFI×ARFI×3 + 2		LS = V×V×3		TE = MRE×2.44	
单位	kPa	m/s	kPa	m/s	kPa	kPa	
正常肝脏平均值	4.5	1.14			4.4	2	[7-12]
正常肝脏阈值	<6	<1.16			<6.0	2.5	[7-11]
肝纤维化F3期	8.0	1.6	11.5	1.9	11.0	3.5	[13-17]
肝纤维化F4期	12.5	1.9	15.8	2.1	15.0	4.6	[13-17]
肝硬化并发症	>20.0	>2.0			>23.0	>5.0	[18-20]
FS的检测极限	75.0				75		

注：编制此表是为了比较使用不同技术测量的不同肝脏硬度阈值。估计公式用于不同技术之间肝脏硬度值的转换。

[a] 根据以下公式可知杨氏模量 E（通过 Fibroscan/VCTE/FS 测量）是磁共振弹性成像测量的剪切硬度 μ 的三倍：$\mu = E/3$。

附表5　FibroScan肝硬度测量的可靠性标准

肝硬度（kPa）	四分位数范围 / 中位数比值	可靠性
<7.1	≤0.10	非常可靠
<7.1	0.11 ~ 0.30	可靠
≥7.1	>0.30	可靠性差

注：可靠性差的检查与诊断准确性下降有关，不建议应用于临床实践中决定患者的管理。

附表6 波的定义和示例

波的类型 / 同义词	定义	示例
机械波	物质的振荡。机械波是在介质（只能在具有弹性的介质中产生）中传输能量的方式	水波、声波、地震波
弹性波	在固体、液体或气态介质中传播的弹性波动。当弹性波传播时，弹性形变的能量在没有流体流动的情况下被传递。每个谐波弹性波都通过波的振幅、振动频率、波群速度和控制波的位移和应力分布的波前的形状特征化	声波
声波	能量通过绝热压缩和膨胀传播的一种机械波。声波具有特定的声速，该速度取决于介质。临床超声波通常使用的是在水和软组织中的声速	从扬声器发出的声波、超声成像
电磁波	无须介质即可在真空中传播的电磁波	无线电波、微波、红外线、可见光、紫外线、X射线、伽马射线
体波	这些波通过身体的内部沿着由材料属性控制的路径传播（例如，密度和模量（硬度）。主要和次要两种类型的体波	地震波的初级波和次级波
P波：初波、纵波	P波在纵向上大约比其他波快1.7倍，因此得名"初级"。在空气中，它们以声速传播，典型速度为330 m/s，在水中为1450 m/s，而在花岗岩中约为5000 m/s	声波
S波：次波、横波	S波是剪切波，会使地面垂直于传播方向位移。S波仅能通过固体传播，因为液体（和气体）不支持剪切应力。S波的速度通常约为P波的60%	-
面波	面波，通常称为瑞利波，可以在固体半空间与真空、液体或气体的边界处传播；这些波是非均匀纵向波和剪切波的组合，其振幅随着距离边界的增加而呈指数级衰减。它们的传播速度比P波和S波慢	水波

附表7 不同弹性成像技术测量的不同器官的法向硬度值

	器官	TE	SWE	MRE	ARFI	参考文献
肾			4.3 kPa			[21]
				6.4 ~ 7.3 kPa（90Hz）		[22-23]
					2.24 m/s	[24-27]
	移植肾	33.2 ~ 35 kPa				[28]
子宫	子宫颈		18.9 kPa			[29]
	子宫肌层		40.2 kPa			[29]
	子宫内膜		25.4 kPa			[29]
胰腺				1.1 ~ 2.0 kPa（60Hz）		[23，30-31]
					1.2 ~ 1.4 m/s	[24-27，32]
前列腺	整个腺		27.3 kPa			[33]
脾脏				3.5 ~ 3.6 kPa		[23-24]
					2.4 m/s	[24-27，35]
		22.0 kPa 13.8 ~ 17.3 kPa				[36-38]

附表8　血清标志物与肝脏硬度的关系

参数	斯皮尔曼相关系数与肝脏硬度							
	F0 ~ F4			F0 ~ F2		F3 ~ F4		所有
	HCV	ALD	合计	HCV	ALD	HCV	ALD	合计
纤维化阶段（组织学）	0.69	0.78	1.46	0.33	0.38	0.61	0.59	1.91
AST	0.54	0.35	0.89	0.36	0.43	0.45	0.13	1.38
GGT	0.43	0.37	0.80	0.36	0.32	0.38	0.05	1.11
ALT	0.35	0.13	0.48	0.33	0.31	0.14	−0.03	0.75
胆红素	0.21	0.57	0.78	0.08	0.35	0.32	0.65	1.39
APRI	0.50	0.49	0.99	0.41	0.39	0.62	0.40	1.83
血小板	−0.43	−0.45	−0.88	−0.20	−0.30	−0.61	−0.46	−1.57
BMI	0.23	0.13	0.36	0.22	0.11	0.19	0.06	0.58
年龄	0.29	0.20	0.50	0.13	0.13	0.11	0.00	0.38
AST/ALT比率	0.17	0.31	0.47	−0.08	0.13	0.49	0.23	0.77

正相关（$P<0.05$）　负相关（$P<0.05$）　无显着相关（$P>0.05$）

注：在（a）所有纤维化阶段 F0 ~ F4（b）F0 ~ F2 和（c）F3 ~ F4 中，对 HCV 和 ALD 与肝脏硬度进行相关性分析。确定这些相关系数的总和，以估计哪种血清标志物最能解释 LS，而不受纤维化阶段和病因的影响。其中，AST 表现最好。

资料来源：参考文献 [39]。

附表9　各种血清标志物与肝硬度（LS）变化和GOT在酒精解毒后的变化的相关性

与 LS 变化的相关性：			与 LS 的相关性：		
参数	Spearman 与 LS 变化的关系		参数	Spearman Rho 与 LS 的关系	
	r 值	*p* 值		*r* 值	*p* 值
肝硬度（kPa）	0.466	3.0E-31	GOT（U/L）	0.564	2.4E-47
CAP（dB/m）	0.235	2.8E-06	M65（U/L）	0.547	4.9E-38
GOT（U/L）	0.182	1.6E-05	AP（U/L）	0.504	4.6E-37
Delta GOT（U/L）	0.177	2.8E-05	Quick（%）	−0.491	8.8E-35
GGT（U/L）	0.177	3.3E-05	INR	0.488	2.6E-34
IL-6（ng/mL）	0.543	4.2E-04	GOT（U/L）	0.478	6.6E-33
GPT（U/L）	0.146	5.9E-04	Quick（%）	−0.491	8.8E-35
血小板（n/L）	−0.136	1.3E-03	血小板（n/L）	−0.427	7.2E-26

与 AST/GOT 变化的相关性		
参数	Spearman 与 AST/GOT 变化的关系	
	r 值	*p* 值
GOT（U/L）	0.778	1.1E-113
GPT（U/L）	0.642	1.1E-65
GGT（U/L）	0.547	4.4E-44
M65（U/L）	0.563	1.1E-40
M30（U/L）	0.506	6.4E-32
铁蛋白（ng/mL）	0.421	4.1E-25
AP（U/L）	0.354	8.6E-18

注：表中提到 GOT 与 LS 的变化有最佳相关性，但不与 LS 的绝对值相关。GOT、GGT、M65 和 AP 与 LS 变化的相关性更好。还应注意：AST 等于 GOT，ALT 等于 GPT。

附表10　不同病因的F3纤维化和F4纤维化的估计临界值

病因	F3 LS 截断值（kPa）	F4 LS 截断值（kPa）	参考文献
NASH	9.6（8 ~ 11.4）	13.7（10.2 ~ 14）	[40-43]
ALD	10.5（8 ~ 12.9）	17.6（11.5 ~ 22.6）	[44-47]
HCV	8.1	14.8	[48-50]
HBV	10.8	10.9	[51-54]
AIH	10.4	16	[55-56]
PSC	9.6	14.4	[57]
PBC	10.7	16.3（15.6 ~ 16.9）	[58-59]
HFE	13.9	17.9	[60]
Wilson's病	8.25	13	[61]
心源性肝病	7.6	13.0	[62]
AATD	7.8（7.2 ~ 8.4）	14	[63-64]
囊性纤维化	7.8	7.95	[65]
ALL[a]	9.6	14.0	–
ALL[b]	8	12.5	–

注：请注意，由于所选研究不完全但具有代表性，因此表中所示的是平均值。对于某些病因，如HCV，提供了一个范围。这个范围给出了一个印象，最可能是由炎症等混杂因素造成的变异性（例如，ALD和胆汁淤积，如PBC）。

[a] 平均值。

[b] 无炎症状态的平均值。

附表11　不同年龄组的正常肝硬度值差异

		LS			CAP
年龄组	TE（kPa）	2D-SWE GE Logiq（kPa）	2D-SWE kPa	p-SWE Samsung（m/s）	（dB/m）
1–5岁[a]	3.4 [66]	2.9 [67]	4.63 ± 0.66 [68]	1.14 [67]	180
5–11岁[a]	3.8 [66]	4.05 ± 0.57 [68]	1.17 [67]	181	–
12–18岁[a]	4.1 [66]	3.8-3.9 [67]	4.39 ± 0.55 [68]	1.2 [67]	190
18岁到70岁以上	4.5 [7-12]	–	–	–	–
健康孕妇	4.5 [69]	–	–	–	226 [69]

注：注意，将某一人群称为"肝脏正常"仍具有争议，因此为了定义正常的肝硬度水平，需要将研究结果和日常临床经验结合起来考虑。一般情况下，儿童的正常值应为3.4 kPa，青少年为3.8 kPa，成年人为4.2 kPa。另外，如果肝脏在成年早期就观察到5.5 kPa，则这是一个卓越的结果。相反，5.5 kPa可能已经是年轻成人升高的肝硬度的一个指标。通常接受的正常LS截断值（< 6 kPa）在日常应用中考虑了无法控制的混杂因素，如食物摄入、体位、呼吸等。在某些情况下，应该应用最佳条件（参见本书第七部分），并且应该重复LS测量。

[a] 由于不是所有年龄组的研究都相同，有些值是根据估计的。

附表12　不同物种中的正常LS

物种	平均正常 LS	参考文献
人	4.5 ~ 4.7kPa	[69-70]
猪	3.1 ~ 4.1kPa	[71-72]
大鼠	3.8 ~ 4.1kPa	[73-74]
小鼠	4.4kPa	[75]

附表13　不同Fibroscan探头的特征（摘自EchoSens操作手册）

参数	S 探头	M 探头	XL 探头	脾脏检查	TME
大小	158 × 52 mm	158 × 52 mm	158 × 52 mm		182 × 32 mm
重量	0.5 kg	0.5 kg	0.5 kg		260 g
探头直径	5 mm	7 mm	10 mm		2 mm
介质振动频率	50 Hz	50 Hz	50 Hz	100 Hz	50 Hz
探头中心频率	5 MHz	3.5 MHz	2.5 MHz		可调范围为1 ~ 60 MHZ
测量深度	15 ~ 45/55 mm	25 ~ 65 mm	35 ~ 75 mm		可调范围为1 ~ 200 mm
静态作用力范围	1 ~ 8	4 ~ 8	4 ~ 8		可调范围为1 ~ 12

注：TME，瞬时微弹性成像。

附表14　使用不同技术测量肝脏硬度的临床和技术方面的注意事项

TE[76]	ARFI[76]	SSI[76]	MRE[76]
1.检查时，患者应取仰卧位或轻微左侧卧位，将手臂举过头顶，以增加肋间隙[77-78]	1.在平静呼吸的情况下，在肋间隙扫查肝右叶，这样测量的误差较低[82]	1.操作者将感兴趣区域置于远离大血管的区域，深度大于2 cm，但不超过8 cm[86-88]	1.机械波由波发生器（也称主动驱动器）产生，波发生器位于核磁共振成像检查室外，屏蔽了成像磁体[93]
2.寻找最佳的声窗位置，在肋间隙进行测量[77-78]	2.为了获得最佳测值，制造商建议，扫描时尽量不施加压力；排除显著偏移的数据；尽量减少呼吸和心脏运动的影响；并将探头置于合适的位置扫查（右叶第8或第5肋间）[83]	2.最新的EFSUMB指南建议，2D-SWE/SSI至少应测量三次，测量结果应以中位数及四分位数范围表示[76, 89]	2.机械波（振动能量；压力波）通过软质塑料连接管传送到被动驱动器。被动驱动器置于腹壁外侧，横跨胸部下方或肝脏右叶上方[22]
3.在肝被膜深方1.5～2.0 cm处进行测量，以免产生混响伪影。产生最大剪切波的最佳位置是距离探头的4.0～4.5 cm处[78-79]	3.最新的EFSUMB指南建议，ARFI测量肝脏硬度时，嘱患者仰卧位，右臂伸展，在屏气期间，于右肋间隙进行测量，避免在屏气前深吸气[84]	3.最初没有质量评估标准，但一些研究将肝脏硬度的标准差/中值≤0.10、测量深度＜5.6 cm作为质量控制标准[90-91]	3.这种测量同时显示了组织弹性和组织黏度（黏弹性），单位为千帕（kPa）。目前，所有市售品牌都提供相同标准色阶（0～8 kPa）的弹性成像[94]
4.探头应垂直于肝被膜[1, 80]	4.指南建议，使用的探头和频率不同，测量的最佳深度也不同。对于凸阵探头，深度为4～5 cm，平均频率为2.6 MHz时最佳。而线阵探头则需要较小的深度和较高的频率，2～3 cm和4 MHz[85]	4.肝脏硬度是在患者仰卧位、呼吸中期、于肋间隙进行测量	4.评估肝脏硬度的方法是在弹性图上自由绘制感兴趣区域（ROI）
5.感兴趣区域应避开大血管、胆管和肿块。操作者在A型超声图像的辅助下，选择一个图像切面，此处肝实质厚度至少6 cm，并且没有大的血管结构[81]		5.扫查肝右叶，并将感兴趣区域（ROI）置于肝包膜深方至少10 mm，且远离血管的区域[91-92]	5.ROI应放置于波幅足够大的区域。离肝脏被膜超过半个波长的位置，否则可能会有边缘效应。热点区域（红色编码）通常在被动驱动器下方，此处应被排除[94]
6.对于瞬时弹性成像，应根据患者的体型选择合适的探头			6.此外，在放置ROI时应特别注意避免声波干扰区域，如大血管（＞3mm）、严重扩张的胆管、胆囊窝、增宽的肝裂及肝脏内明显的图像伪影[95]
7.于同一位置扫查，获得10张不同图像，测量10次，瞬时弹性成像采用中间值[78]			7.取每个ROI的平均硬度值。从肝脏的四个不同切面获取平均值，并标注测值范围[95]
8. IQR/M（四分位数区间/中位数）应作为诊断准确性的衡量标准。以kPa为单位测量的IQR/M应小于0.3[78]			

注：TE，瞬时弹性成像；ARFI，声波辐射力脉冲成像；SSI，超音速剪切成像；MRE，磁共振弹性成像；2D-SWE，二维剪切波弹性成像。

附表15　肝硬度测量的所有技术的最佳标准化条件

编号	条件
1	标准化患者条件和定位。至少平躺5分钟。正常呼吸。禁食状态。稳定的血流动力学，例如，体育运动后。
2	检查者根据使用的弹性成像技术进行正确培训。如TE所使用的1D-SWE学习曲线较小，需要专用超声波知识进行2D-SWE。3D-MRE需要特定放射学培训。
3	正确的物理LS测量：基本解剖学和特定知识，如剪切波的探头压力，定位肝区域进行LSM。
4	正确的标准化剪切波速度分析，可能需要额外的解释，例如，在2D-SWE中的弹性图。2D-SWE中还需要考虑其他因素，如声速。
5	正确的统计解释，例如，中位LS和IQR。
6	包括炎症、充血、胆汁淤积、其他影响的临床背景中对LS的正确解释。这些混杂因素可能需要额外信息，如在急诊超声中的实时超声或其他程序。对潜在测量伪影的批判性讨论是关键。
7	定义LSM的使用场景。筛选模式主要设计用于排除任何肝异常。专家模式被认为是在评估到升高LS的潜在混杂因素或伪影后，最终将LS与纤维化阶段或预后评估和指导治疗联系起来。

附表16　肝弹性成像的一般临床应用场景和技术建议

序号	推荐	参考文献
1	有经验的操作者应当进行肝硬度测量	[76]
2	肝硬度测量（特别是基于超声的技术）应让患者取仰卧位，通过右肋间隙探查，嘱患者右臂伸直，屏息时进行，避免在屏息前深吸气	[78，96]
3	患者应至少禁食2 h并在进行肝硬度测量前至少休息5～10 min。观察稳定的LS	[97-103]
4	应在用超声进行LSM之前排除主要的可能混杂因素（如由AST和（或）ALT升高＞5倍正常上限所指示的肝炎、肝动脉高压、梗阻性胆汁淤积、肝充血、急性肝炎和浸润性肝病）	[39，71-73，104-105]

附表17　重要组织学参数与身体、血清和临床参数的Spearman等级相关性

参数	纤维化（Chevallier）	气球变性	脂肪变性	脂肪肝炎
M30（U/L）	0.291**	0.544**	0.467**	0.557**
M65（U/L）	0.285**	0.540**	0.431**	0.554**
肝硬度（kPa）	0.828**	0.516**	0.096	0.391**
AST(U/L)	0.167	0.453**	0.415**	0.435**
GGT（U/L）	0.273**	0.429**	0.350**	0.474**
AP（U/L）	0.524**	0.425**	0.117	0.294
透明质酸（ng/mL）	0.645**	0.365**	−0.044	0.236
肝硬化表现（US）	0.573**	0.342**	0.008	0.227*
脂肪肝表现（US）	0.040	0.327**	0.327**	0.452**
PNPLA3GG	0.131	0.319**	0.264**	0.404**
CAP（dB/m）	−0.069	0.301	0.593**	0.432**
BMI（kg/m^2）	0.182	0.184	0.076	0.089
PIIINP（ng/mL）	0.276	0.264	0.014	0.147
ALT（U/L）	−0.232*	0.184	0.339**	0.256**
饮酒量（g/day）	−0.074	−0.026	0.224*	0.123
性别（男:1）	−0.106	−0.120	−0.094	−0.119

注：参数按气球变性的相关系数降序排列。

* 表示 $P < 0.05$；** 表示 $P < 0.01$。数据来自一项大样本的重度饮酒者的研究。请注意，肝硬度（LS）是最好的无创标志物，M30/65 用于评估脂肪肝炎和气球变性，而 CAP 用于评估脂肪变性（所有高亮显示的黄色）。US：超声。

资料来源：数据来源于文献 [106]。

附表18 标准M探头与专用脾脏探头检测食管静脉曲张患者的脾硬度（SS）截断值[107]

食管静脉曲张等级	标准 M 探头 SS（kPa）[IQR]	专用脾脏探头 SS（kPa）[IQR]
无静脉曲张	52.5（32.5）	34.4（15.4）
1级	62.9（28.7）	45.8（19.1）
2级	73.9（19.6）	53.4（13.7）
3级	75.0（2.5）	57.4（11.5）

附表19 Knodell组织学活动指数[108]

Knodell 组织学活动指数			分数
A. 门静脉周围坏死（Periportal necrosis，PN）伴或不伴桥接坏死			0
1.无			1
2.轻度碎片状坏死			2
3.中度PN（＜1/2周长）			3
4.重度PN（＞1/2周长）			4
5.中度PN+桥接坏死			5
6.重度PN+桥接坏死			6
7.多小叶性坏死			10
B. 小叶内变性和局灶性坏死	C. 门静脉炎症	D. 肝纤维化	
1.无	1.无	1.无	0
2.轻度（1/3小叶）	2.轻度（1/3的门静脉区）	2.门静脉区纤维化扩张	1
3.中度（1/3～2/3）	3.中度（1/3～2/3）	3.桥接纤维化	3
4.重度（＞2/3）	4.重度（＞2/3）	4.肝硬化	4

附表20 Scheuer组织学活动指数评分[109]

Scheuer 组织学活动指数评分		分数
A. 门静脉 / 门静脉周围活动指数		
1.无/程度很轻		0
2.门静脉炎症		1
3.轻度门静脉周围坏死		2
4.中度PN		3
5.重度PN		4
B. 小叶区的变化	C. 肝纤维化	
1.无	1.无	0
2.有炎症无坏死	2.门静脉区纤维化扩张	1
3.局灶性坏死/嗜酸性细胞浸润	3.门静脉周围或门静脉区纤维间隔形成	2
4.严重的局灶性细胞损伤	4.肝纤维化，小叶结构紊乱，无肝硬化	3
5.细胞损伤伴桥接坏死	5.可能/明确的肝硬化和坏死	4

附表21　评估肝纤维化的组织病理学评分[110–112]

Ishak 评分	Batt and Ludwig	Metavir	分数
炎症和坏死：无 没有纤维化	门静脉轻度炎症或无炎症，或者界面坏死或小叶炎症。门静脉无纤维化	A0：无炎症或坏死 F0：无纤维化	0
部分区域门静脉及门静脉周围炎症，伴局灶性坏死1灶（10倍镜下）。部分门静脉区纤维扩张，有或无短间隔	门静脉轻度炎症，斑片状界面坏死，偶尔出现肝细胞凋亡。门静脉纤维化	A1：轻度坏死性炎症活动 F1：门静脉纤维化	1
门静脉区轻度肿胀，3区伴有坏死，2区有部分伴有坏死。局灶性坏死2～4灶（10倍镜下）。大部分门静脉区纤维扩张，有或无短间隔	门静脉轻度炎症伴部分门静脉束界面性肝炎和轻度细胞凋亡。门静脉周围纤维化	A2：中度坏死性炎症活动 F2：门静脉纤维化、少许间隔	2
50%或中度炎症，1区大部分坏死，局灶性坏死5～10灶，（10倍镜下）。大部分门静脉区呈纤维性扩张，偶尔伴有P-P桥	门静脉中度炎症，界面性和小叶性肝炎，频繁的肝细胞坏死。间隔纤维化	A3：重度坏死性炎症活动 F3：门静脉纤维化、大量间隔	3
大部分门静脉束严重肿胀伴1区坏死，偶有PC、桥，局灶性坏死10灶（10倍镜下）。大部分门静脉区纤维扩张，PP和PC桥频繁	严重的门静脉炎症，界面性肝炎伴桥上明显坏死和弥漫性肝细胞损伤。肝硬化	F4：肝硬化	4
门静脉和小叶炎症，1区坏死伴多个PC区，大量PP和PC桥伴不完全肝硬化或不完全结节			5
门静脉炎症，小叶坏死和泛叶坏死，肝硬化			6

附表22　Chevalier半定量评分系统[113]

Chevalier 评分		分数
A. 中央小叶静脉		
1.正常静脉或无静脉		0
2.中度增厚（中央静脉的星状面）		1
3.明显增厚（静脉壁环状面，有大量纤维性、细胞之间的延伸）		2
B. 门静脉束	**C. 窦周间隙**	
1.正常	1.正常	0
2.扩大无隔膜	2.局部纤维化	1
3.扩大有隔膜	3.弥漫性纤维化	2
4.肝硬化		3
D. 间隔数	**E. 间隔厚度**	
1.无	1.薄或不完整	0
2.≤6个间隔/10 mm	2.厚而松散的连接矩阵	1
3.>6个间隔/10 mm	3.非常厚且密集的连接矩阵	2
4.结节组织	4.>活检面积的2/3	3
分数表达式SSS=CLV+PS+PT+2（WS×NS）		

附表23　NASH临床研究网络评分（Kleiner等于2005年修改）[114]

NASH 临床研究网络评分定义			分数
A. 脂肪变分级	B. 位置（主要）	C. 小叶性炎症	
1.<5%	1.区域3	1.无焦点	0
2. 5%～33%	2.区域1	2.<2焦点每200场	1
3.>33%～66%	3.泛域的	3. 2-4个焦点每200场	2
4.>66%	4.全小叶性的	4.>4个焦点每200场	3
D. 微泡性脂肪变性	E. 微肉芽肿	F. 大脂肪肉芽肿	
1.无	1.无	1.无	0
2.有	2.有	2.有	1
G. 纤维化分级			
1.无			0
2.窦周或门静脉周围			1
3.轻度，3区，窦周			1A
4.中度，3区，窦周			1B
5.门静脉或门静脉周围			1C
6.窦周和门静脉或门静脉周围			2
7.桥接纤维			3
8.肝硬化			4
H. 门静脉炎症	I. 色素巨噬细胞	J. 大型线粒体	
1.无至最小值	1.无至稀少	1.少至稀少	0
2.大于最小值	2.大量	2.大量	1
K. 细胞鼓胀	L. 核糖元	M. 嗜酸细胞体	
1.无	1.无至稀少	1.无至稀少	0
2.少许鼓胀的细胞	2.大量	2.大量	1
3.大量细胞鼓胀或明显鼓胀			2

附表24　慢性肝炎的Desmet和Scheuer分期系统[115]

分数	描述	组织学
0	无纤维化	无纤维增殖
1	轻度/低度纤维化	纤维增殖门孔，无间隔
2	中度纤维化	不完整/完整的门孔间隔，结构保留
3	高度纤维化	结缔组织间隔伴结构障碍（孔中央间隔，腺泡结构转移），无完全性肝硬化
4	肝硬化	可能的或最终的肝硬化

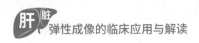

附表25 Leipzig评分系统诊断威尔逊氏症[116]

临床症状和体征	分数	其他检查	分数
Kayser–Fleischer 环		肝铜（无胆汁淤积）	
有	2	>5 ULN（>4 μmol/g）	2
无	0	0.8 ~ 4 μmol/g	1
		正常（<0.8 μmol/g）	–1
		罗丹明阳性颗粒	1
神经系统症状		尿铜（无急性肝炎）	
重度	2	正常	0
轻度	1	1 ~ 2 ULN	1
无	0	>2 ULN	2
		正常，但D–青霉胺后>5 ULN	2
血清铜蓝蛋白		基因检测	
正常（>0.2 g/L）	0	在两条染色体上检测到突变	4
0.1 ~ 0.2 g/L	1	仅在一条染色体上检测到突变	1
<0.1 g/L	2	未检测出突变	0
Coombs 试验阴性的溶血性贫血检测			
有	1		
无	0		

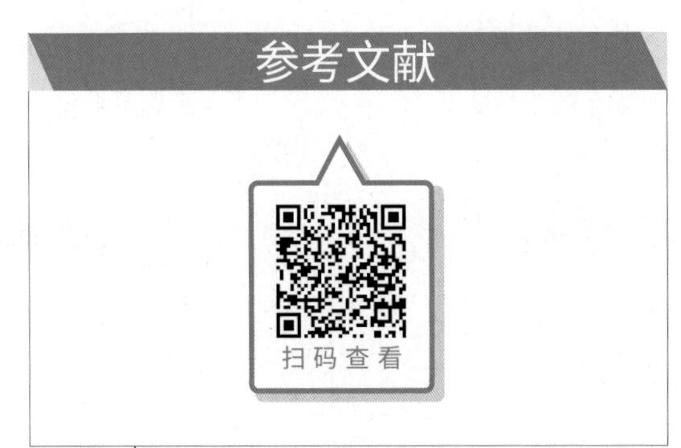

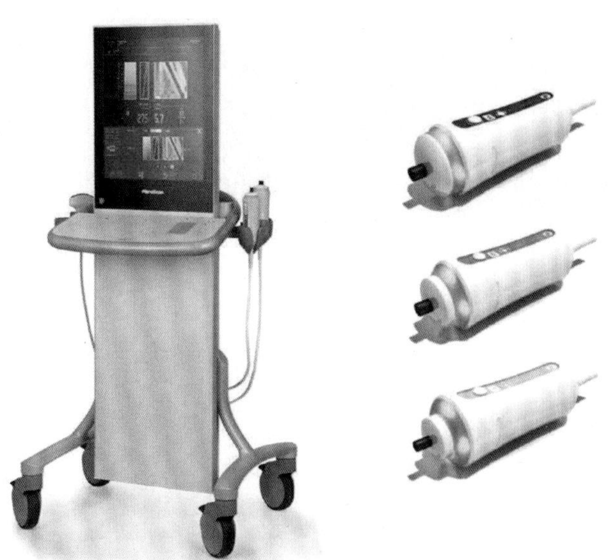

图3.2 设备及探头。左图：FibroScan 630 Expert设备右图：XL探头、M探头和S探头

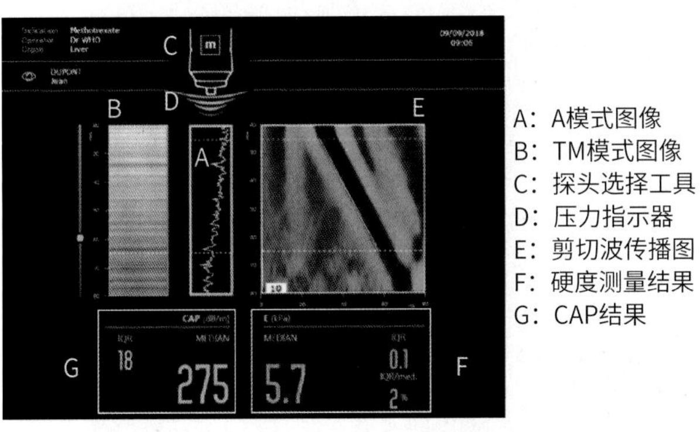

图3.4 FiberScan设备检查屏幕

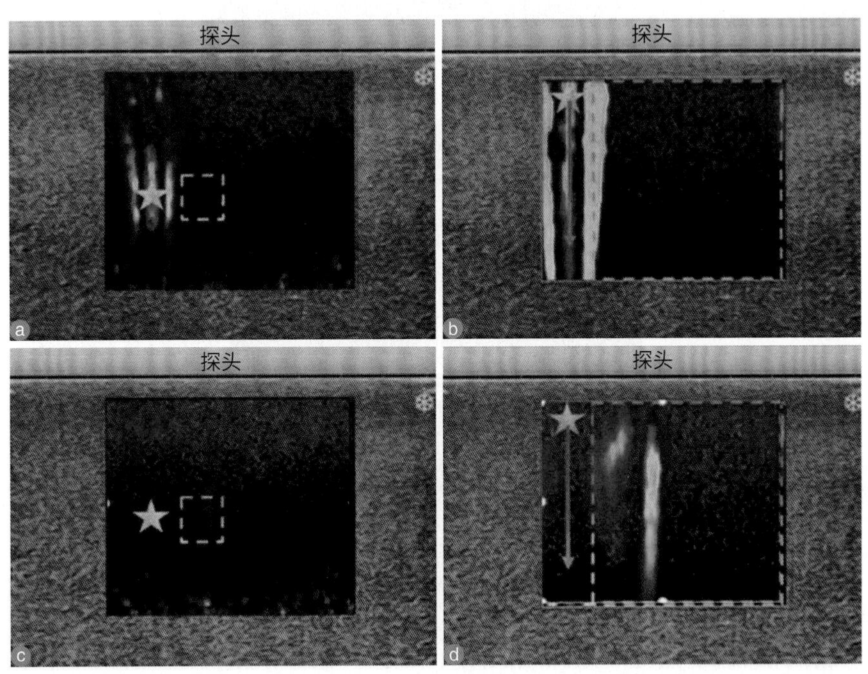

图5.1 a.2 ms时的单次激励诱导剪切波；b.2 ms时的超声激励诱导剪切波；c.6 ms时的单次激励诱导剪切波；d.6 ms时的超声激励诱导剪切波。星号：聚焦光束；箭头：振幅；蓝色虚线方框：传播面积

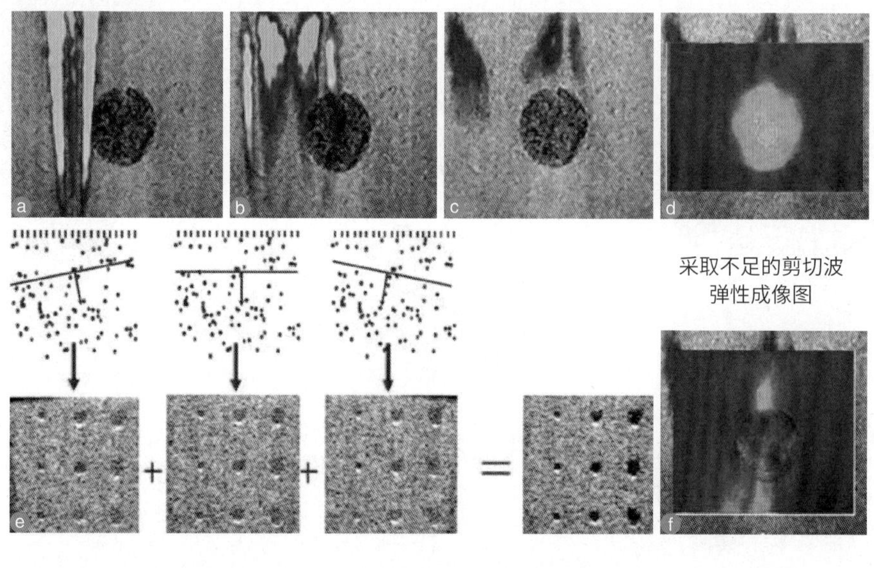

图5.2　a.超声激励2 ms时在含有较硬物质的介质中诱导的剪切波以6000 Hz跟踪并进行超快成像；b. 6 ms时的超声激励诱导剪切波，剪切波在较硬的物质中加速；c.10 ms时的超声激励诱导剪切波；d.从传播图像中推导出的二维剪切波弹性成像图，较硬的物质显示为绿色；e.极速采集序列；f.如果成像帧速率降低到1000 Hz，可获得二维剪切波弹性成像图。较硬的物质无法显示

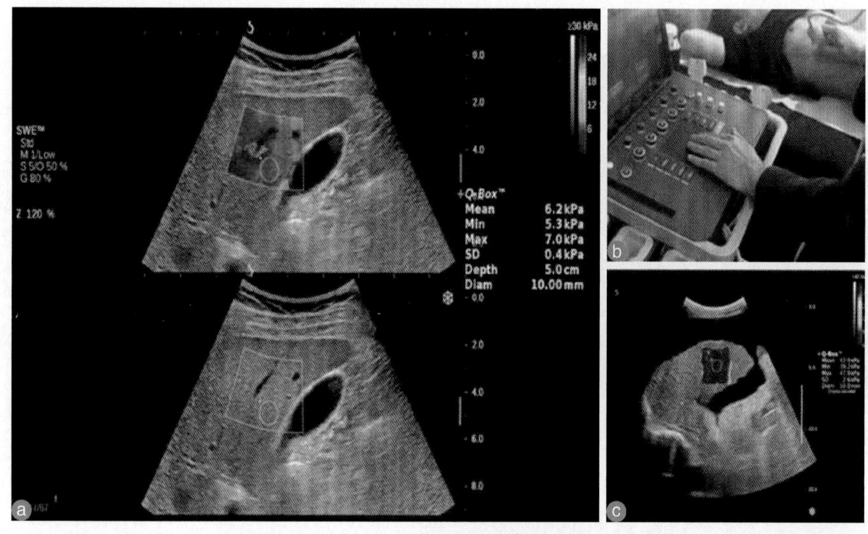

图5.3　Aixplorer系列设备的二维剪切波弹性成像。a.Aixplor Mach 30上的二维剪切波弹性成像模式；b.使用Aixplor Mach 30的采集协议；c.肝硬化腹腔积液的二维剪切波弹性成像示例

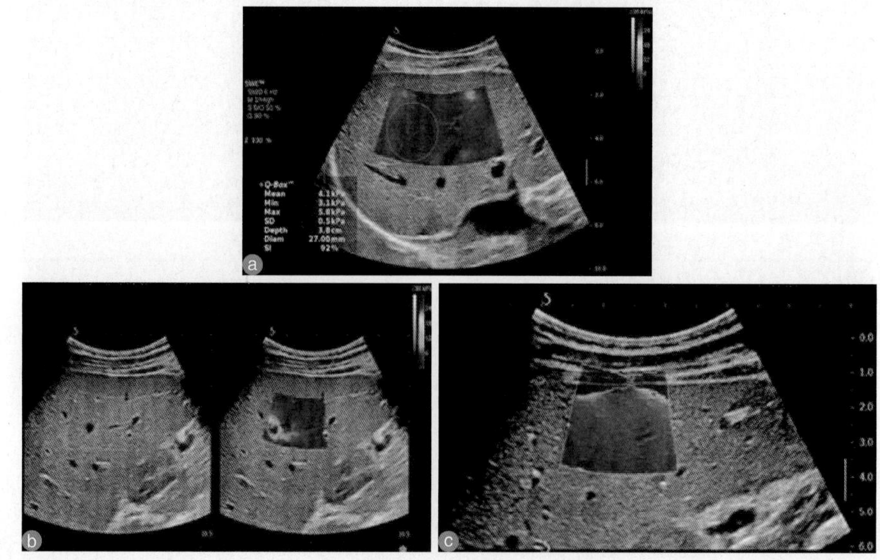

图5.4　a.肝脏二维剪切波弹性成像，在一个较大的感兴趣区域进行实时、定量检测；b.搏动的血管伪影：血管附近显示为红色区域；c.包膜的红色伪影，为了避免这种伪影，指南建议将取样框置于包膜下几毫米处

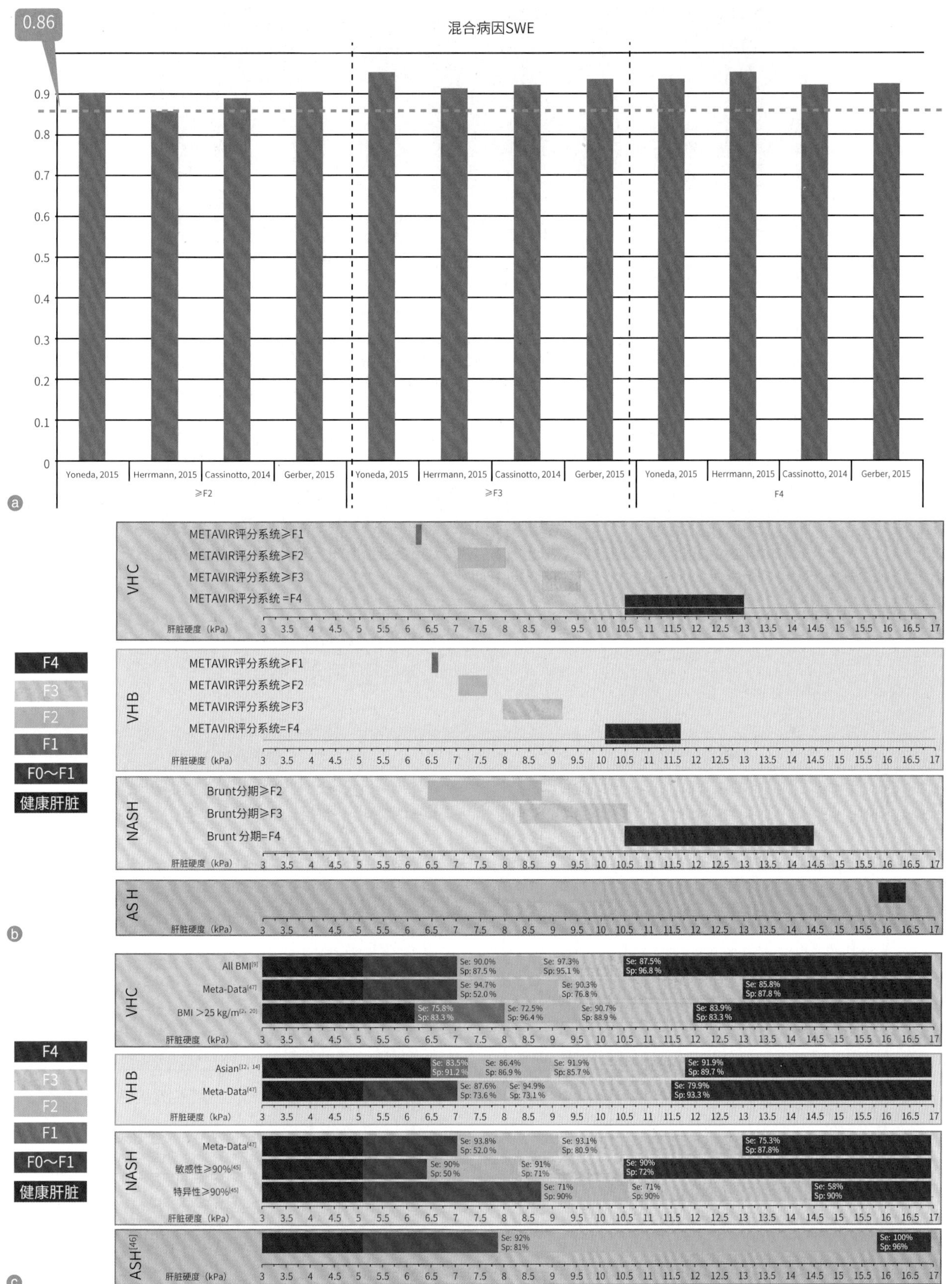

图5.5 a.具有混合病因的不同比较研究中二维剪切波弹性成像的诊断价值；b.文献中使用二维剪切波弹性成像诊断肝纤维化严重程度的临界值范围；c.不同研究中敏感性和特异性方面的临界值表现。为了清楚显示，附图中直接插入了参考文献。METAVIR：病毒性肝炎组织学数据荟萃分析系统；Meta-Data：荟萃分析

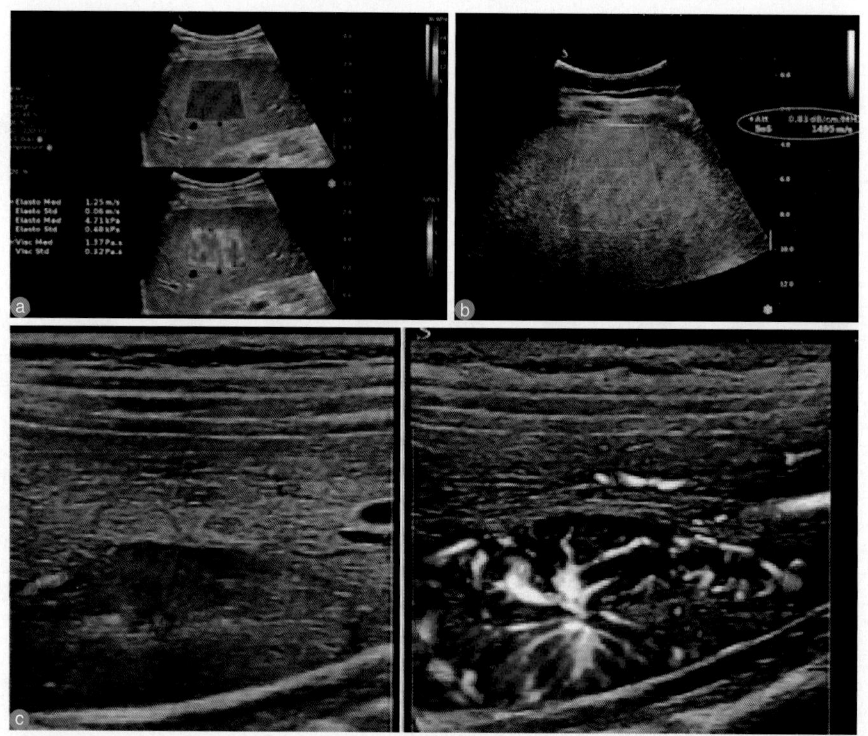

图5.6 a.具有定量硬度（顶部）和黏度成像（底部）的二维剪切波弹性成像模式；b.肝脏超声定量（衰减和声速），所有特征来自Aixplor Mach 30；c.经典多普勒与Angio PL.U.S成像中FHN的表现

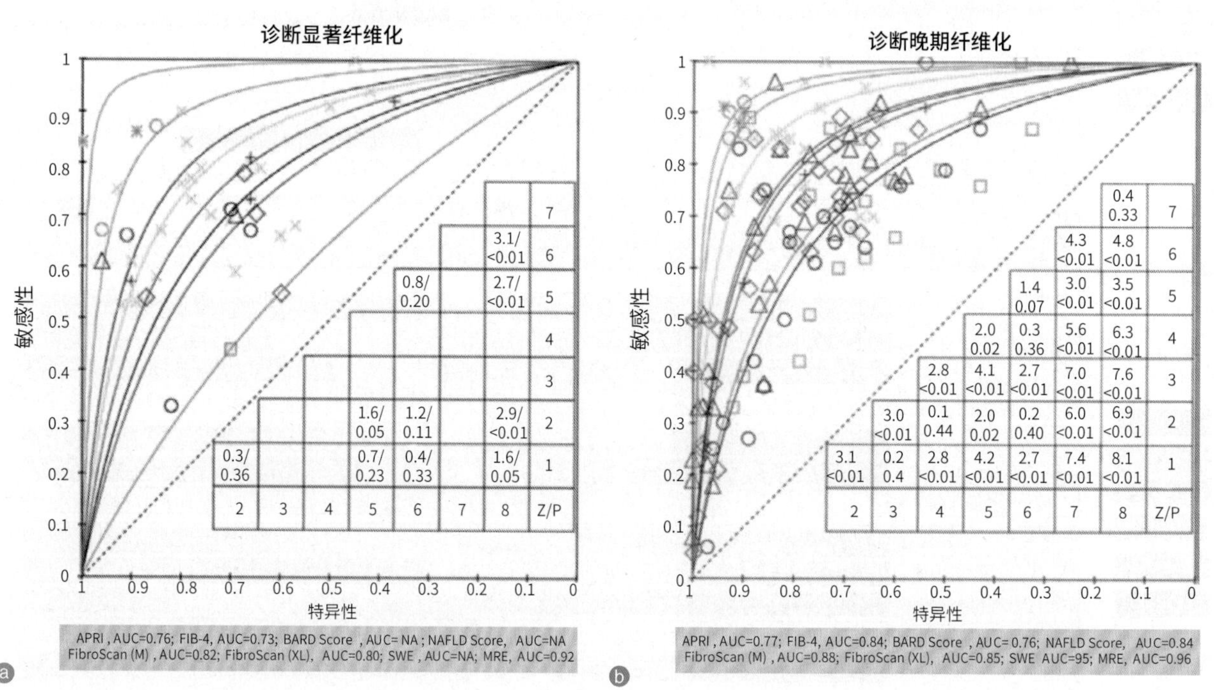

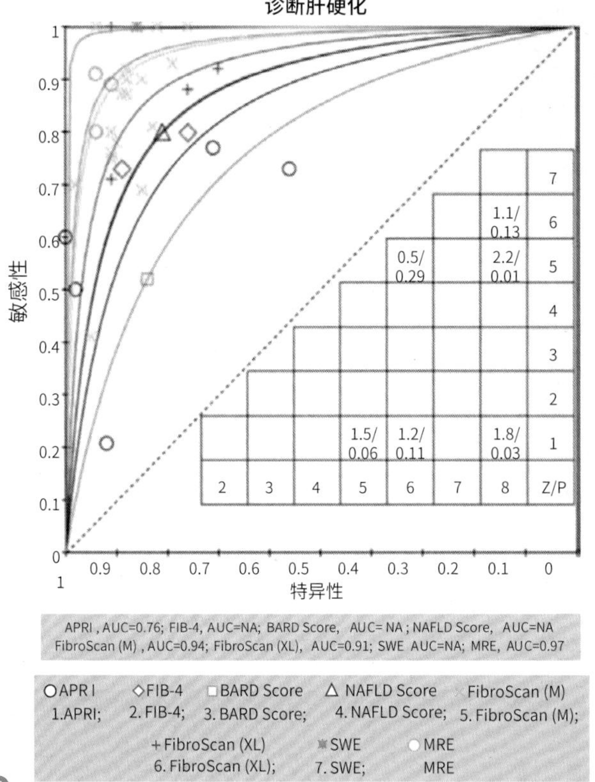

图6.3　检测显著纤维化、晚期纤维化和肝硬化的ROC图。SWE和MRE显示出最高的汇总AUC。APRI：天冬氨酸转氨酶和天冬氨酸转氨酶-血小板比值；FIB-4：纤维化-4指数；BARD Score：BARD评分；NAFLD Score：非酒精性脂肪肝病评分；FibroScan：超声瞬时弹性成像

（经许可转载自G.Xiao等[20]）

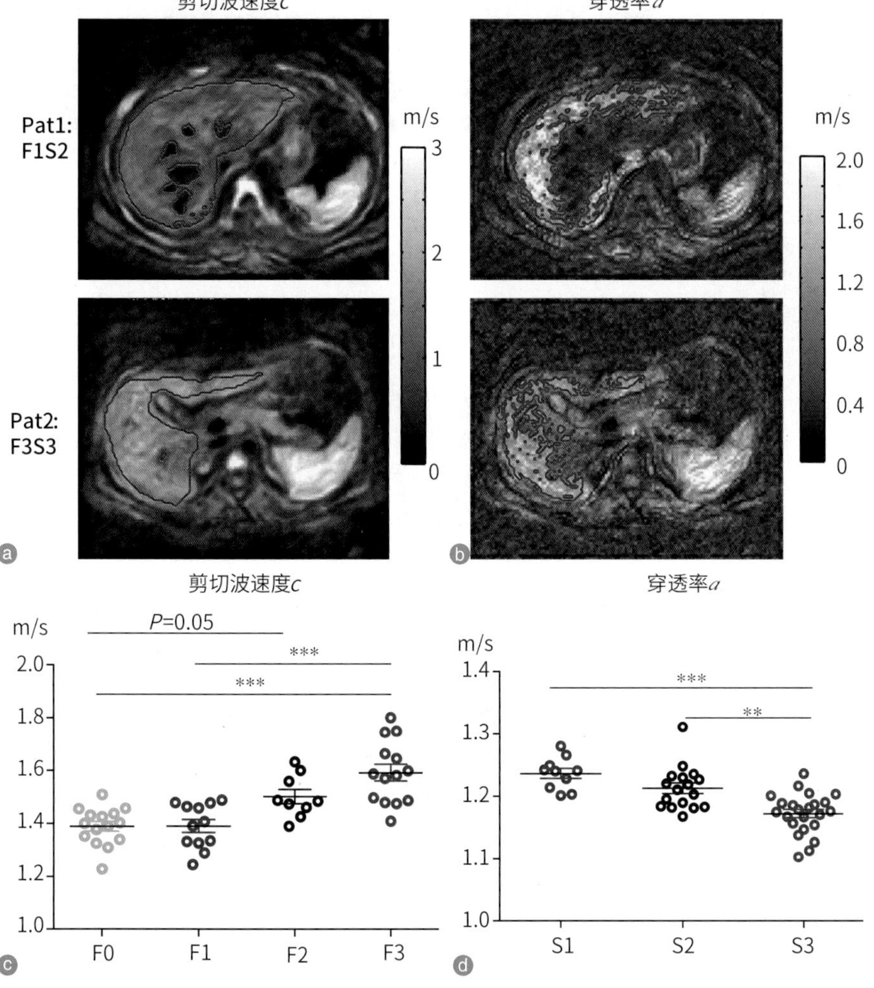

图6.4　具有不同程度纤维化和脂肪变性的两名患者的剪切波速c和穿透率a及散点图。a、b.剪切波速c和穿透率a的图示：患者1具有1级纤维化和2级脂肪变性（F1S2），患者2具有3级纤维化和3级脂肪变性（F3S3）；c、d.剪切波速c和穿透率a的散点图分别按纤维化分期和脂肪变性分级分组。$^{**}P<0.01$。$^{***}P<0.001$

（图改编自参考文献[31]，并经许可重新排列）

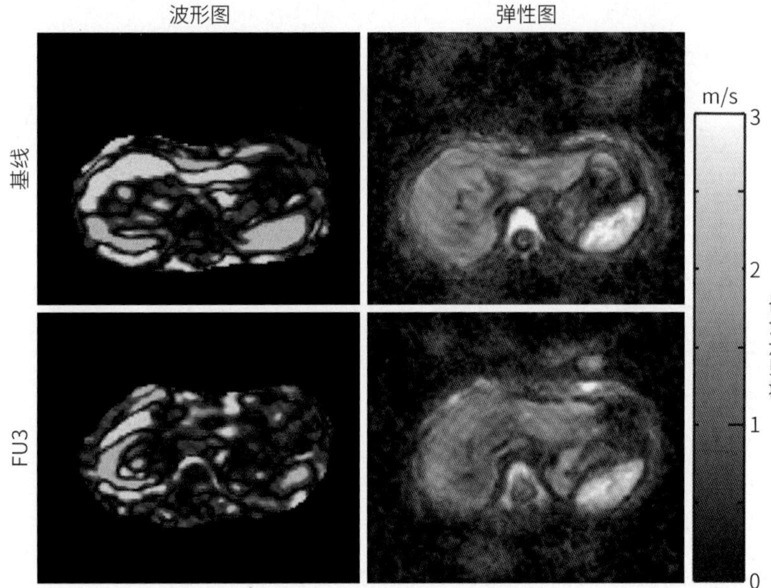

图6.5　肝炎病毒感染患者的50 Hz波形图和弹性图。一名丙型肝炎病毒感染患者使用直接抗病毒药物治疗，在基线（治疗前）和治疗结束后3个月（FU3）时的50 Hz波形图和弹性图。直接抗病毒药物代替抗炎疗效指标后，肝脏整体硬度明显降低

（图改编自参考文献[26]，并经许可重新排列）

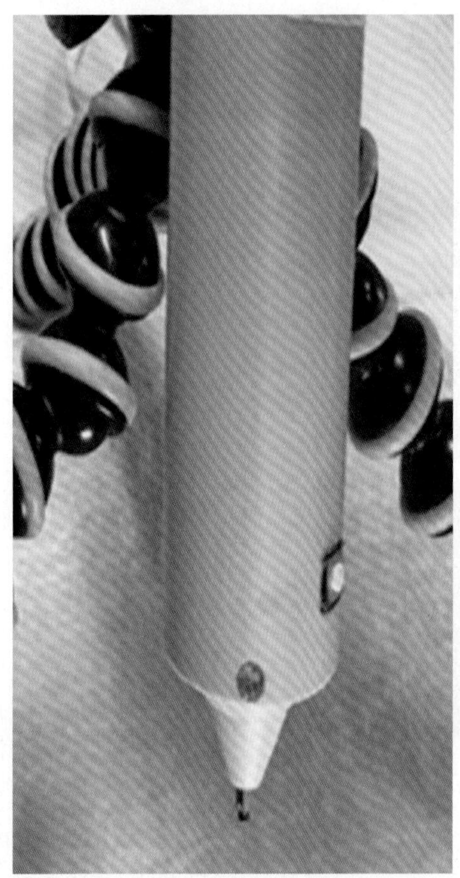

图7.1　μFibroScan探头

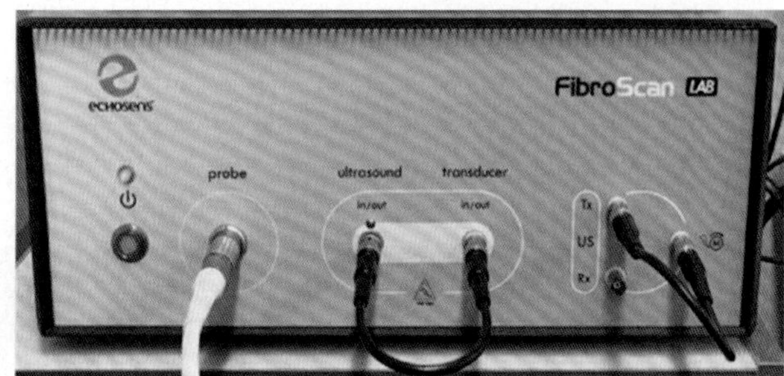

图7.2　μFibroScan实验室处理单元

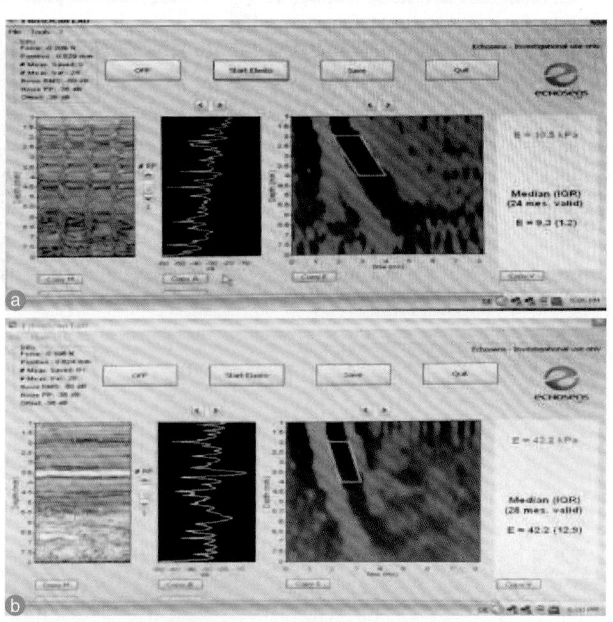

图7.3　肝硬化大鼠LS（a）和SS（b）有效测量的屏幕截图

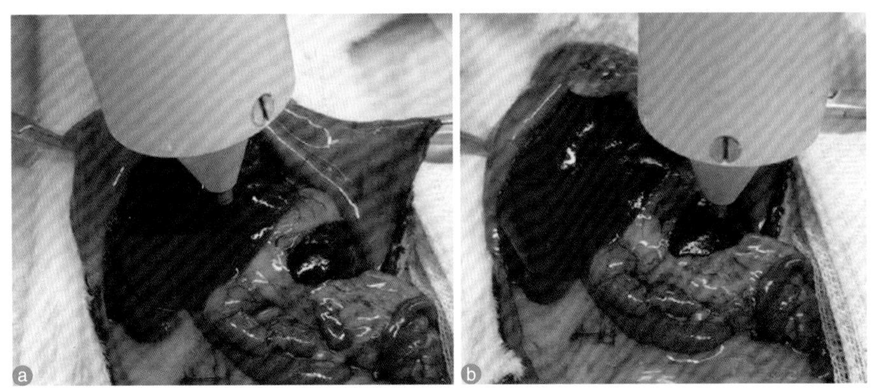

图7.4 FibroScan仪测量LS（a）和SS（b）的部位

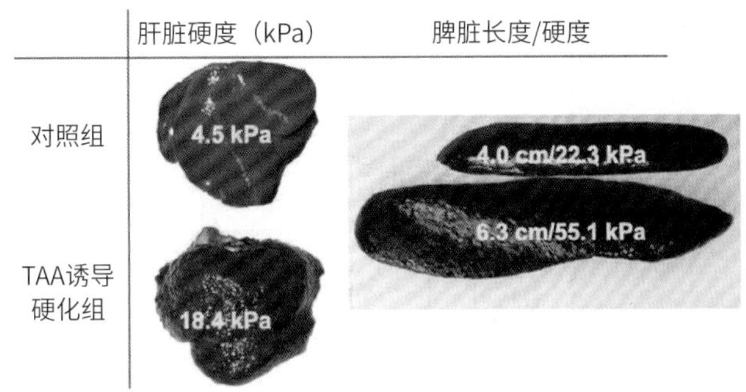

图7.5 与对照大鼠相比，TAA诱导的肝硬化大鼠的LS和SS更高，脾脏长度更大

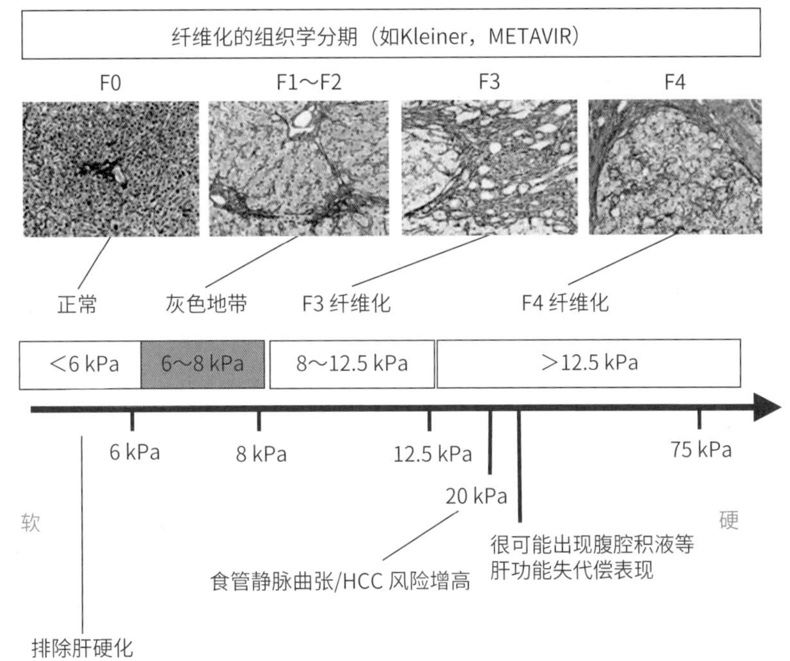

图8.1 瞬时弹性成像的肝脏硬度范围以及肝纤维化与并发症的重要临界值。更多有关纤维化的组织学评分信息详见附表22、附表23、附表24和附表25

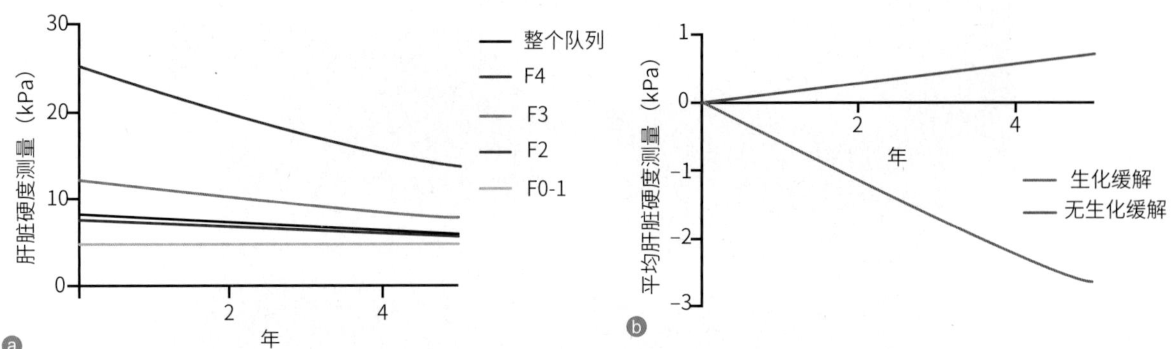

图16.1 经TE评估的AIH治疗后肝脏硬度的变化。a.根据Desmet和Scheuer分类，肝脏硬度的变化取决于基线纤维化分期；b.肝脏硬度的变化与患者是否达到完全生化缓解有关

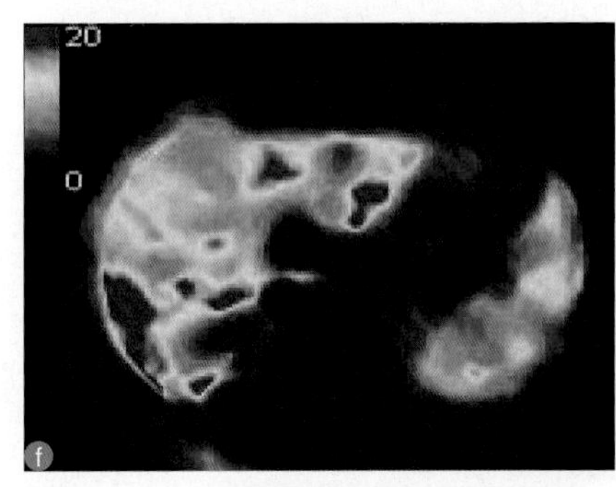

图18.5 f.MRE硬度图（量程：0～20 kPa）显示肝脏弥漫性硬化，左右叶硬度分布不均，平均硬度为12.8 kPa，与肝硬化诊断一致

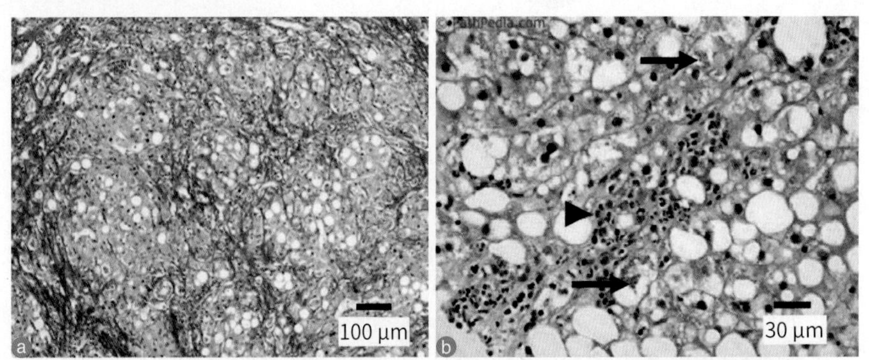

图22.2 肝脏硬度升高的组织学混杂因素。a.天狼星红染色胶原纤维。小结节型肝硬化表现为被结缔组织包围的小结节，并可见细胞外周纤维化。纤维化是与LS关系最密切的组织学特征（r通常>0.8）。b.苏木精-伊红染色（HE染色）。ASH患者的肝脏切面显示3个主要组织学表现：脂肪变性（>5%）、炎症和肝细胞损伤。大泡性脂肪变性明显，两个囊泡状肝细胞包含Mallory-Denk小体（图片上方、下方箭头）。三角形箭头显示肝细胞炎症。这些特征与LS的相关性更为复杂。脂肪性肝炎和气球样变性与肝脏硬度呈正相关，而脂肪变性则无任何相关性，有时甚至呈负相关

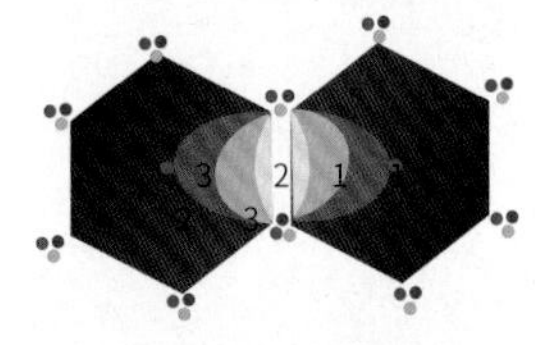

图23.1 a.肝小叶与门静脉束包绕的中央静脉示意图。在功能上，小叶根据氧供可分为3个区域。1区环绕着从肝动脉的含氧血液进入的门静脉束。3区位于中央静脉周围，氧合程度较差。2区位于这两者之间。3区是在充血性心脏病中受到损害的风险区域

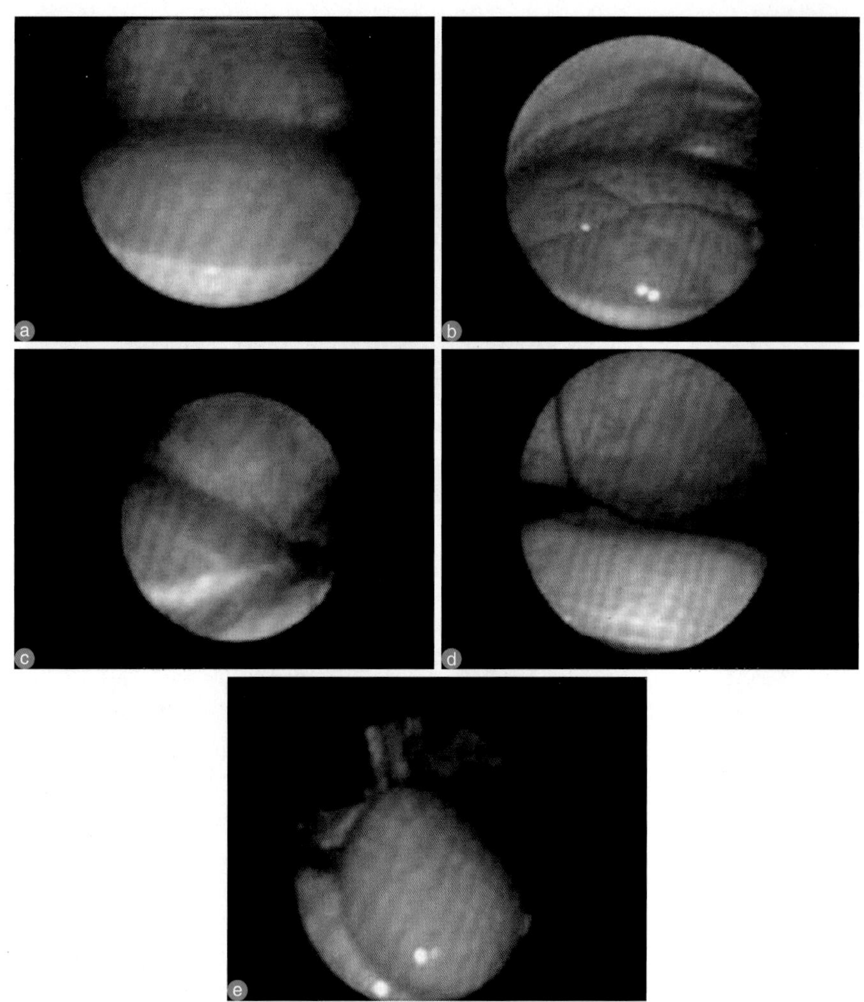

图28.1　典型的肝脏表面肉眼改变。a.健康的肝脏；b.再生结节；c.轻度囊纤维化；d.重度囊纤维化；e.胆汁淤积症

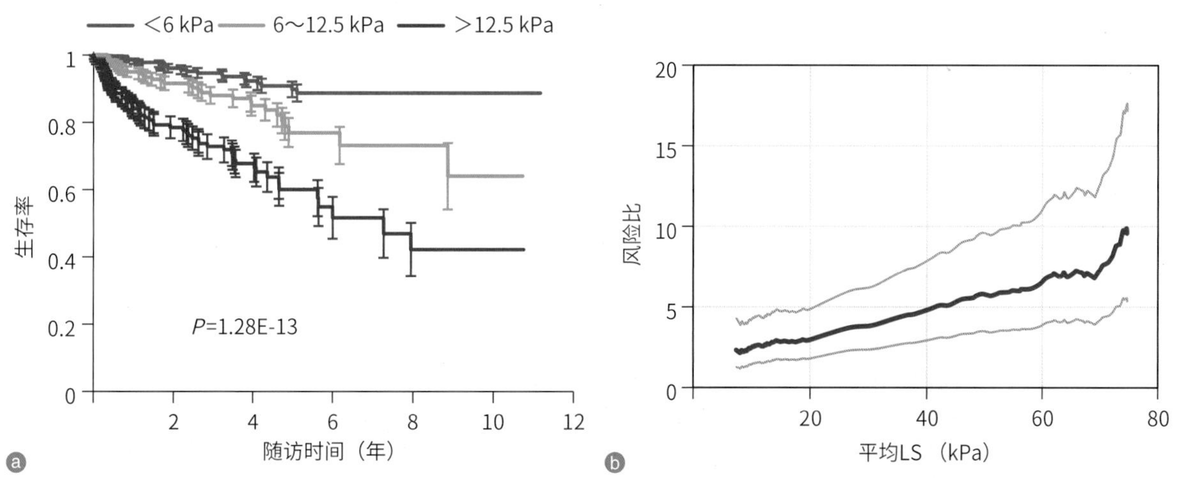

图35.1　不同LS值的KaplanMeyer生存曲线和对酗酒者进行10年以上随访的前瞻性海德堡队列研究（n=675），危险比随LS升高而增加

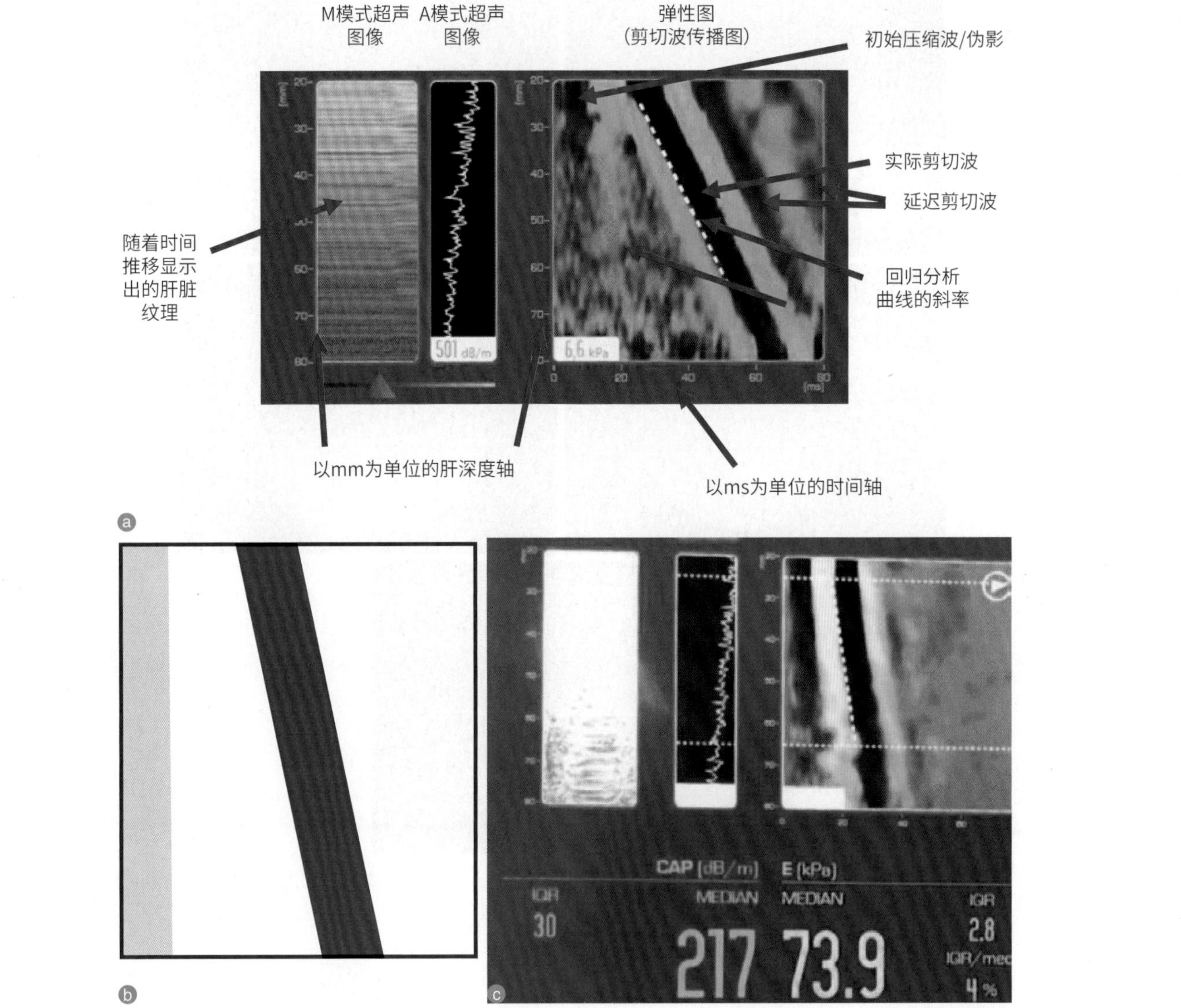

M模式超声图像

A模式超声图像

弹性图（剪切波传播图）

初始压缩波/伪影

实际剪切波

延迟剪切波

回归分析曲线的斜率

随着时间推移显示出的肝脏纹理

以mm为单位的肝深度轴

以ms为单位的时间轴

501 dB/m

6.6 kPa

a

b

c

CAP (dB/m) E (kPa)

IQR 30

MEDIAN 217

MEDIAN 73.9

IQR 2.8

IQR/med 4 %

图42.1　正常弹性图。a.具有详细信息的弹性图（或剪切波传播图）；b.正常弹性图的示意；c.在没有脂肪的情况下肝硬化显著患者的正常弹性图（低CAP）。当初始压缩波在肝脏/水中以1450 m/s的速度传播时，正常肝脏中的剪切波速度为1 ~ 1.1 m/s，比前者慢1000倍以上，因此射频超声波信号能够测量剪切波传播的速度。由于50 Hz的TE探头的振动会引起剪切波延迟，重复的剪切波被取代

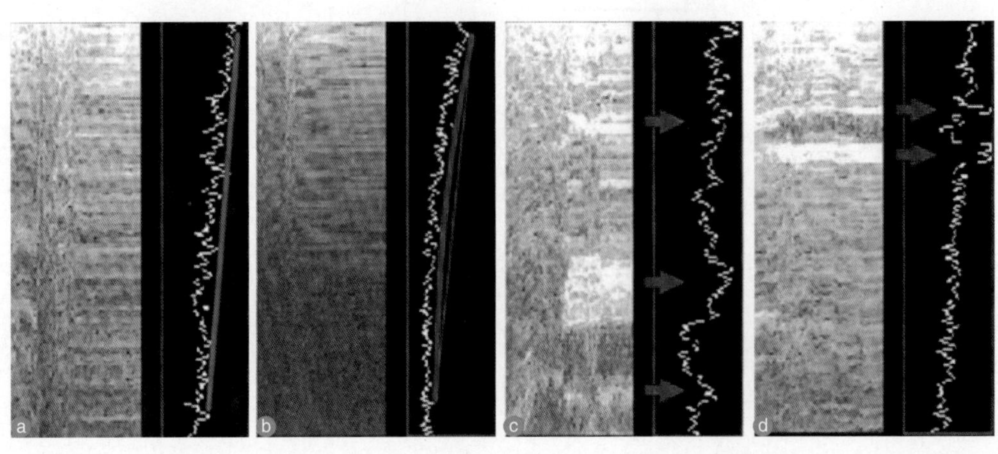

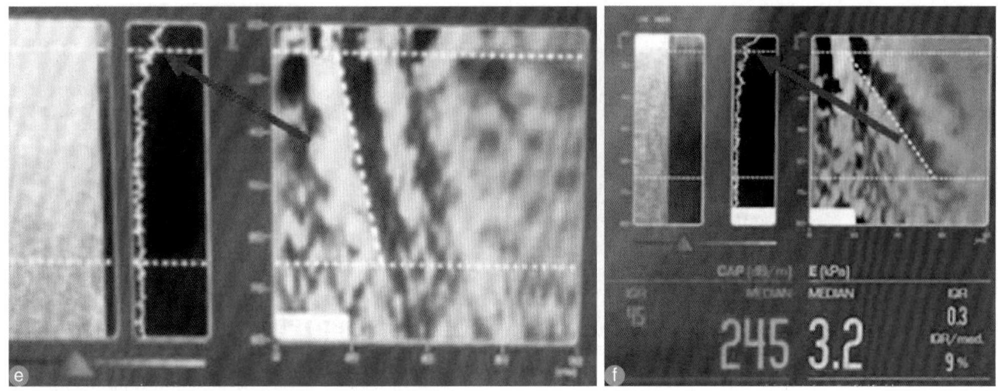

图42.2　A模式和M模式图像对LSM检测质量有着至关重要的影响。a.具有线性衰减的A模式图像；b.A模式图像的衰减呈非线性，将导致无效LSM的概率增加；c、d.由血管或结节（红色箭头）引起的干扰；e、f.由探头定位错误导致A模式呈非线性衰减

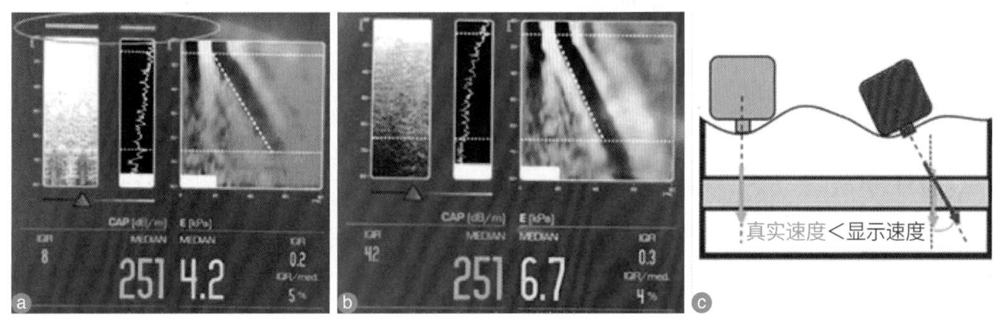

图42.3　TE探头非垂直放置对LS的影响。a.正确测量LSM需将探头垂直于皮肤表面，A模式图像显示均匀且呈现线性衰减；b.探头未垂直放置时，同一患者的错误测量结果；c.探头未垂直放置导致剪切波传播速度被高估

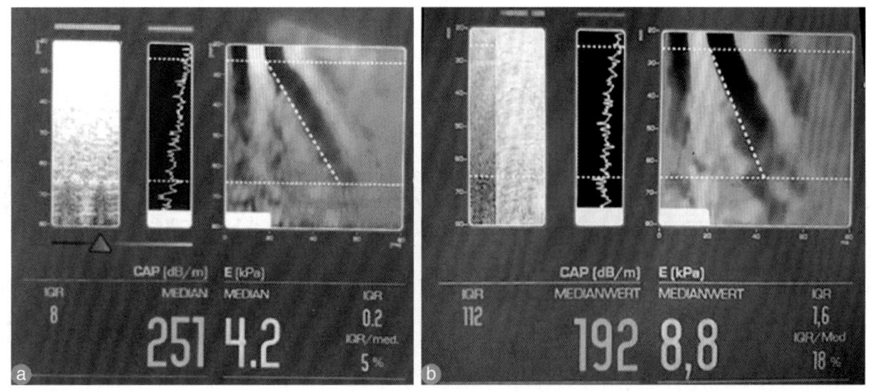

图42.4　肋骨对弹性图的影响。a.正常测量；b.TE探头过于靠近肋骨，致肋骨图像叠加到剪切波图像中，从而高估肝脏硬度

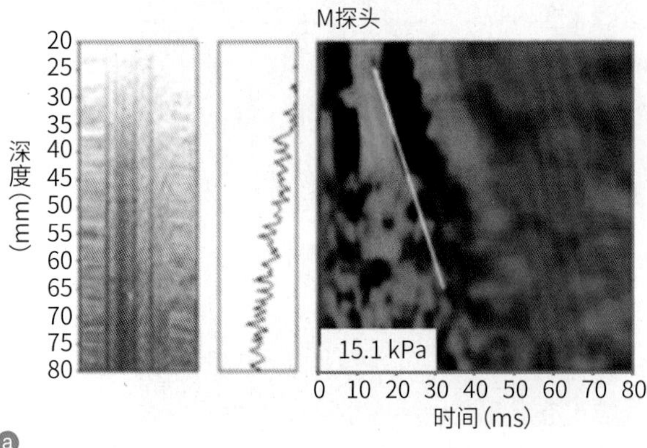

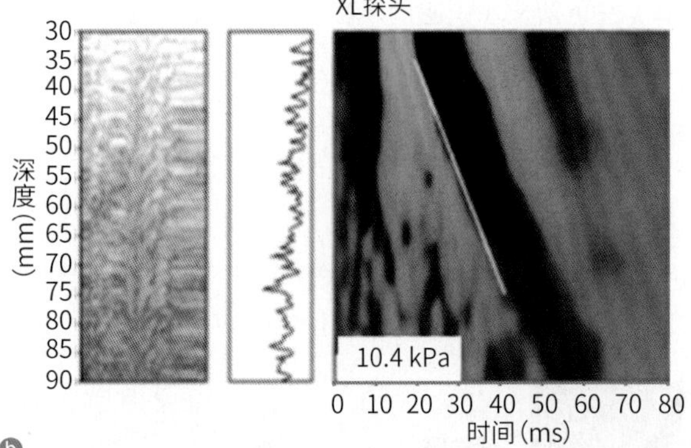

图42.5　通过M探头和XL探头所获得的具有代表性的弹性图。a.通过M探头所获得的具有代表性的弹性图；b.通过XL探头所获得的具有代表性的弹性图。能量较低的M探头导致剪切波色散和高估LS。此外，M探头所发出的剪切波无法进入到肥胖患者的肝组织中，导致仍在压缩波部分就出现了回归算法的对齐

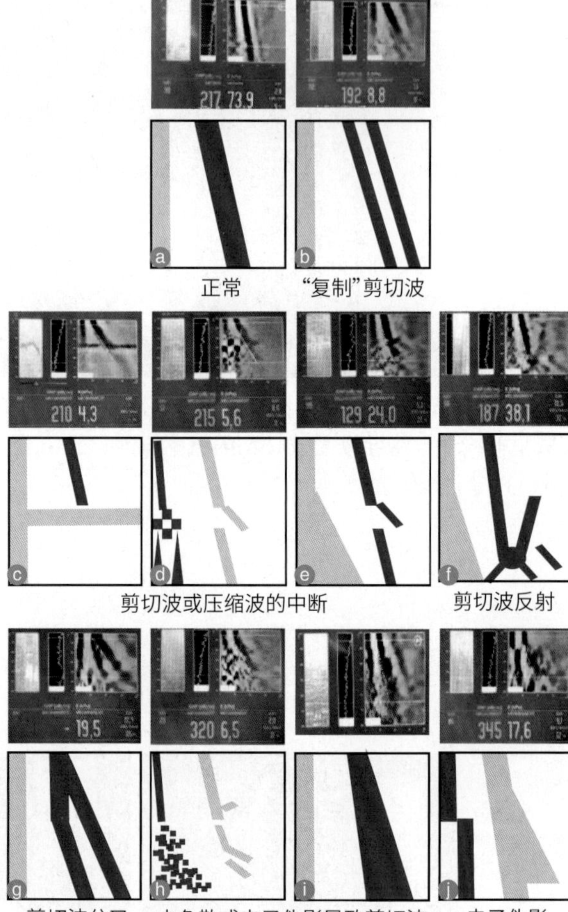

图42.6　具有正常变异和干扰的各种弹性图概述

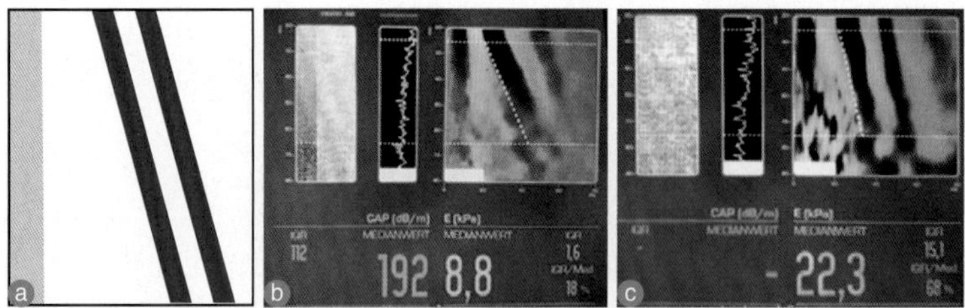

图42.7　具有正常变异和干扰的各种弹性图概述

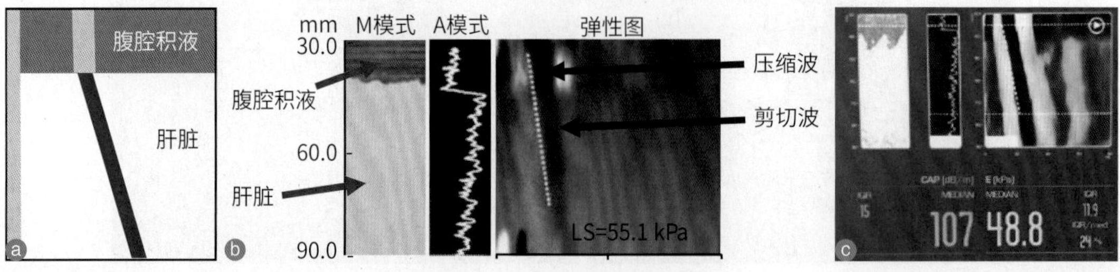

图42.8　液固相交界处压缩波和剪切波之间的转换。压缩波穿过腹腔积液层并在进入实体肝组织时转换为剪切波，而剪切波无法在液体中传播

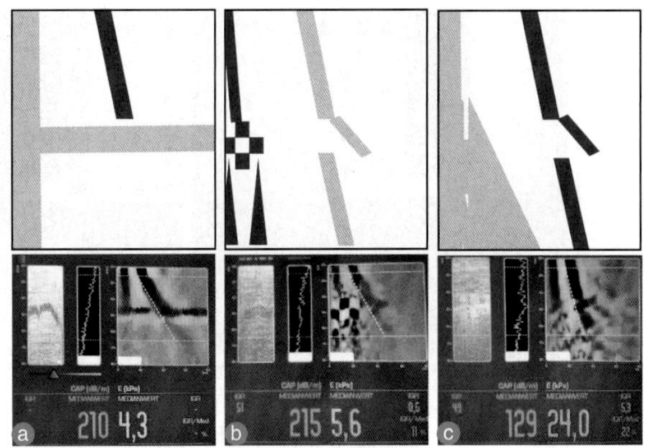

图42.9　关于压缩波和剪切波中断的各种示例。请注意，这里仅记录了压缩波的图像伪影，术语“压缩波”的表述并不完全正确。由于压缩波的传播速度与成像的超声射频信号相同，故超声可能无法对压缩波进行成像

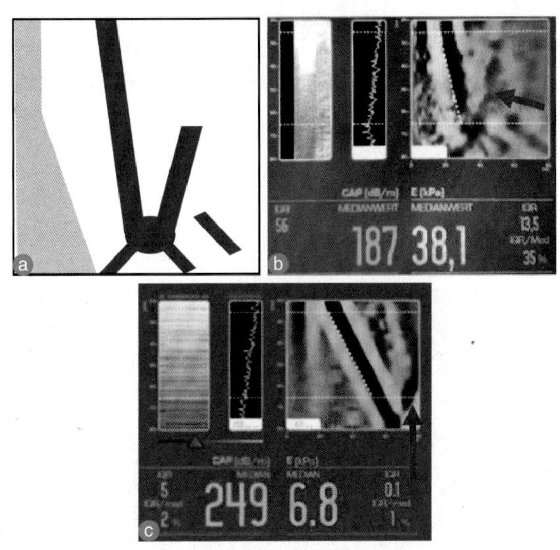

图42.10　剪切波的反射。没有观察到压缩波的干扰

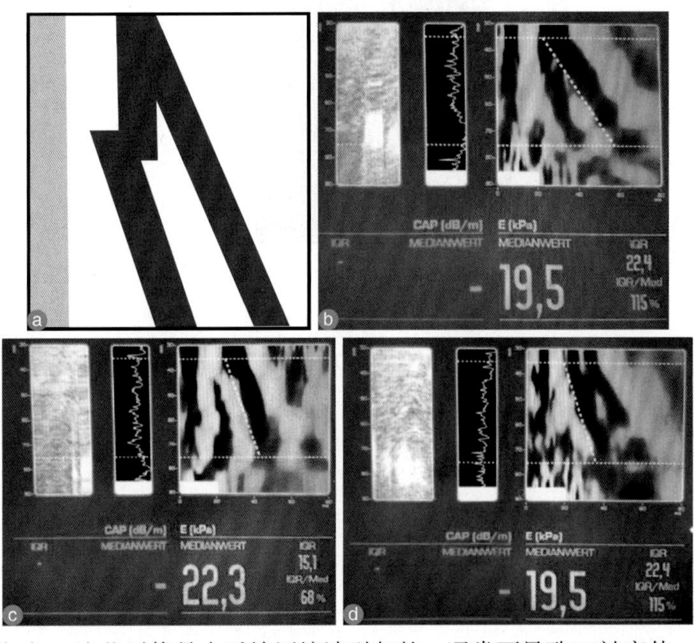

图42.11　剪切波的分叉（a）。这些干扰是由后续压缩波引起的，通常可导致LS被高估。在b和c中进行了剪切波对齐。而在d中，受到干扰的压缩波伪影中斜率的计算错误

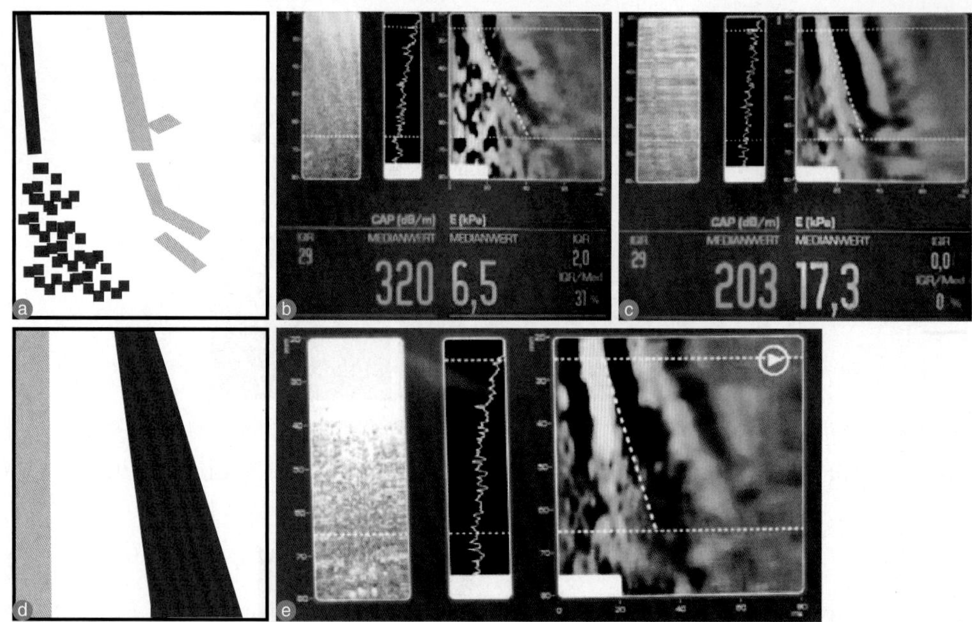

图42.12　变宽的压缩波和剪切波。剪切波变宽主要由色散所致，也容易高估LS。压缩波变宽可能是图像伪影所致

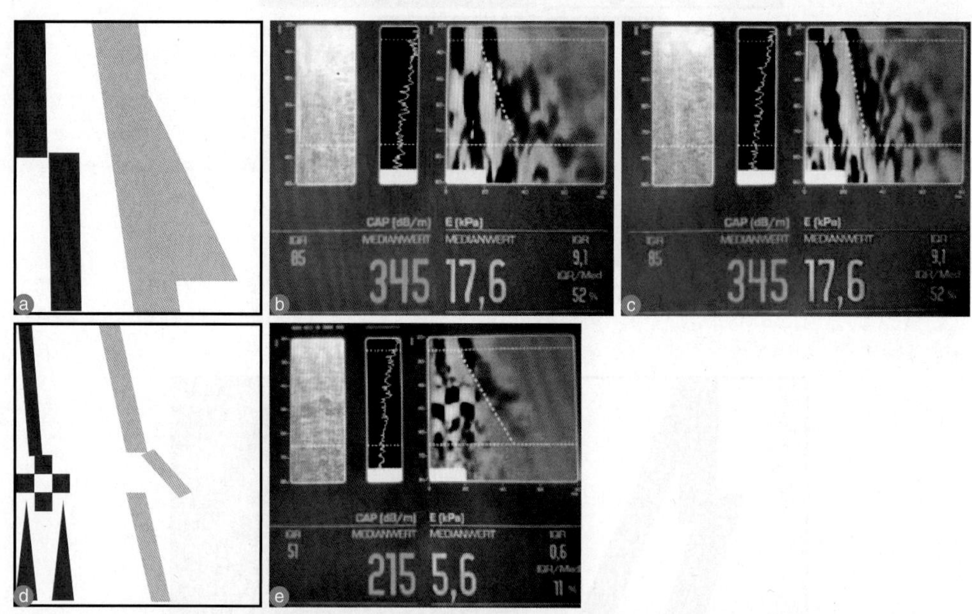

图42.13　压缩波位移导致剪切波色散和LS被高估的示例。压缩波位移很可能是由电子成像伪影所致

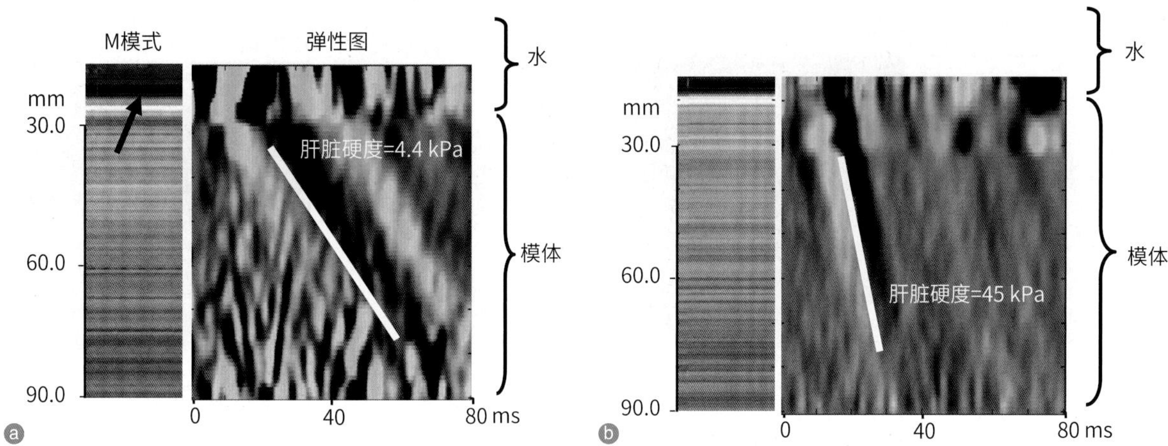

图43.1 用水围绕肝脏仿真模体中的剪切波传播图（弹性图）和硬度测量。a、b.显示了硬度为4.4 kPa和45 kPa肝脏仿真模体且被约20 mm厚度水层包围时进行硬度测量而获得的具有代表性的M模式图像和剪切波传播弹性图。尽管有水存在，横波的传播仍然清晰可见。值得注意的是，此时的硬度测值与无腹腔积液情况下的测值相一致。在上图的水层中可以发现一些波的反射

（修改自参考文献 [6]）

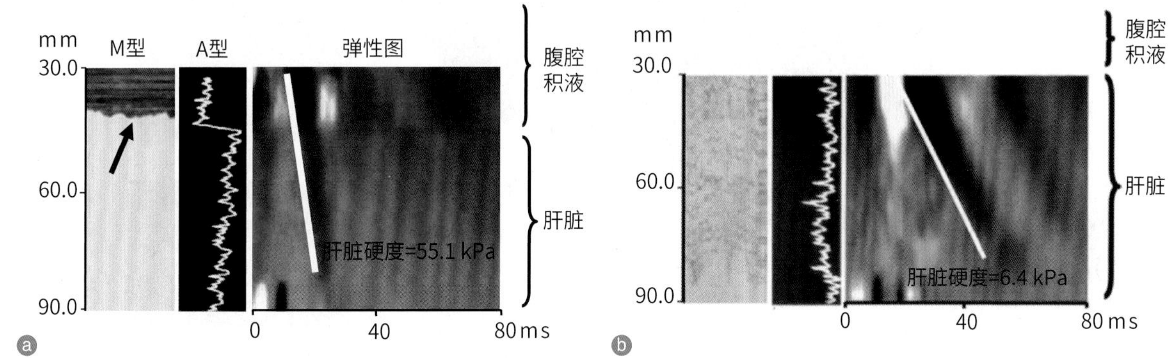

图43.2 肝源性腹腔积液和非肝源性腹腔积液患者的弹性图。a.酒精性肝硬化伴大量腹腔积液的患者使用XL探头进行检查，腹腔积液厚度39 mm。尽管在M模式图像（箭头）中发现腹腔积液的存在，但仍可以看到清晰的剪切波，对应的肝脏硬度为55.1 kPa。b.门静脉栓塞伴有少量腹腔积液的患者，腹腔积液厚度11 mm，肝脏硬度测量值正常，为6.4 kPa

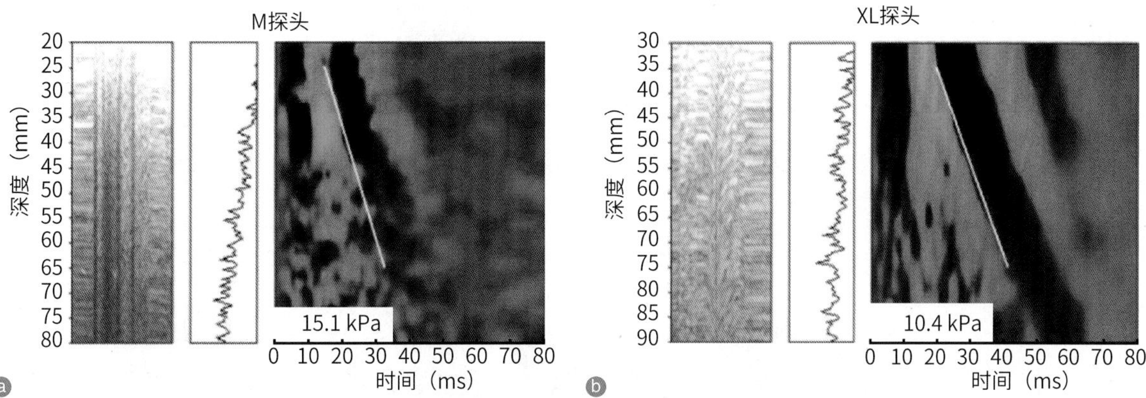

图44.1 同一患者使用M探头和XL探头获取的代表性弹性图，两种探头测得的肝脏硬度存在显著差异。a.由于衍射效应，M探头产生的剪切波存在散射，FibroScan的回归算法明显倾向于剪切波的左缘，剪切波速度较高，最终导致肝脏硬度被高估。b.反之，所有使用XL探头的患者均可见清晰的剪切波，可以正确测量肝脏硬度

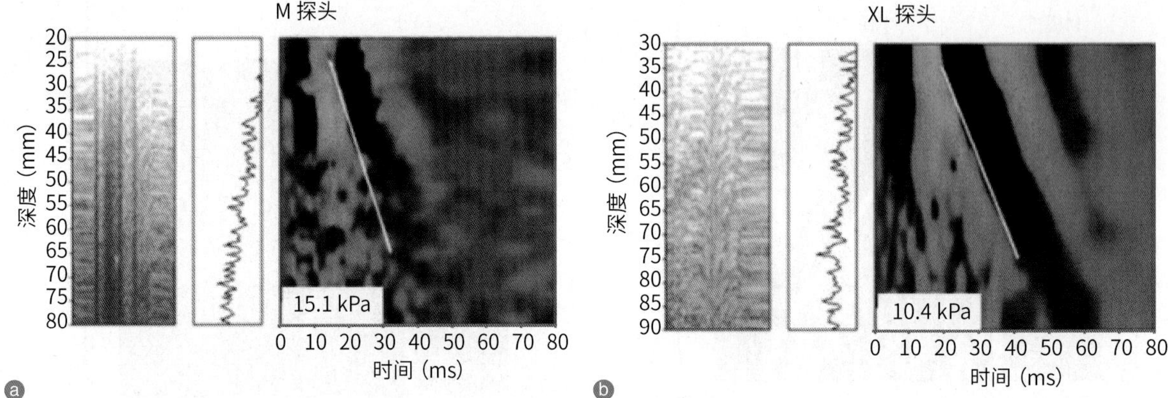

图53.4 对比使用M探头（图a）和XL探头（图b）在同一非酒精性脂肪性肝病患者中的成像，如本例所示，使用XL探头所测LS值通常低20%

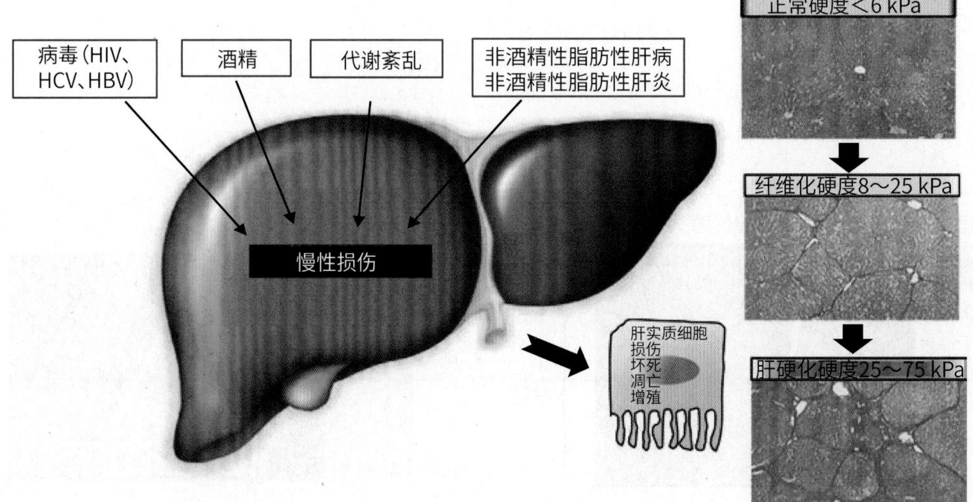

图55.1 肝脏疾病进展过程中的病因和肝脏硬度变化。肝脏硬度增加是多种肝脏疾病的主要致病结局。HBV和HCV感染、酒精摄入不当与代谢紊乱引起的慢性肝损伤会导致肝脏硬度逐渐和急剧增加，导致更严重的肝实质细胞损坏、坏死、凋亡和增殖。肝实质细胞氧化应激状态的恢复会导致肝纤维化和肝硬化，这可能导致肝细胞癌

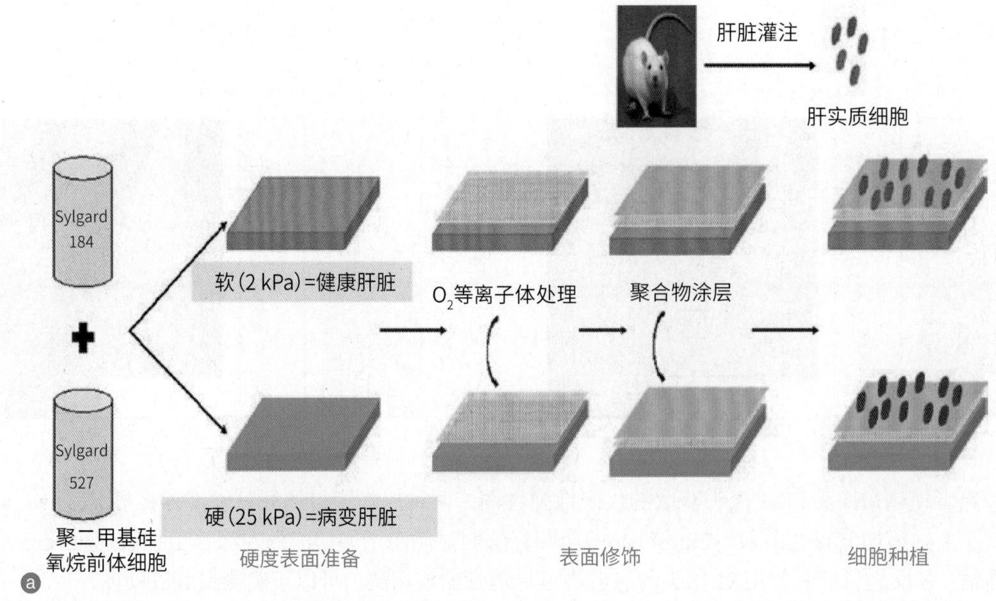

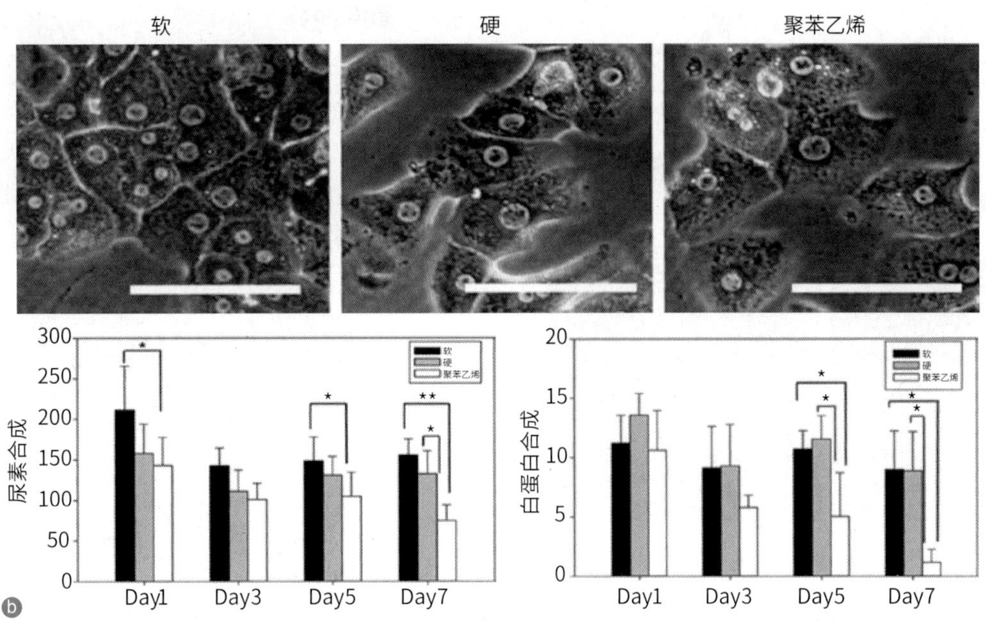

图55.2　a.聚合物薄膜涂层（可调节底物）聚二甲基硅氧烷底物的设计，该底物用于对原代肝细胞的机械刺激。b.原代肝细胞在软、硬和TCPS底物上的相位对比图像；测定原代肝细胞在软、硬和TCPS底物上尿素的合成；用ELISA法测定原代肝细胞在软、硬和TCPS底物上白蛋白的合成

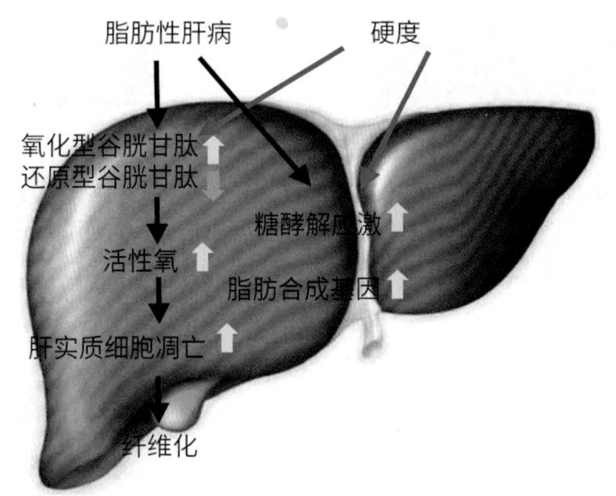

图55.3　硬度诱导原代肝细胞脂肪肝样代谢功能障碍

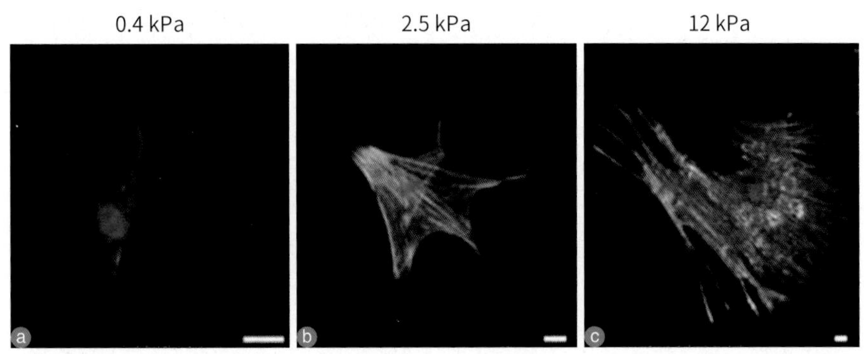

图56.1　肝星状细胞在坚硬底物上经历肌成纤维细胞活化。从大鼠体内分离出的原代肝星状细胞在剪切弹性模量值为0.4～12 kPa的胶原涂层聚丙烯酰胺水凝胶上培养7天。用抗desmin抗体（红色）、α-平滑肌肌动蛋白抗体（绿色）和细胞核标志物DAPI对细胞进行免疫染色。比例尺为10 μm

（图片来自 Olsen 等[7]）

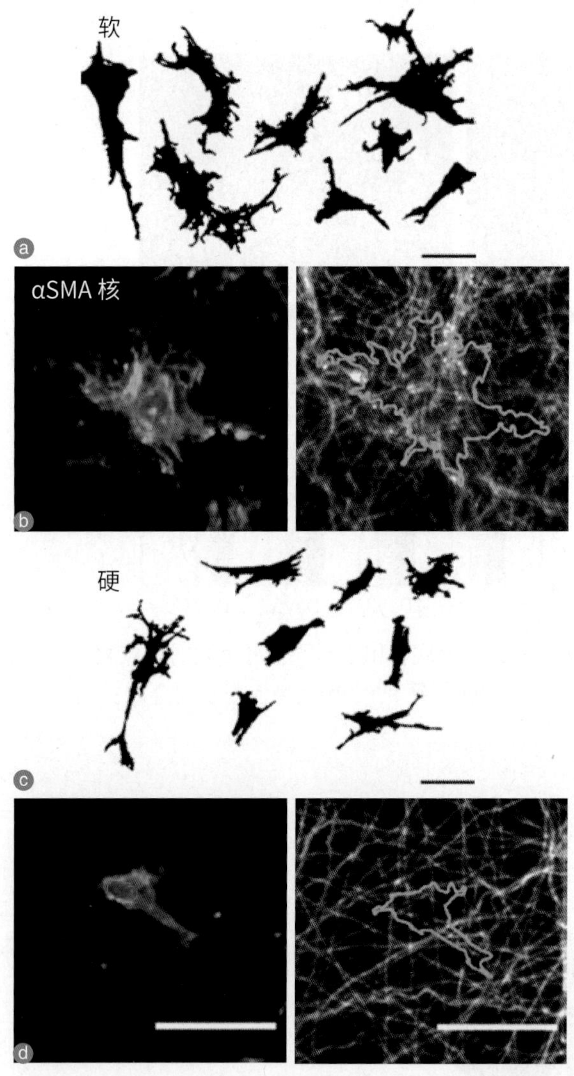

图56.2 与硬纤维相比，肝星状细胞在软纤维上表现出更强的激活状态。在不同力学属性的交联透明质酸纤维上培养大鼠原代肝星状细胞。Cellmasks染料（图a，图c）和α–平滑肌肌动蛋白免疫染色（绿色，DAPI核标记为蓝色）显示，与硬纤维（图c，图d）相比，软纤维（图a，图b）上的细胞扩散增加。纤维系统的荧光图像（图b，图d），中间的细胞用绿色线条勾勒，显示软纤维聚集增加。比例尺为50 μm

（图来自 Davidson 等[47]）

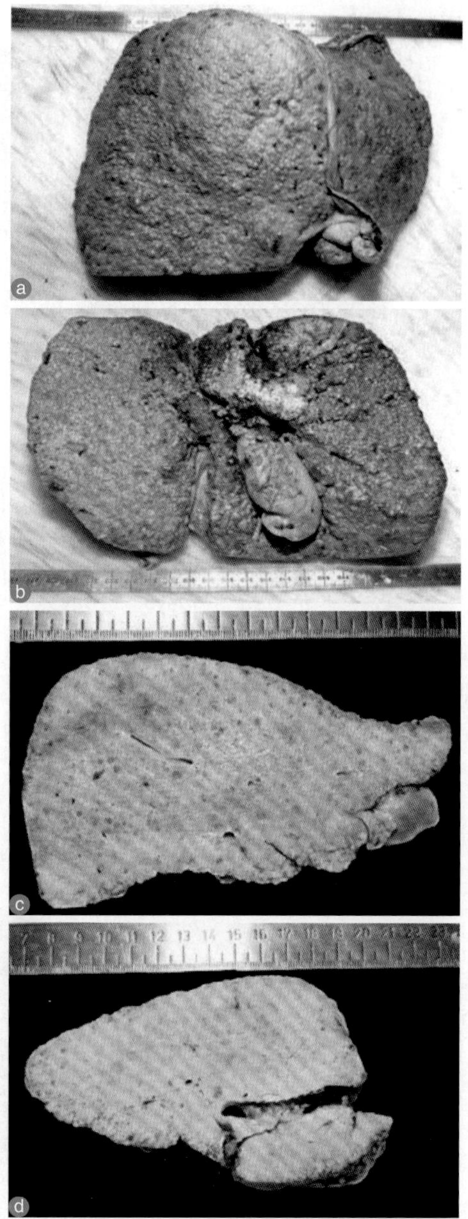

图57.2 酒精性肝病患者肝硬化的大体标本。横跨整个器官的大纤维间隔在大体标本上清晰可见。在d图中，可以看到一个经颈静脉肝内门体分流术通路。a.肝脏膈面；b .肝脏脏面；c.肝脏血管、胆管、纤维间隔

（由卡尔弗朗茨格拉茨大学 C. Lackner 提供）